作者简介

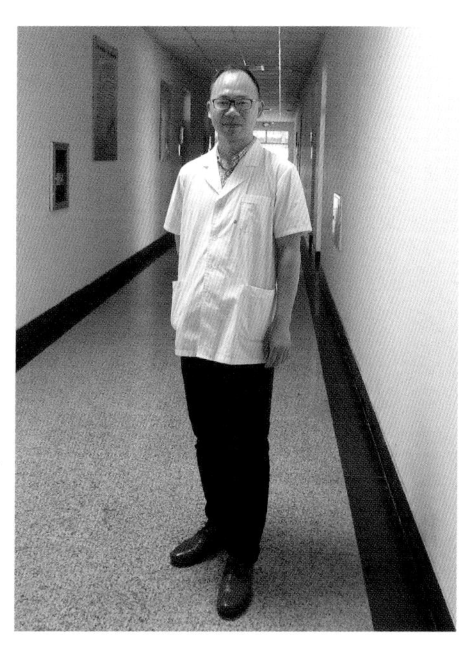

张士化，男，安徽省蚌埠市人。2009年毕业于南京大学，获医学硕士学位。现就职于宁波卫生职业技术学院医学检验与检疫系，浙江省高等职业学校医学检验技术专业高级“双师型”教师，副教授。曾担任“君安医学细胞平台”台长、宁波市临床检验质控中心“临床血液与体液检验交流群”专家以及云南省职业院校技能大赛检验检疫技术赛项裁判。主要从事血细胞形态学检验课程群的教科研工作，先后获得全国职业院校教师检验技能竞赛一等奖、江浙沪医学教育年会优秀论文一等奖、全国医学检验技术专业教师虚拟仿真实验教学项目设计大赛三等奖、浙江省高校教师教育技术成果三等奖等荣誉。主持市级以上教科研项目四项，发表学术论文十余篇，获得国家专利和计算机软件著作权十余项，指导学生获得省级以上学科竞赛荣誉十余项。主持获得校级教学成果奖二等奖、宁波市教育科研优秀成果奖二等奖和浙江省教育科研优秀成果奖三等奖。主编专著一部，副主编、参编专著及教材六部。

BASICS AND EXAMINATION

OF BLOOD CELL MORPHOLOGY

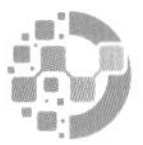

高等职业教育新形态一体化教材

血细胞形态学基础及检验技术

张士化 ◎ 编著

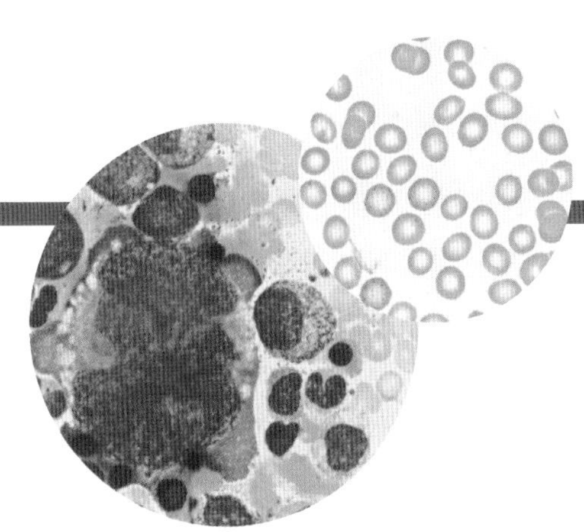

華中科技大學出版社
http://press.hust.edu.cn
中国 · 武汉

内 容 简 介

本书内容包括绪论、血液和骨髓的采集及涂片制备、血细胞形态学基础、血细胞化学染色法、骨髓细胞形态学检验、外周血细胞形态学检验和血细胞形态学检验技术临床应用。

本书具有整合性、实用性、可读性和原创性的特点，配有大量图片和视频资源，内容层次分明，有利于读者在血液学检验学科学习中形成科学的思维方式并建立正确的学习方法，注重激发读者学习、理解和应用血细胞形态学检验技术的兴趣，夯实相关知识和操作基础。此外，本书附录内容也可供读者学习和参考。

本书适合医学检验技术专业、卫生检验与检疫技术专业和生物医学相关专业的学生以及医学检验行业人员和临床内科医生使用。

图书在版编目(CIP)数据

血细胞形态学基础及检验技术 / 张士化编著. -- 武汉 : 华中科技大学出版社, 2025. 1. -- ISBN 978-7-5772-1638-6

Ⅰ. R446.11

中国国家版本馆 CIP 数据核字第 2025CK6145 号

血细胞形态学基础及检验技术 Basics and Examination of Blood Cell Morphology 张士化 编著

Xuexibao Xingtaixue Jichu ji Jianyan Jishu

策划编辑：黄晓宇 周 琳

责任编辑：张 寒 黄晓宇

封面设计：廖亚萍

责任校对：朱 霞

责任监印：周治超

出版发行：华中科技大学出版社(中国·武汉) 电话：(027)81321913

武汉市东湖新技术开发区华工科技园 邮编：430223

录 排：华中科技大学惠友文印中心

印 刷：湖北新华印务有限公司

开 本：889mm×1194mm 1/16

印 张：24.25

字 数：693 千字

版 次：2025 年 1 月第 1 版第 1 次印刷

定 价：138.00 元

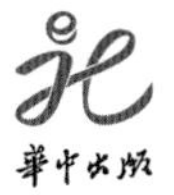

Preface 前言

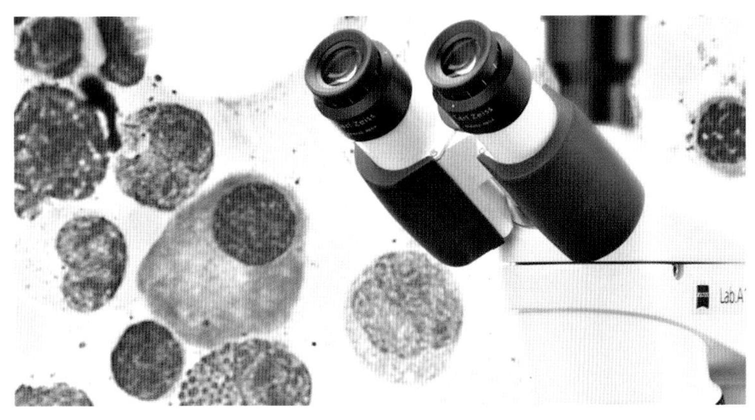

当你每周查看患者的血细胞时，你可以观察到血细胞如何随着治疗进程而变化，你会为患者的病理性原始细胞(即白血病细胞)减少而欢欣鼓舞，当治疗不再产生效果时，你也会倍感无奈和悲伤。

血细胞形态学检验包括外周血细胞形态学检验、骨髓细胞形态学检验以及骨髓病理检验，本书主要论述前两部分，两者之间既有密切联系，又有显著区别。血细胞形态学检验技术是临床血液病及血液学异常相关疾病诊断、鉴别及疗效评估的基础且重要的手段，因此是从事血液和骨髓检验岗位工作的临床检验人员必须熟练掌握的基本技术，同时，血液科、肿瘤科、肾内科、骨科、儿科等临床医生也应熟悉并正确应用该技术。

与国内外同类教材和专著的编写思路不同，本教材第一章至第四章全面解析了血细胞形态学检验技术的内涵；第五章和第六章分别对骨髓细胞形态学检验和外周血细胞形态学检验进行了技术(操作)层面的详细介绍；第七章不仅详细梳理了贫血、良性白细胞疾病等内容，而且重点阐述了2016年世界卫生组织(WHO)关于急性白血病和骨髓增生异常综合征等血液肿瘤的分型诊断内容，同时兼顾FAB分型、国内分型和WHO分型之间的联系与区别，力求内容简洁、易学和易懂。

与国内外同类教材和专著的内容不同，本教材第一章首先对外周血细胞形态学检验技术和骨髓细胞形态学检验技术的共性(两者均为血细胞且制片方法、镜检步骤等有相似之处)和区别(取材方法、细胞成分等存在较大差异)进行了全面梳理；第二章对血涂片和骨髓涂片制备方法进行

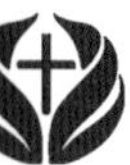

了详细论述和比较;第三章从学习者的角度出发,详细阐述了血细胞形态观察的基本知识(包括细胞基本结构和特殊结构)和方法(以核为主、核质兼顾),对相似细胞的鉴别进行了系统整理,并配有相应的血细胞绘图练习和DOPS评量(即临床操作技能的直接观察评估);第四章提供的所有细胞化学染色试验标本均具典型性,试验方法均为常用方法,且所有试验结果均来自校内实验教学和临床一线工作,极具参考和借鉴价值;第五章不仅从理论上详细阐述了骨髓象检查方法,而且提供了具体的骨髓象检查实训(实操),此外还阐述了适用范围广泛的骨髓细胞形态学检验DOPS评量方法;第六章中,红细胞形态分级的详细阐述和裂片红细胞临床意义的深入探讨等内容密切对接行业岗位工作,也较好地弥补了传统教材的不足;第七章详细介绍了常见贫血性疾病、良性白细胞疾病和恶性造血系统肿瘤等的骨髓象和血象特征,进一步阐释了血细胞形态学检验技术的临床价值。本教材对于校内学生、临床形态学检验工作者以及临床内科医生理解和掌握血细胞形态学检验技术具有重要的学习和参考价值。为了清晰阐述本教材内容并进一步增强可读性和易用性,全书配有400余幅彩图,同时附有100个微视频资源作为扩展学习资料,较好地体现了新形态教材的特点和优势。本教材具有以下四个特点。

1. 整合性　本教材全面阐释了传统血细胞形态学相关课程之间的内在有机联系,有利于指导医学检验技术专业核心课程中血细胞形态学检验的教学内容整合和优化,尤其适用于国内"血液学检验"课程教学课时偏少(50～75学时)的学校。

2. 实用性　帮助初学者(学生)学会识别、理解血细胞形态是本教材的首要关注点。本人从事医学检验技术专业教学15年,深耕血液学检验教学14年,连续多年下基地研修并赴境外访学4个半月。自2012年起,本人一直致力于自动涂片技术的科研和教学应用,发明了新型半自动血液推片机,对于不同涂片技术的特点有较深的理解和独到的见解。2018年,本人研发的血涂片复检仿真实训系统软件创新了血细胞形态学的学习方法,同时,本人及所指导的学生在多届全国职业院校形态学技能竞赛(教师组和学生组)中获一等奖殊荣,对血细胞形态的生理和病理有较为深刻的理解,对血细胞形态学教学有着自己的见解。本教材的第二个关注点是外周血细胞形态学检验技术的基本操作,包括标本采集、涂片制备、镜检和结果报告等。自2021年至今,本人和学生组成的课外实践团队利用外周血红细胞检验技术为校内、外人群筛查贫血,累计服务近400人次,从中积累了丰富的实践经验。上述关于血细胞形态学检验教学和技术应用的技巧和经验均体现在本教材的编写中,进一步提升了本教材的实用性。

3. 可读性　血细胞形态既美丽又变幻莫测,每个人的细胞在生理和病理情况下都既有相似之处,也有不同之处,血细胞形态特征甚至可用于判定性别。本教材的内容中既包括严谨的血细胞形态学知识和技术,又涵盖一定数量形态特异且兼具美感和意境的特殊血细胞。这些特殊血细胞中有不少是病理意义显著的异常细胞,其形态特征对初学者来说难以掌握。通过十余组细胞的形象化对比,读者可以进行联想,枯燥的细胞世界会变得生动有趣,充满生活感和艺术性。本教材与时俱进,不仅图文并茂，而且配有丰富的多样化微视频学习资源，充分体现了新形态教材的特点和优势。本教材相对于传统教材可读性更强，更适合初学者学习使用。

4. 原创性　本教材不仅涵盖了制片设备及形态学学习软件的原创性内容，还直接融入了前沿科研成果。其中，首次揭示了易导致误诊的血涂片中单个血管内皮细胞胞质呈中性粒细胞碱性磷酸酶阳性的特征，并借助该酶的染色技术，初步验证了骨髓涂片中血管内皮细胞的形态特征。这一发现有助于修正传统教材对该细胞认识的偏差，进而促进对造血系统生理与病理特征的深入理解。

本教材旨在将枯燥难学的血细胞形态学检验技术整合化、形象化和简单化，旨在减弱学生的恐学心理，消除相关医技人员对本技术的刻板印象，以期提高学生的学习兴趣并增强其信心，同时引导医技人员重新定位形态学检验的工作模式和价值，以期在国内医学教育和临床诊疗中营造出持续创新和善于应用血细胞形态学检验技术的良性环境，更好地为大众健康保驾护航。

本教材适合医学检验技术专业、卫生检验与检疫技术专业、生物医学相关专业的学生以及医学检验行业人员和临床内科医生等学习和参考。面对纷繁复杂的血液学知识、理论和疾病，因能力有限且时间仓促，书中难免存在不足之处，在此恳请广大读者批评指正，以备再版时完善。最后，衷心祝愿广大读者开卷有益。学血液，享健康！

目 录

Contents

第一章
绪论

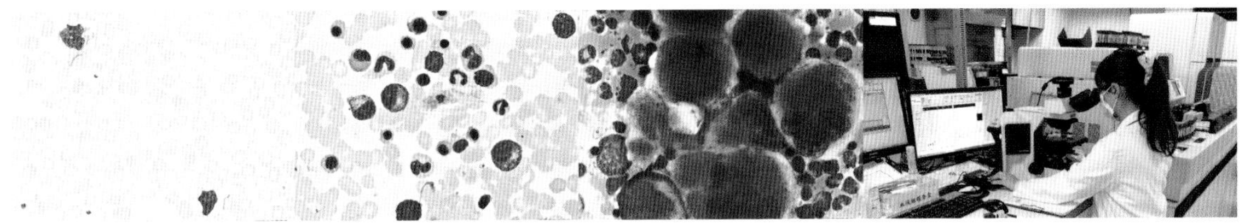

一、血细胞形态学检验主要内容

血细胞形态学检验是临床血液病及血液学异常相关疾病诊断、鉴别及疗效评估的基础且重要的手段。从广义角度，血细胞形态学检验包括外周血细胞形态学检验、骨髓细胞形态学检验以及骨髓病理检验，本书主要论述前两部分。

血液常规检验，简称血常规，俗称血象，国外普遍称其为全血细胞(complete blood cell，CBC；或 full blood cell，FBC)计数。现已公认，血常规是最基本、最常用的血液学检验技术(图 1-1)。事实上，基于血细胞分析仪的血常规内容不仅含有血细胞数量测定，同时也含有血细胞形态识别(自动分类计数，图 1-2)。当今，血常规自动化已是行业现状，但其仅解决了血细胞计数和正常白细胞自动分类计数的基本问题。病理情况下，当血细胞数量极多或者出现异常血细胞时，血细胞分析仪检验结果则不能体现机体的真实病理状态，此时进行手工显微镜检查(血涂片复检)常常是重要和必要的。

扫码看视频：血细胞自动计数原理(电阻抗原理或库尔特原理)

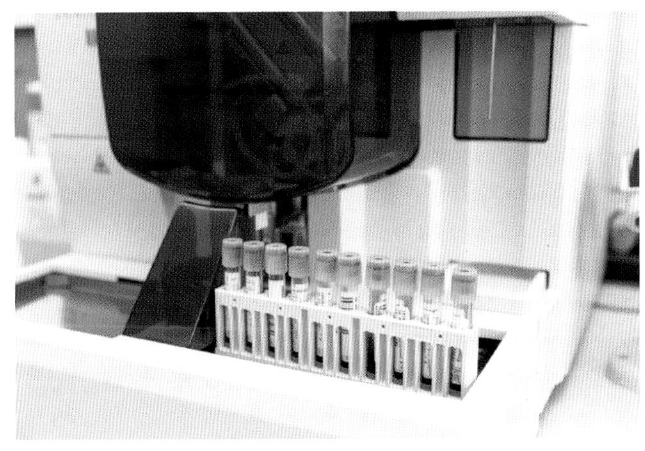

图 1-1　血常规上机检测

生理情况下，外周血细胞种类是指红细胞、白细胞和血小板，白细胞又包括粒细胞、淋巴细胞和单核细胞。根据白细胞的颗粒特征，还可将其分为有粒白细胞(指粒细胞，包括中性粒细胞、嗜酸性粒细胞和嗜碱性粒细胞)和无粒白细胞(指淋巴细胞和单核细胞)。病理情况下，外周血细胞的数量常常发生不同程度的变化，血细胞种类也可能会发生巨大变化，甚至可能会出现非血液来源的异常细胞(如实体肿瘤细胞等)、病原微生物和寄生虫(如细菌、真菌、疟原虫、微丝蚴和锥虫等)，外周血的正常细胞与异常细胞种类见表 1-1。

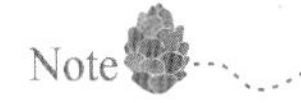

外周血细胞形态学检验技术是指当临床全血标本经血细胞分析仪检测后的 CBC 结果达到实验室规定的显微镜复检基准值以上和(或)仪器显示形态异常提示信息时，检验技师对此类标本

扫码看视频：迈瑞五分类血细胞分析仪原理

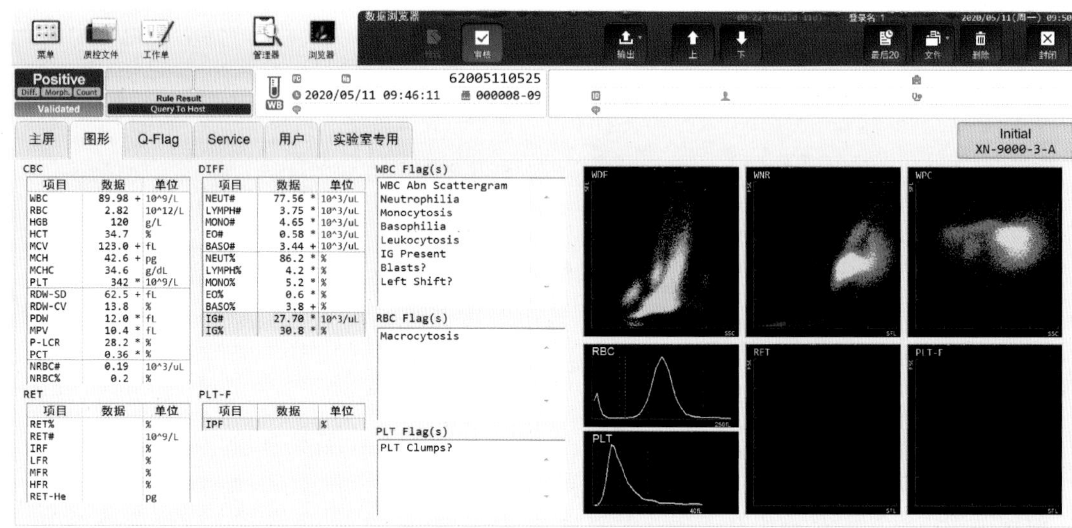

图 1-2 血常规结果提供众多血细胞基本参数

进行血涂片制作、染色后的显微镜检查并得出结果报告，是血常规中最重要、最有价值的技术，可进一步提高 CBC 检验结果的可靠性并明确多种疾病的性质，是 CBC 检验工作中不可或缺的重要组成部分。理想的 CBC 检验工作模式和岗位能力组成见图 1-3。

扫码看视频：骨髓血细胞种类和形态(一)

表 1-1 外周血的正常细胞与异常细胞种类

外周血细胞	正常(生理)	异常(病理/疾病)
白细胞	粒细胞：中性粒细胞、嗜酸性粒细胞和嗜碱性粒细胞	除正常粒细胞外，可见未成熟粒细胞(原粒→晚幼粒)、核异常(多分叶、少分叶)、颗粒异常(中毒颗粒、少/无颗粒)、异常包涵体(杜勒小体、棒状(Auer)小体等)
	淋巴细胞，偶见异型淋巴细胞	除正常淋巴外，可见较多异型淋巴细胞或多种异常淋巴细胞(淋巴瘤细胞)，也可见浆细胞
	单核细胞	可见原始、幼稚单核细胞以及吞噬细胞
红细胞	直径为 6～9 μm，双凹圆盘形，无核，中央 1/3 生理性淡染，周边充满血红蛋白，偶见异常红细胞	不同程度的异常红细胞：大小不均、色素异常、形态异常、结构异常以及分布异常
血小板	直径为 1～4 μm，圆形或不规则形，无核，中央充满紫红色嗜天青颗粒，偶见大或巨大血小板	不同程度的异常血小板：大小不均、颗粒异常、分布异常，甚至出现巨核细胞
其他	血管内皮细胞(穿刺带入)，鳞状上皮细胞(污染)	肿瘤细胞、病原微生物、组织细胞

实践证明，及时、正确的外周血细胞形态学检验具有重要临床价值：①CBC 数据复核有助于提升血细胞分析仪检测结果的准确性；②白细胞分类计数和形态有助于血液及非血液系统疾病的诊断；③红细胞形态有助于贫血和其他血液病的诊断(图 1-4)；④血小板数量和形态有助于出血性疾病的诊断；⑤疟原虫等血液寄生虫有助于感染性疾病的诊断。然而，能够熟练掌握外周血细胞形态学检验技术(技能)的医学检验专业学生或者行业工作人员相对偏少，远远满足不了临床血液检验工作的需求，因此培养此类专业技术人员已刻不容缓。

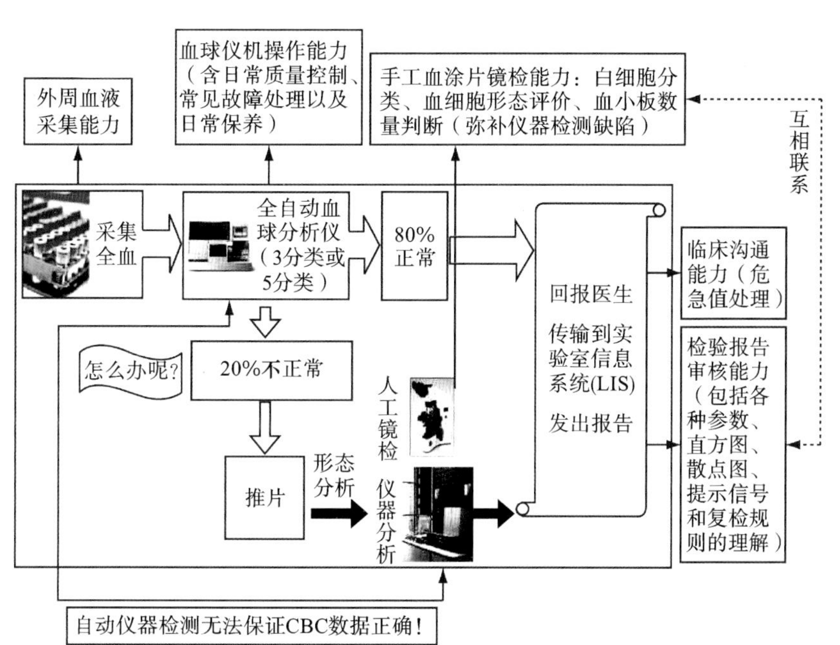

图 1-3 理想的 CBC 检验工作模式和岗位能力组成

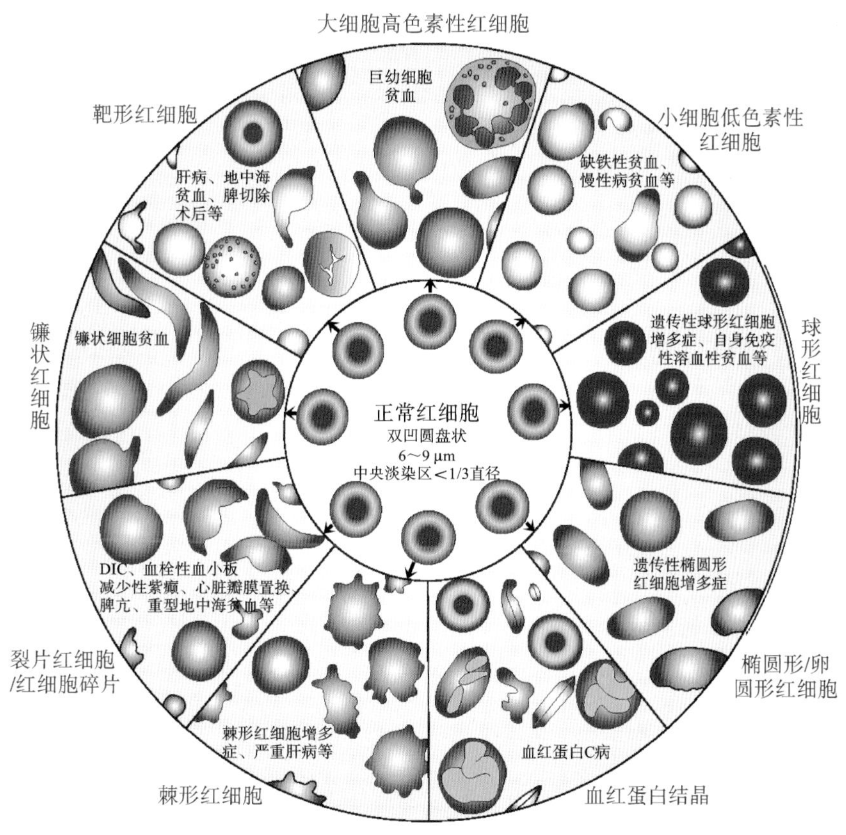

图 1-4 异常红细胞形态与多种疾病的关系

相对于外周血细胞形态学检验，骨髓细胞形态学检验较为复杂和特殊。首先，骨髓取材不同于外周血，临床医生须获得患者同意后，通过实施骨髓穿刺术才能获得骨髓液；其次，骨髓细胞成分较为复杂，仅正常有核细胞种类就多达 20 余种；最后，灵活、熟练掌握这些细胞的识别方法及临床意义常具有较大的难度。然而，外周血细胞形态学检验和骨髓细胞形态学检验亦具有较多的共性，如两

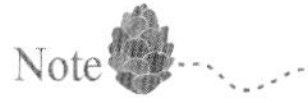

种标本中的有形成分均为血细胞，且外周血细胞来自骨髓，同时两种技术的制片方法相似（常用手工推片法，也可使用拉片法），常规染色方法均为瑞特-吉姆萨复合染色，此外，镜检方法一样，均包括低倍镜（10×）、高倍镜（40×）和油镜（100×）的顺序观察过程。由此可见，两者的内在联系密切，且互为补充（表 1-2）。正常成人骨髓有核细胞与外周血细胞之间的内在联系及参考范围见表 1-3。

表 1-2　外周血细胞形态学检验与骨髓细胞形态学检验的比较

比较点＼血细胞形态学检验	外　周　血	骨　　髓
标本	末梢血/抗凝静脉血	骨髓穿刺液
涂片	手工推片/拉片； 仪器制片	手工推片/拉片
干燥方式	自然风干； 冷风吹干	自然风干； 冷风吹干
染色	普通染色＋特殊染色（过氧化物酶/POX 染色、铁染色、中性粒细胞碱性磷酸酶（NAP）染色等）	
分类计数	人工阅片； 机器阅片＋人工审核	人工阅片
观察理解	感性认识＋眼力养成	感性认识＋眼力养成
报告	图文报告（国内较少）	图文报告
临床价值、应用情况及难易度	反映淋巴和造血系统疾病的窗口，同时与其他系统疾病有密切联系； 基层医院开展少，大医院开展多，但多与骨髓细胞形态学检验分开； 相对简单	深层次揭示淋巴和造血系统疾病的病因，有助于与其他系统疾病鉴别； 三级医院普遍开展； 相对复杂

扫码看视频：骨髓血细胞种类和形态（二）

表 1-3　正常成人骨髓有核细胞与外周血细胞之间的内在联系及参考范围

细胞系列＼标本	骨髓有核细胞			外周血细胞		
	种　类	比例/（%）	数量/（$\times10^9$/L）	种　类	比例/（%）	数量/（$\times10^9$/L）
粒细胞系（粒系细胞、粒细胞系统）	中性粒细胞					
	原始粒细胞（原粒细胞）	＜2				
	早幼粒细胞	＜5				
	中幼粒细胞	12±				
	晚幼粒细胞	15±				
	杆状核粒细胞	12±	100～200 *	杆状核粒细胞	0～5	3.5～9.5
	分叶核粒细胞	7±		分叶核粒细胞	40～70	
	嗜酸性粒细胞	≤3		嗜酸性粒细胞	0.4～8.0	
	中幼粒细胞→分叶核粒细胞					
	嗜碱性粒细胞	＜1		嗜碱性粒细胞	0～1	
	杆状核粒细胞、分叶核粒细胞					

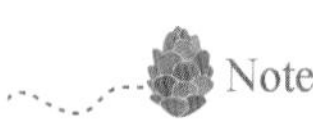

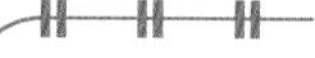

续表

标本 / 细胞系列	骨髓有核细胞 种类	比例/(%)	数量/(×10⁹/L)	外周血细胞 种类	比例/(%)	数量/(×10⁹/L)
淋巴细胞系（淋巴系细胞、淋巴细胞系统）	原始淋巴细胞（原淋巴细胞） 幼稚淋巴细胞（幼淋巴细胞） 淋巴细胞	15～20	100～200＊	淋巴细胞	20～50	3.5～9.5
	原始浆细胞（原浆细胞） 幼稚浆细胞（幼浆细胞） 浆细胞	＜3		—	—	
单核细胞系（单核系细胞、单核细胞系统）	原始单核细胞（原单核细胞） 幼稚单核细胞（幼单核细胞） 单核细胞	＜3		单核细胞	3～10	
红细胞系（红系细胞、红细胞系统）	原始红细胞（原红细胞）	＜1		网织红细胞	0.5～1.5	24～84
	早幼红细胞	＜5		红细胞	红细胞比容（HCT）：男 40～50 女 35～45	男：4300～5800 女：3800～5100
	中幼红细胞	10±				
	晚幼红细胞	10±				
	网织红细胞	1±1%				
血小板（巨核细胞）系（巨核系细胞、巨核细胞（血小板）系统）	原始巨核细胞（原巨核细胞）	7±		血小板	血小板比容（PCT）：0.10～0.35	125～350
	幼稚巨核细胞（幼巨核细胞）	14±				
	颗粒型巨核细胞	38±				
	产板型巨核细胞	34±				
	裸核型巨核细胞					

注：＊不包括骨髓网织红细胞。

扫码看视频：白细胞是如何产生的

二、血细胞形态学检验质量控制

血细胞形态学检验质量控制是临床检验质量管理的重要内容之一，是血细胞形态学检验结果准确、及时、有效的保证。

1. 检验人员 血细胞形态学检验技术是涉及多学科的高要求检验技术，形态学检验专业人员应具有较好的综合素质，既要有扎实的形态学检验基础，又要有丰富的临床、血液学及相关边缘学科的知识。血细胞形态学检验人员上岗前应接受系统的培训并通过考核，各级医疗机构应建立形态学检验人员的评价认可制度以及继续教育和定期考核制度。在实施“健康中国 2030”规划纲要的背景下，各级医疗机构应建立并健全形态学检查科室，充分保证人力和物力资源的投入，普及血细胞形态学检验技术的应用，不断提高血液检验的服务质量。

2. 染色方法 提倡使用国际血液学标准化委员会（International Council for Standardization in Haematology，ICSH）推荐的罗氏（Romanowsky）染色，也可使用瑞特（Wright）染色、吉姆萨（Giemsa）染色或瑞特-吉姆萨（Wright-Giemsa）复合染色。此外，市面上一些快速和改良的染色方法也适用于检查血细胞形态，可选择性使用。

3. 操作规范 具体包括（骨髓、血液）标本采集、涂片制作、常规染色以及各种细胞化学染色等。操作中，应制作出合格血涂片和骨髓涂片，并实施标准化染色。

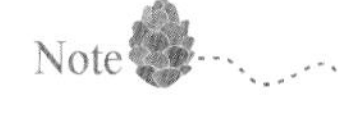

4. 细胞辨认和疾病(形态学)诊断标准 首先,在细胞形态辨认上应统一标准,比如在常见的中性分叶核粒细胞和中性杆状核粒细胞的鉴别上,应将核丝可见或者细胞核最窄处小于细胞核最宽处1/3的中性粒细胞分类为中性分叶核粒细胞,当细胞的核丝不见且细胞核形态不规则时,一般也应当作中性分叶核粒细胞来处理。其次,检查人员应熟练掌握常见血液病诊断标准,在出具骨髓细胞形态学检验的报告时应清楚确定性诊断、符合性诊断、疑似性诊断和排除性诊断的内涵,当无法提出诊断意见但可见形态学异常时可作出具体的形态学描述。

5. 检验与临床的交流与协作 在形态学检验过程中,务必结合临床、血常规及其他相关检查结果进行综合判断。除了解患者骨髓申请单上的资料外,应尽可能了解更多的临床体征和检查结果,如发热、肝脾淋巴结肿大、骨痛等体征对于形态学诊断均有参考意义。在血细胞形态学检验中,应仔细、全面寻查对疾病有诊断意义的线索,了解疾病可能引起的血细胞和骨髓细胞数量和质量的改变,尽可能降低漏诊和误诊的风险。

6. 形态学质量评价 目前,国内血细胞形态学检验室间质评一般采用彩色图片细胞识别(表1-4)、细胞病变特征理解(表1-5)、疾病形态学诊断(表1-6)等形式。通过室间质评,实验室将自己的检验结果与质控以及其他实验室的结果进行比对,找出差距,形成共识,不断提高日常形态学检验质量。笔者在教学中所使用的血细胞形态学名称编码见图1-5。

表1-4 血细胞形态学检验室间质评(细胞名称与编码)

编码	名称	编码	名称
1. 红细胞系			
101	原始红细胞	123	泪滴状红细胞
102	早幼红细胞	124	棘形红细胞
103	中幼红细胞	125	锯齿状红细胞(皱缩红细胞)
104	晚幼红细胞	126	红细胞缗钱状排列
105	成熟红细胞	127	盔形红细胞
106	嗜多色性红细胞	128	疟原虫感染的红细胞
107	网织红细胞	129	嗜碱性红细胞
108	铁粒幼红细胞	130	小红细胞
109	环形铁粒幼红细胞	131	红细胞脱核现象
110	铁粒红细胞	132	大红细胞
111	类/巨幼变幼红细胞	133	幼红细胞岛
112	嗜碱性点彩红细胞	134	巨红细胞
113	异形红细胞	135	花形核中幼红细胞
114	低色素性红细胞	136	多核巨幼红细胞
115	小细胞低色素性红细胞	137	哑铃样核幼红细胞
116	裂片红细胞	138	花形核晚幼红细胞
117	球形红细胞	139	豪-乔(Howell-Jolly)小体
118	椭圆形红细胞	140	核间桥幼红细胞
119	镰状红细胞	141	海因茨(Heinz)小体
120	靶形红细胞	142	卡伯特(Cabot)环
121	环形红细胞	143	红细胞凝集
122	口形红细胞	144	帕彭海姆小体

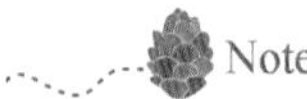

续表

编码	名　称	编码	名　称
145	HbC 结晶体	153	不规则皱缩红细胞
146	水泡红细胞	154	HbH 包涵体
147	HbSC 结晶体	155	小球形红细胞
148	咬痕红细胞	156	卵圆形细胞
149	红细胞大小不均	157	有核红细胞
150	巨卵圆形红细胞	158	有角红细胞
151	双相红细胞	159	薛夫讷氏点彩(Schüffner stippling)
152	高色素性红细胞	160	红细胞系的其他异常(写出具体名称)

2. 粒细胞系

编码	名　称	编码	名　称
201	原始粒细胞	223	Chédiak-Higashi 畸形
202	早幼粒细胞	224	巨多分叶核中性粒细胞
203	中性中幼粒细胞	225	假性 Chédiak-Higashi
204	中性晚幼粒细胞	226	双核中幼粒细胞
205	中性杆状核粒细胞	227	May-Hegglin 畸形(类 Döhle body/蓝斑)
206	中性分叶核粒细胞	228	吞噬颗粒、色素
207	未成熟嗜酸性粒细胞	229	杜勒小体(Döhle body)
208	成熟嗜酸性粒细胞	230	巨中性中幼粒细胞
209	未成熟嗜碱性粒细胞	231	奥-赖(Alder-Reilly)畸形
210	成熟嗜碱性粒细胞	232	巨中性杆状核粒细胞
211	多分叶核中性粒细胞	233	多颗粒中性粒细胞(中毒颗粒)
212	粗颗粒型异常早幼粒细胞	234	环形核粒细胞
213	浆质体	235	Auer 小体
214	细颗粒型异常早幼粒细胞	236	异常嗜酸性粒细胞(颗粒粗大的嗜酸性颗粒,并伴着色较深嗜碱性颗粒)
215	佩尔格-韦特(Pelger-Hüet)畸形		
216	柴捆细胞	237	中性粒细胞吞噬细菌
217	假性 Pelger-Hüet 畸形	238	巨中性晚幼粒细胞
218	异常中性中幼粒细胞	239	中性粒细胞吞噬真菌
219	乔丹(Jordan)畸形(家族性白细胞空泡形成)	240	凋亡粒细胞
220	粒细胞核出芽	241	肥大细胞或组织嗜碱细胞
221	空泡变性	242	粒细胞系的其他异常(写出具体名称)
222	少颗粒中性粒细胞		

3. 血小板(巨核细胞)系

编码	名　称	编码	名　称
301	原始巨核细胞	306	多圆核巨核细胞
302	幼稚巨核细胞	307	大单圆核巨核细胞
303	颗粒型巨核细胞	308	双圆核巨核细胞
304	产板型巨核细胞	309	空泡变性巨核细胞
305	裸核型巨核细胞	310	多分叶核巨核细胞

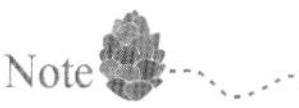

续表

编码	名　　称	编码	名　　称
311	微小巨核细胞	319	巨大血小板
312	小巨核细胞	320	大血小板
313	正常血小板	321	血小板聚集
314	幼稚巨核细胞(产血小板)	322	血小板卫星现象
315	血小板大小不均	323	灰色血小板(少颗粒血小板)
316	幼稚型血小板	324	畸形血小板
317	小血小板	325	巨核细胞的其他异常(写出具体名称)
318	退化型血小板	326	血小板的其他异常(写出具体名称)
4. 淋巴/浆细胞系			
401	原始淋巴细胞	416	原始浆细胞
402	幼稚淋巴细胞	417	幼稚浆细胞
403	淋巴细胞	418	浆细胞
404	大淋巴细胞	419	多核巨大浆细胞
405	小淋巴细胞	420	淋巴样浆细胞
406	大颗粒淋巴细胞	421	拉塞尔(Russell)小体
407	淋巴细胞分裂象	422	火焰浆细胞
408	病理性淋巴细胞(异常淋巴细胞)	423	莫特(Mott)细胞
409	含颗粒原、幼淋巴细胞	424	网状细胞样浆细胞
410	含蜂窝状变性空泡淋巴细胞	425	多核浆细胞
411	手镜形原、幼淋巴细胞	426	双核浆细胞
412	花瓣形核淋巴细胞	427	达彻(Dutcher)小体
413	切迹淋巴细胞	428	病理性浆细胞(异常浆细胞)
414	毛细胞	429	浆样淋巴细胞
415	异型淋巴细胞	430	淋巴细胞的其他异常(写出具体名称)
5. 单核细胞系			
501	原始单核细胞	505	巨噬细胞
502	幼稚单核细胞	506	吞噬细胞
503	单核细胞	507	退化型单核细胞
504	异常单核细胞	508	单核细胞的其他异常(写出具体名称)
6. 其他			
601	原始细胞(不明系列)	608	破骨细胞
602	血管内皮细胞	609	间接核分裂细胞
603	篮细胞(涂抹细胞)	610	塞扎里细胞(Sézary 细胞)
604	戈谢细胞	611	成骨细胞
605	中性法拉塔(Ferrata)细胞	612	朗格汉斯细胞
606	转移癌细胞	613	异常组织细胞
607	嗜酸性 Ferrata 细胞	614	多发性骨髓瘤细胞

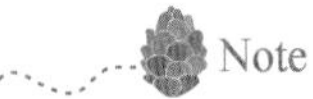

续表

编码	名　称	编码	名　称
615	上皮细胞	623	组织细胞(网状细胞)
616	尤文氏肉瘤细胞	624	多核巨组织细胞
617	脂肪细胞	625	淋巴样组织细胞
618	染料沉积物	626	噬血细胞
619	恶性组织细胞	627	单核样组织细胞
620	海蓝组织细胞	628	坏死细胞
621	成纤维细胞/纤维细胞	629	神经母细胞瘤细胞
622	尼曼-皮克细胞	630	其他细胞(写出具体名称)

表 1-5　血细胞形态学检验室间质评(细胞病变特征与编码)

编码	细胞病变特征	编码	细胞病变特征	编码	细胞病变特征
骨髓有核细胞增生程度					
P1	极度活跃	P4	减低	P7	骨髓小粒少或缺如
P2	明显活跃	P5	极度减低	P8	骨髓小粒呈空网状
P3	活跃	P6	骨髓小粒丰富	P9	骨髓小粒正常
红细胞系统病变					
P10	红系巨幼变/类巨幼变	P14	红细胞增生减低	P18	正细胞正色素性改变
P11	红细胞系核老质幼	P15	红细胞系形态正常	P19	红系病态＜10%＋
P12	红细胞系核畸形	P16	小细胞低色素性改变	P20	红系病态 10%～50%＋＋
P13	红细胞显著增生	P17	大细胞正色素性改变	P21	红系病态 50%以上＋＋＋
粒细胞系统病变					
P22	粒细胞形态正常	P28	粒细胞成熟障碍	P34	粒系显著增生伴嗜酸和嗜碱性粒细胞增多
P23	粒系巨幼变/类巨幼变	P29	粒细胞增生减低		
P24	粒细胞系核畸形变	P30	粒细胞显著增生	P35	粒系病态＜10%＋
P25	粒细胞核左移	P31	原始粒细胞增多	P36	粒系病态 10%～50%＋＋
P26	粒细胞核右移	P32	早幼粒细胞增多	P37	粒系病态 50%以上＋＋＋
P27	粒细胞退行性变	P33	中幼粒细胞增多		
血小板(巨核细胞)系病变					
P38	巨核细胞形态比例正常	P43	原始巨核细胞增多	P46	巨核系病态＜10%＋
P39	巨核细胞增多伴左移	P44	原始及小巨核细胞增多	P47	巨核系病态 10%～50%＋＋
P40	巨核细胞增多	P45	原始、幼稚和颗粒型巨核细胞增多	P48	巨核系病态 50%以上＋＋＋
P41	巨核细胞巨幼变/类巨幼变				
P42	巨核细胞退行性变				
淋巴、单核细胞系统病变					
P49	原、幼单核细胞增多	P52	淋巴细胞增多	P54	查见霍奇金淋巴瘤细胞(里-施细胞、R-S 细胞)
P50	单核细胞增多	P53	查见病理性淋巴细胞	P55	查见非霍奇金淋巴瘤细胞(NHL 细胞)
P51	原、幼淋巴细胞增多				

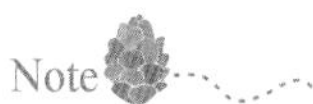

续表

编码	细胞病变特征	编码	细胞病变特征	编码	细胞病变特征
P56	原、幼浆细胞增多	P59	噬血细胞增多	P62	海蓝组织细胞增多
P57	浆细胞增多	P60	戈谢细胞增多	P63	组织细胞增多
P58	异型淋巴细胞增多	P61	尼曼-皮克细胞增多		
			细胞化学染色结果		
P64	阴性	P67	强阳性	P70	积分减低
P65	弱阳性	P68	极强阳性	P71	积分正常
P66	阳性	P69	积分增高	P72	无法判断

表 1-6　血细胞形态学检验室间质评(疾病名称与编码)

编码	疾病名称	编码	疾病名称	编码	疾病名称
D01	(大致)正常骨髓象	D21	地中海贫血	D40	急性淋巴细胞白血病-L2型(ALL-L2)
D02	黑热病	D22	急性粒单核细胞白血病伴骨髓嗜酸性粒细胞增多(AML-M4Eo)	D41	骨髓增生异常综合征(MDS)伴单系发育异常(MDS-SLD)
D03	类白血病反应	D23	慢性髓系白血病(CML)	D42	再生障碍性贫血(AA)
D04	急性髓系白血病微分化型(AML-M0)	D24	遗传性球形红细胞增多症	D43	混合表型急性白血病(MPAL)
D05	T-大颗粒淋巴细胞白血病(T-LGL)	D25	急性单核细胞白血病(AML-M5)	D44	MDS伴多系发育异常(MDS-MLD)
D06	粒细胞减少症/缺乏症	D26	慢性中性粒细胞白血病(CNL)	D45	纯红细胞再生障碍性贫血(PRCA)
D07	急性髓系白血病未成熟型(AML-M1)	D27	遗传性椭圆形红细胞增多症	D46	慢性淋巴细胞白血病/小细胞淋巴瘤(CLL/SLL)
D08	外周淋巴细胞肿瘤	D28	急性红白血病(AML-M6)	D47	MDS伴环形铁粒幼红细胞和单系发育异常(MDS-RS-SLD)
D09	传染性单核细胞增多症	D29	原发性骨髓纤维化(MF)	D48	增生性贫血骨髓象
D10	急性髓系白血病伴成熟型(AML-M2)	D30	遗传性口形红细胞增多症	D49	Burkitt淋巴瘤(ALL-L3)
D11	淋巴瘤细胞骨髓侵犯	D31	急性巨核细胞白血病(AML-M7)	D50	MDS伴环形铁粒幼红细胞和多系发育异常(MDS-RS-MLD)
D12	噬血细胞综合征	D32	真性红细胞增多症(PV)	D51	慢性病性贫血(ACD)
D13	急性早幼粒细胞白血病(AML-M3)	D33	镰状细胞贫血(Hb S病)	D52	滤泡淋巴瘤(FL)
D14	淋巴瘤细胞白血病	D34	急性嗜碱性粒细胞白血病	D53	MDS伴孤立del(5q)
D15	缺铁性贫血(IDA)	D35	原发性血小板增多症(ET)	D54	血栓性血小板减少性紫癜(TTP)
D16	变异型急性早幼粒细胞白血病(AML-M3v)	D36	Hb C病	D55	脾边缘带淋巴瘤(SMZL)
D17	淋巴浆细胞淋巴瘤(LPL)	D37	急性淋巴细胞白血病-L1型(ALL-L1)		
D18	巨幼细胞性贫血(MegA)	D38	慢性嗜酸性粒细胞白血病		
D19	急性粒单核细胞白血病(AML-M4)	D39	Hb CS病		
D20	多发性骨髓瘤/浆细胞骨髓瘤(MM/PCL)				

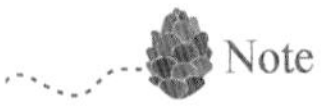

续表

编码	疾病名称	编码	疾病名称	编码	疾病名称
D56	MDS伴原始细胞增多-1(MDS-EB-1)	D61	Sézary综合征	D68	慢性粒单核细胞白血病(CMML)
		D62	MDS不能分型(MDS-U)		
D57	免疫性血小板减少性紫癜(ITP)	D63	弥散性血管内凝血(DIC)	D69	疟疾
		D64	幼淋巴细胞白血病(PLL)	D70	骨髓坏死
D58	弥漫大B细胞淋巴瘤(DLBCL)	D65	不典型慢性髓系白血病(aCML)	D71	戈谢病
				D72	马尔尼菲青霉病
D59	MDS伴原始细胞增多-2(MDS-EB-2)	D66	尼曼-皮克病	D73	海蓝组织细胞增生症
		D67	毛细胞白血病(HCL)	D74	组织胞浆菌病
D60	溶血尿毒综合征(HUS)			D75	其他疾病

编码	名称	编码	名称	编码	名称
	(Ⅰ)粒细胞系	302	幼单核细胞	602	早幼红细胞
101	原粒细胞	303	单核细胞	603	中幼红细胞
102	早幼粒细胞	304	巨噬细胞	604	晚幼红细胞
103	中性中幼粒细胞	305	吞噬细胞	605	嗜多色性红细胞
104	中性晚幼粒细胞	306	病态单核细胞	606	网织红细胞
105	中性杆状核粒细胞		(Ⅳ)巨核细胞-血小板系	607	环形铁粒幼红细胞
106	中性分叶核粒细胞	401	（巨）大血小板	608	铁粒红细胞
107	未成熟嗜酸性粒细胞	402	血小板大小不均	609	嗜碱性点彩红细胞
108	嗜酸性粒细胞	403	血小板聚集	610	（类）巨幼变幼红细胞
109	未成熟嗜碱性粒细胞	404	小血小板	611	Howell-Jolly小体
110	嗜碱性粒细胞	405	血小板卫星现象	612	盔形红细胞
111	巨中性杆状核粒细胞	406	（微）小巨核细胞	613	裂片红细胞
112	巨中性晚幼粒细胞	407	巨核细胞	614	球形红细胞
113	多分叶核中性粒细胞	408	颗粒减少的血小板	615	椭圆形红细胞
114	肥大细胞(组织嗜碱细胞)	409	畸形血小板	616	镰状红细胞
115	杜勒小体(Döhle body)	410	巨核细胞-血小板系的其他异常(请写出具体名称)	617	靶形红细胞
116	假Pelger-Huët异常		(Ⅴ)其他细胞或物质	618	环形红细胞
117	中毒颗粒	501	原始细胞	619	口形红细胞
118	空泡变性	502	原始细胞（含Auer小体）	620	泪滴状红细胞
119	Auer小体	503	篮细胞	621	棘形红细胞
120	中性粒细胞吞噬细菌	504	戈谢细胞	622	锯齿状（皱缩）红细胞
121	双核中幼粒细胞	505	尼曼-皮克细胞	623	红细胞缗钱状排列
122	巨多分叶核中性粒细胞	506	网状细胞（组织细胞）	624	疟原虫环状体（小滋养体）
123	颗粒缺失中性粒细胞	507	细胞分裂象	625	疟原虫大滋养体
124	颗粒缺失嗜酸性粒细胞	508	Mott细胞	626	红细胞形态不整
125	粒细胞核鼓槌体	509	脂肪细胞	627	红细胞大小不均
126	May-Hegglin畸形	510	成骨细胞	628	嗜碱性红细胞
130	粒细胞系的其他异常(请写出具体名称)	511	破骨细胞	629	巨红细胞
		512	法拉塔(Ferrata)细胞	630	红细胞脱核现象
	(Ⅱ)淋巴细胞系	513	塞扎里细胞(Sézary cell)	631	大细胞高色素性红细胞
201	原幼淋巴细胞	514	转移癌细胞	632	多核巨幼红细胞
202	淋巴细胞	515	骨髓瘤细胞	633	幼红细胞岛
203	异型淋巴细胞	516	海蓝组织细胞	634	卡伯特环(Cabot ring)
204	淋巴瘤细胞	517	（成）纤维细胞	635	HbH包涵体
205	浆细胞	518	鳞状上皮细胞	636	红细胞系的其他异常（请写出具体名称）
206	异常淋巴细胞	519	血管内皮细胞		
207	毛细胞	520	细菌		
208	淋巴细胞分裂象	521	真菌		
209	淋巴细胞的其他异常(请写出具体名称)	522	染料沉渣		
	(Ⅲ)单核细胞系		(Ⅵ)红细胞系		
301	原单核细胞	601	原红细胞		

图1-5 血细胞形态学名称编码

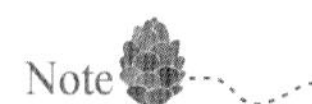

三、血细胞形态学检验的学习和应用

血液学是神秘的，形态学检验是其基础和灵魂。血细胞形态学检验的学习需要持之以恒，学习中需要经历清晰—模糊—清楚的过程，经过这个过程的磨砺，学习者对血细胞的认知才能从感性和表象上升到理性和本质层面。

寓学于趣，血细胞形态学检验的学习和实践充满了乐趣(图 1-6 至图 1-21)。兴趣是可以通过学习、实践和感受逐渐培养起来的，同时，兴趣也是调动学习者高效学习的关键。因此，兴趣是学好血液学的重要因素。

理论指导实践，实践丰富理论。在学习过程中，学习者需要坚持理论与实践两手抓、两手硬。教科书中对血细胞形态的描述都是最典型的，但在实际观察中常常是不典型的。相对于外周血白细胞，骨髓有核细胞种类多、阶段多，在观察每一个细胞时既要参考教科书的特征描述，又要结合背景染色和典型细胞进行综合分析。即便是外周血细胞，对于学习者来说，熟练掌握其形态也有一定难度。譬如，淋巴细胞有小型、中型和大型三种类型，形态学上具有极大的多样性。再比如说，重要但容易被初学者忽略的血小板，在识别、计数和理解时要注意以下几点：①在生理情况下，血小板是最小的无核血细胞。②数量检验：传统采用手工显微镜法，现均采用仪器法(电阻抗法、流式细胞术等)进行计数。③形态学检验：抗凝血来源的血涂片镜检时，要注意血小板的数量、大小、颗粒、分布情况等；骨髓涂片镜检时，要注意巨核细胞数量、产板型巨核细胞比例以及血

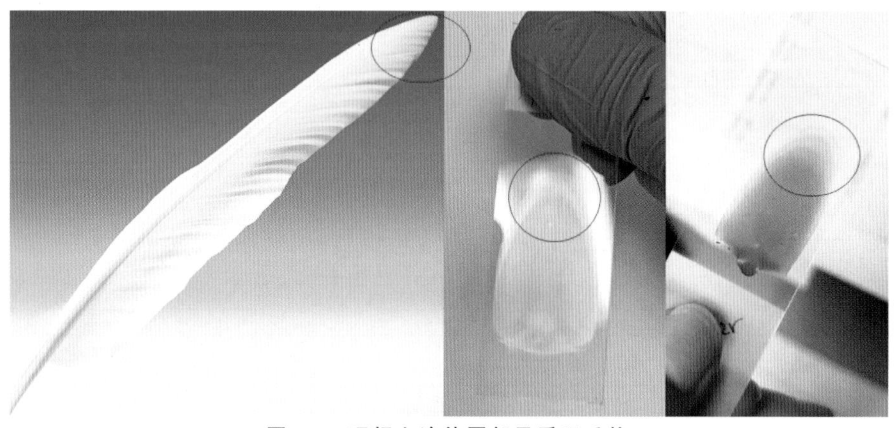

图 1-6　理想血涂片尾部呈盾羽毛状

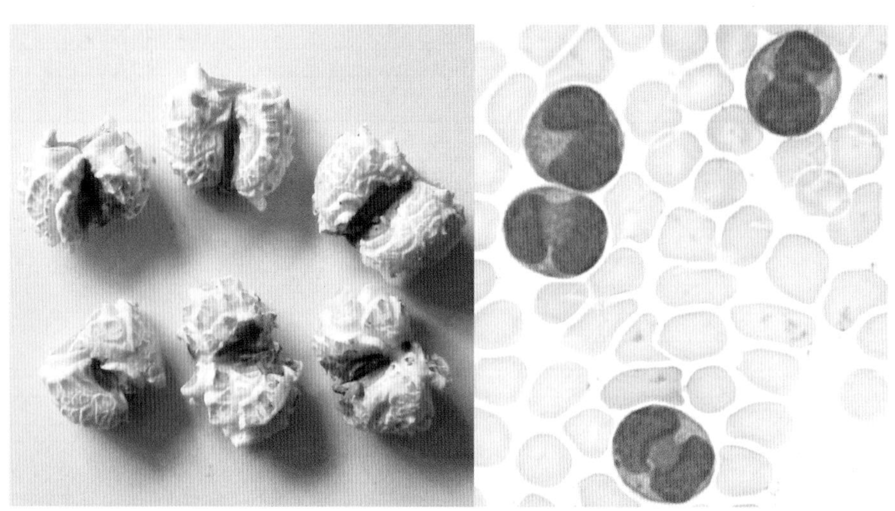

图 1-7　异常早幼粒细胞胞核分叶形如爆米花

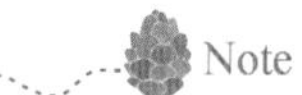
Note

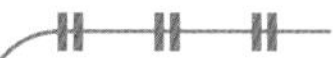

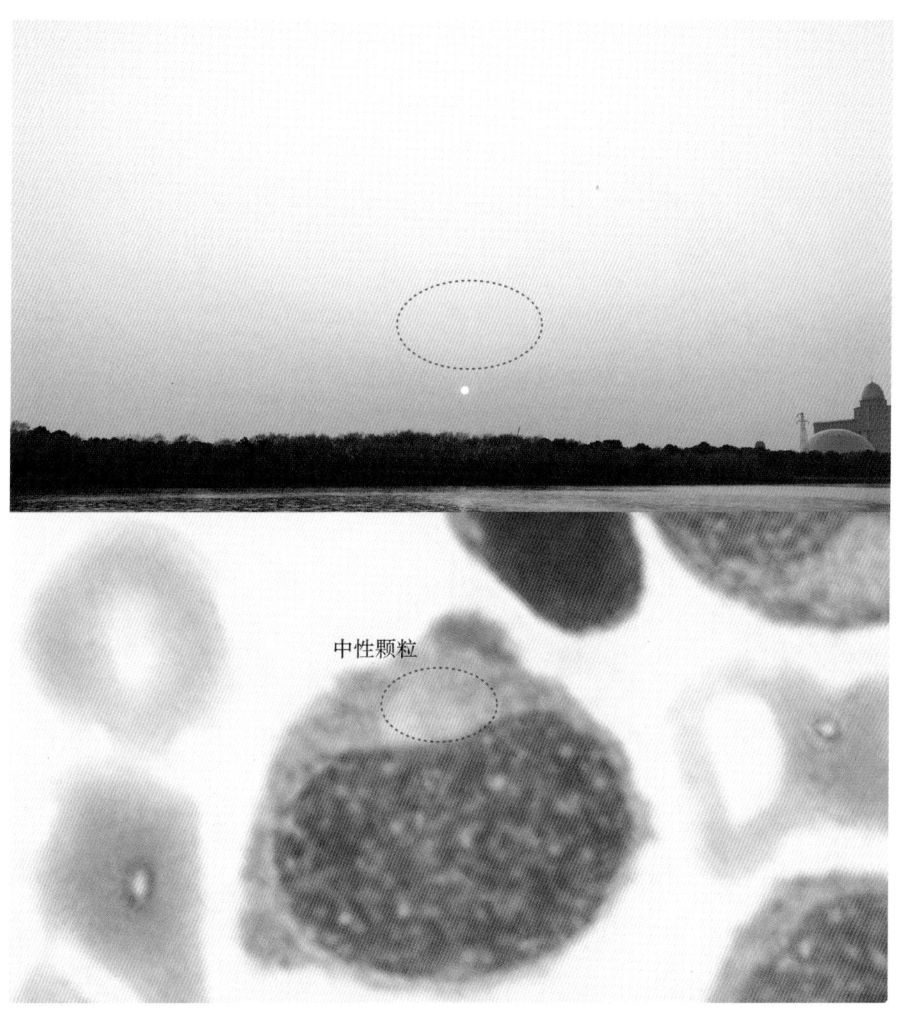

图 1-8 中幼粒细胞出现的中性颗粒犹如晚霞一般绚烂

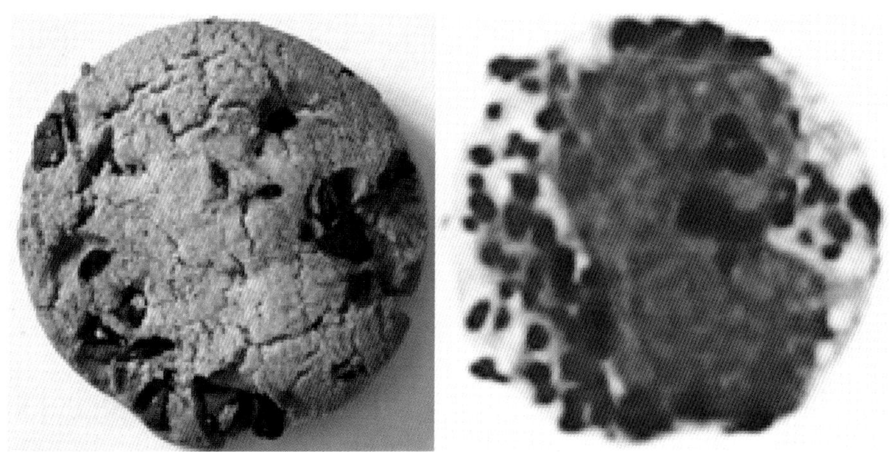

图 1-9 嗜碱性粒细胞胞质颗粒形如曲奇中散落的巧克力

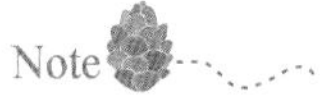

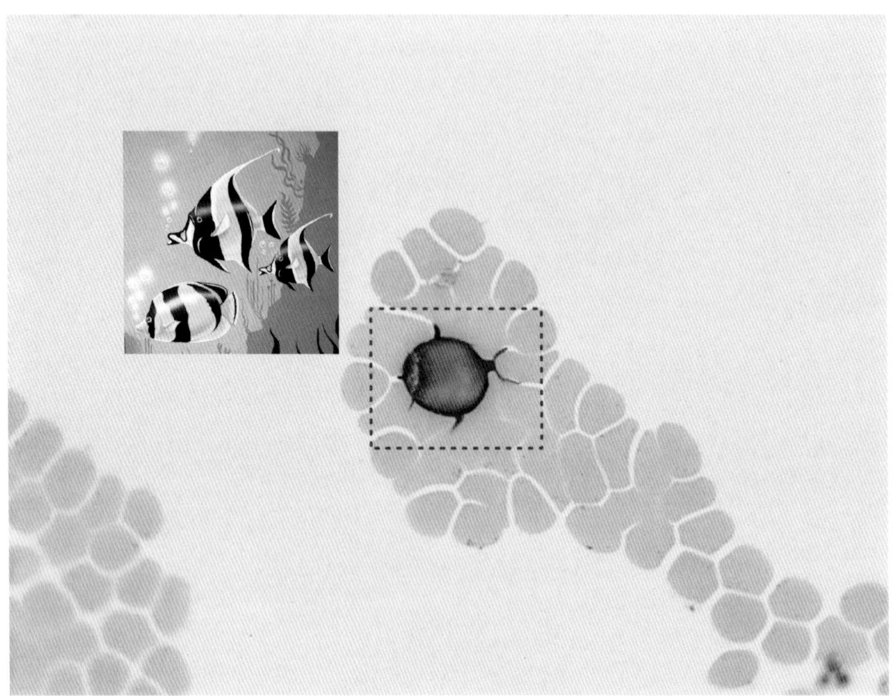

图 1-10　血涂片尾部的大淋巴细胞像灵动的鱼儿

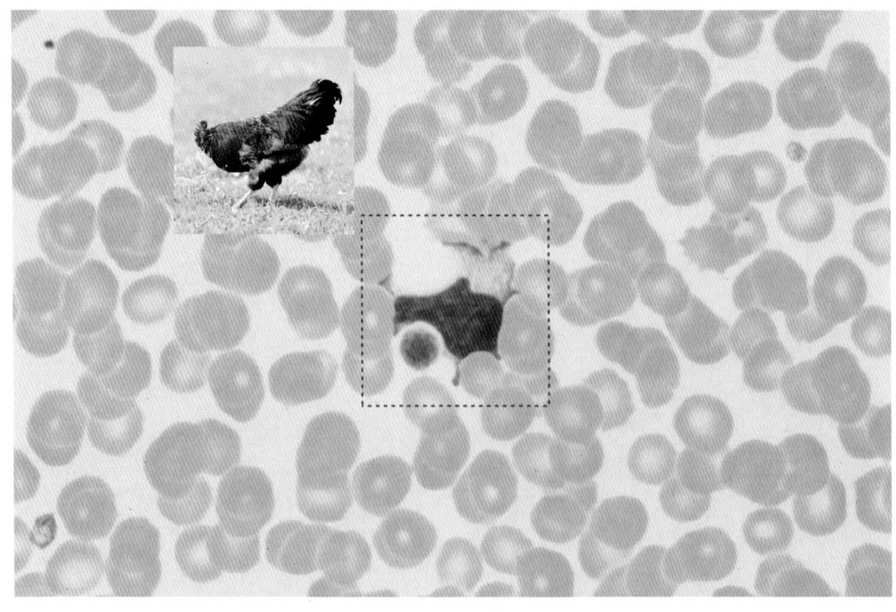

图 1-11　不规则形异型淋巴细胞的形态好似嬉戏的公鸡

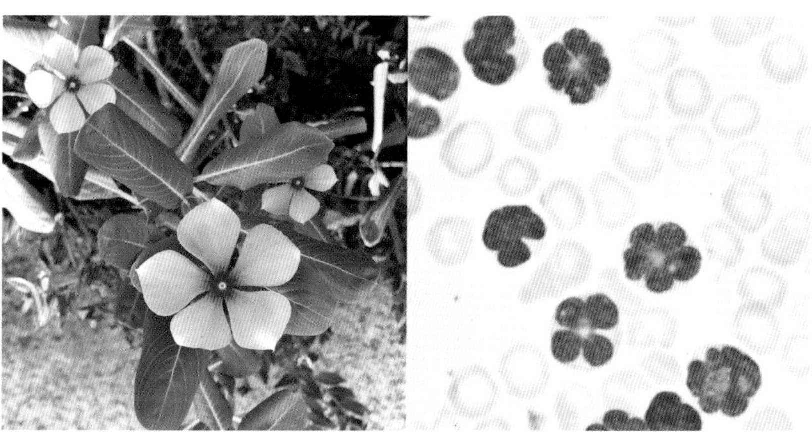

图 1-12 成人 T 细胞白血病细胞胞核形态像花

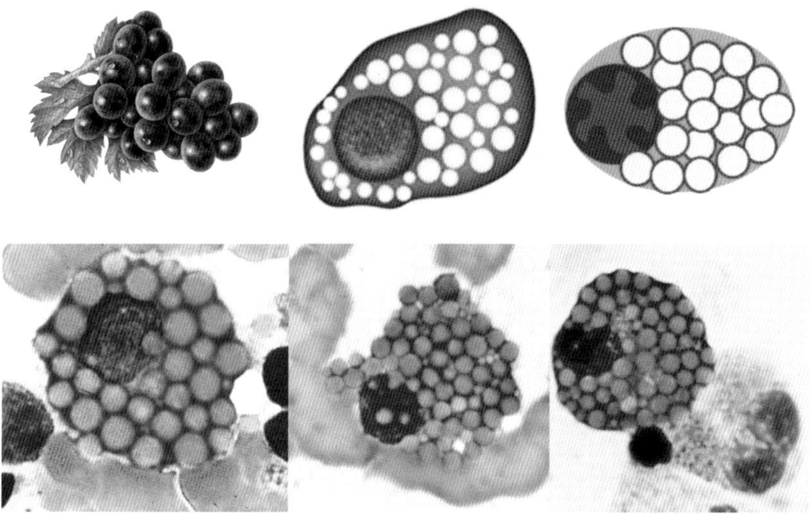

图 1-13 Mott 细胞胞质中的免疫球蛋白空泡排列如葡萄串

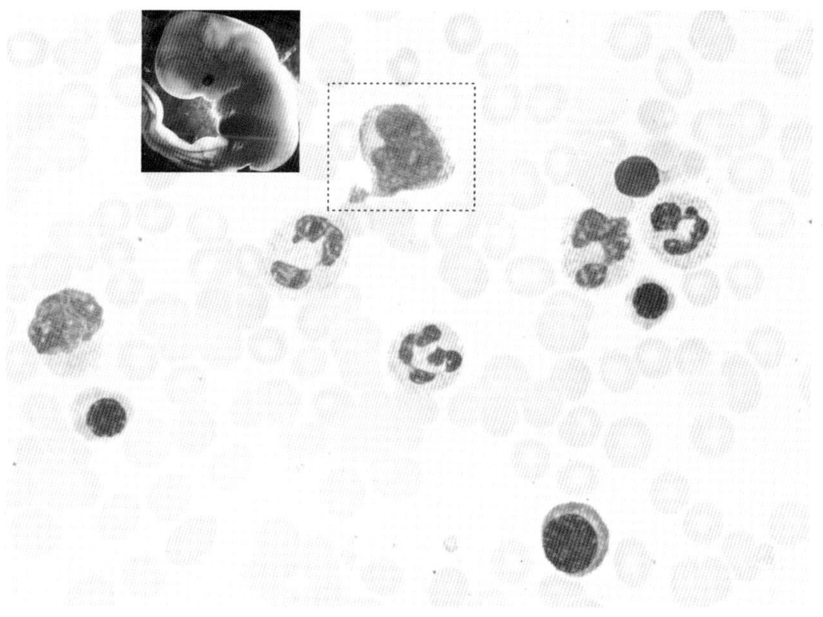

图 1-14 原始单核细胞胞核如胚胎一般神秘

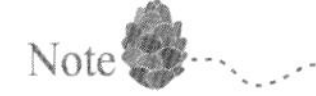

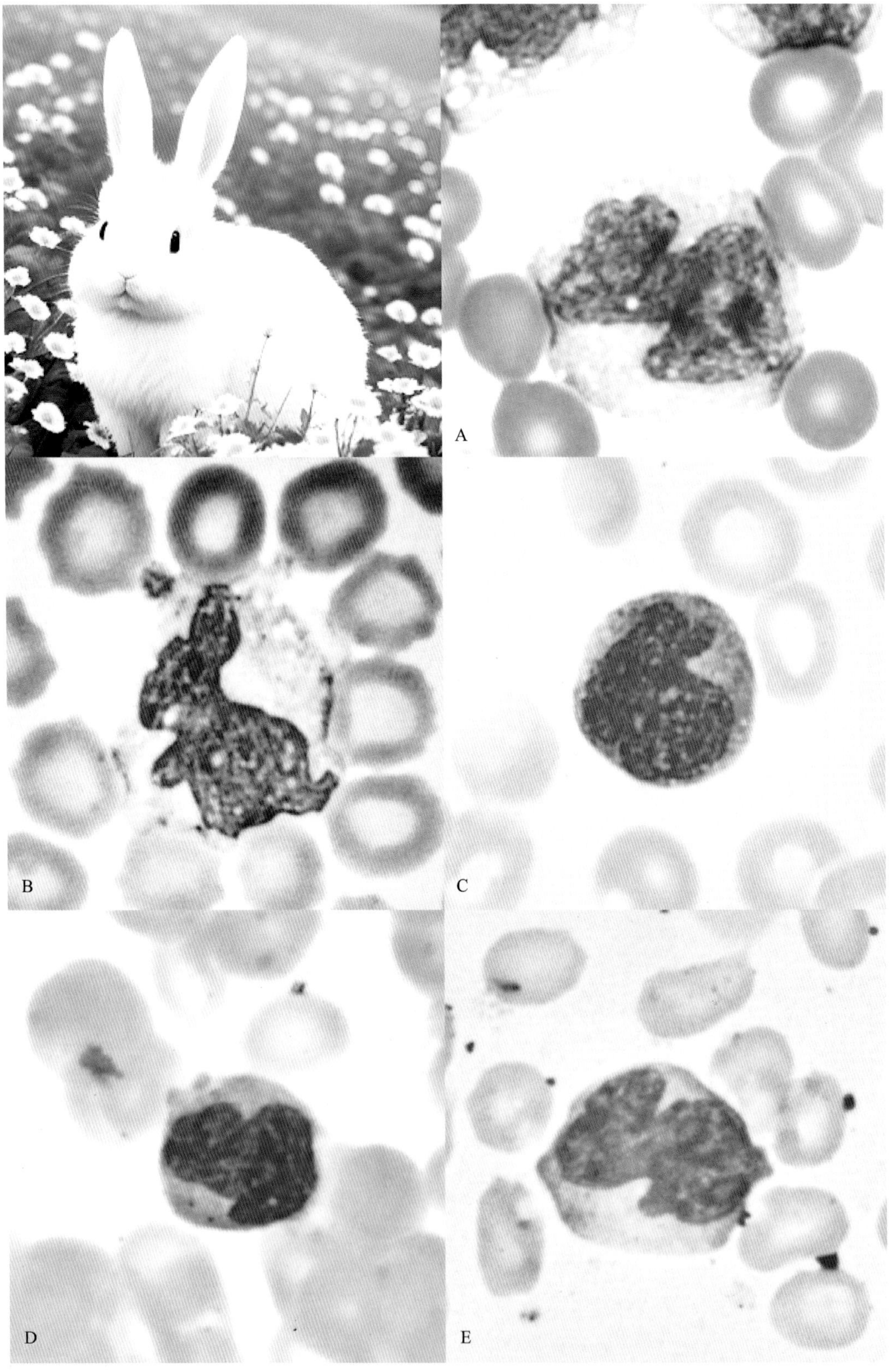

A

B

C

D

E

图 1-15　形如兔子的单个核细胞

（A. 幼稚单核细胞；B、C、D. 单核细胞；E. 异型淋巴细胞）

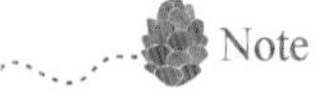

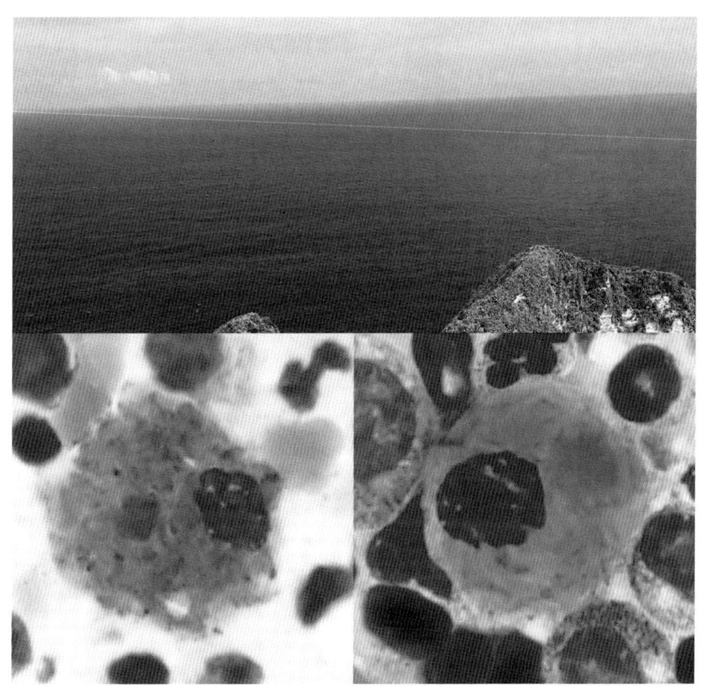

图 1-16　海蓝组织细胞胞质如大海一般深蓝

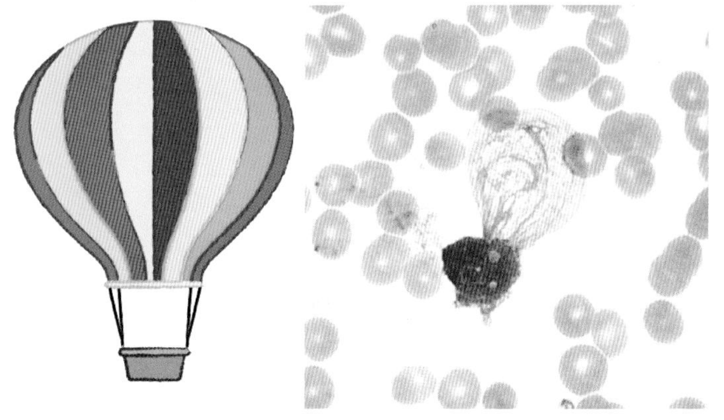

图 1-17　篮细胞胞体形如下降中的降落伞

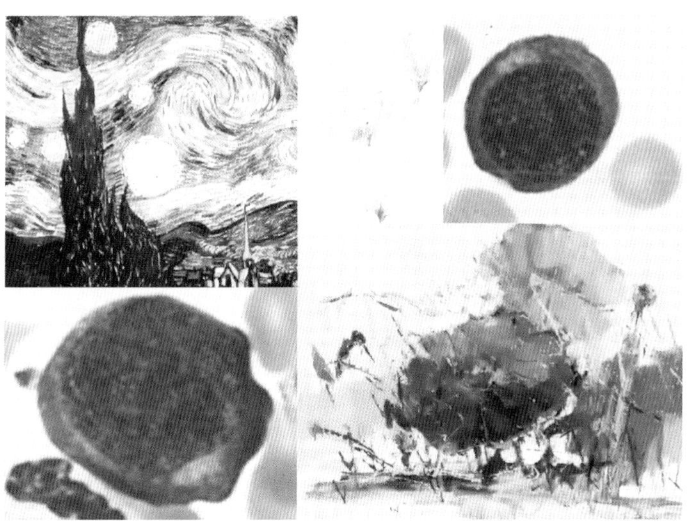

图 1-18　原始红细胞和早幼红细胞胞质如油画中的蓝色调般浓郁

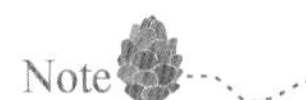

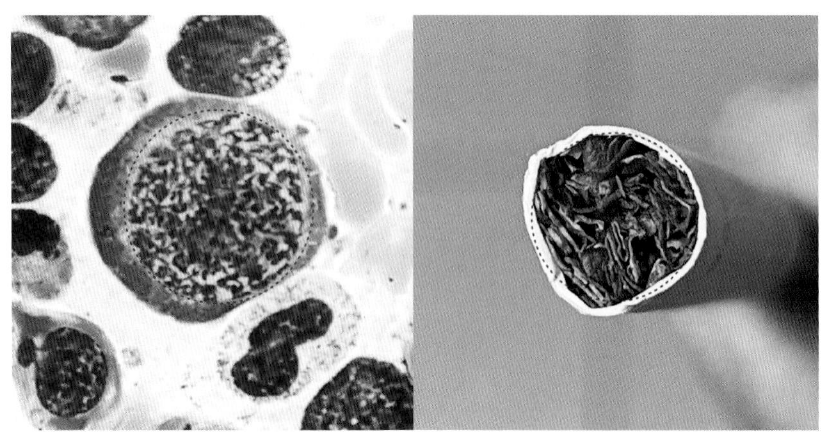

图 1-19 巨幼变幼红细胞胞核构造形如松散的烟丝

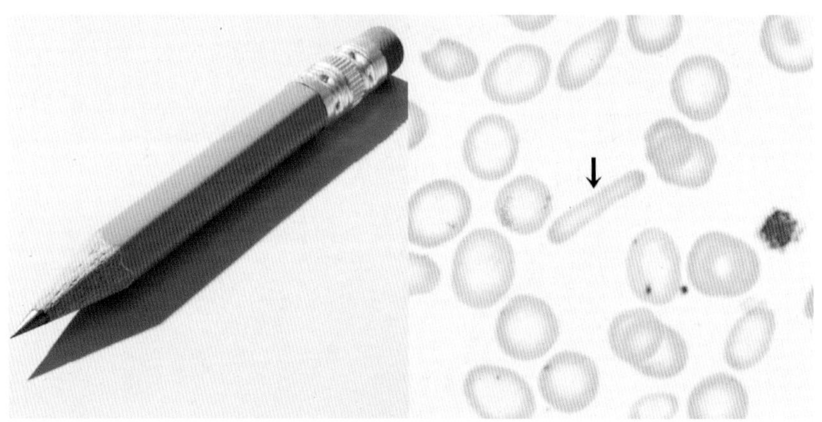

图 1-20 异常红细胞胞体形如铅笔

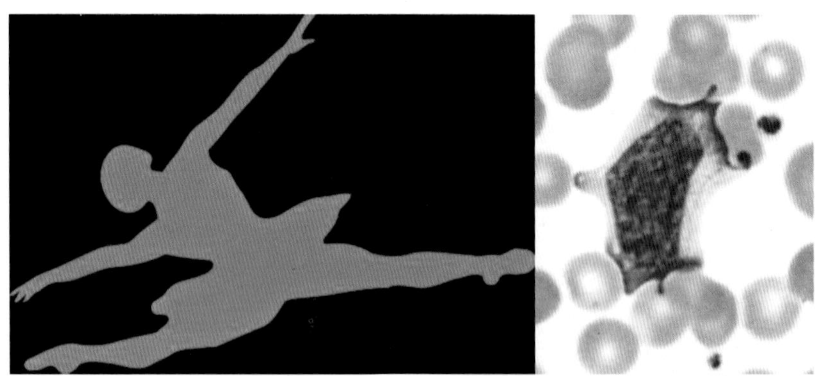

图 1-21 单核型异型淋巴细胞胞体呈芭蕾舞裙裙边样外观

小板数量和分布特点等;在病理情况下,血小板体积可大可小,其胞质颗粒可减少或缺失,识别血小板时需要与杂质、浆质体(胞质碎片)、疟原虫以及淋巴细胞等相似物进行鉴别。④血小板相关疾病分类:不仅可分为遗传性疾病和获得性疾病,而且可分为数量异常血小板疾病和功能异常血小板疾病。⑤功能检验:常规开展的项目包括黏附功能、聚集功能、血块收缩功能等试验。在实践中,镜检是医学检验技术专业学生和行业工作人员需要熟练掌握的基本检验技能,尤其能体现检验人员的职业素养和技能水平(图 1-22)。血涂片、骨髓涂片的镜检过程十分讲究,镜检区域不一样,细胞形态就会大相径庭,据此得到的(疾病)诊断方向可能会完全错误(图 1-23)。

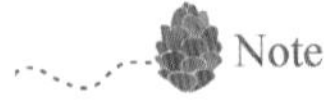

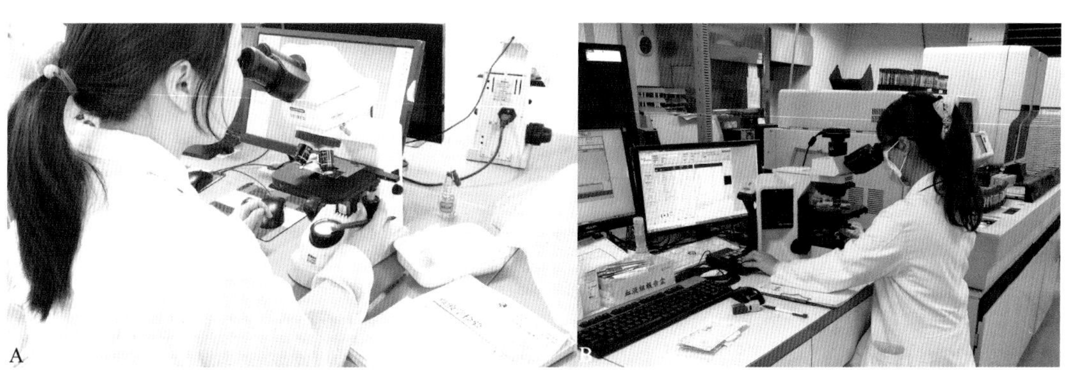

图 1-22　镜检

（A. 学生实训画面；B. 行业人员工作画面）

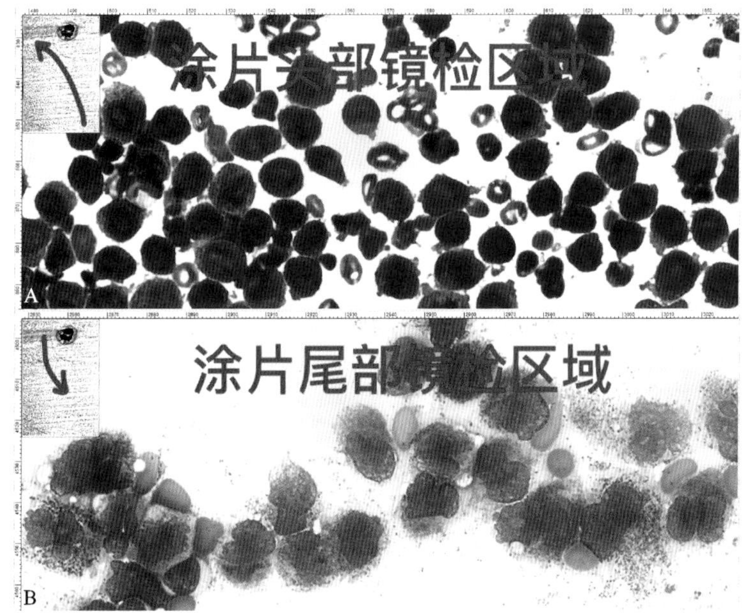

图 1-23　镜检部位与疾病诊断关系密切

（A. 部位厚，细胞小，胞核和胞质不清，易误诊为 ALL；B. 部位薄，细胞大，胞核和胞质清楚，易得出正确诊断——AML-M3a）

扫码看视频：显微镜镜检的艺术

绘制细胞是学好细胞学的有效途径。在学校教学中，笔者多年辅助使用画图学细胞教学法，将绘制细胞贯穿于教学全过程，充分体现了学生（初学者）的学习主体角色。具体做法如下：一是在正常骨髓细胞教学时的血细胞绘制，通过绘制细胞以记忆血细胞的基本结构和特殊结构；二是在正常骨髓细胞教学后进行相似细胞绘制，通过画图对比来学习和理解相似细胞的联系和区别；三是在血液系统疾病教学时进行异常血细胞绘制，通过绘制细胞以记忆疾病的典型血象和骨髓象特征。实践证明，画图是学习形态学检验的一种行之有效的方法。通过不断指出初学者绘图作品中的问题，能不断加深他们对血细胞的形态特征及功能的理解。这种方法与显微镜镜检实践形成了有效互补，取得了令人满意的教学效果。部分学生绘图作品见图 1-24。

此外，笔者在 10 余年血细胞形态学检验教学中，不断探索出新的有效的学习方法和资源，如理实一体教学、CBL 教学（案例教学）、自制实验设备和软件辅助教学（图 1-25）、形态学微视频教学（图 1-26）等；在教学效果评价方面，开发并应用 DOPS（临床操作技能评估）方法，深入剖析和解决学生在形态学检验学习中的问题；在形态学检验技能应用方面，自 2020 年以来利用课外时间陆续指导了 3 批共计 20 余名学生开展贫血筛查实践，至今服务人群近 400 例，取得了较好的社会效益和经济效益。

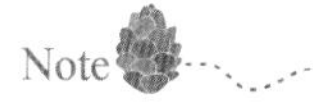

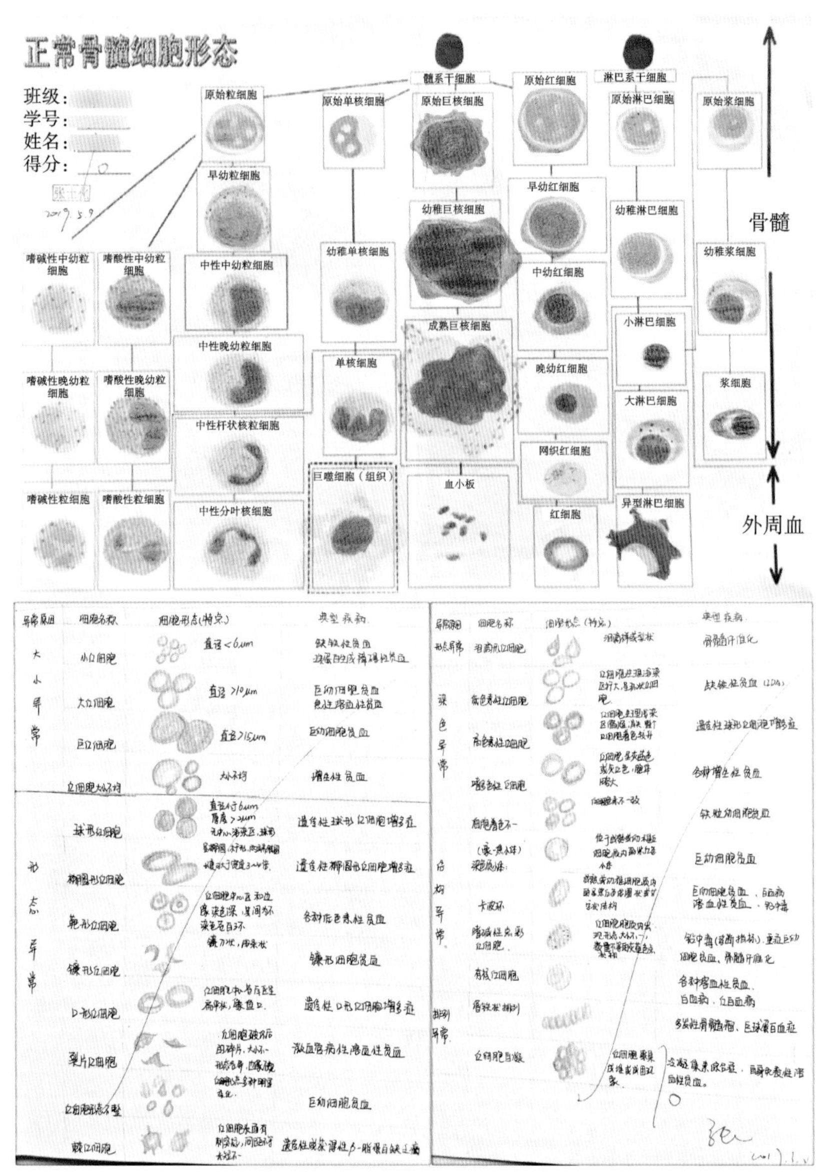

图 1-24　学生彩绘的血细胞作品

扫码看视频：
血涂片复检仿真实训系统

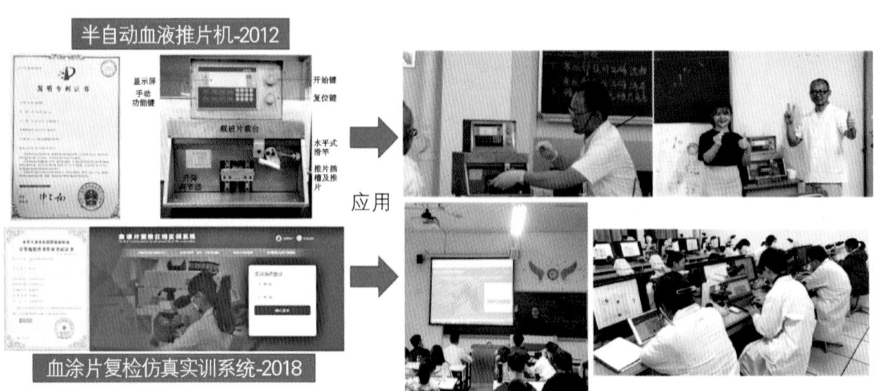

图 1-25　自制实验设备和软件辅助教学

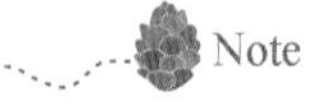
Note

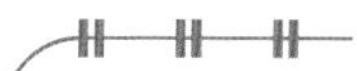

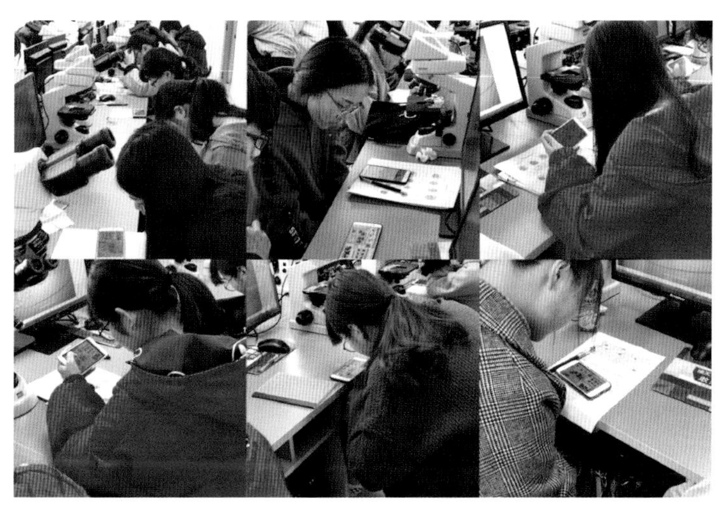

图 1-26 形态学微视频教学

综上，对于学习者而言，血细胞形态学检验的学习需要务实的态度、不断的努力、灵活的思考，强调深度学习，切忌浅尝辄止。正常外周血细胞虽然是基础，但仅是血细胞形态学和医学检验形态学中的一小部分。只有通过不断学习和积累经验，积少成多，才能深刻感受到血细胞形态学检验技术的魅力和价值。对于从事血液学检验的教师而言，一是要不断提升自我专业素养，二是要在教学方法上勇于创新，三是要想方设法为学生搭建各种有效的学习资源。在形态学检验的临床应用中，检验人员需要严格遵循质量控制原则，拥有丰富的知识和经验以及必要的临床诊断思维，切忌武断或随意地做出诊断或判断。血液系统疾病患者一般都有不同程度的血细胞数量和形态的改变。临床工作者对血细胞及其相关疾病需要多维度理解。血细胞形态学检验是检验人员可以随时随地使用的“法宝”“利器”和“工具”。

思考与讨论

（1）简述外周血细胞与骨髓细胞之间的联系与区别。

（2）简述外周血中异常白细胞种类与名称。

（3）简述外周血中异常红细胞种类与名称。

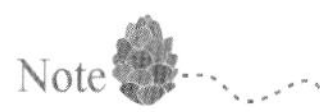

第二章 血液和骨髓的采集及涂片制备

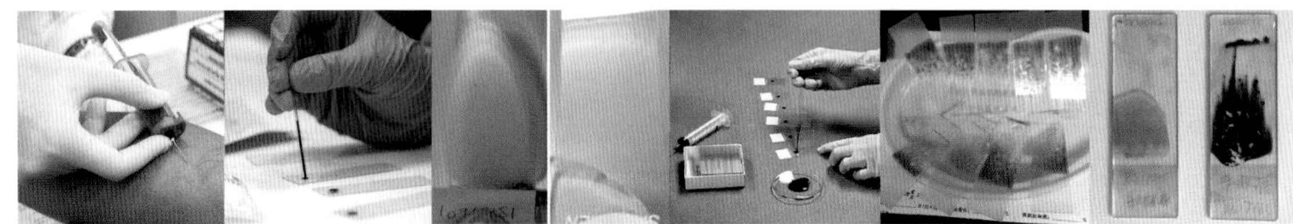

第一节 血液和骨髓的采集

一、皮肤采血

【目的】 掌握在无菌操作条件下正确采集末梢血液的方法及其质量控制。

【原理】 采血针刺破毛细血管后血液自然流出。

【操作者】 临床医护人员(包括检验人员、护理人员等)。

【用物】 一次性采血针、75%酒精棉球、无菌干棉球、载玻片、推片。

【操作步骤】

1. 准备 清洁载玻片和推片。

2. 按摩 轻轻按摩左手中指或无名指指尖腹内侧(图 2-1),使局部组织自然充血。

扫码看视频:末梢采血及血涂片制作

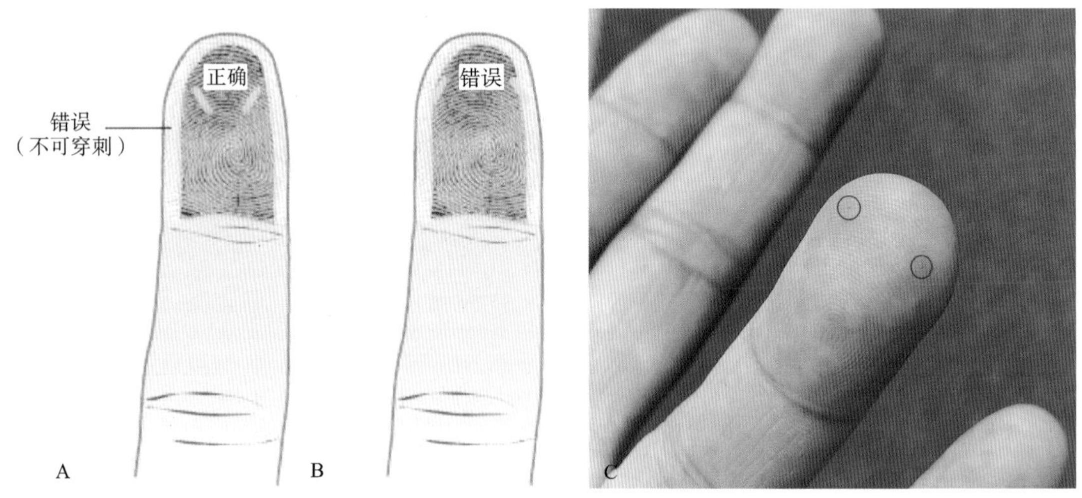

图 2-1 末梢穿刺

(A. 正确的位置和角度;B. 错误的角度;C. 左手无名指实际穿刺点)

3. 消毒 用酒精棉球擦拭采血部位皮肤,待干。

4. 针刺 用左手拇指和示指固定采血部位,使其皮肤和皮下组织绷紧。右手持一次性采血针自指尖腹内侧迅速刺入(图 2-1),深度为 2～3 mm,随后立即拔出针头。

5. 拭血 待血液自然流出后,用无菌干棉球擦去第 1 滴血。

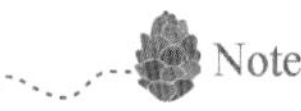

6. 取血 当血液自然流出时(图 2-2,若血流不畅,可以用左手自采血部位远端向指尖方向稍施压力,以促进血液流出),迅速用载玻片直接蘸取 1 滴(5～6 μL)血液用于制作血涂片(图 2-3),最后用无菌干棉球压住穿刺点以止血。

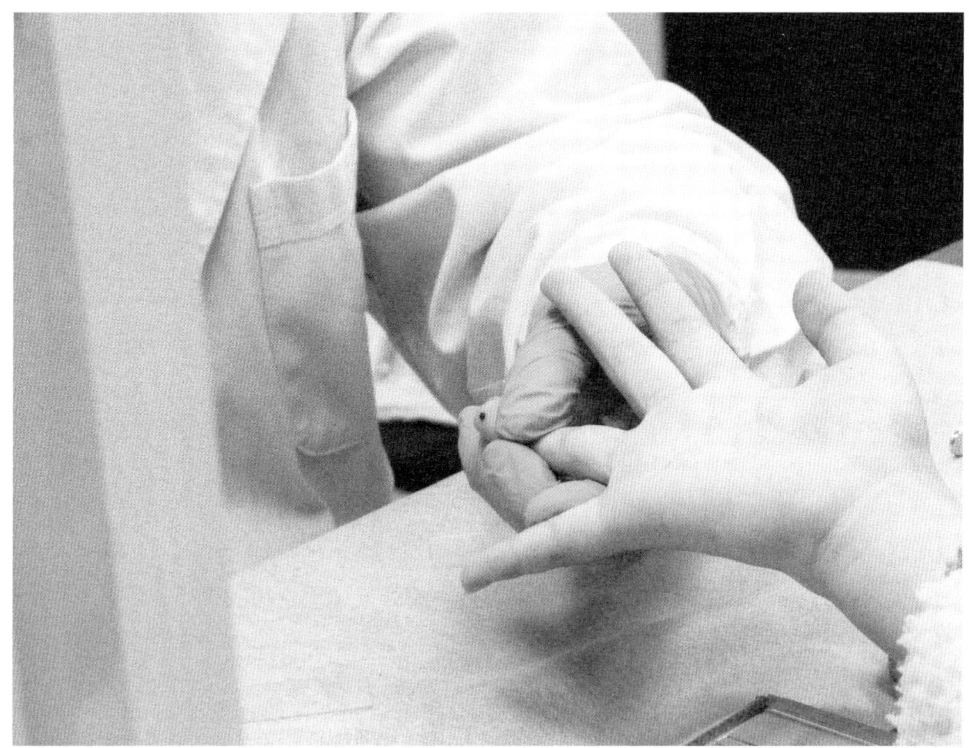

图 2-2 皮肤采血

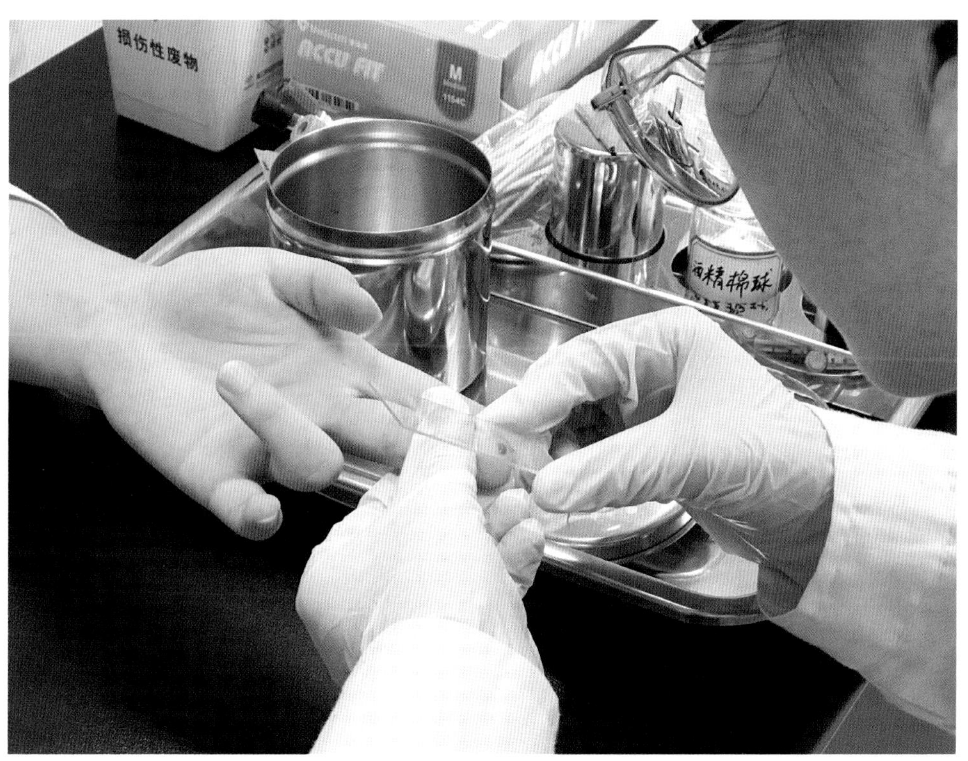

图 2-3 载玻片直接蘸取 1 滴血液用于制作血涂片

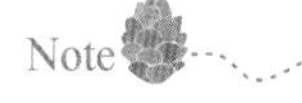

扫码看视频：一次性注射器采血

【质量控制】

(1) 所选择的采血部位皮肤应完整，无烧伤、冻疮、发绀、水肿或炎症等。除特殊情况外，一般不在耳垂进行采血。半岁以下婴幼儿由于手指小，可自拇指、脚趾或足跟内、外侧缘采血。严重烧伤者可选皮肤完整处采血。

(2) 本试验具有一定创伤性，应按无菌技术操作规范进行，防止采血部位感染。确保一人一针，避免交叉感染。

(3) 皮肤经过消毒处理后，应待酒精完全挥发后再进行采血，否则流出的血液可能会扩散而不形成滴状。

(4) 进、出针的速度应迅速，且伤口需有足够的深度。

(5) 因第一滴血中混有组织液，应擦去。如血流不畅，切勿用力挤压，以免造成组织液混入，影响结果的准确性。

二、静脉采血

【目的】 掌握在无菌操作条件下正确采集静脉血液的方法及质量控制。

【原理】 使用一次性注射器(或一次性真空采血装置)刺入浅静脉后，用负压吸取所需的血量。

【操作者】 临床医护人员(包括检验人员、护理人员等)。

【用物】 一次性注射器或一次性真空采血装置(硬接式或软接式，图 2-4)、抗凝管(紫色，抗凝剂 EDTA-K_2)、压脉带(止血带)、垫枕、30 g/L 碘酊、75%酒精棉球、无菌干棉球。

扫码看视频：硬接式真空采血

扫码看视频：软接式真空采血

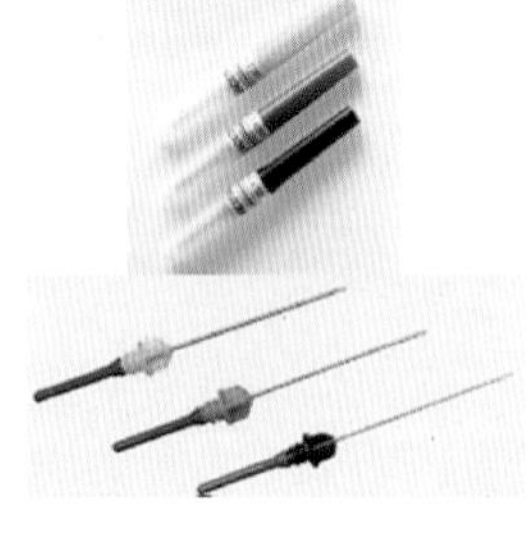
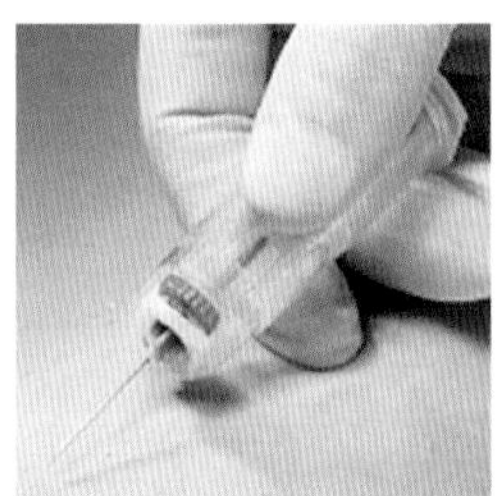
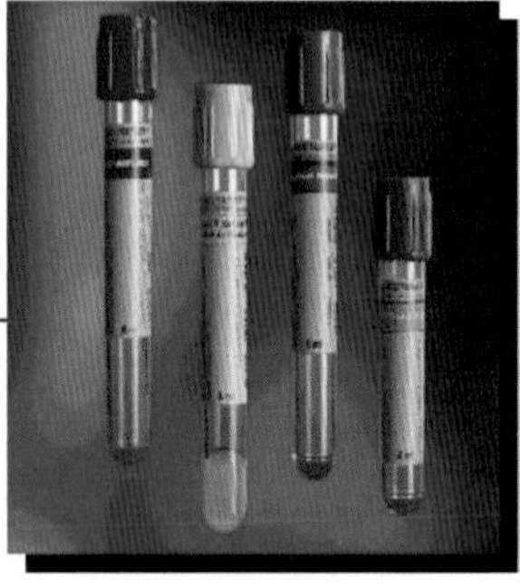
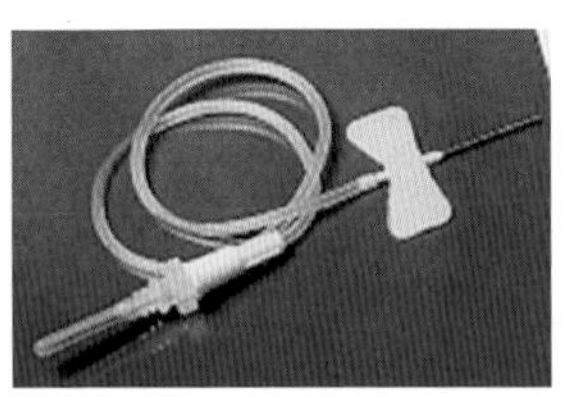

图 2-4 一次性真空采血装置

【操作步骤】

1. 准备 准备好抗凝管 1 支，在试管上做好标记。

2. 消毒双手 采血前，操作人员应使用肥皂或消毒液洁净双手。

3. 选择静脉 常用采血位置是肘前静脉。采血前，要求受检者坐下，将前臂平放在采血台上，掌心向上，并在肘下放一垫枕。对于卧床受检者，要求其前臂伸展，暴露穿刺部位。

4. 检查注射器 打开一次性注射器包装，左手持针头下座，右手持针筒。将针头和针筒紧密连接，并使针头斜面对准针筒刻度，抽拉针栓以检查有无阻塞和漏气。最后排尽一次性注射器中

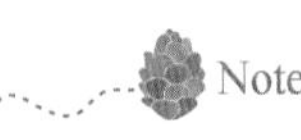
Note

的空气，备用。使用前，保持针头处于无菌状态。

5. 扎压脉带 在采血部位上端约 6 cm 处，将压脉带绕手臂一圈打一活结，压脉带末端向上。要求患者握紧和放松拳头几次，使静脉隆起。压脉带应能减缓远端静脉血液回流，且不能紧到压迫动脉血流。

扫码看视频：机器人采血

6. 选择进针部位 使用左手示指触摸进针部位的静脉。

7. 消毒皮肤 用碘酊棉签自所选静脉穿刺处从内向外，顺时针方向消毒皮肤，再用酒精棉签以同样方式拭去碘迹，待干。

8. 穿刺 取下针头无菌帽，以左手拇指固定静脉穿刺部位下端，右手持一次性注射器，示指固定针头下座，保持针头斜面和针筒刻度向上，沿静脉走向使针头与皮肤成 30°角斜行快速刺入皮肤和静脉（图 2-5A）。当针头进入血管后，于针与针筒连接处可见少量回血。

9. 抽血 右手固定一次性注射器，左手缓缓向后拉一次性注射器针栓，使血液进入针筒。使用硬接式一次性真空采血装置时，进针后固定针筒，随后将真空抗凝管插入针筒内采血针中。因抗凝管内负压作用，血液自动流入（图 2-5B）。到达采血量刻度后拔出抗凝管，混匀后备用。若使用蝴蝶针进行采血，进针成功后可见软管内有回血，随即将软管刺塞针端沿抗凝管正中刺入（图 2-5C），其余步骤同上。

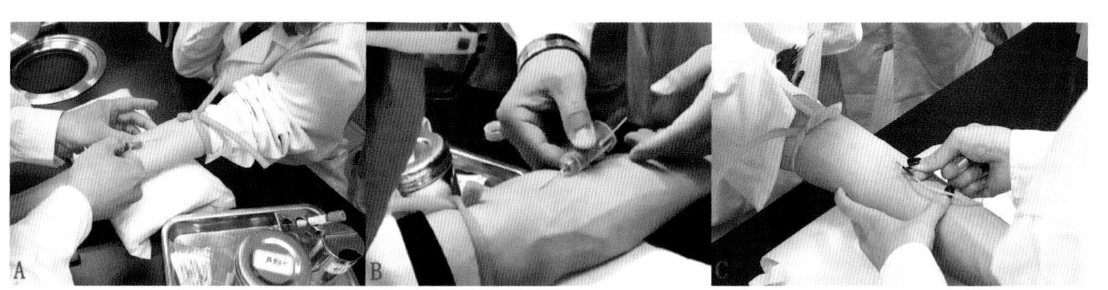

扫码看视频：硬接式真空采血错误手法

图 2-5 静脉采血

（A. 一次性注射器采血；B. 硬接式真空采血；C. 软接式真空采血）

10. 止血 嘱受检者松拳，用无菌干棉球压住进针部位，迅速拔出针头。嘱受检者继续按压棉球 3 min 以上。

11. 血液处理 从一次性注射器上取下针头，打开抗凝管，将血液沿管壁缓缓注入，达到标记处后盖帽，并迅速轻轻颠倒混匀 5～8 次后备用。

【质量控制】

1. 采血前准备 采血前应向患者耐心解释，以消除不必要的疑虑和恐惧心理。如遇个别患者在进针时或采血后发生眩晕，应立即拔出针头，让其平卧休息片刻，通常即可恢复。必要时，可给受检者嗅吸芳香酊、针刺（或拇指压掐）人中和合谷等穴位。若因低血糖诱发眩晕，可立即经静脉注射葡萄糖或嘱受检者服糖水即可缓解。

2. 选择静脉 如果肥胖患者的静脉暴露不明显，可以用左手示指（经碘酊、酒精消毒后）在采血部位触摸，发现静脉走向后，根据手感的方向与深度进行试探性穿刺。

3. 检查注射器 静脉采血前要仔细检查针头是否安装牢固，针筒内是否有空气和水分。所用针头应锐利、光滑、无阻塞，针筒不漏气。抽血时，针栓只能向外抽拉，不能向静脉内推注，以免形成空气栓塞，造成严重后果。

4. 扎压脉带 采静脉血时，止血带压迫时间不能过长（一般不超过 1 min），绑扎不能过紧，以避免造成淤血和血液浓缩。

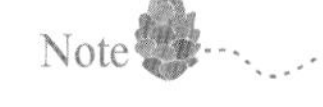

5. 穿刺皮肤 不能从静脉侧向进针。针头进入静脉时，皮肤有一定阻力，而静脉壁阻力较小，富有弹性。

6. 抽血 一次性注射器采血完毕后，拔去针头，将血液加入抗凝管中，并与抗凝剂充分混匀，以达到抗凝的目的。同时，要防止血液标本发生溶血。造成溶血的原因通常包括：注射器和容器不干燥、不清洁；压脉带捆扎时间太久，导致淤血时间长；穿刺过程中损伤组织过多；抽血速度太快；血液注入容器时未取下针头或用力推出时产生大量气泡；抗凝血被用力振荡；离心时速度过快等。

7. 止血 不能弯曲手臂，以免形成血肿。

8. 放血 颠倒混匀时，需防止溶血和泡沫产生，切忌用力振荡。

三、骨髓穿刺

扫码看视频：
骨髓穿刺操作

【目的】 深入了解造血情况，进一步指导临床诊疗工作。

【原理】 使用骨髓穿刺针刺入骨髓腔后，用注射器抽吸所需的骨髓液。

【操作者】 具有职业资格的专科临床医生。

【用物】 一次性骨髓穿刺针、口罩、帽子、无菌手套、无菌纱布、消毒洞巾、2％碘酊棉球、75％酒精棉球、2％利多卡因、一次性注射器、载玻片、推片、胶带、无菌干棉球。

【穿刺部位】 骨髓标本大部分采用穿刺法吸取。骨髓穿刺部位的选择一般考虑以下三个方面：①骨髓腔中红骨髓丰富；②穿刺部位应浅表、易定位；③应避开重要脏器。实践中，骨髓穿刺部位的不同，细胞的数量和组成可能有一定的差异，尤其是病变呈局灶性分布的疾病，差异可能会更明显，因此必要时应多部位取材，以便全面了解骨髓造血情况。临床上常用的穿刺部位包括髂骨、胸骨、胫骨等处(图 2-6)，各穿刺部位的特点如下。

1. 髂后上棘 此处骨质薄、骨髓腔大，进针容易，且骨髓液丰富，被血液稀释的可能性小，故髂后上棘为临床上首选的穿刺部位，具体穿刺点常在腰骶椎旁开 3～5 cm 处(图 2-7)。

2. 髂前上棘 此处骨质硬、骨髓腔小，易导致穿刺失败，所以髂前上棘常用于翻身困难或需多部位穿刺的患者。

3. 胸骨 胸骨是人体骨髓造血功能最旺盛的部位，但胸骨骨板薄，髓腔狭小，且胸骨下方有重要脏器，故胸骨穿刺时必须慎重，避免发生意外。在骨髓纤维化、骨髓增生低下、白血病等情况下，当其他常规部位穿刺不成功时，可考虑胸骨穿刺。

4. 其他部位 对于 3 岁以下小儿，还可选择胫骨粗隆进行穿刺。对于局部有症状者，可直接穿刺有症状的部位(即定位穿刺)，如局部压痛处、X 线下的可疑病灶等。定位穿刺在临床上常用

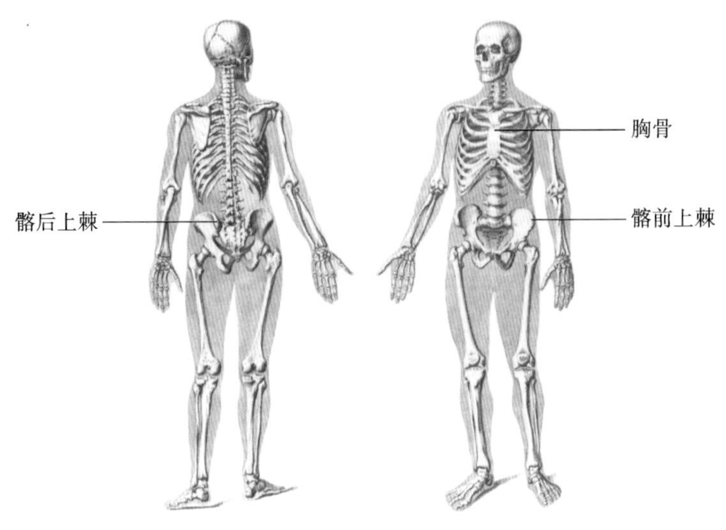

图 2-6 成人常用骨髓穿刺部位

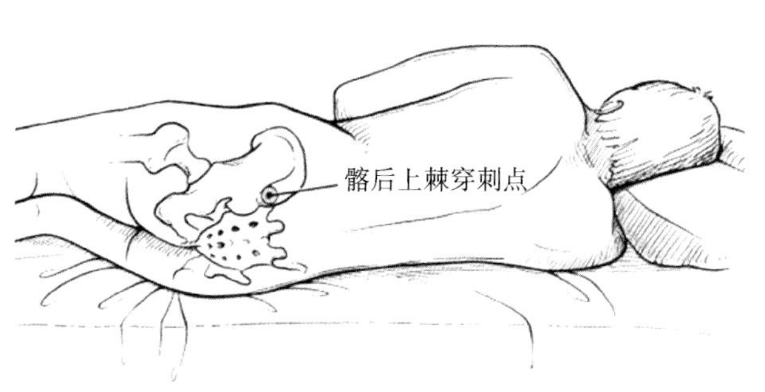

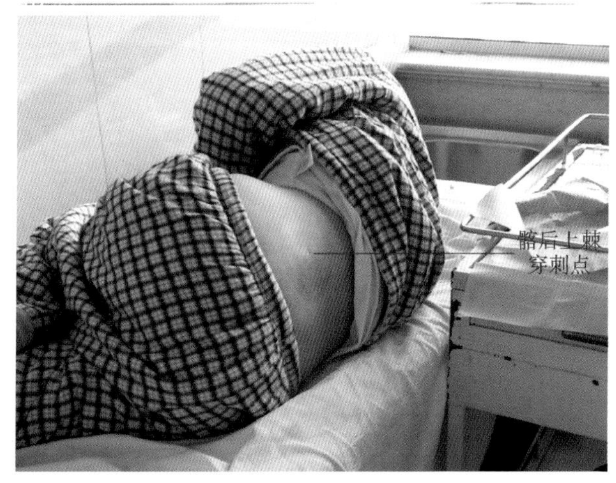

图 2-7 髂后上棘穿刺点的定位标记

于骨髓转移癌、多发性骨髓瘤等疾病的诊断。

【操作步骤】

1. 体位选择 穿刺部位不同，其体位也有所不同。如髂后上棘采用侧卧位（图 2-7）或俯卧位，髂前上棘和胸骨采用仰卧位。

2. 定位标记 髂前上棘、髂后上棘穿刺点较易定位，胸骨穿刺点在第 2、3 肋间所对应的胸骨处，胫骨穿刺部位在膝关节下 3 cm 处。穿刺位点确定后，标记“+”字形记号（图 2-7），这样铺孔巾时能将穿刺部位暴露在中央，避免定位错误。

3. 常规消毒 用 2%碘酊棉球和 75%酒精棉球严格按照无菌操作要求消毒。消毒后，戴无菌手套，铺消毒洞巾。

4. 局部麻醉 皮内注射 2%利多卡因 1～2 mL，形成一小皮丘，然后垂直进针，在进针的同时注射麻醉剂，直至到达骨膜（图 2-8）。推注麻醉液完毕后，用无菌纱布轻压片刻，使局麻液弥散。

5. 穿刺 取出一次性骨髓穿刺针（含针芯）（图 2-9A），用左手拇指和示指将穿刺部位皮肤压紧固定，右手持一次性骨髓穿刺针垂直进针，至骨皮质时阻力增加，再用力后阻力明显下降，表明此时已进入骨髓腔，深度为针头达骨膜后再刺入 1～1.5 cm。注意，快速直刺可能导致偏位，进而引发骨髓稀释或抽吸不成功。

6. 抽吸 拔出针芯（图 2-9B），立即连接 5 mL 或 10 mL 一次性注射器针筒（图 2-9C），轻柔地抽吸 0.2 mL 骨髓液（图 2-10），并迅速将骨髓液推注到一斜置载玻片上（图 2-11），现场制作骨髓涂片。此外，也可将骨髓液注入含 5% EDTA-K_2 50 μL 的干燥抗凝管中，送实验室制片（即利用抗凝骨髓液制片）。

7. 拔针 取下针筒后，套上针芯，将整个穿刺针拔出。

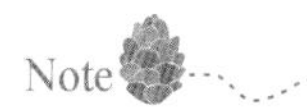

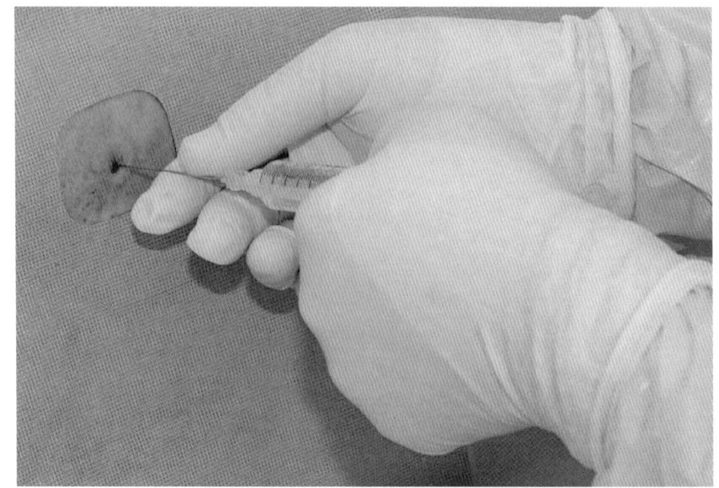

图 2-8　髂后上棘穿刺点的局部麻醉

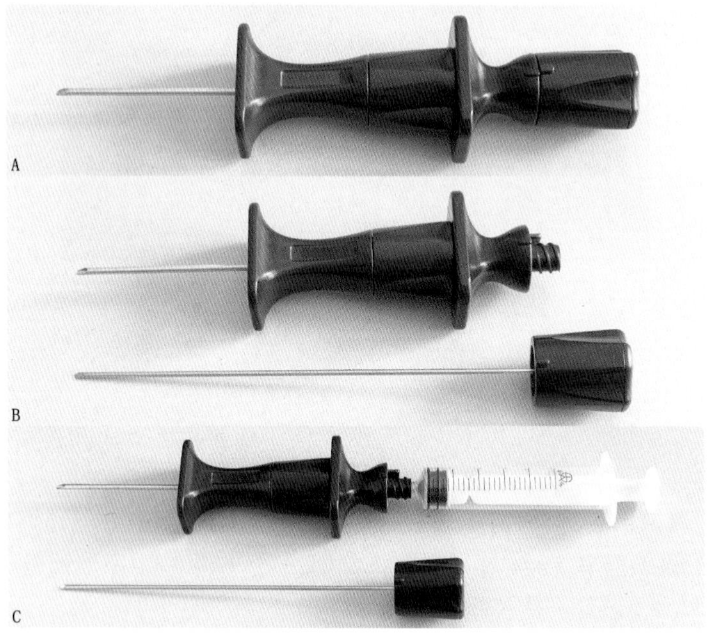

图 2-9　一次性骨髓穿刺针

（A. 针芯未拔出；B. 针芯拔出；C. 针芯拔出后连接注射器）

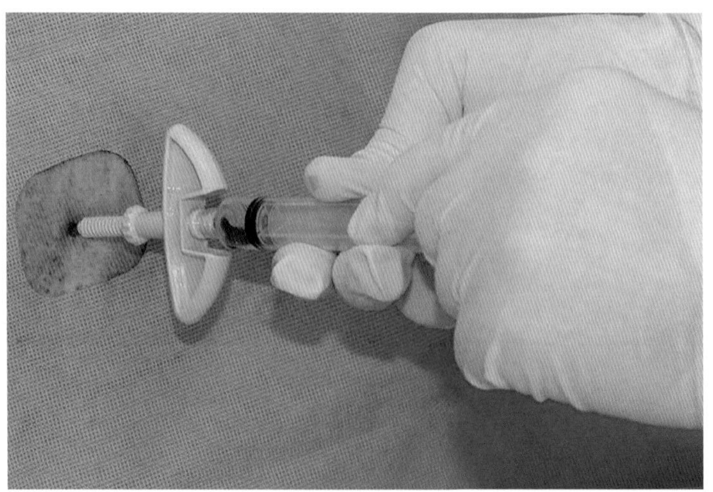

图 2-10　用于制作骨髓涂片的首次抽吸骨髓液

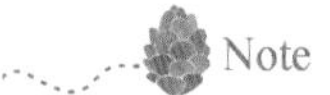

Note

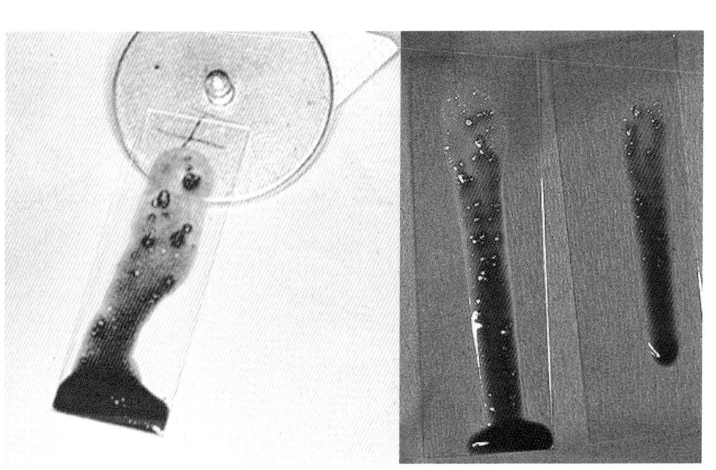

图 2-11　迅速将骨髓液推注到载玻片上

8. 伤口处理及交代　拔出穿刺针后，用无菌干棉球敷于针眼处，覆盖无菌纱布，并用胶带固定。穿刺完成后，嘱咐患者或其家属局部按压 10 min，对于血小板减少者，按压时间可适当延长。穿刺部位的无菌纱布需保持 3 天，且 3 天内不能碰水。

【质量控制】

1. 无菌　骨髓穿刺过程中要严格遵守无菌操作规范，严防骨髓感染。

2. 时间掌控　初诊患者的骨髓穿刺要在治疗前进行；对于死亡病例，需要进行骨髓检查时，一般应在死亡后半小时内进行，因为骨髓细胞在机体死亡后不久会相继发生自溶。

3. 采样量　抽取骨髓液时，量不宜过多，一般以小于 0.2 mL 为宜，以免造成骨髓液被外周血稀释。如同时需要进行其他检查时，应先抽吸少许骨髓液进行骨髓涂片，然后再抽取一定量骨髓液用于其他检查：抽吸 2 mL 注入 EDTA 抗凝管并混匀，用于细胞免疫分型和基因分析；抽吸 2 mL 注入肝素/1640 培养液的抗凝管并混匀，用于细胞培养和染色体检查；抽吸 1～2 mL 注入血培养瓶并混匀(需无菌操作)，用于细菌培养。

4. 特定部位　对于某些疾病，须进行多部位穿刺和特定部位穿刺，以提高诊断率。如对于慢性再生障碍性贫血、恶性组织细胞病等可进行多部位穿刺，而对于多发性骨髓瘤、骨髓内转移癌等，若存在骨压痛或 X 线检查提示病变，则穿刺的阳性检出率较高。

5. 干抽(dry tap)　指由于非技术原因或穿刺位置不当，导致多次、多部位穿刺抽不出骨髓液的现象。常见于以下病理情况：①原发性和继发性骨髓纤维化；②骨髓极度增生，细胞排列过于密集，如白血病、真性红细胞增多症等；③骨髓增生减低，如再生障碍性贫血；④肿瘤骨髓浸润，如恶性淋巴瘤、多发性骨髓瘤、骨髓转移癌等。

6. 骨髓取材理想指标　①抽吸骨髓液时患者有特殊的痛感；②抽出的骨髓液中有较多的骨髓小粒和脂肪滴；③显微镜下观察涂片可见骨髓特有的细胞，如巨核细胞、浆细胞、肥大细胞、成骨细胞、破骨细胞、网状细胞等；④骨髓中中性杆状核粒细胞与中性分叶核粒细胞的比值大于外周血中中性杆状核粒细胞与中性分叶核粒细胞的比值。

第二节　血涂片和骨髓涂片的制备

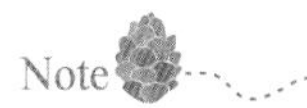

【目的】　掌握血涂片和骨髓涂片的制作和常规染色方法。

【原理】　将一小滴血液或骨髓穿刺液滴在载玻片一端，迅速制成薄血片，呈单层紧密分布，然后用含天青 B 和伊红的 Romannowsky 类染料进行染色。细胞中的碱性物质，如红细胞中的血红蛋白及嗜酸性粒细胞胞质中的嗜酸性颗粒等与酸性染料伊红结合染成红色；细胞中的酸性物质，如淋巴细胞胞质及嗜碱性粒细胞胞质中的嗜碱性颗粒等与碱性染料亚甲蓝结合呈蓝色；中性粒细胞的中性颗粒(呈等电状态)与伊红和亚甲蓝均可结合，呈淡紫红色。值得注意的是，虽然骨髓涂片的制作和染色方法与血涂片基本相同，但因骨髓穿刺液富含骨髓小粒和脂肪滴，且有核细胞较多，因此骨髓较血液黏稠，推片难度略高于血涂片。在推片时，角度要小一些，速度要慢一些，避免骨髓片过厚。同时，骨髓涂片在染色时相对于血涂片，染色时间也稍长一些。除推片法外，也可利用拉片法制备涂片。拉片法是将两张玻片(盖玻片或者载玻片)之间的血液均匀涂布的方法。

【操作者】 检验、护理等医护人员和临床医生均可。

【用物】

1. 载玻片 使用前必须仔细清洗，并用酒精或软布清洁。

2. 推片 务必选择边缘光滑的载玻片(在条件允许的情况下，还可在推片两角分别作斜线标记，然后用玻璃切割刀裁去两角，制成宽度约 15 mm 的推片备用)。

3. 其他 吸耳球、采血针、注射器、显微镜。

【试剂】

1. 瑞特染液

(1) Ⅰ液：包含瑞特染料 1.0 g、纯甲醇(AR 级以上)600 mL、甘油 15 mL。将全部染料放入清洁干燥的乳钵中，先加少量甲醇慢慢研磨，以使染料充分溶解，再加甲醇混匀。将溶解的部分倒入洁净的棕色瓶内，向乳钵内剩余的未溶解的染料继续加入少许甲醇细研，如此多次研磨，直至染料全部溶解，且甲醇用完为止，最后加入 15 mL 甘油，密闭保存。

(2) Ⅱ液：磷酸盐缓冲液(pH 6.4～6.8)，包含磷酸二氢钾(KH_2PO_4)0.3 g、磷酸氢二钠(Na_2HPO_4)0.2 g、蒸馏水 1000 mL。配好后用磷酸盐缓冲液校正 pH，塞紧瓶口储存。

2. 吉姆萨染液 包含吉姆萨染料 0.75 g、甘油 35 mL、甲醇 65 mL。将吉姆萨染料、甘油和甲醇放入含玻璃珠的容器内，每天混匀 3 次，连续 4 天，最后过滤备用。

3. 瑞特-吉姆萨复合染液

(1) Ⅰ液：包含瑞特染料 1.0 g、吉姆萨染料 0.3 g、甲醇 500 mL、中性甘油 10 mL。将瑞特染料和吉姆萨染料置于洁净研钵中，加少量甲醇研磨片刻，再吸出混合液。如此连续几次。收集于棕色玻璃瓶中，每天早、晚各混匀 3 min，共 5 天，存放 1 周后即可使用。

(2) Ⅱ液：磷酸盐缓冲液(pH 6.4～6.8)，包含无水磷酸二氢钾 6.64 g、无水磷酸氢二钠 2.56 g，加少量蒸馏水溶解后，用磷酸盐缓冲液调整 pH，再加水至 1000 mL。

【标本】 末梢血或 EDTA 抗凝静脉血；骨髓穿刺液(不抗凝)。

【操作步骤】

1. 标本准备

(1) 抗凝静脉血：用 EDTA-K_2 抗凝管采集静脉全血后，使用玻璃棒、毛细管或注射针头等工具在距载玻片一端 1 cm 处加 1 滴抗凝血(5～6 μL 为宜，图 2-12)。此外，也可利用 DIFF-SAFE® 型血液分配器(图 2-13)，不用拔去抗凝管的橡皮塞便可实现加样定量，不仅安全，而且可以大幅减少制片时间。

(2) 末梢血：选择左手无名指或中指的指端腹内测，进针并拭去第 1 滴血后，直接利用洁净载玻片蘸取 1 滴血液用于血涂片制备(图 2-3)。注意载玻片不要碰触穿刺处皮肤，以免带入上皮细胞成分。

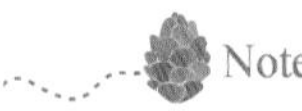

(3) 骨髓穿刺液：骨髓穿刺时，当骨髓穿刺针进入骨髓腔后，拔出针芯(图 2-9B)，立即连接 5 mL 或 10 mL 一次性注射器针筒(图 2-9C)，缓缓抽吸骨髓液 0.1～0.2 mL(图 2-10)，并迅速将

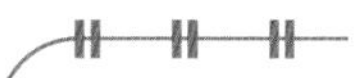

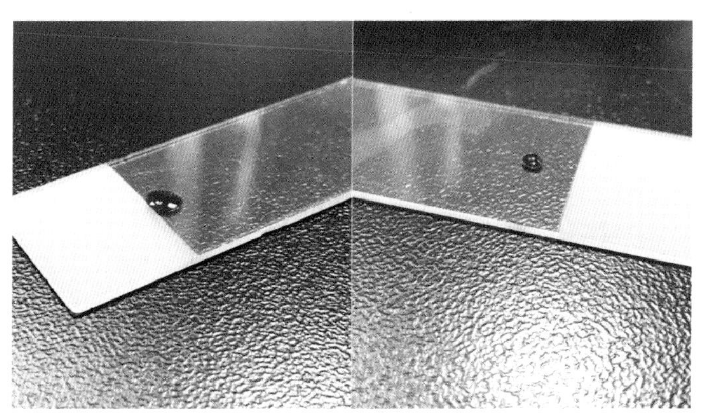

图 2-12　注意血涂片制作的血量

（左边 10 μL，过多；右边 5 μL，适中）

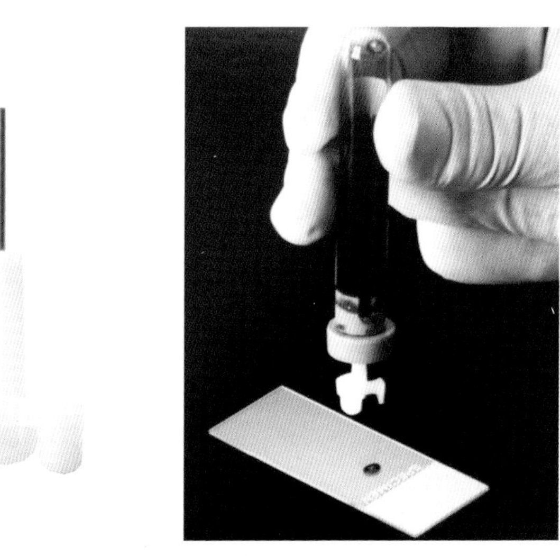

图 2-13　DIFF-SAFE® 型血液分配器

骨髓液推注到一斜置载玻片上（图 2-11），现场制作骨髓涂片。此外，也可在实验室中利用已抗凝骨髓液制片。

2. 制作涂片

（1）推片法：即楔形涂片技术，包括竖式和横式两种推片法（图 2-14）。当载玻片表面的血滴或骨髓液（抗凝骨髓液）准备就绪后，检验者左手将载玻片平置（图 2-14A），或放在桌面等平坦处并固定（图 2-14B、图 2-15）。右手持推片并与载玻片成 30°角，从血液或骨髓液前方慢慢接近血液或骨髓液，当血液或骨髓液沿推片边缘均匀展开时，匀速向前将血液或骨髓液推成厚薄适宜的涂片。合格的未染色血涂片和骨髓涂片均应呈舌状，且应包括明显可见的头、体、尾三部分（图 2-16）。注意事项如下：①利用非抗凝骨髓液制作骨髓涂片时，考虑到非抗凝骨髓液极易凝固且对涂片数量有要求，一般用推片刮取含骨髓小粒的骨髓液直接进行推片（制作过程中推片不更换），其他注意事项同血涂片制作。②与横式推片法（图 2-14D）相比，竖式推片法虽亦常用，但因手持推片的位置距接触载玻片的支点较远（图 2-14A、图 2-14B、图 2-15），因而平衡性较差，极易造成推制的血膜侧面不齐，从而可能对细胞分布、形态造成人为干扰；若采用离支点较近处进行推片，则手指较容易触碰到标本，具有潜在的生物安全危险（图 2-14C）。此外，实践中也常见到错误的横式推片法（图 2-14E、图 2-14F），应当加以纠正。③滴到载玻片上的血液或骨髓液须在推片到达末端时用完。常规检查时，推制的骨髓片应有 8～10 张，而血涂片应有 2～4 张。④为保证贫血患者获得厚薄适宜的合格血涂片，操作时可采用大角度或者快速推片的方法。

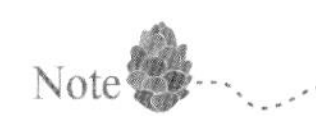

扫码看视频：血涂片制作（抗凝血；竖式推片法）

扫码看视频：血涂片制作（抗凝血；横式推片法）

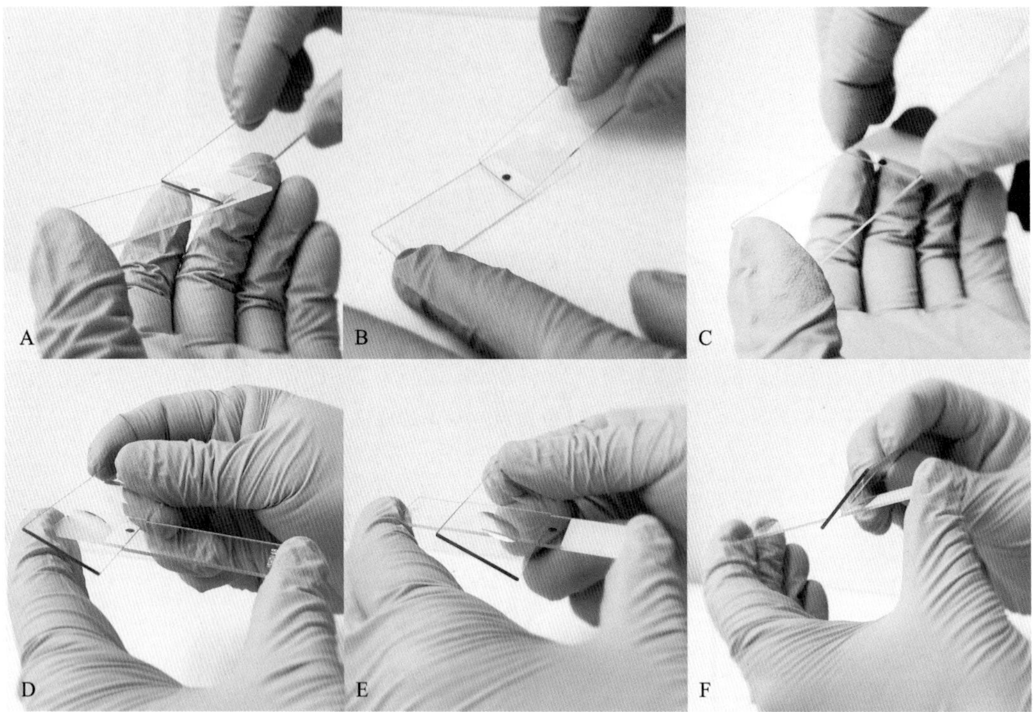

图 2-14　推片法

（A～C 为竖式推片法：A. 载玻片平置于手指间，B. 载玻片平置于桌面，C. 采用离支点较近处推片。D～F 为横式推片法：D. 正确手势，E、F. 错误手势）

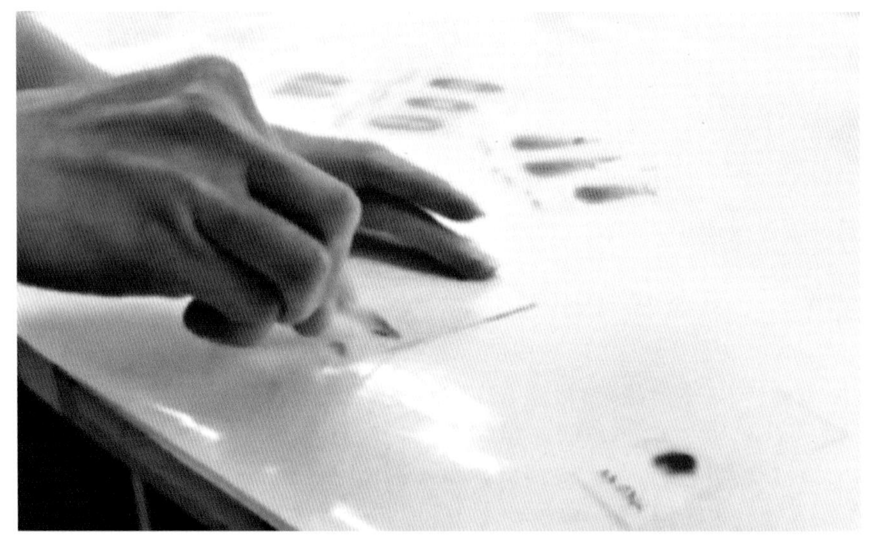
图 2-15　骨髓涂片制作（推片）

扫码看视频：血涂片制作（抗凝血；拉片法）

（2）拉片法：也称为盖片法，是将两张玻片（盖玻片或载玻片）之间的血液均匀涂布的方法。此法因其固有难度限制了其成为制作血涂片的常用方法，然而在国外，此法常被用于制备骨髓涂片、血涂片（图 2-17）。拉片法的最大优势是血膜中可呈现完美的白细胞分布状态，尤其适用于观察白细胞形态（如异型淋巴细胞、单核细胞、大淋巴细胞等大型白细胞）、包涵体和进行分类计数，利用此法得到的白细胞（有核细胞）分类计数结果更加科学和准确。相比于推片法，拉片法也有几个缺点：技术学习难度较大，不易掌握；盖玻片或载玻片务必要充分清洁以获得血液的均匀分布；使用 22 mm×22 mm 盖玻片制作的血膜在标记、染色和镜检时均有不便，且盖玻片易碎，因此

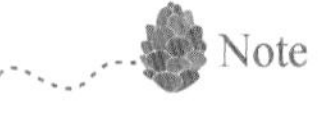
Note

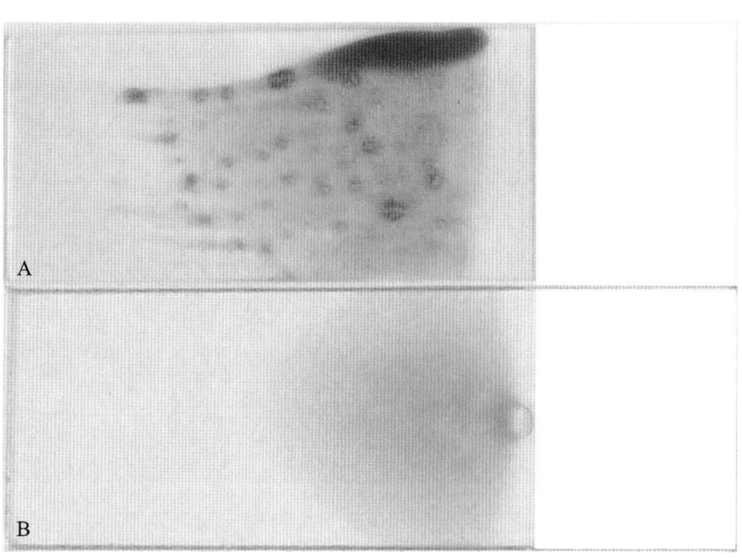

图 2-16　未染色骨髓涂片和血涂片

（A. 骨髓涂片；B. 血涂片）

扫码看视频：骨髓采集与制片

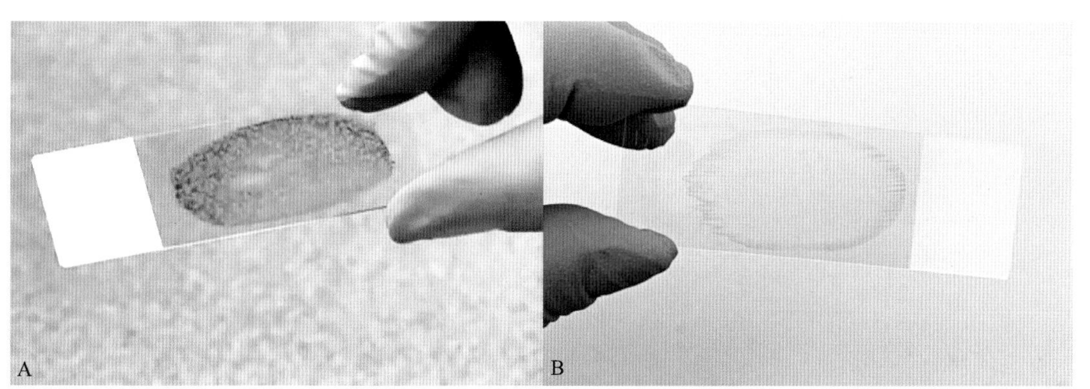

图 2-17　拉片法制备的骨髓膜和血膜(染色前)

（A. 骨髓膜；B. 血膜）

在镜检前，常需用中性树胶将盖玻片血膜固定(封片)于常规载玻片上；此法不适合评价血小板数量和形态以及红细胞形态，且不具备推片法制备的血膜两侧和尾部的特殊区域，不适合检查异常大细胞。

①盖玻片拉片操作方法：加 2 μL 血液或骨髓液于 22 mm×22 mm 盖玻片中心位置，再另取一盖玻片以“对角”方式盖于其上，形成一个“八角”形状(图 2-18、图 2-19)，接着用两手持盖玻片，反方向平行拉开，并挥动使其干燥(图 2-20)。

②载玻片拉片操作方法：加 5 μL 血液或骨髓液于载玻片 3/8 透明区域，再另取一载玻片以 90°角轻轻盖于上述标本之上，待标本均匀扩散形成 1 cm 左右的圆形时，沿着加样的载玻片边缘均匀平行拉开(图 2-21)，并晃动使其干燥。理想的载玻片拉片法制备的血膜外观见图 2-22。

3. 干燥涂片

(1) 空气干燥：将推好的血涂片和骨髓涂片在空气中晃动，使其迅速干燥。

(2) 冷风干燥：除了自然干燥，也可利用风扇或电吹风的冷风吹干涂片(图 2-23)。

4. 标记涂片　对于血涂片，染色前常在血膜头部用铅笔进行适当标记；对于骨髓涂片，染色前常在载玻片磨砂端用铅笔标注患者姓名和(或)门诊/住院号。

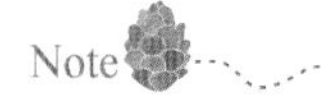

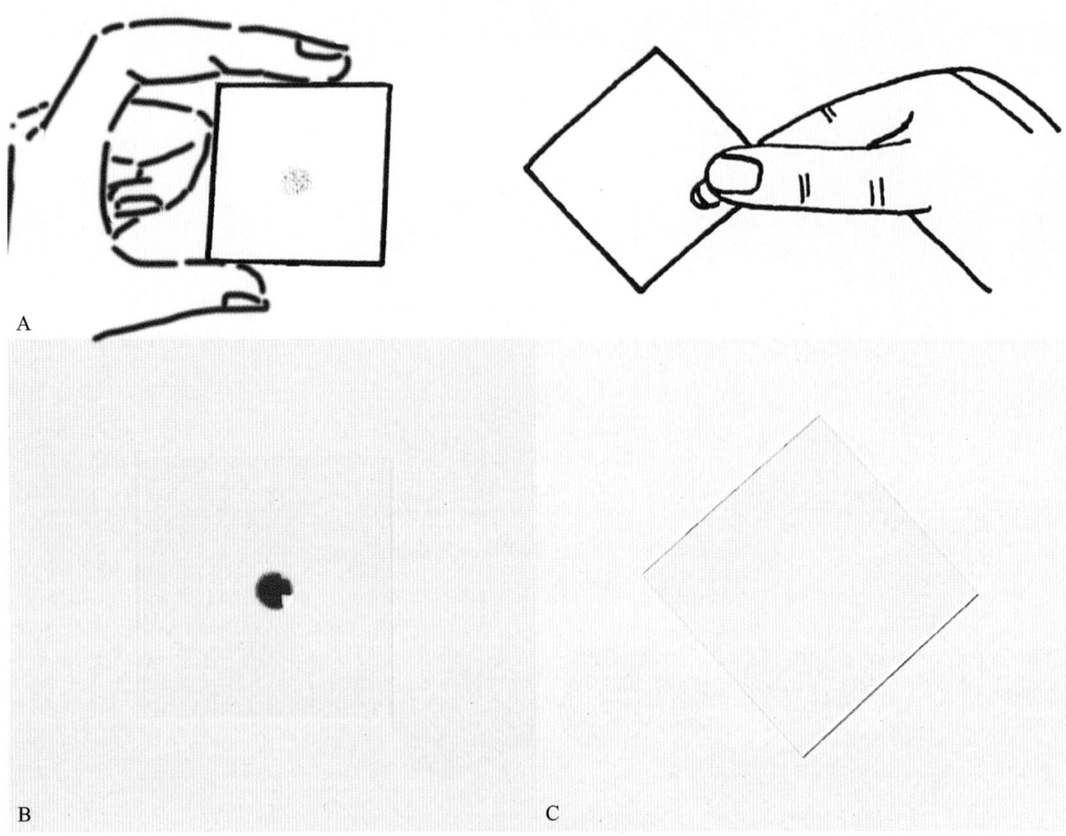

图 2-18　盖玻片拉片滴血位置及手势

（A. 示意图；B. 第一张盖玻片的滴血位置；C. 第二张盖玻片方向）

扫码看视频：
涂片质量评价

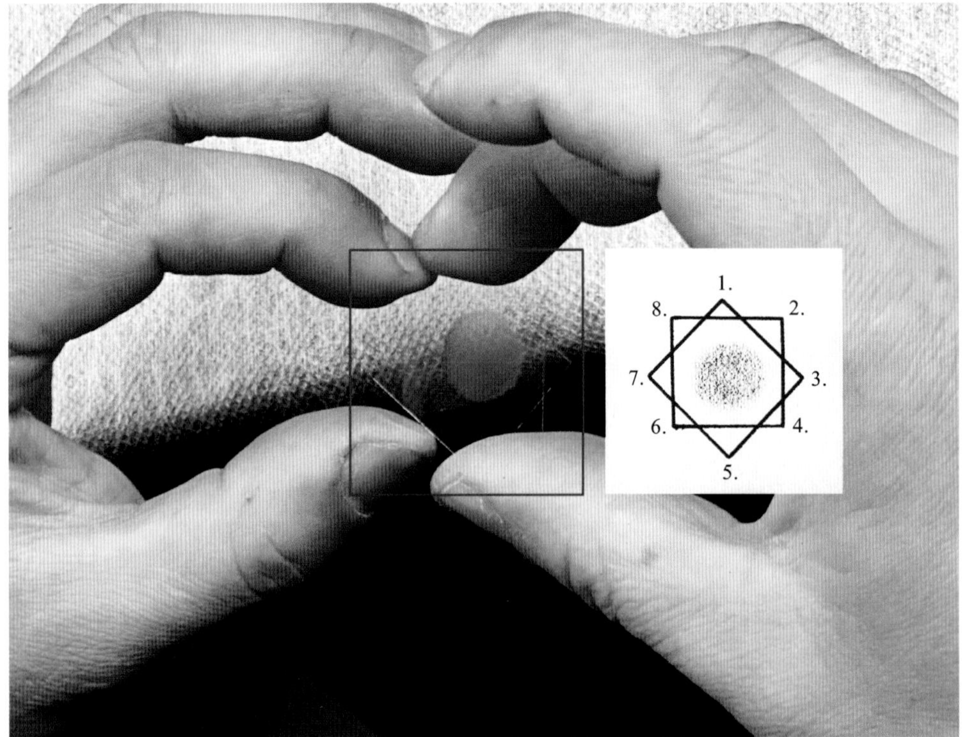

图 2-19　两张盖玻片呈“八角形”

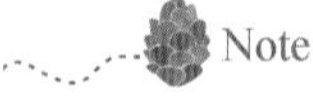

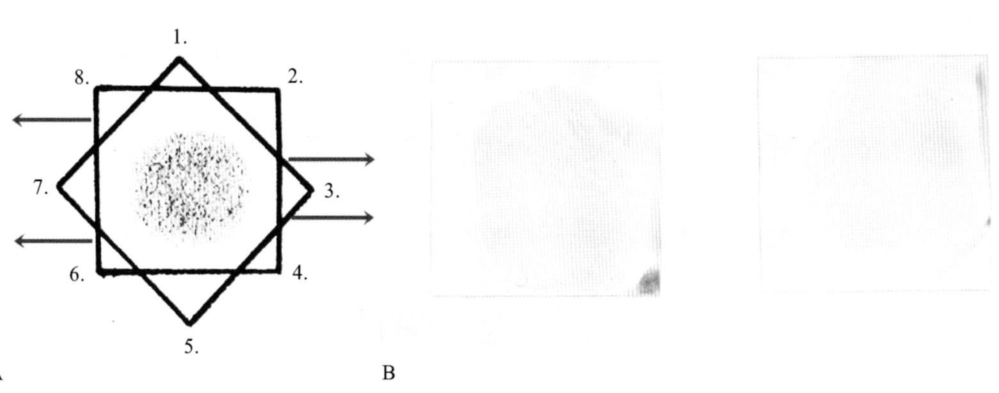

图 2-20 盖玻片反方向平移制备血膜

（A. 底层盖玻片向左平移，上层盖玻片向右平移；B. 平移后形成的两张理想血膜）

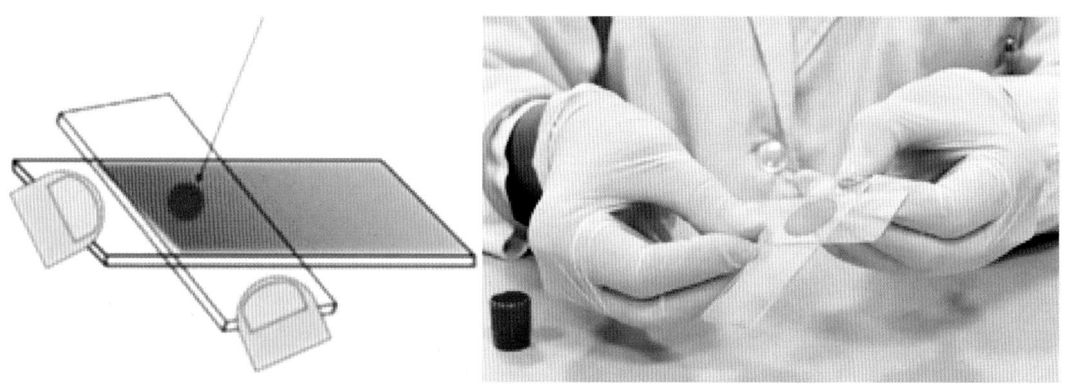

图 2-21 载玻片拉片法

扫码看视频：血涂片制作考核

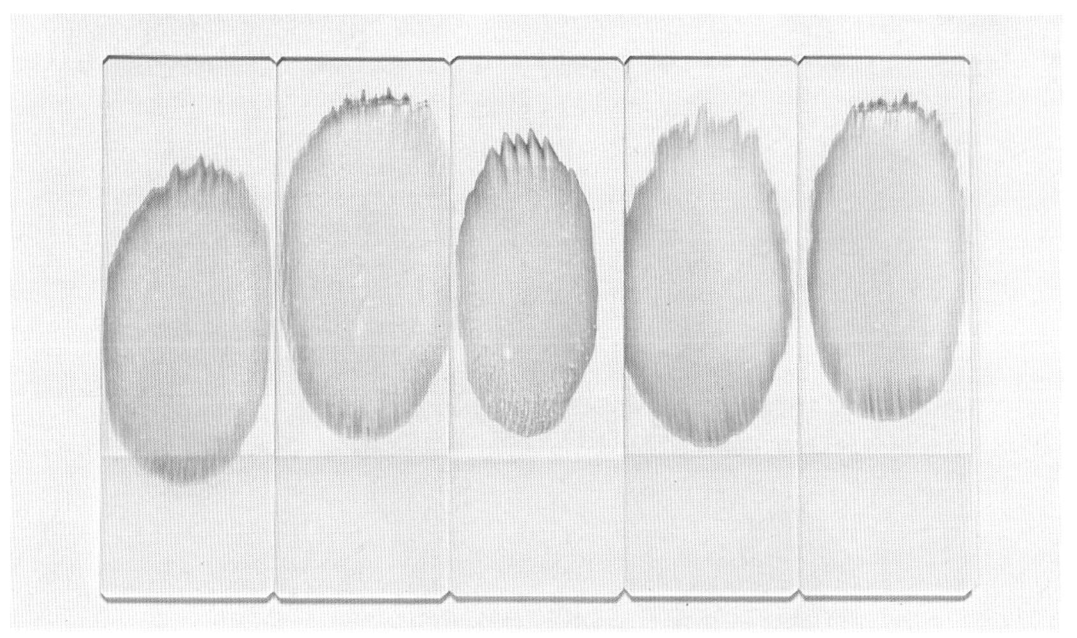

图 2-22 理想的载玻片拉片法制备的血膜外观（染色前）

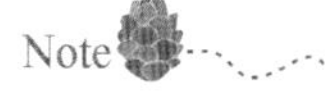

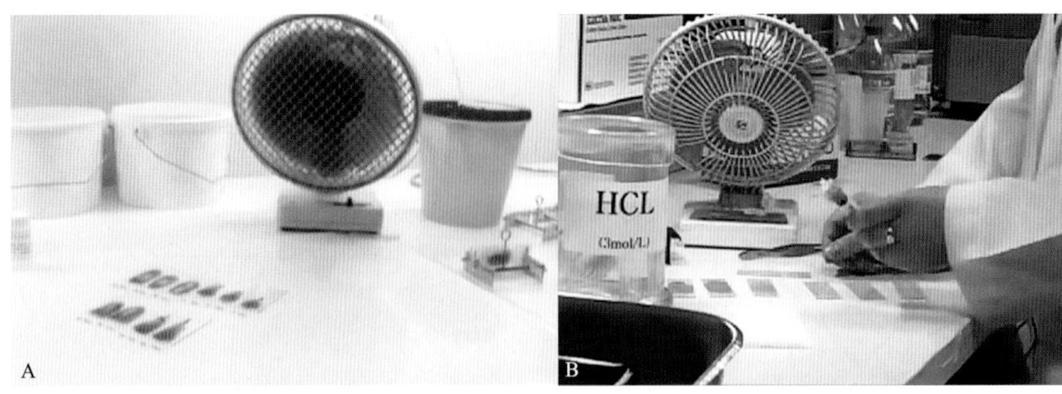

图 2-23　涂片干燥

（冷风吹干：A. 骨髓涂片；B. 血涂片）

5. 常规染色（瑞特-吉姆萨复合染色）及其效果评价

(1) 推片法制备的血膜和骨髓膜染色及效果评价：待血涂片或骨髓涂片干透后，将其平置于染色架上，滴加瑞特-吉姆萨复合染液Ⅰ液 3～5 滴，使其迅速盖满血膜或骨髓膜。0.5～1 min 后，滴加 2 倍量的瑞特-吉姆萨复合染液Ⅱ液（缓冲液），并迅速利用吸耳球对准染液吹气，使染液充分混匀（图 2-24）。5～10 min 后，用流水冲洗染液 5～10 s，同时利用脱脂棉球擦拭涂片背面染料，最后将涂片尾端朝上插在支架上，待其自然干燥（图 2-25）。染色后的骨髓涂片及血涂片见图 2-26。

扫码看视频：涂片常规染色

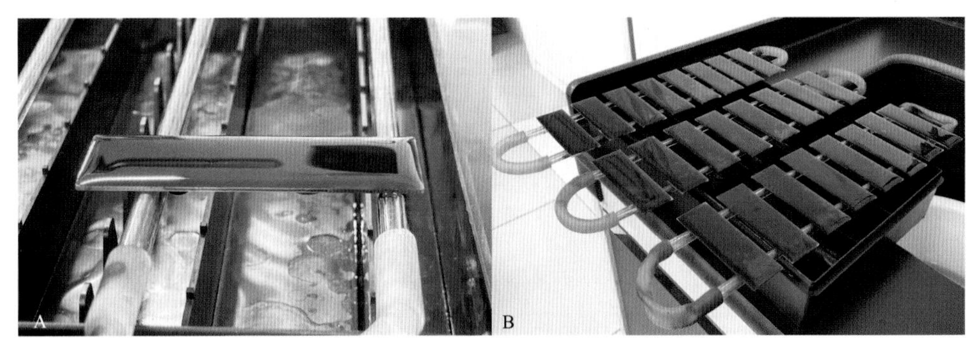

图 2-24　涂片常规染色

（A. 单片染色；B. 批量染色）

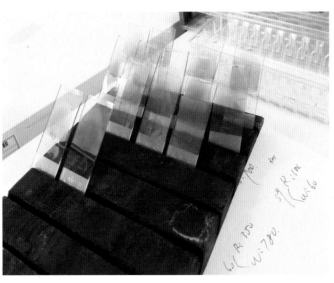

图 2-25　涂片染色后立于支架上自然干燥

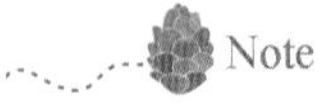

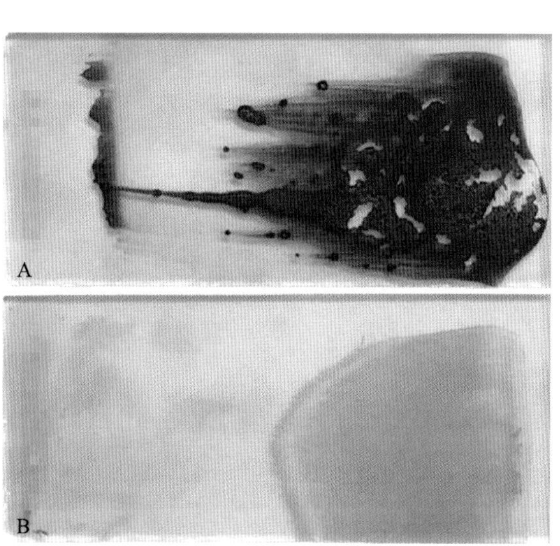

图 2-26 合格的骨髓涂片和血涂片(染色后)

(A. 骨髓涂片;B. 血涂片)

实践中,染色液配制和染色方法的改良众多,实验室可以根据各自的经验灵活且适当掌握,但质量控制的目的只有一个——染色的细胞需要符合要求,易于观察。评价的基本标准是细胞膜、核膜和染色质结构清晰,红细胞完整且染色呈微红色。国际血液学标准化委员会(ICSH)推荐的染色要求如下:染色质为紫色,核仁为浅蓝色,嗜碱性胞质为蓝色,中性颗粒为紫色,嗜酸性颗粒为橘红色,嗜碱性颗粒为紫黑色,血小板颗粒为紫色,红细胞为红色至橘黄色,中毒颗粒为黑色,Auer 小体为紫色,杜勒小体为浅蓝色,Howell-Jolly 小体为紫色。

①血涂片:将干燥后的血涂片置于显微镜下观察。先利用低倍镜(10×)观察全片,寻找血涂片体、尾交界处的血细胞,再于油镜下进行仔细、全面的观察。在油镜下,理想的血涂片染色效果是各种细胞色彩分明,易于分辨,具体可参见图 2-27(缺铁性贫血)和图 2-28(急性淋巴细胞白血病)。

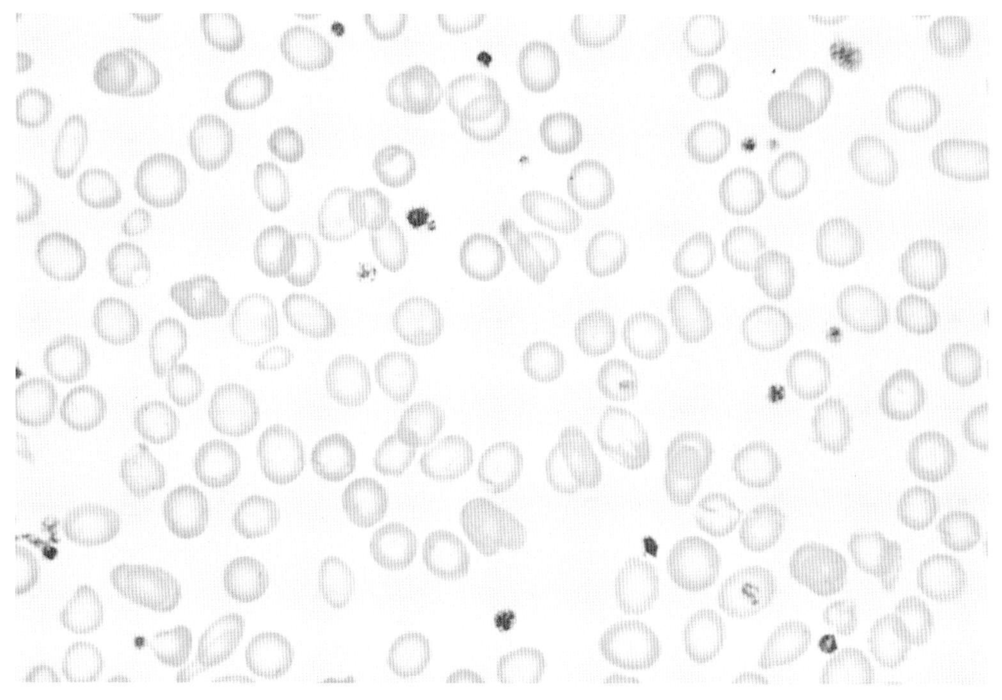

图 2-27 理想的血涂片染色(缺铁性贫血)

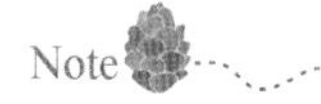

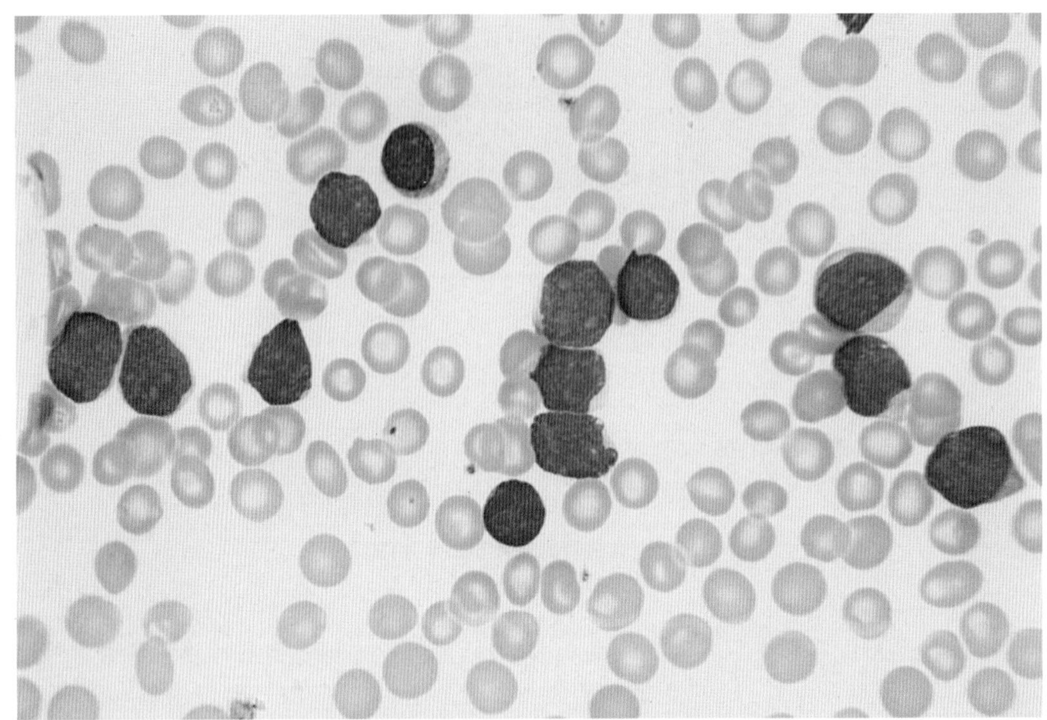

图 2-28　理想的血涂片染色(急性淋巴细胞白血病)

②骨髓涂片：骨髓涂片染色后，先利用低倍镜(10×)观察全片，再选取骨髓小粒周边细胞分布均匀的区域(图 2-29)，滴加香柏油后，于油镜(100×)下进一步观察骨髓各种有核细胞、红细胞和血小板的染色效果，具体可参见图 2-30(大致正常骨髓象)。

(2) 拉片法制备的血膜和骨髓膜染色及效果评价：载玻片拉片法制备的血膜和骨髓膜染色同上。染色完成后，理想的载玻片拉片法制备的血膜外观及镜检效果分别见图 2-31 和图 2-32。推片法与载玻片拉片法制备的血膜外观和镜检效果比较见图 2-33 至图 2-35。在理想的推片法制备的骨髓膜中，骨髓小粒分布于骨髓膜尾部；而在理想的拉片法制备的骨髓膜中，骨髓小粒分布于骨髓膜中间部位。进行镜检时，需要注意避开四周的血液稀释区域(图 2-36)。推片法与载玻片拉片法制备的骨髓膜染色前、后外观比较见图 2-37 和图 2-38。

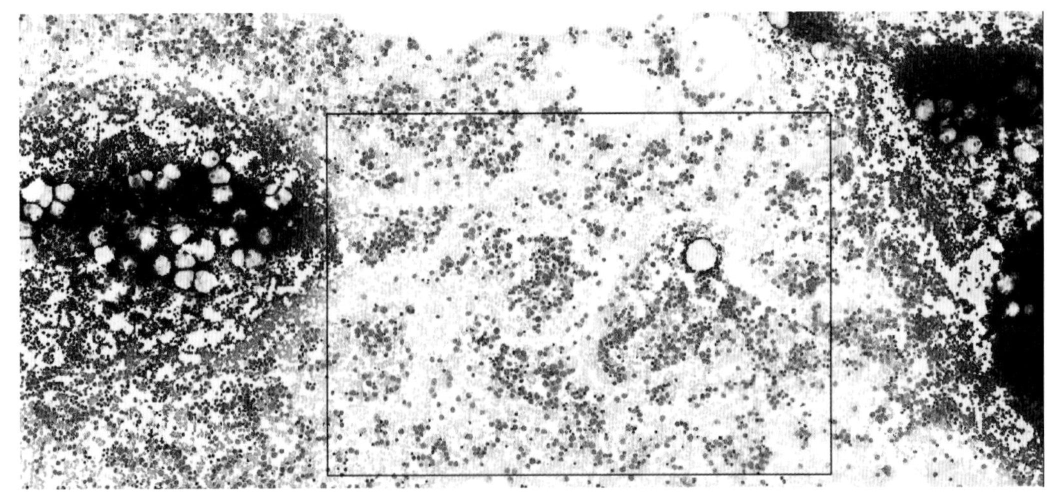

图 2-29　理想的骨髓涂片镜检区域

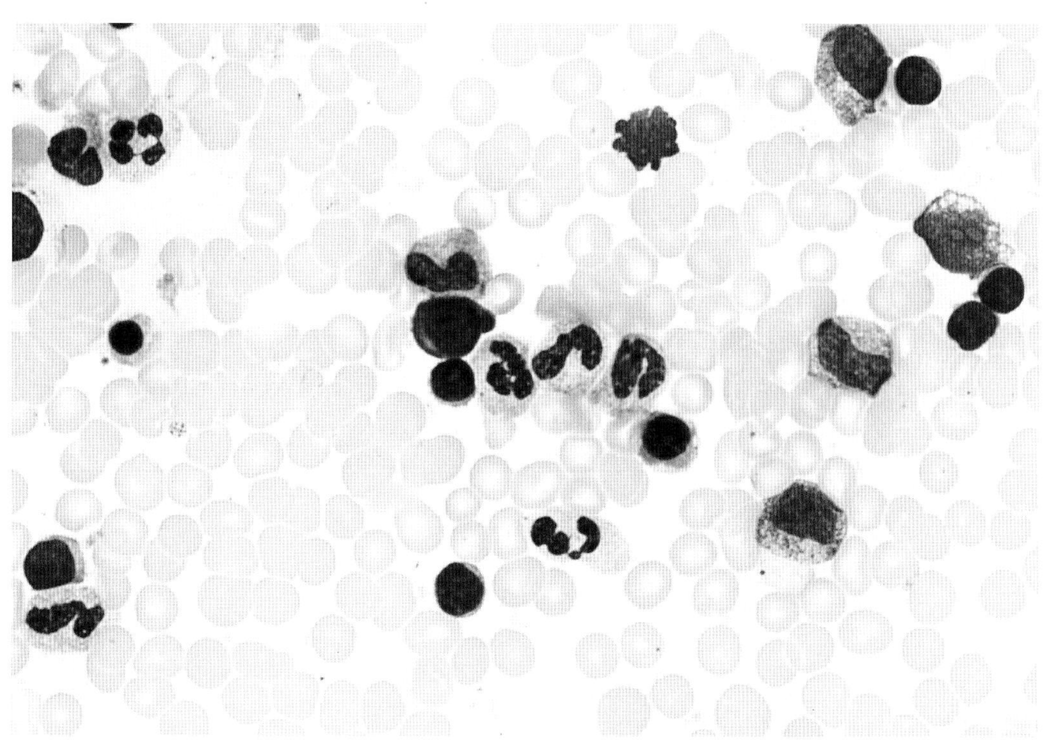

图 2-30 理想的骨髓涂片染色

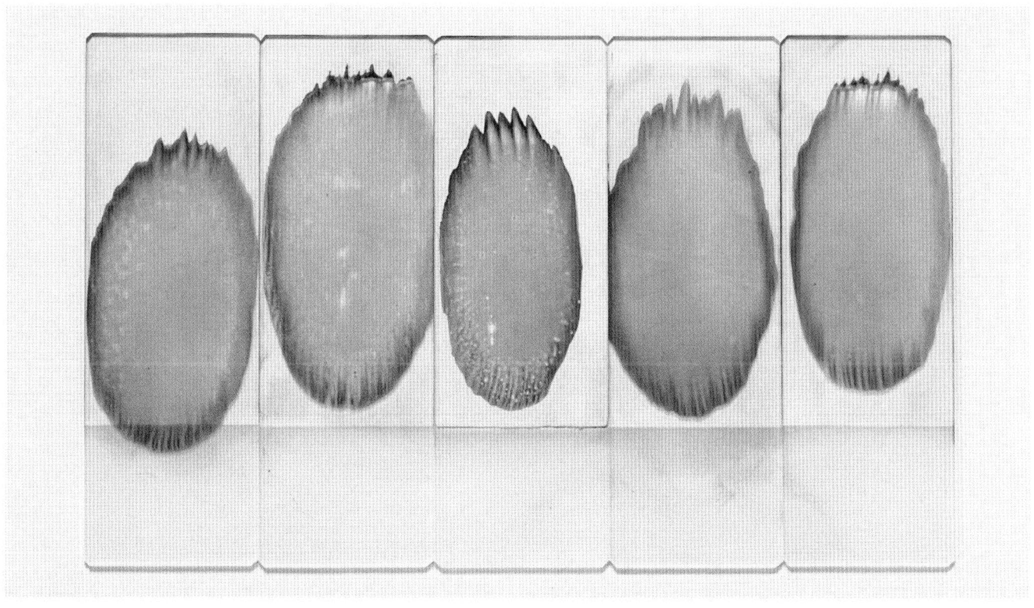

图 2-31 理想的载玻片拉片法制备的血膜外观(染色后)

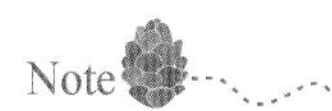

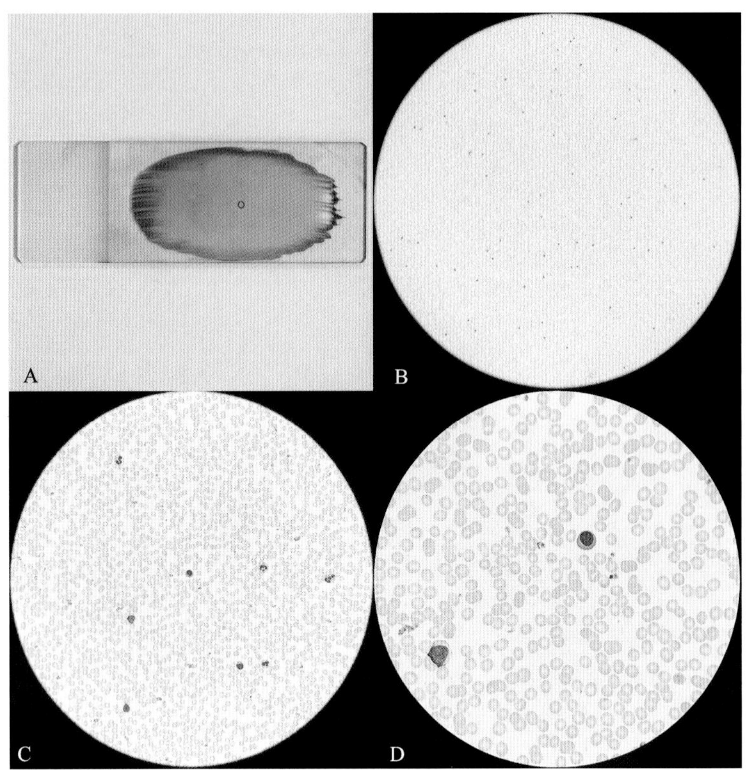

图 2-32　理想的载玻片拉片法制备的血膜镜检效果

（A. 血膜外观；B. 10×；C. 40×；D. 100×）

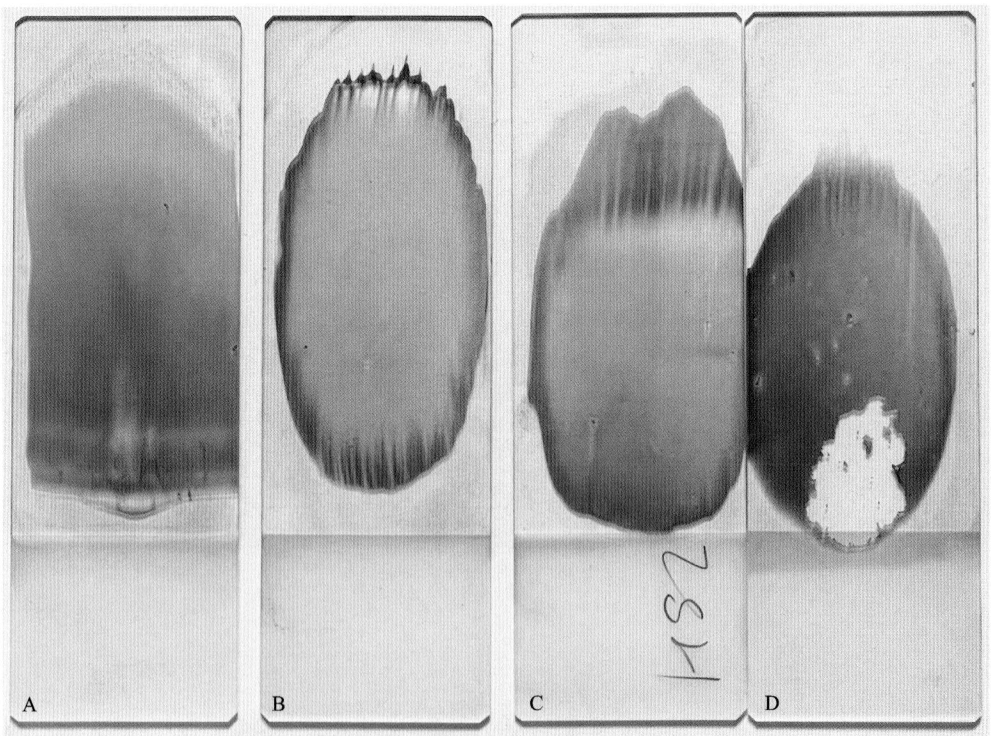

图 2-33　推片法与载玻片拉片法制备的血膜外观比较

（A. 理想的推片法制备的血膜；B. 理想的载玻片拉片法制备的血膜；C. 载玻片拉片法制备的血膜不均匀；D. 载玻片拉片法制备的血膜较厚且掉片）

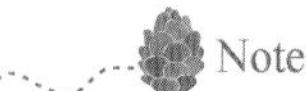

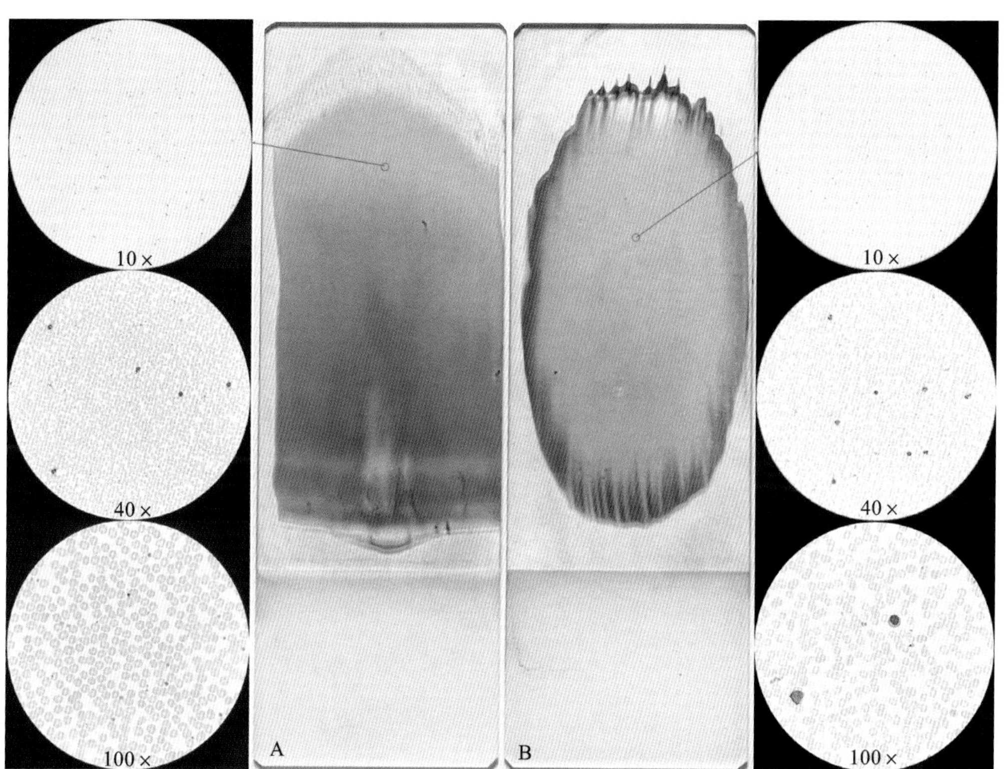

图 2-34　推片法与载玻片拉片法制备的血膜红细胞形态比较

（A. 理想的推片法制备的血膜红细胞分布均匀，形态典型；B. 理想的载玻片拉片法制备的血膜红细胞分布不均匀，形态不典型）

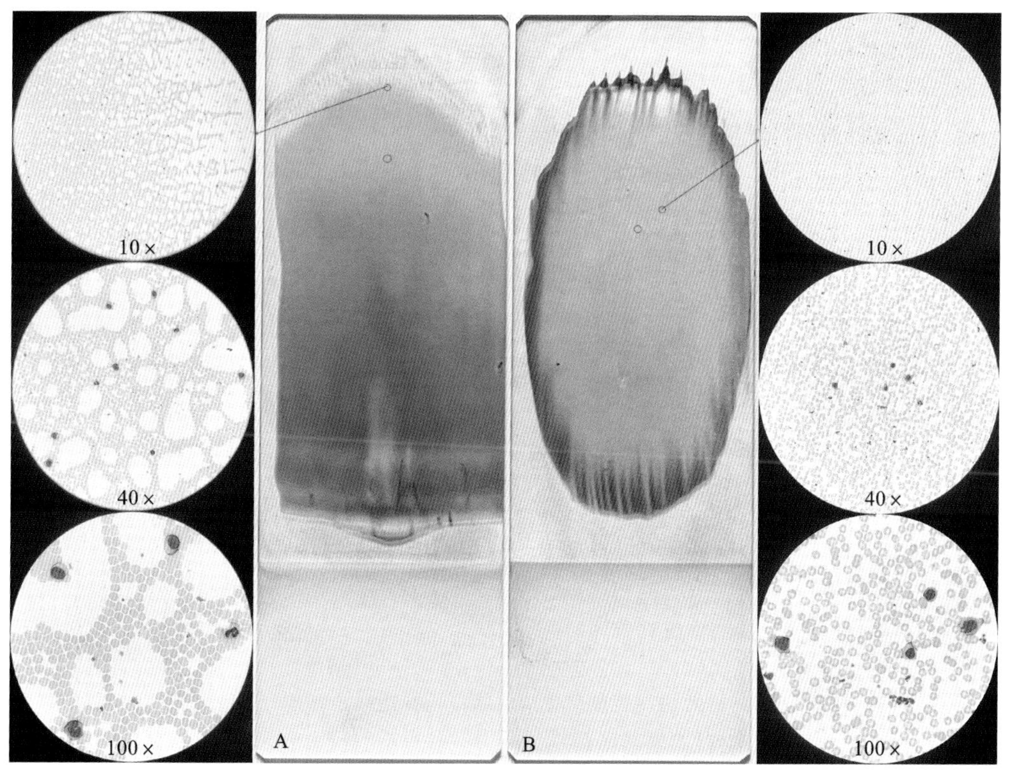

图 2-35　推片法与拉片法制备的血膜白细胞形态比较

（A. 推片法制备的血膜白细胞分布不均匀，单核细胞、大淋巴细胞常分布于血膜两侧和尾部；B. 理想的载玻片拉片法制备的血膜白细胞居中均匀分布，形态典型）

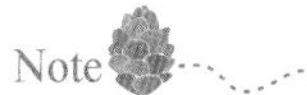

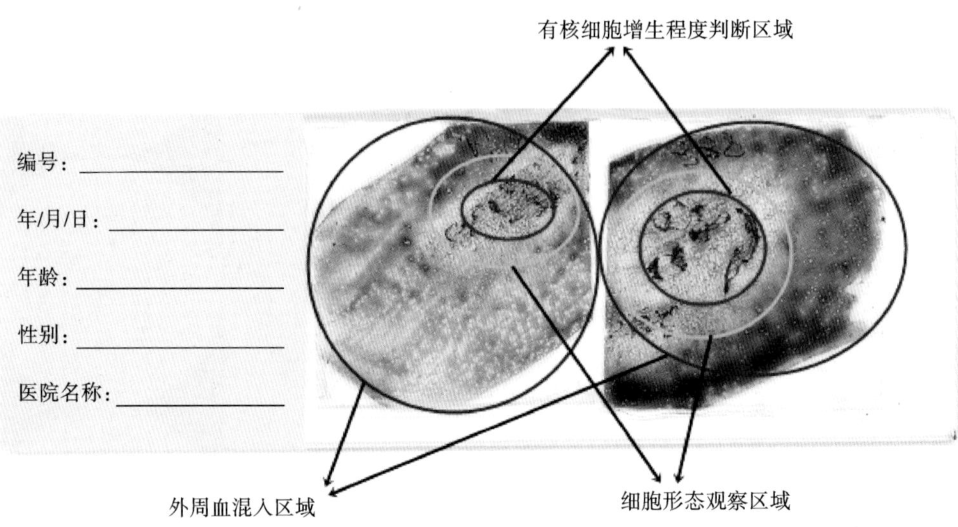

图 2-36 拉片法制备的骨髓膜区域分布说明

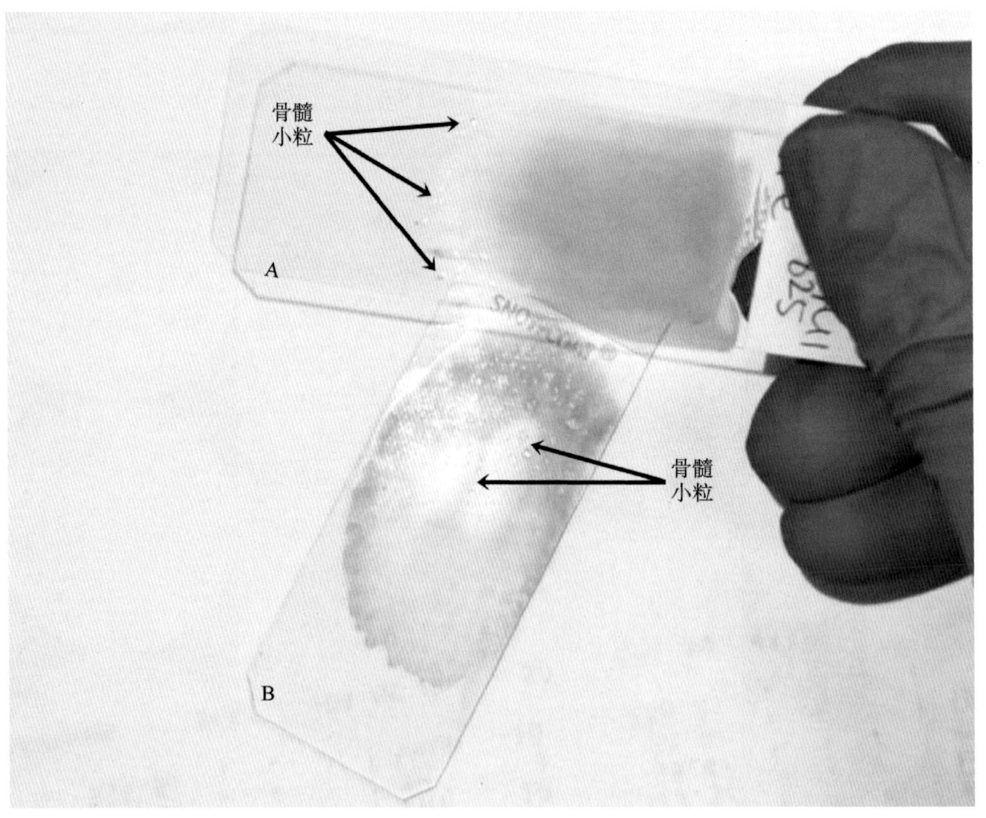

图 2-37 推片法与载玻片拉片法制备的骨髓膜染色前外观比较

（A. 推片法制备的骨髓膜；B. 载玻片拉片法制备的骨髓膜）

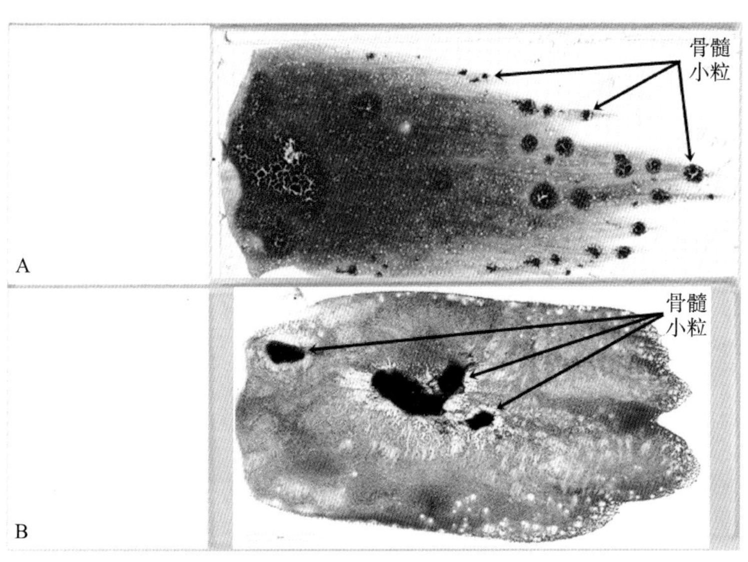

图 2-38 推片法与载玻片拉片法制备的骨髓膜染色后外观比较

（A. 推片法制备的骨髓膜；B. 载玻片拉片法制备的骨髓膜）

盖玻片拉片法制备的血膜和骨髓膜染色时，可将盖玻片血膜（图 2-39）和骨髓膜置于抗凝管管塞上，冲洗时可用镊子夹住盖玻片血膜一角。完成染色后，利用中性树胶将盖玻片血膜和骨髓膜封片于载玻片上，待中性树胶干后即可进行镜检与长期保存（图 2-40、图 2-41）。盖玻片拉片法制备的血膜镜检效果见图 2-42。在临床实践中，拉片法制备的血膜和骨髓膜可单独或组合使用（图 2-43）。

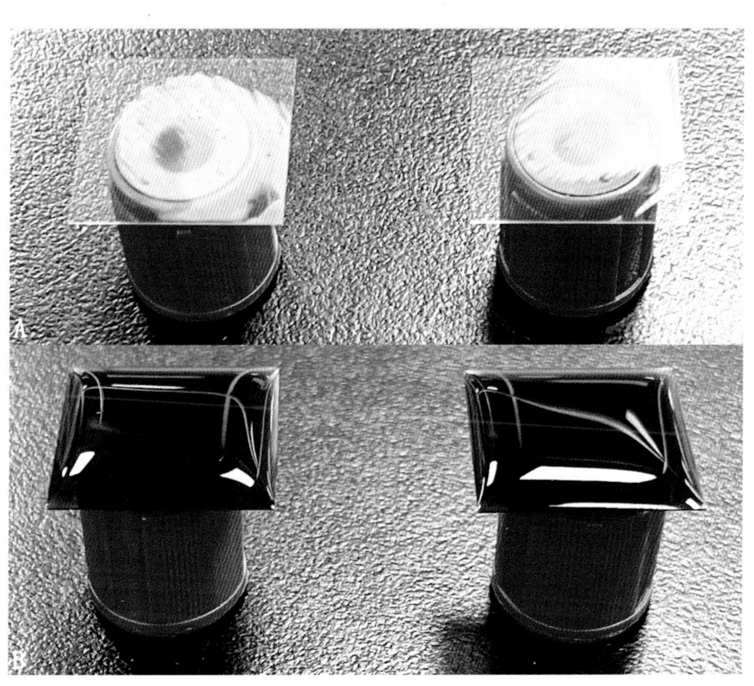

图 2-39 盖玻片拉片法制备的血膜染色

（A. 染色前；B. 染色中）

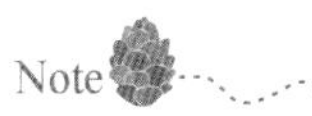

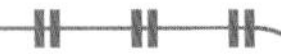

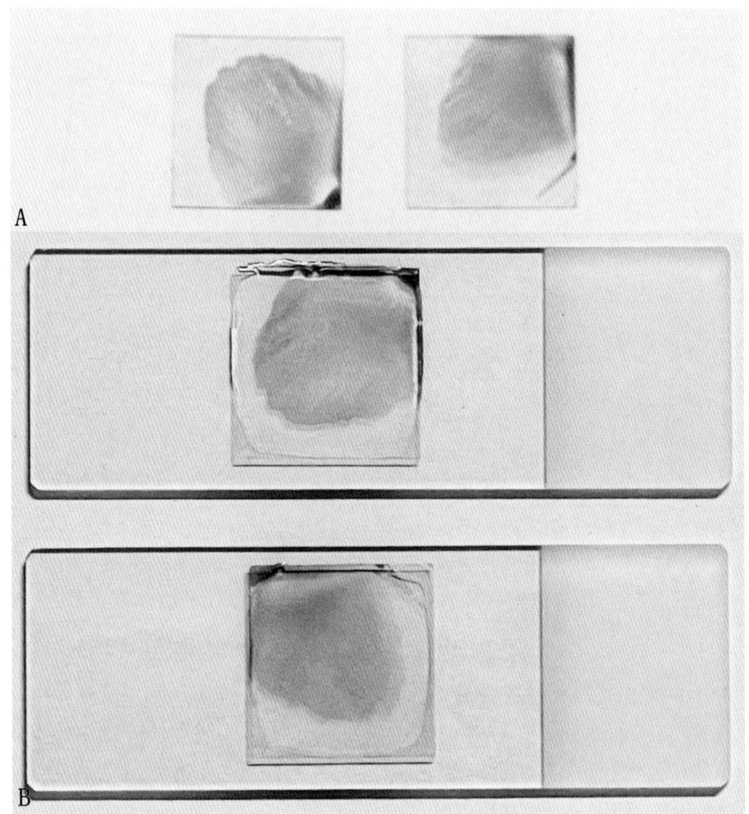

图 2-40　盖玻片拉片法制备的血膜

（A. 染色后；B. 封片后）

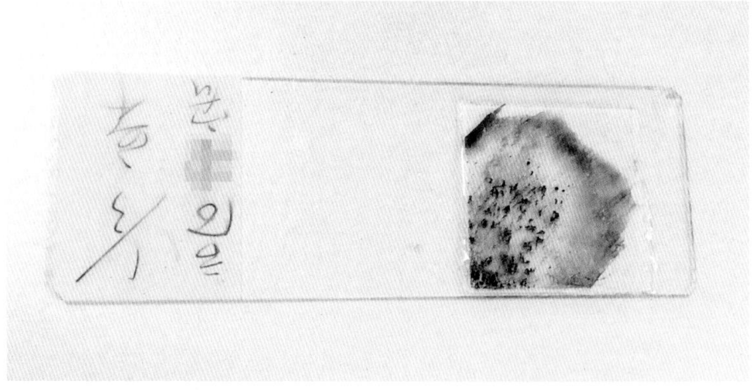

图 2-41　盖玻片拉片法制备的骨髓膜

【质量控制】

1. 采集标本

（1）不能采集以下部位的血液：①示指或拇指；②感染（如甲沟炎）部位；③耳垂（含太多单核细胞）。

（2）不能使用肝素抗凝的血液。

（3）如需做骨髓培养，需在留取 0.2 mL 用于涂片的骨髓液后再抽取 1～2 mL 骨髓液，一般不并做一次采集。

（4）载玻片必须清洁、干燥、无尘、完整。①新载玻片：应在清洁液中浸泡过夜，然后用水冲洗，最后用蒸馏水冲洗；②已用过的载玻片：应在 60 ℃清洁液中加热 20 min，再用水冲洗，最后用蒸馏水冲洗；③不得使用边缘破碎和表面有划痕的载玻片。

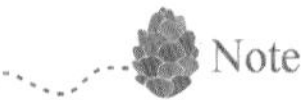
Note

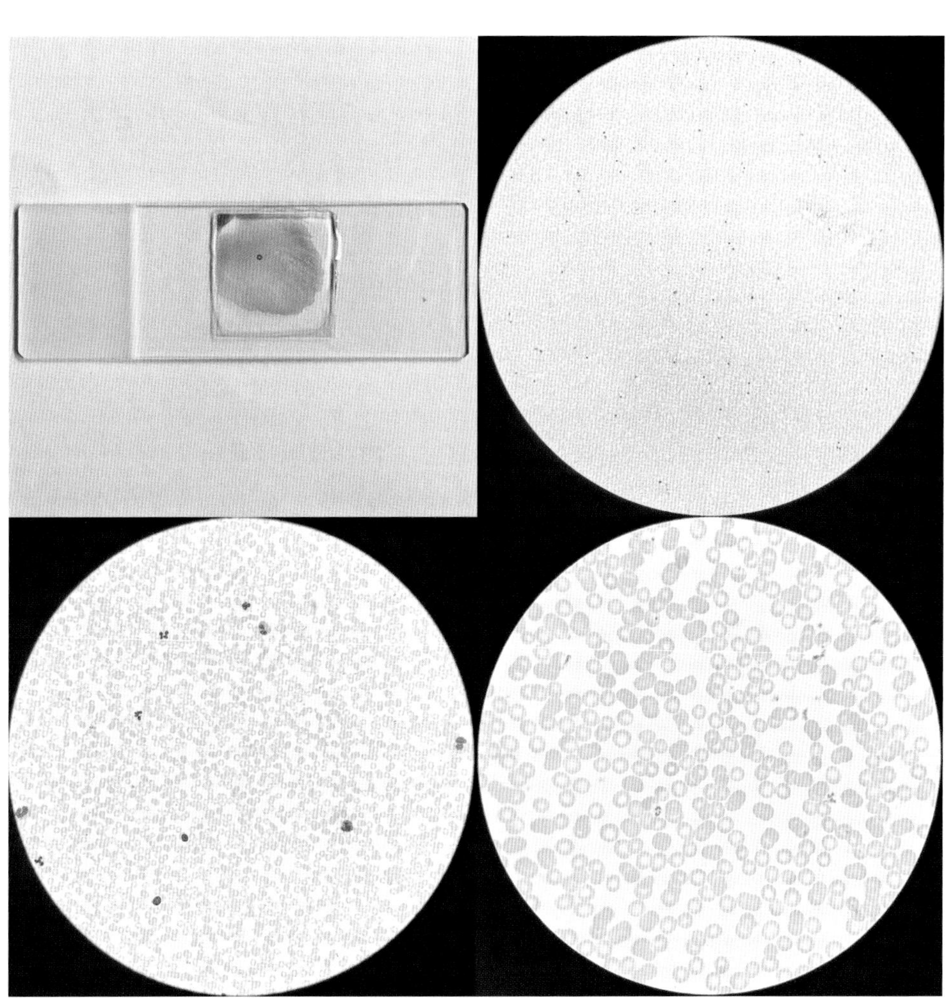

图 2-42　盖玻片拉片法制备的血膜镜检效果

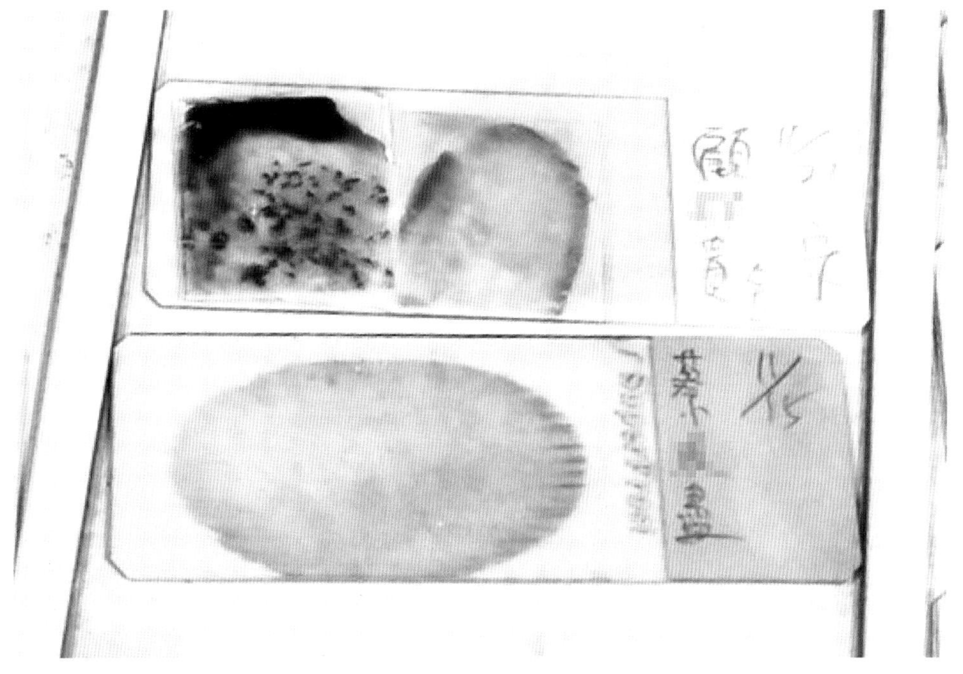

图 2-43　拉片法制备的骨髓膜和血膜

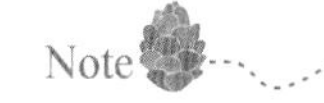

(5) 使用载玻片时，只能手持载玻片边缘，切勿触及载玻片表面，以保证载玻片的清洁、干燥、中性、无油腻状态。

2. 制作涂片 许多因素可影响血涂片和骨髓涂片的厚度，针对不同患者，应采取有针对性的方法。对于血细胞比容高、血黏度高的患者，应采用小血滴、小角度、慢推的方式；而对于贫血患者，则应采用大血滴、大角度、快推的方式。需要特别注意的是，理想的骨髓涂片应满足以下指标：片膜厚薄适宜、均匀，有头、体、尾三部分；尾部弧形，上、下边缘整齐；大小约为 1.5 cm×3 cm；镜下可见各类有核细胞分布均匀，体尾交界处骨髓小粒周围的成熟红细胞分布均匀且无皱缩。

3. 干燥涂片 待血涂片和骨髓涂片完全干燥后方可固定、染色，否则细胞尚未牢固地吸附在玻片上，在染色过程中容易脱落。

4. 染液 新鲜配制的染液偏碱性，染色效果较差，在室温下储存一定时间后，亚甲蓝逐渐转变为天青 B，此时染液方可使用，此过程称为染料成熟。储存时间越长，天青 B 的含量越多，染色效果越好。此过程必须盖严瓶口，以免甲醇挥发或氧化成甲酸。甲醇必须使用 AR 级。此外，染液中也可加入中性甘油 3 mL，这样不仅可以防止甲醇挥发，而且能使细胞染色更加清晰。

5. 染色步骤

(1) 染色时间与染液浓度、室温及细胞多少有关。染液淡、室温低、细胞多，则染色时间应延长；反之，可减少染色时间。必要时可增加染液量或延长染色时间。冲洗前，应先在低倍镜下观察有核细胞的染色是否清晰，核质是否分明。实际操作中，每批染色液和缓冲液均需进行试染，以便掌握恰当的染色液比例和染色时间，保证染色效果。涂片染色理想的指标包括：无染料沉渣，细胞染色均匀，深浅适当，色泽鲜明，颜色正确；成熟红细胞染为浅红色，粒细胞核分叶清晰，核染色质及胞质颗粒清晰可见。

(2) 操作注意事项及操作不当的后果见表 2-1。

表 2-1 染色操作注意事项及操作不当的后果

操作注意事项	操作不当的后果
加染液应适量	过少则易蒸发沉淀，影响细胞形态检查； 过多则易导致染液溢出，染色失败
冲洗时不能先倒掉染液	染料沉积在涂片上
应以流水冲洗，但冲洗时间不能过久	血细胞脱色
冲洗完的涂片应立放于支架上	剩余水分会浸泡导致脱色

6. 观察结果 观察血涂片时，在低倍镜下应选择厚薄适宜、红细胞不重叠的体尾交界处进行观察，同时注意血涂片尾部和两侧的异常细胞(体积大的异常细胞)。观察骨髓涂片时，先用低倍镜(10×)观察全片，选取骨髓小粒周边红细胞均匀分布的区域，再滴加镜油并于油镜(100×)下进行骨髓有核细胞的识别、分类。

思考与讨论

(1) 简述 EDTA 盐抗凝剂对血细胞数量和形态学检验的影响。

(2) 简述非抗凝末梢血涂片用于外周血细胞形态学检验的优点与缺点。

(3) 比较血涂片与骨髓涂片在制作、染色方法上的异同点。

(4) 简述推片法制备的血涂片与拉片法制备的血涂片用于外周血细胞形态学检验的优点与缺点。

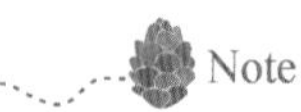

(5) 简述推片法制备的骨髓涂片与拉片法制备的骨髓涂片用于骨髓细胞形态学检验的优点与缺点。

第三章 血细胞形态学基础

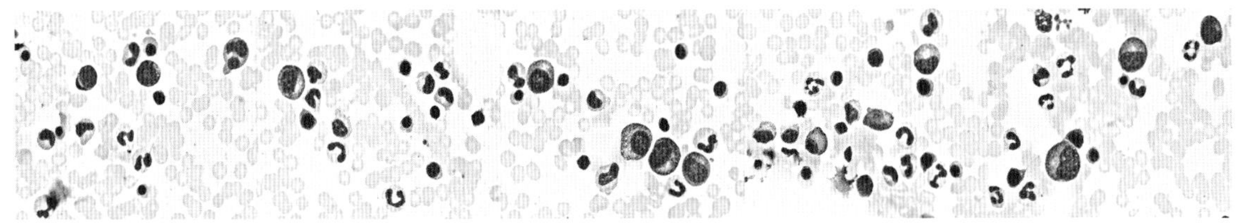

正常骨髓主要包括各阶段红系细胞、粒系细胞和巨核系细胞，以及成熟淋巴细胞、少量单核细胞和浆细胞，偶见或罕见原始淋巴细胞、幼稚淋巴细胞、原始单核细胞、幼稚单核细胞、肥大细胞、巨噬细胞、组织细胞、成骨细胞、破骨细胞、脂肪细胞和内皮细胞等。在生理状况下，成熟红细胞、粒细胞、淋巴细胞、单核细胞和血小板出现在外周血中，而骨髓中的原幼细胞不会出现在外周血中。在病理状况下，骨髓血细胞的形态与数量均可发生不同程度的异常变化，骨髓中的原幼细胞常或多或少出现在外周血中。本章将重点阐述正常血细胞形态特征。

第一节 血细胞的发育、命名和识别方法

一、血细胞的发育

（一）血细胞的发育过程

在骨髓中，血细胞发育一般是指由原始细胞（光镜下能够识别的最早阶段）经幼稚细胞发育为成熟细胞的连续性过程，其完整过程如下：造血干细胞经由多能干细胞（包括髓系和淋巴系干细胞）、各系祖细胞（定向干细胞）阶段而定向发育为形态特征已可辨认的各系原始细胞（如粒细胞系统的原始粒细胞），然后各系原始细胞（如原始粒细胞）经幼稚阶段（早幼粒细胞→中幼粒细胞→晚幼粒细胞）进一步发育，成为具有特定功能的终末成熟细胞（中性粒细胞、嗜酸性粒细胞和嗜碱性粒细胞）。三系造血细胞发育动力学的特征见图 3-1。

（二）血细胞发育成熟的一般规律

正确识别各系、各阶段血细胞是血液学检验的基础，也是诊断血液系统疾病的实验室依据。在正常情况下，血细胞的形态结构特点是固有的，包括细胞大小、细胞质（胞质）特征和细胞核（胞核）外观，这三个方面是判断血细胞的基础。值得注意的是，细胞的阶段是人为划分的，处于中间阶段的细胞在识别时一般被划到下一阶段，即所谓的“向后划”原则。血细胞在发育过程中有很多共性的形态特征，其发育演变的一般规律如下。

扫码看视频：血细胞结构（一）

1. 细胞体积 一般情况下，各系原始细胞体积较大，随着细胞的逐步成熟，细胞体积逐步变小。值得注意的是，巨核细胞系由小变大；在粒细胞系中，原始粒细胞到早幼粒细胞一般也由小变大，早幼粒细胞至后续阶段再由大变小。

2. 细胞质 从原始细胞到成熟细胞，细胞质的量逐渐由少增多；染色由深蓝色（嗜碱性）逐步变成浅蓝色，直至粉红色（嗜酸性）；胞质颗粒从无到有，从少到多；颗粒分为非特异性颗粒（如早幼粒细胞、淋巴细胞和单核细胞胞质中紫红色嗜天青颗粒）和粒系细胞的特异性颗粒（中性颗粒、

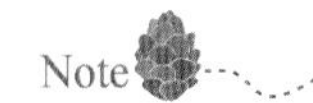

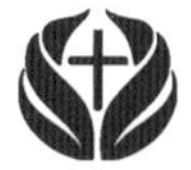

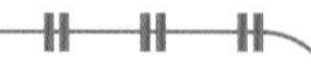

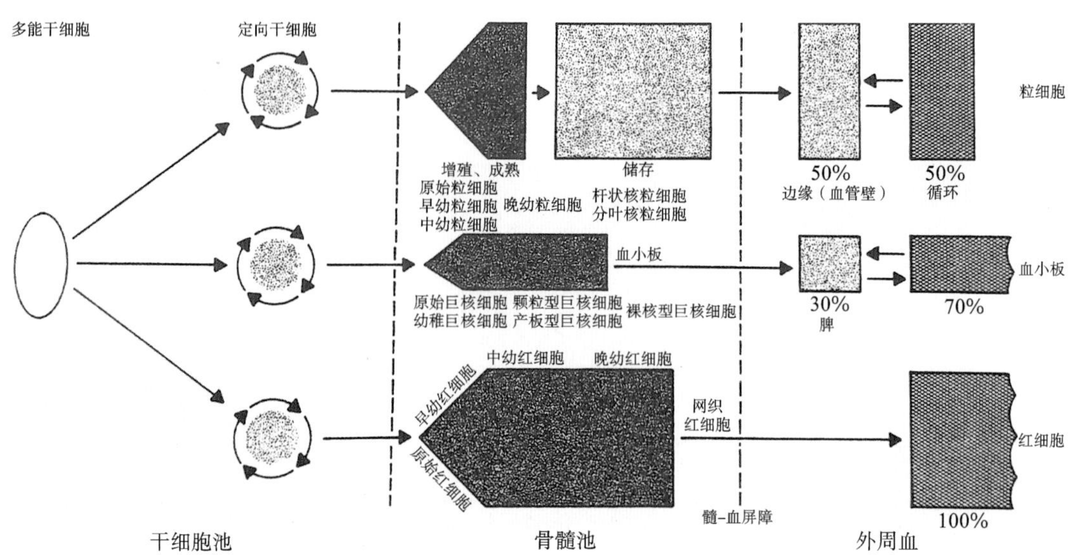

图 3-1　红细胞、粒细胞和血小板的发育动力学特征

嗜酸性颗粒和嗜碱性颗粒）。

扫码看视频：
血细胞结构（二）

3. 胞核形态及大小　从原始细胞到成熟细胞，细胞核一般由大变小，巨核系细胞则由小变大；核质比（N/C，也称核浆比）一般逐渐减小；细胞核的形态由圆形或卵圆形逐渐变为凹陷状、杆状和分叶状（粒细胞系）或者发生脱核（红细胞系）。需要重点关注和理解核质比，一般而言，核质比可以采用两种方法来表示，一是采用细胞核径/胞质幅缘，如 9∶1，6∶1，0.5∶1 等；二是采用细胞核面积/细胞面积，如 90%，即表示细胞核面积占总细胞面积的 90%。在血细胞识别的实践中，除了淋巴系细胞外，一般高核质比（>3∶1）的细胞常提示细胞处于原始或早期幼稚阶段，中核质比的细胞常指中、晚期幼稚细胞（1∶1～3∶1），低核质比（<1∶1）的细胞常指成熟细胞（图 3-2）。

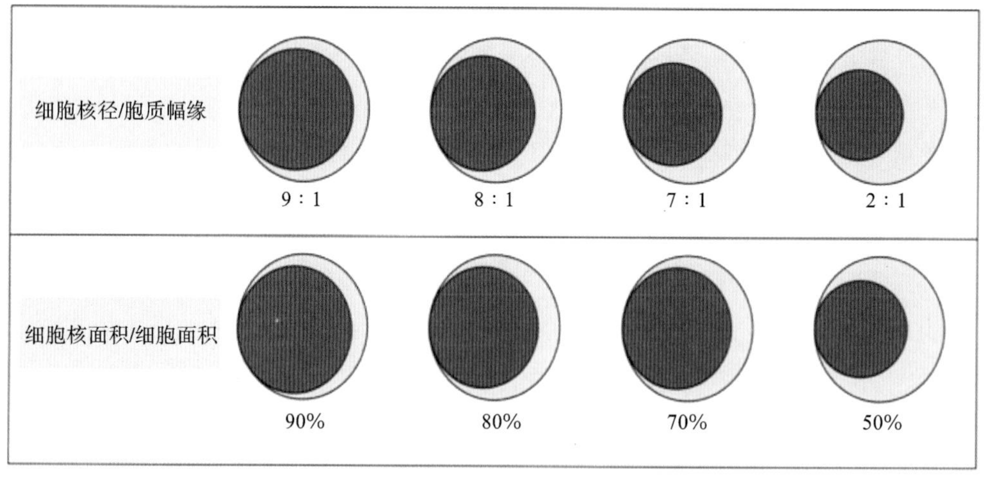

图 3-2　核质比（N/C）的两种表示方法

4. 染色质及核仁　染色质是指间期细胞核内由 DNA、组蛋白、非组蛋白及少量 RNA 组成的线性复合结构，是间期细胞遗传物质存在的形式。染色质按其形态特征、活性状态和染色性能分为常染色质和异染色质两种类型，前者是指间期细胞核内染色质纤维折叠压缩程度较低（处于伸展状态）且用碱性染料染色时着色较浅的染色质（其上的基因常具有转录活性），后者是指细胞核内染色质纤维折叠压缩程度较高（处于聚缩状态）且用碱性染料染色时着色较深的染色质。相

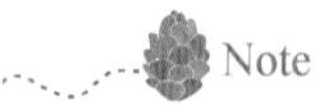
Note

比于常染色质上的基因，异染色质上的基因常处于失活状态，因此染色质紧密折叠可能是抑制基因活性的一种途径。在女性体细胞核内，两条X染色体之一在发育早期可随机发生异染色质转化而失活：①在中性粒细胞核内，异染色质化的X染色体可形成特殊的“鼓槌”结构，即鼓槌体（图3-3）；②在上皮细胞核内，异染色质化的X染色体称为巴氏小体（Barr body）或性染色质。核仁是细胞核中一圆形匀质小体，与核糖体的生物发生有关，提示细胞处于原始或早期幼稚阶段，常规染色下可呈蓝色、白色或紫色。

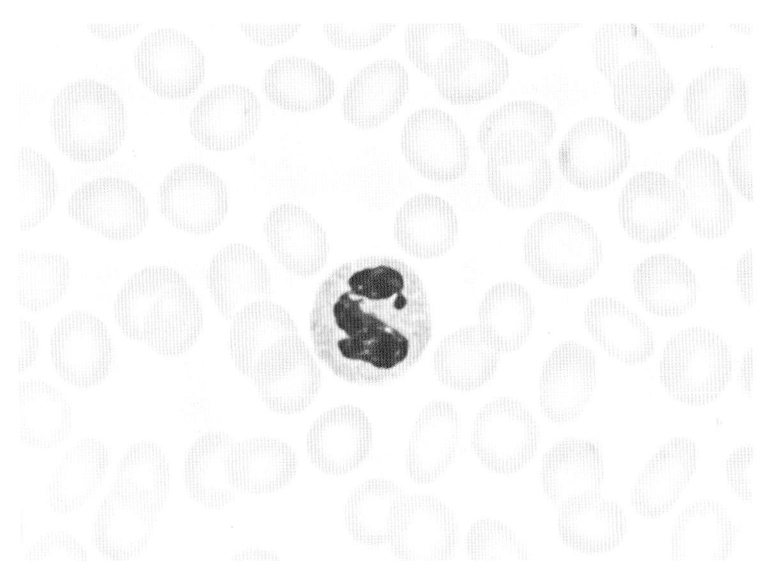

图3-3 成人女性中性粒细胞核鼓槌体

在血细胞识别过程中，染色质及核仁是判断血细胞是否处于原始和幼稚阶段的重要依据，是需要观察者重点关注的细胞结构。核仁的有无和染色质的粗细，常反映细胞是否具有有丝分裂的能力。简而言之，根据核仁的有无和染色质的粗细可准确把握细胞的成熟度，这对于识别常规染色下的原始细胞至关重要。在实际操作中，原始单核细胞通常可见1～3个大而清晰的核仁（多数为1个），而原始红细胞只能隐约可见1～3个大小不一的核仁，但并非在所有原始和（或）早期幼稚细胞中都能观察到，甚至在某些成熟细胞中时常可以见到类似核仁的结构，此时需要结合染色质的粗细进行综合判定。血细胞中的真核仁和假核仁鉴别见图3-4。原始单核细胞核染

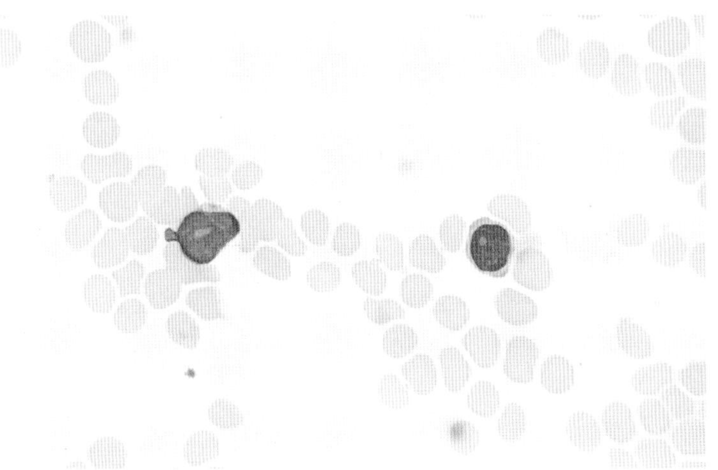

图3-4 原始细胞的真核仁（左侧有核细胞，核仁呈不规则形，核染色质细致、疏松）和成熟淋巴细胞的假核仁（右侧有核细胞，核仁遗迹呈圆形，核染色质粗糙、致密）

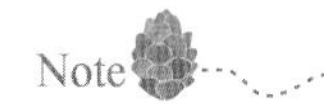

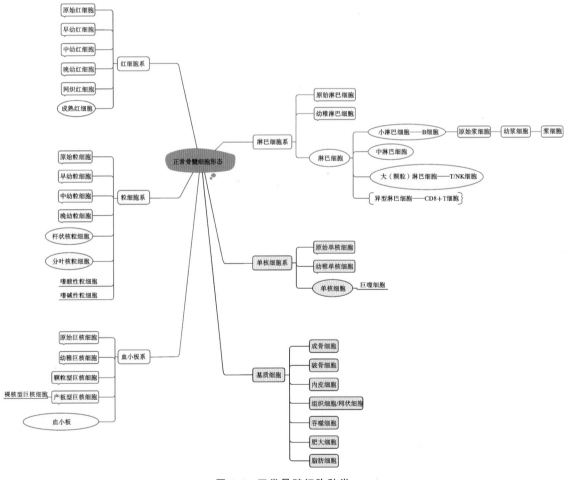

色质呈淡紫红色，纤细且疏松，呈细丝（细颗粒）网状；相比之下，原始红细胞核染色质呈紫红色粗颗粒状。不同阶段血细胞核染色质模式（粗细程度）见图 3-5。

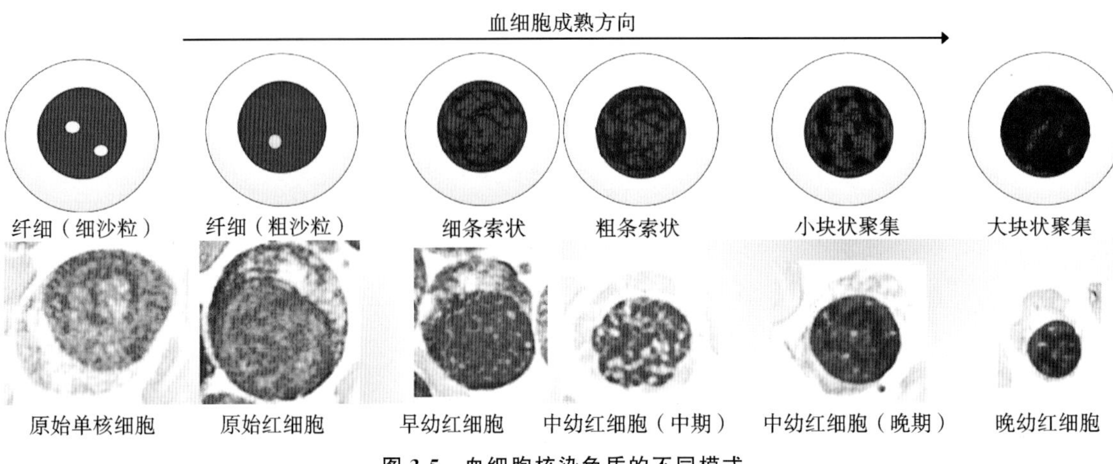

图 3-5　血细胞核染色质的不同模式

二、血细胞的命名

即使在生理状态下，骨髓细胞的种类也繁杂多样（图 3-6）、形态各异，这些细胞按所属系列大

正常骨髓细胞形态

- 红细胞系
  - 原始红细胞
  - 早幼红细胞
  - 中幼红细胞
  - 晚幼红细胞
  - 网织红细胞
  - 成熟红细胞
- 粒细胞系
  - 原始粒细胞
  - 早幼粒细胞
  - 中幼粒细胞
  - 晚幼粒细胞
  - 杆状核粒细胞
  - 分叶核粒细胞
  - 嗜酸性粒细胞
  - 嗜碱性粒细胞
- 血小板系
  - 原始巨核细胞
  - 幼稚巨核细胞
  - 颗粒型巨核细胞
  - 产板型巨核细胞 — 裸核型巨核细胞
  - 血小板
- 淋巴细胞系
  - 原始淋巴细胞
  - 幼稚淋巴细胞
  - 淋巴细胞
    - 小淋巴细胞——B细胞 — 原始浆细胞 — 幼浆细胞 — 浆细胞
    - 中淋巴细胞
    - 大（颗粒）淋巴细胞——T/NK细胞
    - 异型淋巴细胞——CD8+T细胞
- 单核细胞系
  - 原始单核细胞
  - 幼稚单核细胞
  - 单核细胞 — 巨噬细胞
- 基质细胞
  - 成骨细胞
  - 破骨细胞
  - 内皮细胞
  - 组织细胞/网状细胞
  - 吞噬细胞
  - 肥大细胞
  - 脂肪细胞

图 3-6　正常骨髓细胞种类

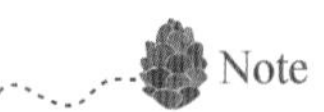

致可分为五大系列(图 3-6 和图 3-7),依据普通光学显微镜的分辨能力并结合各系列细胞的发育水平一般分为原始、幼稚及成熟三个阶段,其中红细胞系和粒细胞系的幼稚阶段又分为早幼、中幼和晚幼三个时期(图 3-8)。

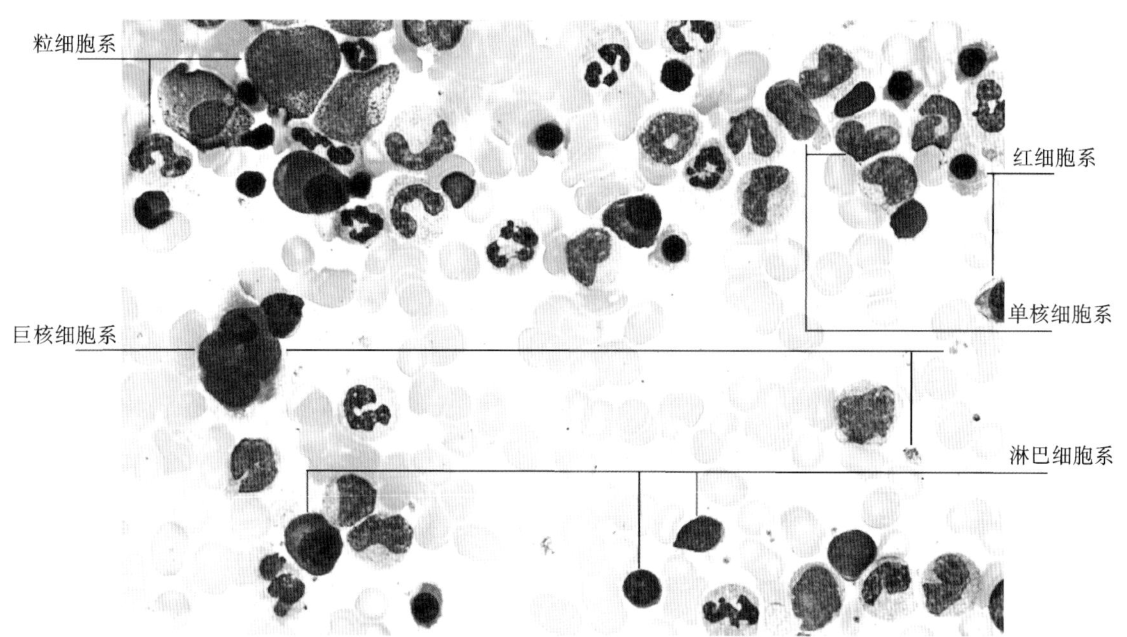

图 3-7 正常骨髓象中五大系列有核细胞

1. 红细胞系 包括原始红细胞、早幼红细胞、中幼红细胞、晚幼红细胞、网织红细胞和成熟红细胞。

2. 粒细胞系 包括原始粒细胞、早幼粒细胞、中幼粒细胞、晚幼粒细胞、杆状核粒细胞、分叶核粒细胞。一般自中幼粒细胞阶段开始,粒细胞根据胞质特异性颗粒的特征又可以分为中性粒细胞、嗜酸性粒细胞和嗜碱性粒细胞。

3. 巨核细胞系 包括原始巨核细胞、幼稚巨核细胞、颗粒型巨核细胞、产板型巨核细胞、血小板。

4. 淋巴细胞系 包括原始淋巴细胞、幼稚淋巴细胞、淋巴细胞以及原始浆细胞(由骨髓 B 淋巴细胞(B 细胞)受抗原刺激后转化而来)、幼浆细胞、浆细胞。

5. 单核细胞系 包括原始单核细胞、幼稚单核细胞、单核细胞、巨噬细胞。

除了上述五大系列有核细胞外,骨髓中还可见其他有核细胞,如各种骨髓基质细胞、上述各系的细胞分裂象,此外也可见到不同形态的涂抹细胞等。

三、血细胞的识别方法

血细胞的识别一般遵循由外向内的观察原则,依次观察细胞膜、细胞质和细胞核的特征,做到"以核为主、核质兼顾"来综合判定细胞归属。一般来说,根据细胞核的特征(包括大小、形状、颜色、核膜完整性、染色质粗细和核仁有无)可初步把握细胞成熟度,即"以核为主";同时结合胞质特征(含量、颜色及透明度,颗粒的大小、颜色、分布,有无空泡以及 Auer 小体、杜勒小体等特殊结构)确定细胞系列、阶段和性质(正常/异常),即"核质兼顾"。

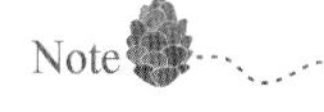

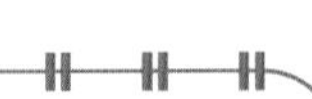

骨髓
外周血

淋巴系干细胞
原始浆细胞
幼稚浆细胞
浆细胞
原始淋巴细胞
幼稚淋巴细胞
小淋巴细胞
大淋巴细胞
异型淋巴细胞

髓系干细胞
原始红细胞
早幼红细胞
中幼红细胞
晚幼红细胞
网织红细胞
成熟红细胞
原始巨核细胞
幼稚巨核细胞
成熟巨核细胞
血小板
原始单核细胞
幼稚单核细胞
单核细胞
巨噬细胞（组织）
原始粒细胞
早幼粒细胞
中性中幼粒细胞
中性晚幼粒细胞
中性杆状核粒细胞
中性分叶核粒细胞
嗜酸性中幼粒细胞
嗜酸性晚幼粒细胞
嗜酸性粒细胞
嗜碱性中幼粒细胞
嗜碱性晚幼粒细胞
嗜碱性粒细胞

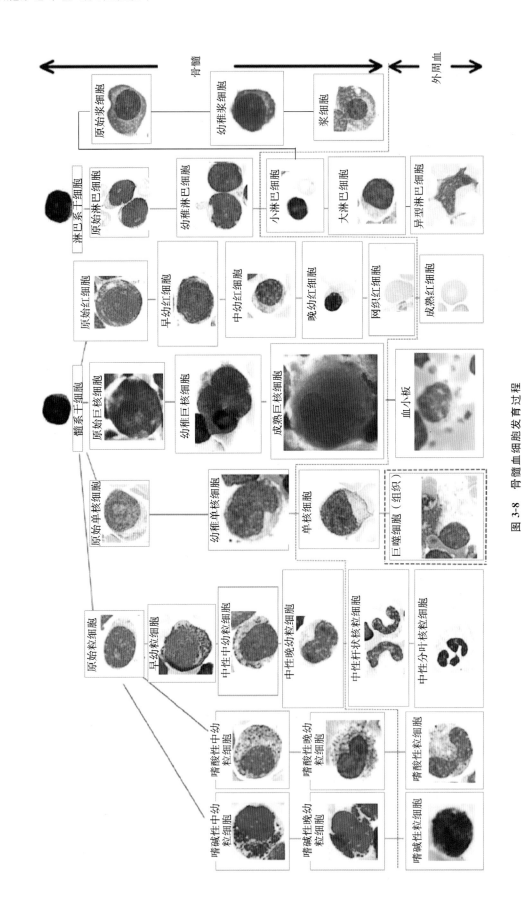

图 3-8 骨髓血细胞发育过程

Note

第二节 正常血细胞形态特征

一、血细胞的基本结构

光学显微镜下观察到的细胞结构不如电镜下精细、清晰，通过学习电镜下血细胞的一些重要细胞器结构有利于我们理解和识别光学显微镜下的血细胞形态。血细胞中部分重要细胞器的位置、外观和大小以及功能见图 3-9、表 3-1。

扫码看视频：血细胞结构（三）

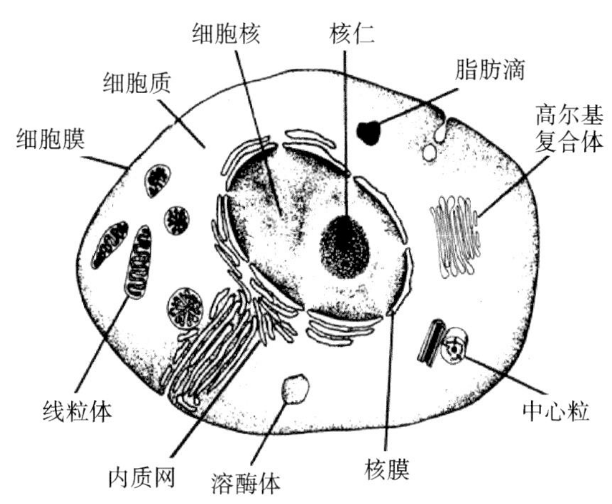

图 3-9 血细胞的基本结构

表 3-1 血细胞的部分重要细胞器

细胞器	位置	外观和大小	功能
细胞核	细胞内	圆形或不规则形，大小不同（外观和大小可因细胞种类和阶段的不同而异）	主要由 DNA 组成，是细胞遗传和代谢的控制中心
核（被）膜	细胞核表面	由内、外两层单位膜构成，厚度（内、外层核膜及其间的透明空隙）随细胞阶段不同而异；原始和早期幼稚细胞核膜一般不明显，成熟细胞核膜明显；分裂象细胞（前期）核膜解体（双层核膜崩解呈单层膜泡），到分裂末期，核膜围绕染色体重新形成	构成核、质间天然选择性屏障，不仅保护核内 DNA，而且使细胞生命活动井然有序进行；通过核孔复合体调控核内、外的物质交换和信息交流
核仁	细胞核内	圆形或不规则形的匀质小体，大小为 2～4 μm，原始细胞和早期幼稚细胞核内可有 1～4 个	与核糖体的生物发生相关：是 rRNA 合成、加工和核糖体亚单位组装的场所
高尔基体（高尔基器或高尔基复合体）	细胞核旁	由单位膜构成的扁平囊堆叠而成的有极性的结构，常呈弓形或半球形；高尔基体区不易被各种染料着色，呈苍白区或淡染区，常见于早幼粒细胞、浆细胞	不仅是细胞内大分子转运的枢纽（将内质网合成的多种蛋白质进行加工、分类与包装，并运送到细胞特定部位或分泌到细胞外），而且是细胞内糖类合成的工厂

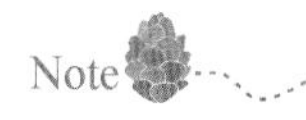

续表

细胞器	位置	外观和大小	功能
线粒体	随机或呈极性分布于细胞质中	圆形或椭圆形，双层膜结构，内层有褶皱形成嵴，长度为 1.5～3.0 μm，直径为 0.3～1.0 μm	产能细胞器：产生 ATP，给细胞供能

二、红细胞系统形态特征

本系统细胞的总体特点如下：①胞体，圆形或类圆形；②胞核，圆形且居中；③胞质颜色，深蓝色→蓝灰色→灰红色→淡红色；④胞质内无颗粒。本系统各阶段细胞形态见图 3-10。

扫码看视频：骨髓红系细胞发育影像

扫码看视频：骨髓红系细胞形态

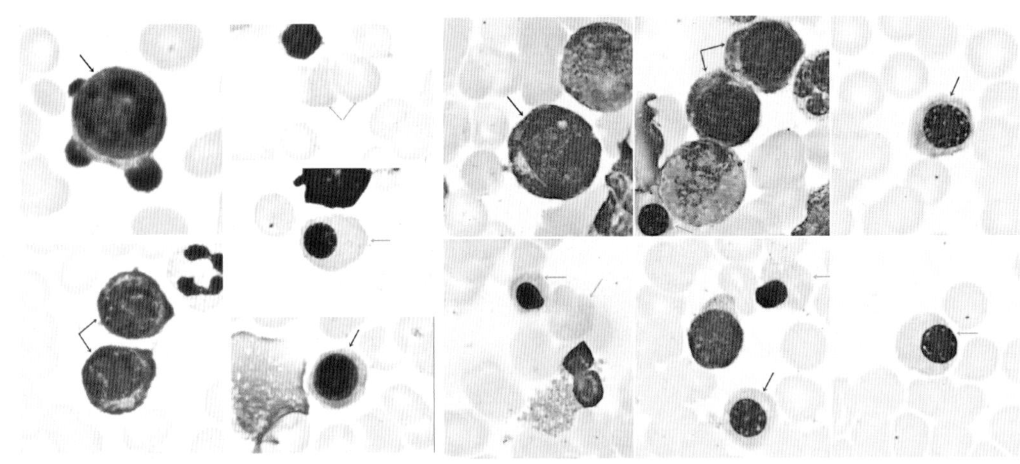

图 3-10　红细胞系统各阶段细胞形态

（原始红细胞↑，早幼红细胞↑，中幼红细胞↑，晚幼红细胞↑，网织红细胞↑）

（一）原始红细胞

胞体直径为 15～25 μm，形状为圆形或椭圆形，边缘常有瘤状突起。胞核圆形，居中或稍偏于一侧，核染色质呈紫红色颗粒状，核仁 1～3 个，大小不一，染为浅蓝色，边界不清晰。胞质较少，呈深蓝色且不透明，有油画蓝感，在核周围常形成淡染区（核周胞质色浅甚至无色）；胞质中无颗粒，但因核糖核酸丰富、自行聚集而常使胞质呈蓝色假颗粒状。

（二）早幼红细胞

胞体直径为 10～18 μm，形状为圆形或椭圆形。胞核圆形，居中或稍偏位，核染色质浓集，呈粗颗粒状甚至小块状，核仁模糊或消失。胞质量略有增多，为不透明蓝色或深蓝色，无颗粒，仍可见瘤状突起及核周淡染区。

（三）中幼红细胞

胞体直径为 8～15 μm，形状为圆形。胞核圆形，居中，占细胞的 1/2；核染色质凝聚，呈深紫红色索条状或块状，其副染色质明显、较透亮，宛如打碎后的墨砚；核仁完全消失。胞质量多，无颗粒，由于血红蛋白逐渐增多，而嗜碱性物质逐渐减少，胞质呈现出不同程度的嗜多色性（蓝灰色、灰红色）。

（四）晚幼红细胞

胞体直径为 7～10 μm，形状为圆形。胞核圆形，居中或偏位，占细胞 1/2 以下；核染色质聚集，呈数个大块或紫黑色团块状（称为炭核），副染色质可见或消失，有时胞核碎裂或正处于脱核状态。胞质量多，呈淡红色或灰红色，无颗粒。

Note

（五）网织红细胞

胞体直径为 8～9 μm，形状为圆形。这是晚幼红细胞脱核后尚未完全成熟的红细胞，在常规染色下为嗜多色性红细胞（图 3-10），用新亚甲蓝或煌焦油蓝等活体染色剂染色后，在红细胞内可见蓝色的颗粒状、线状或网状结构（图 3-11）。

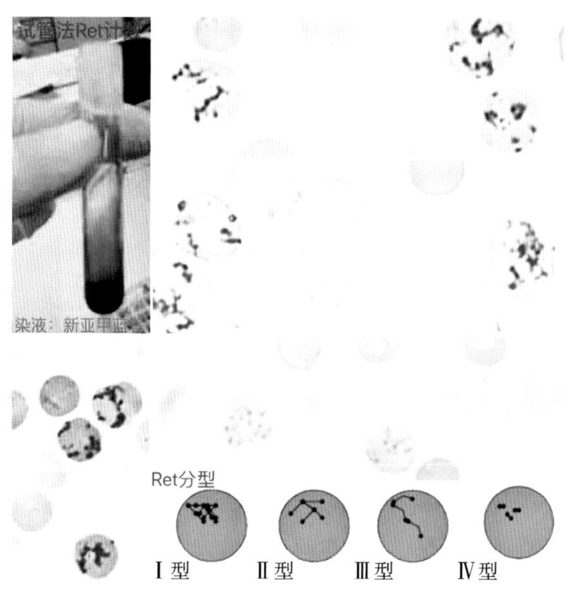

图 3-11　网织红细胞计数、分型及形态特征

（六）成熟红细胞

胞体直径为 7～8 μm，形状为双面微凹的圆盘状，中央较薄且染色浅，边缘较厚且染色深，整体呈粉红色，无核。

三、粒细胞系统形态特征

扫码看视频：骨髓粒系细胞发育影像

本系统细胞的总体特点如下：①胞体：规则，呈圆形、类圆形或椭圆形；②胞核：圆形→椭圆形→核一侧扁平→肾形→杆状→分叶状；③胞质颗粒：无颗粒→出现非特异性颗粒→出现特异性颗粒→特异性颗粒增多、非特异性颗粒减少→仅有特异性颗粒。本系统各阶段细胞形态特征见图 3-12，粒细胞四种颗粒的特征比较见表 3-2。此外，该系各阶段细胞的细胞化学染色、免疫表型及比例见表 3-3。

（一）原始粒细胞

胞体直径为 10～20 μm，形状为圆形或类圆形。胞核呈淡紫红色，也为圆形或类圆形，居中或略偏位；核染色质呈细颗粒状，排列均匀、平坦如一层薄沙，无浓集现象；核仁 2～5 个，较小，清晰可见，呈淡蓝色。胞质量较少，呈透明的天蓝色或深蓝色，绕于核周，有时近核处胞质颜色较淡；颗粒无或有少许。根据颗粒有无等特征将原始粒细胞分为Ⅰ型和Ⅱ型：Ⅰ型为典型的原始粒细胞，胞质中无颗粒；Ⅱ型除具有原始粒细胞的特点外，胞质中还有少量细小颗粒。

（二）早幼粒细胞

胞体直径为 12～25 μm，较原粒细胞大，形状为圆形或椭圆形，有时可见瘤状突起。胞核大，呈圆形、椭圆形或一侧微凹陷，核常偏于一侧或位于中央；核染色质开始聚集，且较原始粒细胞粗；核仁常清晰可见，但有时也会模糊。胞质量多或较多，呈淡蓝色、蓝色或深蓝色；胞质内含数量不等、大小不一、形态不一、紫红色的非特异性颗粒（又称为嗜天青颗粒、嗜苯胺蓝颗粒或 A 颗

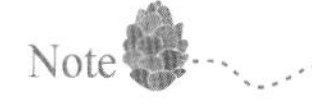

扫码看视频：骨髓粒系细胞形态

粒），颗粒分布不均匀，常近核一侧先出现，也有少许覆盖在核上。此外，在早幼粒细胞中央近核处常有由高尔基体发育形成的透亮区（称为初浆区），呈淡蓝色或白色。

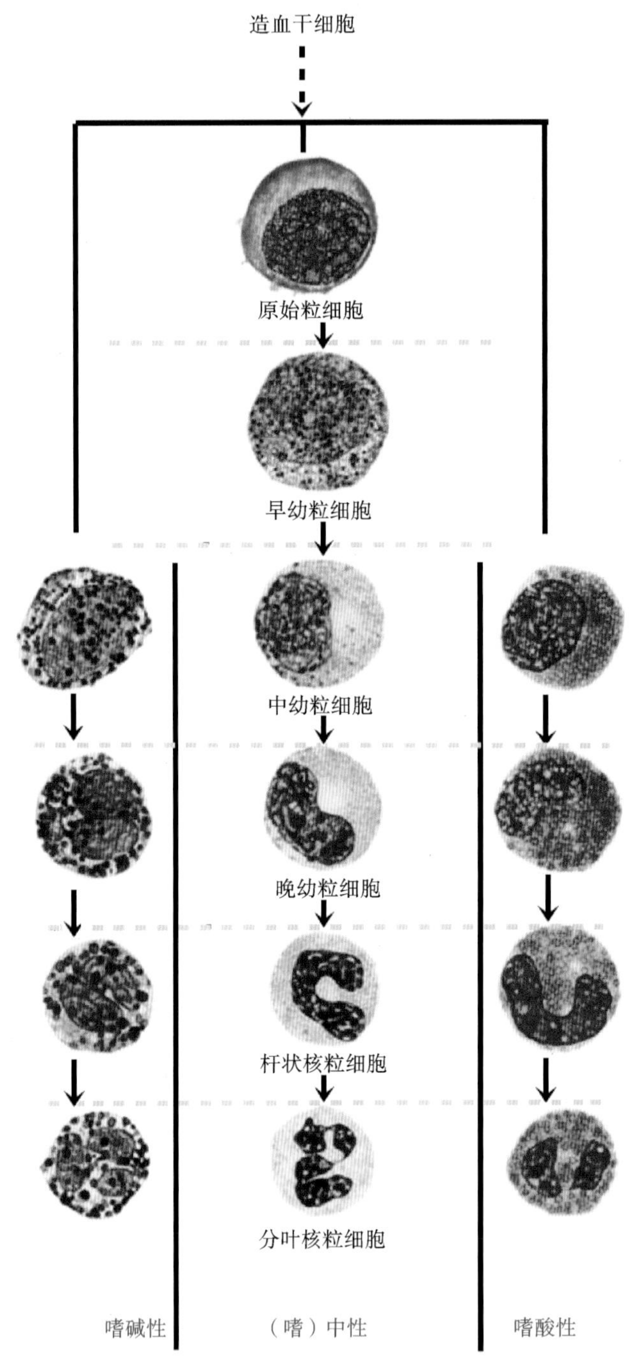

图 3-12　粒细胞系统各阶段细胞形态特征

（三）中幼粒细胞

1．中性中幼粒细胞　胞体直径为 10～20 μm，形状为圆形。胞核呈椭圆形，一侧开始变得扁平或略凹陷，其凹陷程度与假设圆形核直径之比常小于 1/2，核常偏于一侧，呈紫红色，占细胞的 1/2～2/3；核染色质聚集呈索块状，通常无核仁。胞质量多，呈淡红色、淡蓝色；内含中等量、非常细小、大小较一致、颗粒状、分布密集、呈淡紫红色或淡红色的中性颗粒，中性颗粒常在近核处先出现，而非特异性颗粒常分布于细胞边缘的胞质中。由于中性颗粒非常细小，在普通显微镜下不易

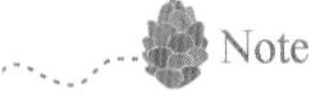

表 3-2 粒细胞四种颗粒的特征比较

鉴别点	非特异性颗粒	中性颗粒	嗜酸性颗粒	嗜碱性颗粒
图像				
大小	较中性颗粒粗大，大小不一	细小，大小一致	粗大，大小一致	最粗大，大小不一
形态	形态不一	细颗粒状	圆形或椭圆形	形态不一
颜色	紫红色	淡红色或淡紫红色	橘红色	深紫红色或深紫黑色
数量	少量或中等量	多	多	不一定，常不多
分布	分布不均，有时盖于核上	均匀	均匀	分布不均，常盖于核上

表 3-3 粒细胞系统各阶段细胞的细胞化学染色、免疫表型及比例

细胞阶段	细胞化学染色特征	免疫表型特征	骨髓占比/(%)
原始粒细胞	POX－～＋ NAS-DCE－～＋	$CD34^+$ $HLA-DR^+$ 髓系分化抗原阳性	0～2
早幼粒细胞	POX＋ NAS-DCE＋	$CD34^-$ $HLA-DR^-$ 髓系分化抗原阳性	2～5
中幼粒细胞	POX＋ NAS-DCE＋	$CD34^-$ $HLA-DR^-$ 髓系分化抗原阳性	5～19
晚幼粒细胞	POX＋ NAS-DCE＋	$CD34^-$ $HLA-DR^-$ 髓系分化抗原阳性	13～22
杆状核粒细胞	POX＋ NAS-DCE＋ NAP＋	$CD34^-$ $HLA-DR^-$ 髓系分化抗原阳性	17～33

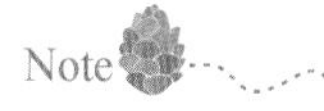

续表

细胞阶段	细胞化学染色特征	免疫表型特征	骨髓占比/(%)
分叶核粒细胞	POX+ NAS-DCE+ NAP+	$CD34^-$ $HLA\text{-}DR^-$ 髓系分化抗原阳性	3～11

注:POX为过氧化物酶,NAS-DCE为氯乙酸AS-D萘酚酯酶,NAP为中性粒细胞碱性磷酸酶

看清各期中性粒细胞中的中性颗粒大小及形态,因此在中性中幼粒细胞中,常常只能在近核处看到均匀的浅红色区域。

2. 嗜酸性中幼粒细胞 胞体直径为15～20 μm,较中性中幼粒细胞略大,形状为圆形。胞核与中性中幼粒细胞相似。胞质内常布满粗大、大小一致、圆形、排列紧密、呈橘红色、有立体感及折光性的嗜酸性颗粒,如同剥开的石榴。有时,嗜酸性颗粒呈暗黄色或褐色,有的胞质中除了嗜酸性颗粒外,还可见紫黑色颗粒,外观似嗜碱性颗粒,常出现在中幼粒细胞阶段,随着细胞的成熟逐渐变为充满嗜酸性颗粒的典型嗜酸性粒细胞。

3. 嗜碱性中幼粒细胞 胞体直径为10～15 μm,较中性中幼粒细胞略小,形状为圆形。胞核呈椭圆形,轮廓不清晰,核染色质较模糊。胞质内及核上含有数量不多的粗大、大小不等、形态不一、排列凌乱、呈深紫黑色或深紫红色的嗜碱性颗粒。

(四)晚幼粒细胞

1. 中性晚幼粒细胞 胞体直径为10～16 μm,形状为圆形。胞核明显凹陷,呈肾形、马蹄形、半月形,但其凹陷程度与假设核直径之比小于1/2,或核凹陷程度与假设圆形核直径之比为1/2～3/4(表3-4),胞核常偏于一侧,核染色质粗糙呈小块状,出现副染色质(指块状染色质之间的空隙),核仁消失。胞质量多,呈浅红色,充满中性颗粒,而嗜天青颗粒较少或没有。

表3-4 晚幼粒及其以下阶段粒细胞的胞核划分标准

细胞阶段 \ 胞核划分标准	核凹陷程度/假设核直径	核凹陷程度/假设圆形核直径	核最窄处/核最宽处
晚幼粒细胞	<1/2	1/2～3/4	>1/2
杆状核粒细胞	>1/2	>3/4	1/3～1/2
分叶核粒细胞	核丝	核丝	<1/3

2. 嗜酸性晚幼粒细胞 胞体直径为10～16 μm,形状为圆形。胞质中充满嗜酸性颗粒,有时可见深褐色颗粒,而嗜天青颗粒通常没有。其他方面基本同中性晚幼粒细胞。

3. 嗜碱性晚幼粒细胞 胞体直径为10～14 μm,形状为圆形。胞核呈肾形,轮廓不清晰。胞质内及核上有少量嗜碱性颗粒,胞质呈红色。

(五)杆状核粒细胞

1. 中性杆状核粒细胞 胞体直径为10～15 μm,形状为圆形。核凹陷程度与假设核直径之比大于1/2,或核凹陷程度与假设圆形核直径之比大于3/4(表3-4),形态弯曲,呈粗细均匀的带状,也可见胞核呈S形、U形或E形,核染色质粗糙呈块状,副染色质明显且透亮,胞核两端钝圆并呈深紫红色。胞质中充满中性颗粒而无嗜天青颗粒。

2. 嗜酸性杆状核粒细胞 胞体直径为11～16 μm,形状为圆形,胞核与中性杆状核粒细胞相似,胞质中充满嗜酸性颗粒。

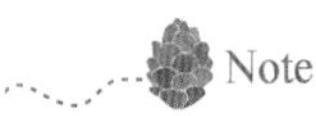

3. 嗜碱性杆状核粒细胞 胞体直径为10～12 μm,胞核呈模糊的杆状,胞质内及核上有少许嗜碱性颗粒。

思考与讨论

如何理解嗜酸性粒细胞的颗粒？

嗜酸性粒细胞的（碱性）颗粒即嗜酸性颗粒。众所周知，该种颗粒容易识别，其外观与石榴籽特征相似（图 3-13），对于未成熟（中、晚幼阶段）和成熟（杆状和分叶阶段）的嗜酸性粒细胞的识别至关重要。但是，你能理解这种颗粒的性质和化学成分吗？如何科学描述这种颗粒呢？你知道的嗜酸性颗粒的色彩有几种呢？绘图时如何体现呢？

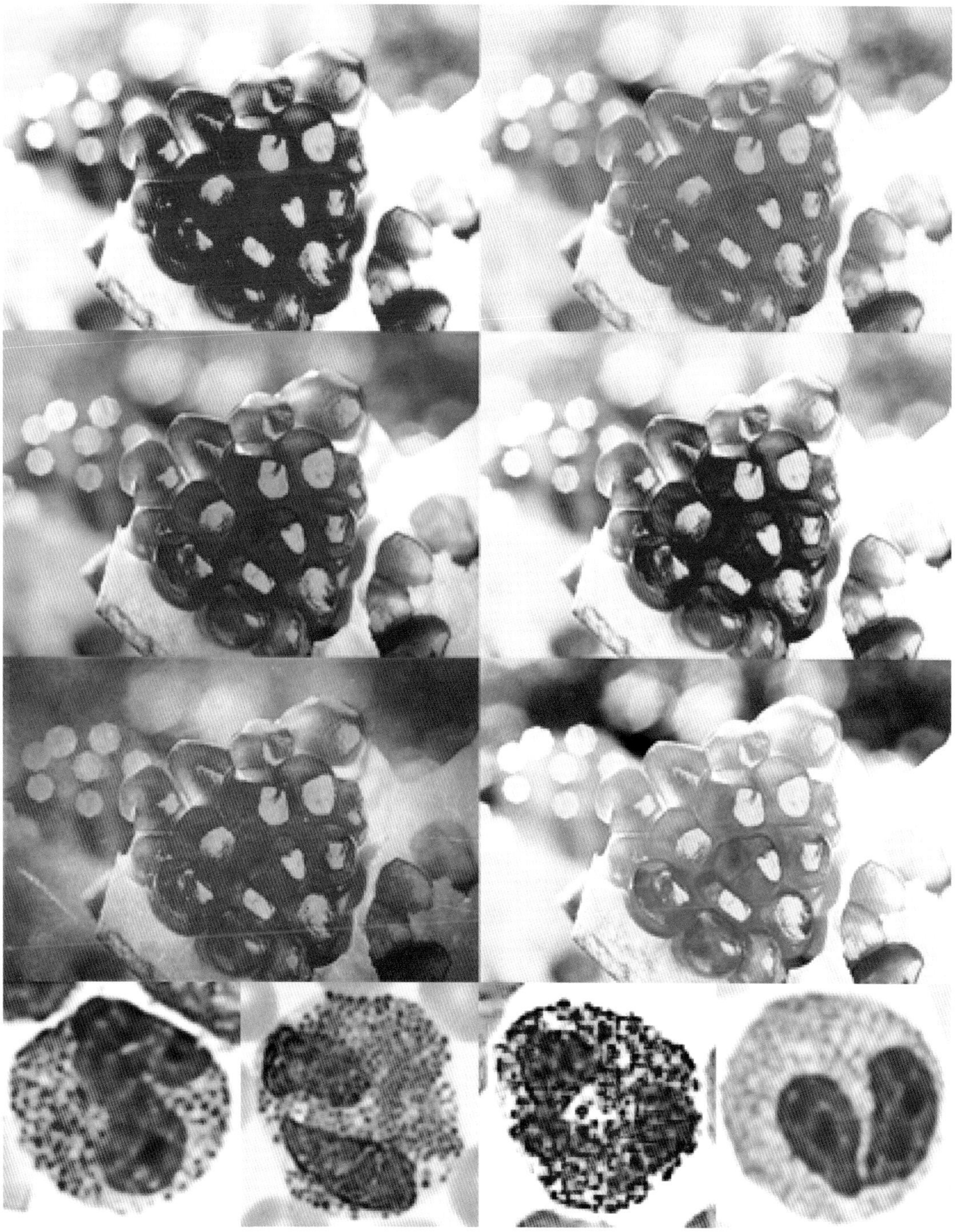

图 3-13 石榴籽与嗜酸性颗粒

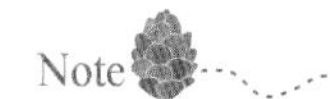

思考与讨论

异常早幼粒细胞与急性早幼粒细胞白血病

在临床检验形态学领域中，急性早幼粒细胞白血病(FAB 分类：AML-M3 和 AML-M3v；WHO 分类：APL 伴 t(15;17)(q24;q12)；涉及 *PML*::*RARA* 融合基因)被认为是“最凶险的白血病”，这是一个具有警示意义的称呼。在该疾病中，异常早幼粒细胞的细胞核多呈分叶状，似“臀”“爆米花”“肺”“蝴蝶”形(图 3-14)，胞质内可能富含紫红色颗粒，也可能无颗粒或颗粒较少。此外，亦可见含数个 Auer 小体的柴捆细胞。据上述特征可初步进行判断或诊断该疾病。鉴于该疾病病情凶险，极易发生 DIC 致严重出血，所以必须掌握其形态特点并做到早识别、早诊断、早治疗。两种异常早幼粒细胞特征见表 3-5。

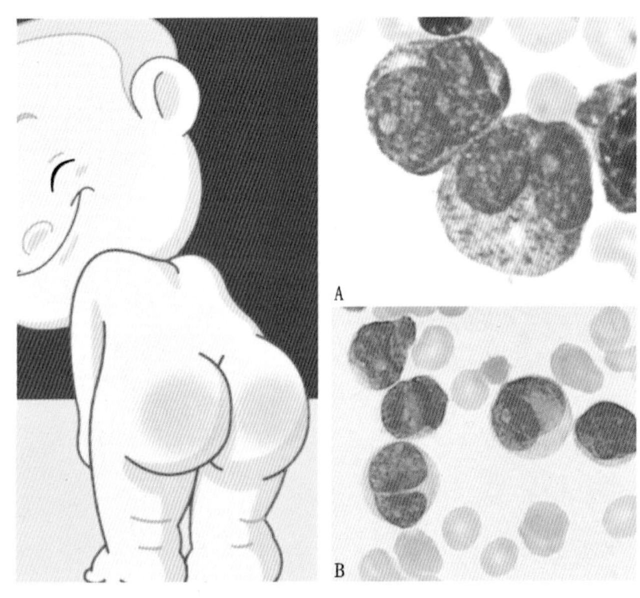

图 3-14 “臀”形的异常早幼粒细胞

(A. 多颗粒型；B. 无颗粒或少颗粒型)

表 3-5 两种异常早幼粒细胞特征比较

特征 \ 细胞类型	多颗粒型异常早幼粒细胞	无颗粒或少颗粒型异常早幼粒细胞
定义	均为急性早幼粒细胞白血病的病理性诊断细胞	
临床	DIC(一种消耗性出血性疾病)	
WBC 计数	正常或轻度增高	明显增高
细胞质	富含紫红色颗粒，易见柴捆样 Auer 小体(即柴捆细胞)	多数紫红色颗粒减少或缺失，仅在少数胞质中可见典型紫红色颗粒，嗜碱性较强
细胞免疫化学	POX、苏丹黑 B(SBB)均呈++～++++，NAS-DCE 呈++，α-乙酸萘酚酯酶(α-NAE)呈++且不能被 NaF 抑制	
免疫表型	$CD34^{-/+}$，$HLA\text{-}DR^{-}$ $CD33^{+}$，$CD13^{+}$ $CD15^{-/+}$，$CD56^{-/+}$ $CD2^{+}$，$CD9^{+}$	$CD34^{+/-}$
遗传学	t(15;17)(q24;q12)染色体易位；*PML*::*RARA* 融合基因	

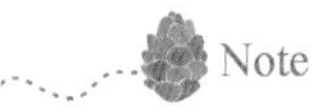

(六)分叶核粒细胞

1. 中性分叶核粒细胞 胞体直径为10～14 μm,形状为圆形。胞核呈分叶状,常分为2～5叶,叶与叶之间有细丝相连或完全断开,有时核虽分叶但叠在一起,导致连接的核丝被隐蔽,这时核常有粗而明显的切痕;核染色质呈较多的小块状,呈深紫红色,副染色质明显。胞质丰富,呈淡红色,其内充满中性颗粒。分叶核粒细胞和杆状核粒细胞的另一种划分标准是根据核桥(指核最窄处:最宽处小于1/3)进行划分(表3-4)。

2. 嗜酸性分叶核粒细胞 胞体直径为11～16 μm,胞核常分为2叶,胞质充满嗜酸性颗粒。

3. 嗜碱性分叶核粒细胞 胞体直径为10～12 μm。胞核可分为3～4叶或分叶不明显(常融合呈堆集状)。胞质内及核上有少许嗜碱性颗粒,呈红色。如果嗜碱性颗粒覆盖在核上而使核结构不清晰,难以确定为哪一个阶段的细胞时,可统称为成熟嗜碱性粒细胞。

四、巨核细胞系统形态特征

扫码看视频:骨髓巨核系细胞发育影像

巨核细胞系统的总体特点如下:①胞体和胞核:巨大,呈不规则形;②胞质:颗粒型巨核细胞和产板型巨核细胞的胞质极为丰富,并含有大量颗粒或血小板。巨核细胞系统各阶段细胞形态见图3-15。

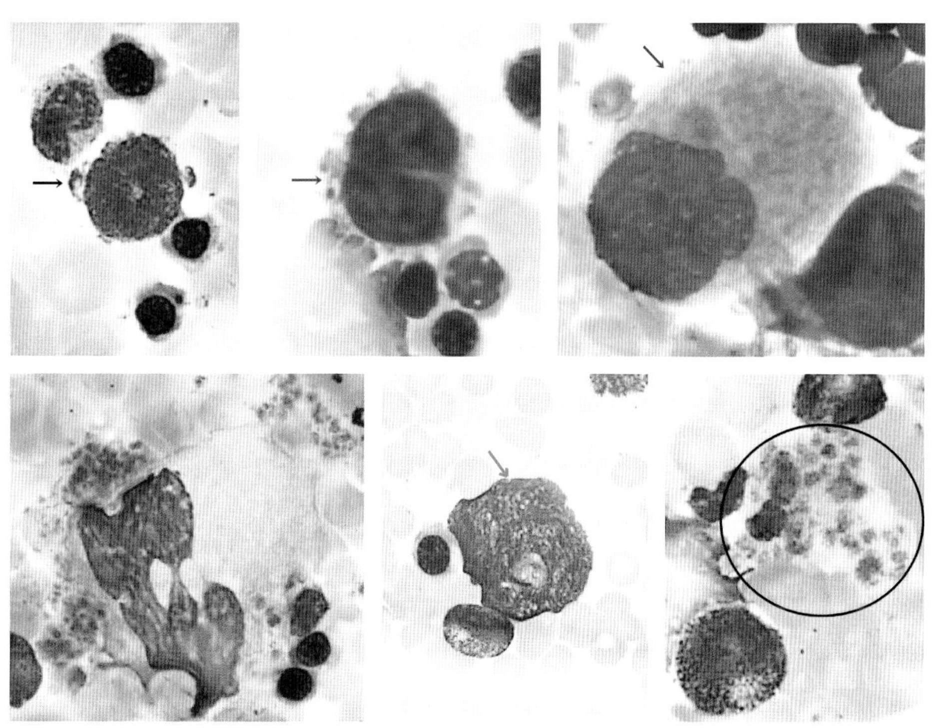

图3-15 巨核细胞系统各阶段细胞形态特征

(原始巨核细胞↑,幼稚巨核细胞↑,颗粒型巨核细胞↑,产板型巨核细胞↑,裸核型巨核细胞↑,血小板○)

(一)原始巨核细胞

胞体直径为15～30 μm,形状为圆形或不规则。胞核较大,呈圆形或不规则形,常凹陷、折叠,胞核通常为1～2个;核染色质较粗(比其他原始细胞粗),排列紧密,分布不均匀,呈紫红色;核仁为2～3个,常不清晰,呈淡蓝色。胞质较少,呈深蓝色,周边深浓,无颗粒,常可见指状突起,细胞周边常有少许血小板附着。各种原始细胞都较为相似,需要加以鉴别。

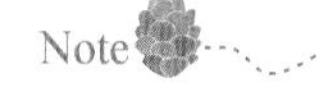

思考与讨论

如何区别原始粒细胞、原始红细胞和原始巨核细胞？

在正常骨髓中，这些细胞数量少(原始粒细胞小于3%，原始红细胞小于1%，原始巨核细胞很难见到)，形态上也较为相似，犹如刚出生的婴儿。那么，如何正确鉴别这些原始细胞呢？

一、利用细胞形态特征进行鉴别

1. 细胞核不同　常规染色下，三种原始细胞核染色质都不成熟，从细致疏松程度上看，原始粒细胞最细，原始红细胞和原始巨核细胞稍粗；从核仁角度上看，原始粒细胞最明显，原始红细胞多模糊不清(似埋在染色质中)，原始巨核细胞核仁常不明显(图3-16)。

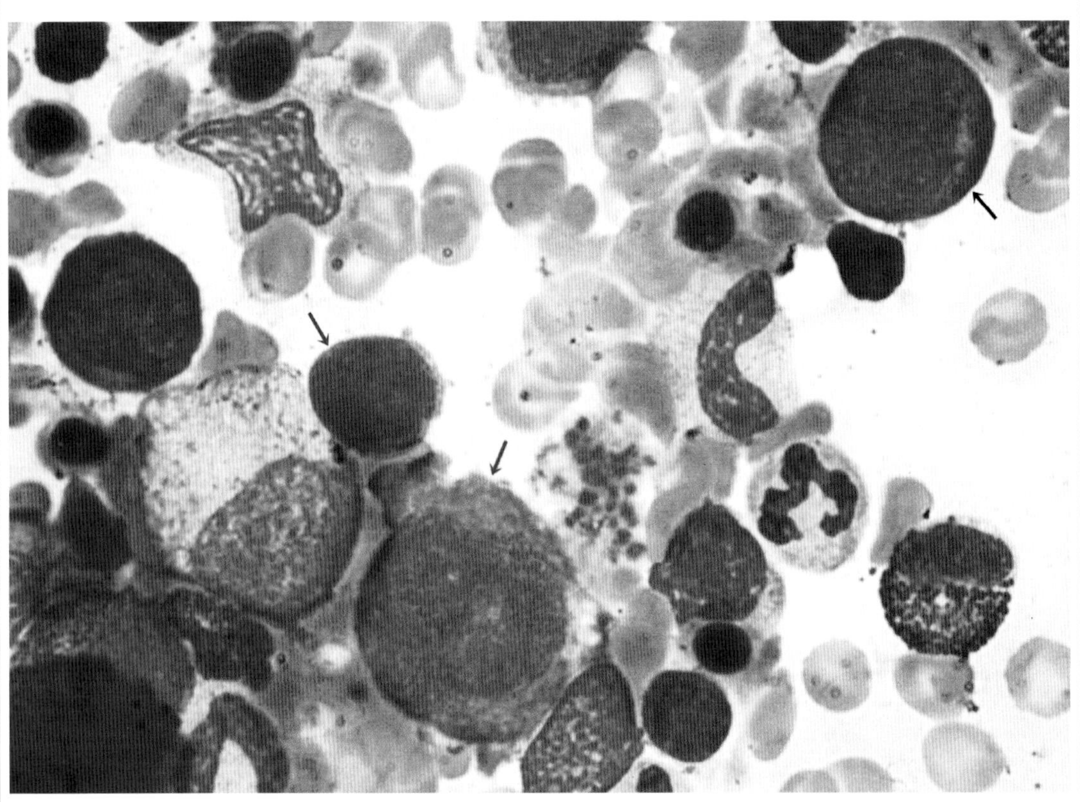

图3-16　原始粒细胞、原始红细胞和原始巨核细胞特征辨析

(原始粒细胞↑；原始红细胞↑；原始巨核细胞↑)

2. 细胞质不同　三种原始细胞胞质均呈嗜碱性(蓝色)，但原始红细胞呈深蓝色(俗称油画蓝，也似海水蓝、湖水蓝)且常有瘤状突起(似耳朵)，原始粒细胞呈天蓝色且可有少数紫红色嗜天青颗粒，原始巨核细胞着色变化大但胞膜边缘常有血小板附着(图3-16)。形态学检验是认识血细胞的最基本方法，但主观性和经验性较强。

二、利用流式细胞术(细胞免疫分型技术)进行鉴别

从三种细胞的分化发育角度来看，原始粒细胞表达CD34、CD117、HLA-DR等免疫标志，原始红细胞表达血型糖蛋白A(CD235)、CD71等免疫标志，原始巨核细胞表达CD41、CD61等免疫标志。通过对上述免疫标志的识别，可准确鉴定这三种原始细胞。

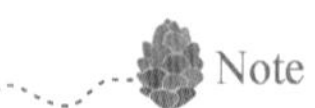
Note

扫码看视频：骨髓巨核系细胞形态

(二) 幼稚巨核细胞

胞体直径为 30～50 μm，常不规则。胞核不规则，有重叠或扭曲现象，呈肾形或分叶状，有时呈双核甚至多核；核染色质呈粗颗粒状或小块状，排列紧密；通常无核仁。胞质较丰富，呈深蓝色或淡蓝色，近核处出现少许细小的淡紫红色颗粒而使胞质呈淡红色，常有伪足状突起，有时细胞周边有少许血小板附着。

(三) 颗粒型巨核细胞

胞体直径为 40～70 μm，有时可达 100 μm 以上，常不规则，胞膜完整。胞核巨大且不规则，核分叶后常重叠，核染色质呈粗块状或条状。胞质极为丰富，充满大量较细小的紫红色颗粒，呈淡红色或夹杂有蓝色；早期细胞的边缘呈狭窄的嗜碱性透明区，形成外质，而内质充满颗粒。在血膜厚的部位，颗粒非常密集而使核、质很难辨认；有时颗粒型巨核细胞周边有少许血小板附着，要注意与产板型巨核细胞加以鉴别。

(四) 产板型巨核细胞

胞体直径为 40～70 μm，有时可达 100 μm。胞核巨大且不规则，核分叶后常重叠，核染色质呈条状或块状。胞质极为丰富，呈淡红色，颗粒可聚集呈簇状(雏形血小板)，胞膜不清晰，多呈伪足状，其内侧及外侧常有聚集的血小板。

(五) 裸核型巨核细胞

扫码看视频：血细胞形态赏析

胞核同产板型巨核细胞，胞质无或有少许。裸核型巨核细胞有时是由涂片制作过程中将胞质推散所致。计算全片裸核型巨核细胞数，可评估产板型巨核细胞的数量。

(六) 血小板

胞体直径为 2～4 μm，形状为星形、圆形、椭圆形、逗点状或不规则形。无胞核，胞质呈淡蓝色或淡红色，中心部位有细小、分布均匀的紫红色颗粒。有时血小板中央的颗粒非常密集，类似细胞核，如巨大血小板易被误认为是有核细胞。由于血小板具有聚集性，故骨髓涂片上的血小板常成堆存在。

五、淋巴细胞系统形态特征

淋巴细胞系统的总体特点：①胞体较小，呈圆形或类圆形；②胞质较少，呈蓝色或淡蓝色。其中，各阶段浆细胞的总体特点：①胞体呈圆形或不规则形；②胞核呈圆形，常偏位；③胞质丰富，深蓝色→灰红色，常有核旁淡染区及空泡。淋巴细胞系统各阶段细胞形态特征见图 3-17。

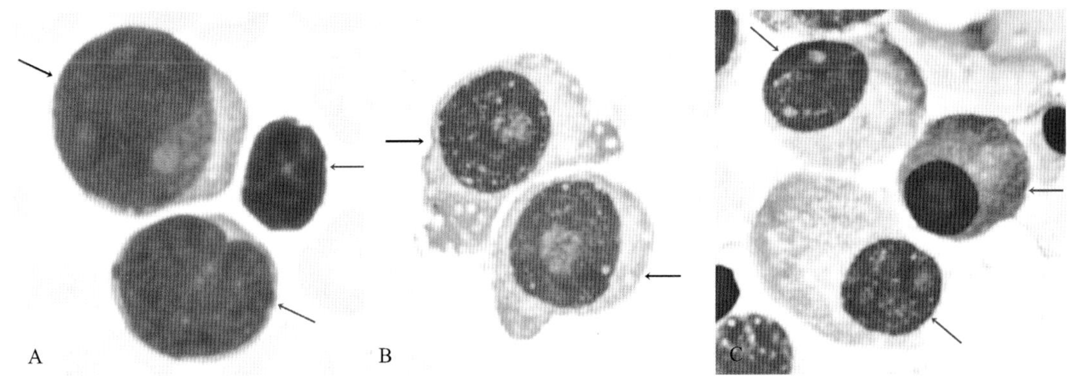

图 3-17　淋巴细胞系统各阶段细胞形态特征

(A. 原始淋巴细胞↑，幼稚淋巴细胞↑，淋巴细胞↑；B. 原始浆细胞↑；C. 幼稚浆细胞↑，浆细胞↑)

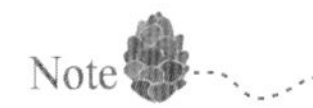

思考与讨论

如何识别骨髓淋巴系细胞？

一、整体印象

从淋巴细胞的生命周期来说，它们循环往复于骨髓、胸腺、外周血和淋巴结、脾等外周免疫器官，淋巴细胞在人体器官和组织中的分布及比例见表3-6。从广义上来说，该系细胞也包括浆细胞。那么，该如何识别呢？简而言之，难度颇大。尽管这些细胞外表朴素，但却是免疫功能的核心执行者。

表3-6　人体器官和组织中淋巴细胞的分布及比例

器官和组织分布	T淋巴细胞(T细胞)	B淋巴细胞(B细胞)
骨髓	0%	15%
胸腺	100%	0.3%
淋巴结	85%	17%
脾	35%	42%
血液	70%	19%

二、形态多样性

要判断是否为淋巴细胞，需要特别注意胞体和胞核的规则性，而胞质则富于变化。胞质可多(如大淋巴细胞)，可少(如小淋巴细胞)，颜色可蓝(颗粒少且大)，可红(有时含较多紫红色颗粒，呈弥散分布)。

三、淋巴细胞的免疫学属性

在病原微生物抗原刺激下，淋巴细胞会出现胞体增大、核染色质疏松、可见核仁、胞质更为丰富且常呈强嗜碱性的变化。外周血中出现此种淋巴细胞，一般对应形态学上的异型淋巴细胞，主要是 $CD8^{+}$ T细胞(细胞毒性T细胞/抑制性T细胞，CTL/Ts)，少数为B细胞或浆细胞。

四、淋巴细胞识别策略

若要识别该系细胞是否成熟，需判断其是原淋巴细胞、幼淋巴细胞还是成熟淋巴细胞(包括大、中、小和异型淋巴细胞)。这需要观察者具备一定的眼力。若能准确识别出原、幼淋巴细胞的核质纤细特征，那么识别此类不成熟细胞就相对容易了。但区分原淋巴细胞和幼淋巴细胞却非常困难。一般来说，核仁纤细、无核仁者或者虽有核仁但核质粗糙者，可划分为幼淋巴细胞。但值得注意的是，大淋巴细胞和异型淋巴细胞的核质也有纤细之感，因此如何鉴别这两者，并将这两者与原、幼淋巴细胞区分开，需要统筹考虑。注意：正常成人骨髓中无原、幼淋巴细胞，它们的增多常见于急性淋巴细胞白血病/淋巴母细胞淋巴瘤(ALL/LBL)。

五、浆细胞识别策略

浆细胞是B细胞的终末分化阶段，不论原浆细胞、幼浆细胞还是成熟浆细胞，一般特征多较明显——核偏位、核旁淡染区(初浆区)、胞质呈强嗜碱性(深蓝色)且有空泡感。原浆细胞、幼浆细胞和成熟浆细胞的划分一般较容易，方法与其他三系造血细胞相似。注意：正常成人骨髓中无原、幼浆细胞，且浆细胞比例<2%，它们的增多常见于多发性骨髓瘤、浆细胞白血病等。

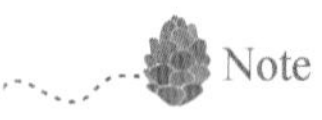

思考与讨论

如何理解异常淋巴细胞？

首先必须明确，异常淋巴细胞不是正常淋巴细胞，也不是异型淋巴细胞。在临床工作中，异常淋巴细胞在很多时候是淋巴瘤细胞的代名词，是一类恶性淋巴细胞的概念或属性，这一点至关重要，必须明确。

异常淋巴细胞既可以来源于B细胞，也可以来源于T细胞，其形态特征丰富多样。比如塞扎里细胞(Sézary 细胞，图 3-18)，就是一种形态特殊的T细胞淋巴瘤细胞，其形态特征如下：细胞大小不等，小者如成熟小淋巴细胞，胞核有深而窄的裂缝，并伴有重叠或折叠现象，呈核桃纹形、脑回形；核染色质较为致密，着色浓厚，无核仁；胞质量少，呈蓝色或亮蓝色，可有空泡或嗜天青颗粒。细胞化学染色结果：过碘酸希夫/PAS(＋)，β-葡萄糖醛酸酶(＋)，POX(－)，α-NAE(－)。在临床实践中，若在外周血中发现典型塞扎里细胞，一般高度提示塞扎里/Sézary 综合征，这是一种可累及全身的成熟T细胞瘤。该疾病常见特点如下：伴有剧烈瘙痒的泛发性红皮病，或伴有水肿及大量脱屑；以红皮病、淋巴结肿大和外周血中存在 Sézary 细胞为特征；在疾病终末期，所有内脏器官均可累及；其病因可能与病毒感染、环境因素、职业因素、遗传因素及长期存在的基础皮肤病变有关。

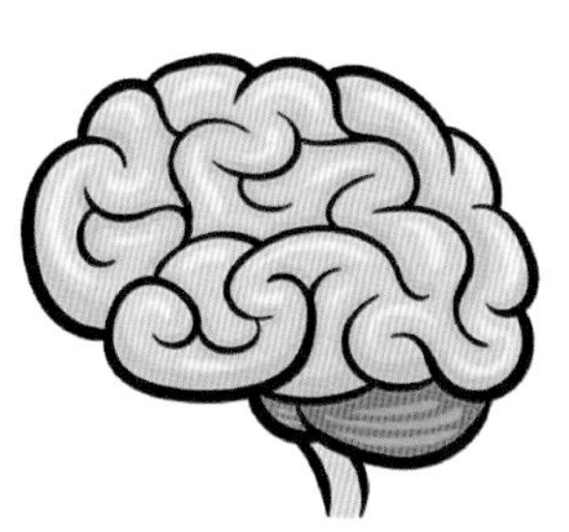
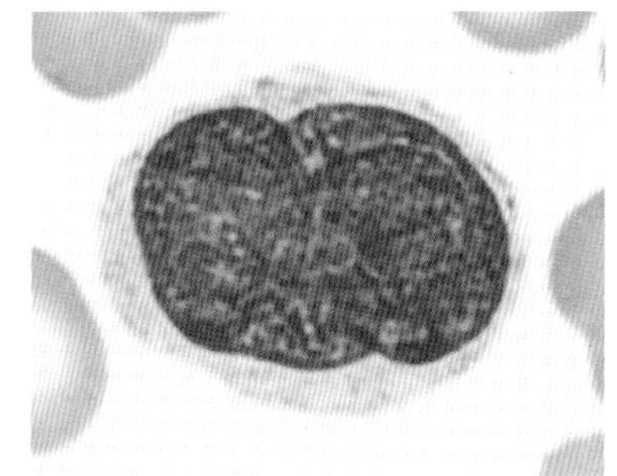

图 3-18 塞扎里细胞(Sézary 细胞)

(一) 原始淋巴细胞

胞体直径为 10～18 μm，形状为圆形或类圆形。胞核呈圆形或类圆形，核膜浓厚；核染色质细致，呈颗粒状；核仁为 1～2 个，清晰可见，呈淡蓝色。胞质较少，呈淡蓝色且透明，无颗粒，近核处可有一透明区。

扫码看视频：骨髓淋巴系细胞形态(一)

(二) 幼稚淋巴细胞

胞体直径为 10～16 μm，形状为圆形或类圆形。胞核呈圆形或类圆形，有时有凹陷，核仁模糊或消失，核染色质较原始淋巴细胞粗糙。胞质较少，呈淡蓝色且透明，偶有少许深染的紫红色嗜天青颗粒。

(三) 淋巴细胞

1. 大淋巴细胞 胞体直径为 12～15 μm，形状为圆形或类圆形。胞核呈椭圆形，常偏于一侧；核染色质紧密而均匀，呈深紫红色；核仁消失，有时隐约可见假核仁。胞质较多，呈清澈的淡蓝色，常有少许嗜天青颗粒。

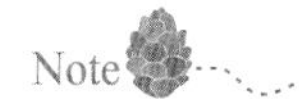

2. 小淋巴细胞 胞体直径为 6～9 μm，形状为圆形、类圆形或蝌蚪形等。胞核呈类圆形或有

小切迹；核染色质紧密，呈大块状，副染色质不明显（结块的边界不清晰），呈深紫红色；核仁消失，有时隐约可见假核仁。胞质极少（颇似裸核），呈淡蓝色，常无颗粒，有时可见胞质突起。

扫码看视频：骨髓淋巴系细胞形态（二）

（四）原始浆细胞

胞体直径为15～25 μm，形状为圆形或椭圆形。胞核呈圆形，占细胞的2/3以上，偏位或居中；核染色质呈粗颗粒网状，呈紫红色；核仁为2～5个。胞质量多，呈深蓝色且不透明，有核旁淡染区，无颗粒，可有空泡。

（五）幼稚浆细胞

胞体直径为12～16 μm，形状常为椭圆形。胞核呈圆形，常偏位；核染色质较原始浆细胞粗，呈深紫红色；核仁模糊或无。胞质丰富，呈深蓝色且不透明，常有空泡及核旁半月形淡染区，偶有少许嗜天青颗粒。

（六）浆细胞

胞体大小不一，直径为8～15 μm，形状常为椭圆形。胞核呈圆形且较小，占细胞1/3以下，有时可见双核，核常偏位；核染色质聚集，呈块状，副染色质为淡红色，形似龟背状，少数呈车轮状；无核仁（有时可见假核仁）。胞质丰富，呈深蓝色且不透明，有泡沫感（由分泌IgG所致），有时胞质呈弥漫红色或胞质边缘呈红色（由分泌型IgA所致），核旁常有明显的半月形淡染区即初浆区，偶见少许嗜天青颗粒。注意浆细胞与破骨细胞、幼红细胞的鉴别。

扫码看视频：骨髓单核系细胞形态

六、单核细胞系统形态特征

单核细胞系统（简称单核系）的总体特点：①胞体较大，可有伪足；②胞核较大，呈不规则形，常扭曲、折叠，核染色质疏松纤细、呈网状；③胞质较多，呈灰蓝色，常有空泡，充满弥散、细小粉尘样紫红色颗粒。单核系各阶段细胞特征见图3-19。

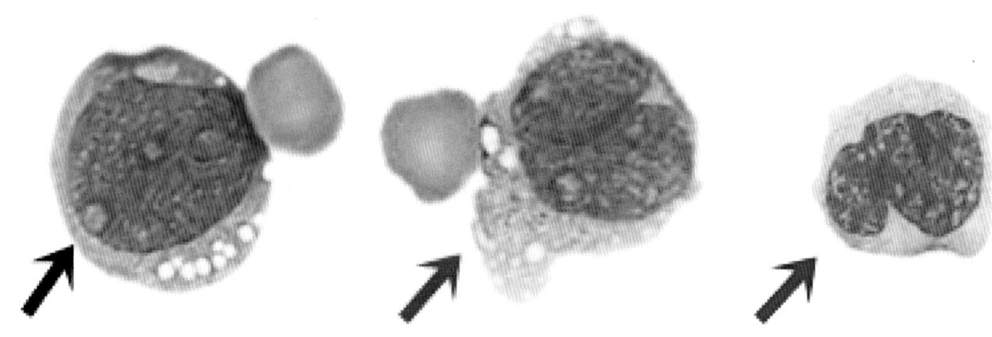

图3-19　单核系各阶段细胞形态特征

（原单核细胞↑，幼单核细胞↑，单核细胞↑）

（一）原始单核细胞

胞体直径为14～25 μm，形状为圆形或不规则形，有扭曲、折叠，有时可有伪足。胞核圆形、稍凹陷或不规则，可有折叠、扭曲；核染色质纤细、疏松，呈细丝网状，颜色为淡紫红色；核仁为1～3个（多数为1个），大而清晰。胞质较其他原始细胞多，呈灰蓝色或淡蓝色，不透明，呈毛玻璃样，可有空泡，颗粒无或有少许。原始单核细胞分为Ⅰ型和Ⅱ型，分型方法似原始粒细胞。

（二）幼稚单核细胞

胞体直径为15～25 μm，形状为圆形或不规则形，有时可有伪足。胞核常不规则，呈扭曲、折叠状，或有凹陷或切迹；核染色质开始聚集，呈丝网状；核仁有或消失。胞质增多，呈灰蓝色且不透明，可见空泡和细小紫红色的嗜天青颗粒。

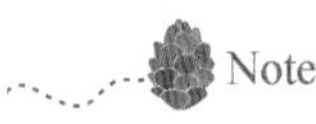

思考与讨论

如何识别骨髓单核系细胞？

一、整体印象

一个字概括：难。这种细胞的胞体形态多变，常展现出强大的功能特性——吞噬作用、抗原提呈和调节免疫能力。

二、识别策略

首先，要明确是否为单核系细胞。单核系细胞的典型特征包括胞体和（或）胞核形态不规则，胞质中常见空泡，以及染色质细致等。在识别时，应尤其注意这些特点。

其次，要判断细胞的成熟程度，即是原单核细胞、幼单核细胞还是成熟单核细胞。这个问题需要细致的观察和对比。即使是成熟单核细胞，也存在多种形态（图 3-20）。而原单核细胞和幼单核细胞在形态上非常相似，有时难以区分。那么，从形态学角度，有无行之有效的鉴别方法呢？答案是肯定的。一般而言，核质纤细、有核仁、有较多颗粒的细胞，或者核仁纤细、无核仁、无颗粒的细胞，均应划分为幼单核细胞。注意：正常骨髓中无原、幼单核细胞，它们的出现往往与急、慢性单核细胞白血病有关。因此，能够正确区别原、幼单核细胞是准确诊断该类白血病的关键。

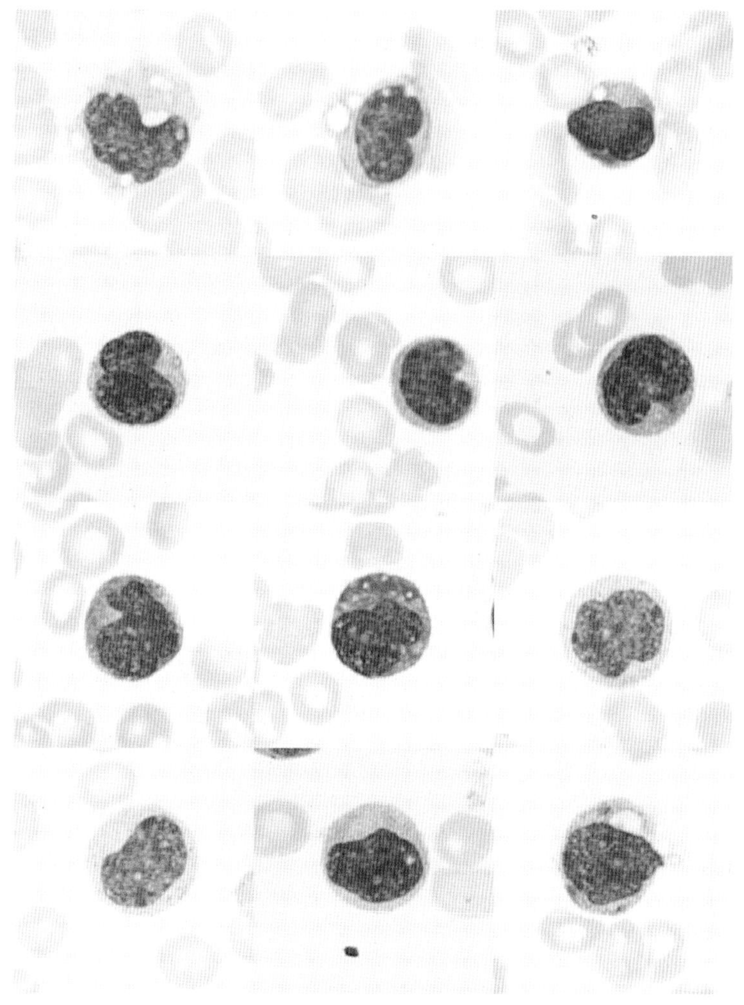

图 3-20　形态多样的单核细胞

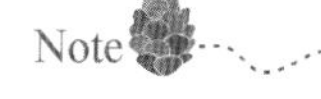

（三）单核细胞

胞体直径为 12～20 μm，形状为圆形或不规则形，常可见伪足。胞核不规则，常呈肾形、大肠状、马蹄形、S形、分叶形、笔架形等；核染色质疏松，可呈条索状、小块状。胞质量多，呈灰蓝色或灰红色，半透明如毛玻璃样；胞质内可见细小、分布均匀的灰尘样紫红色颗粒，常有空泡。单核细胞需要和中性中幼粒细胞和（或）中性晚幼粒细胞加以鉴别。

（四）巨噬细胞

单核细胞进入组织内变为巨噬细胞。巨噬细胞胞体大小不一，直径为 20～80 μm，形状不规则；胞质丰富，偏碱性，呈灰蓝色，内含嗜天青颗粒，多见空泡，含有大量吞噬物；胞核呈不规则形，染色质呈粗糙海绵状，分布不均匀；可有 1～2 个明显的核仁。Bessis 发现，在骨髓中，各阶段幼红细胞常成群存在，其中央为 1～2 个巨噬细胞，两者共称为“红细胞护卫现象”或幼红细胞岛（图 3-21）。幼红细胞岛常位于血窦附近，是红细胞生成的功能单位和解剖单位，实质上是细胞克隆所致。在相差显微镜下观察，可见中心的巨噬细胞胞质围绕幼红细胞快速运动，并与其密切接触。当幼红细胞成熟后，会逐渐离开巨噬细胞，贴近血窦壁，并准备脱核成为网织红细胞，进而进入外周血液循环。

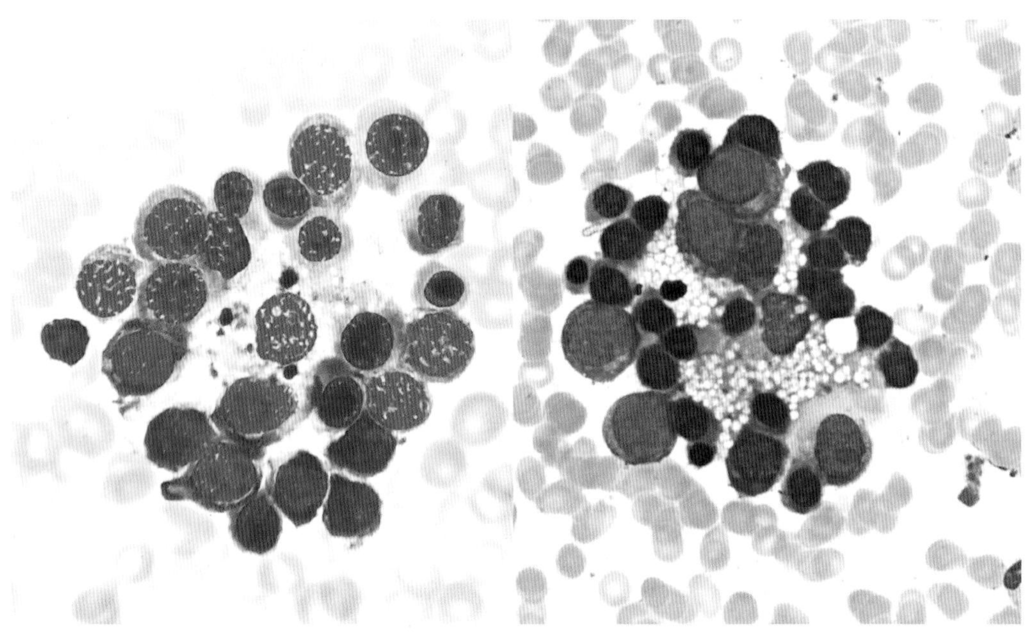

图 3-21　幼红细胞岛

在生理状态下，不同组织的巨噬细胞形态不同。其中，肝脏中的巨噬细胞含量最多，其次为肺组织中的肺泡巨噬细胞。此外，肠、脾、淋巴结、脑组织、皮肤以及浆膜等处也分布着丰富且功能各异的巨噬细胞（表 3-7）。

表 3-7　人体巨噬细胞的组织分布和名称

组织分布	细胞名称
皮肤	朗格汉斯细胞（Langerhans cell）
骨（髓）	破骨细胞，骨髓巨噬细胞
脑	小胶质细胞（Microglia）
肝脏	库普弗细胞（Kupffer cell）
肺	肺泡巨噬细胞（alveolar macrophage）

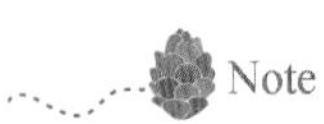

Note

续表

组织分布	细胞名称
脾	脾巨噬细胞
肾脏	肾小球系膜细胞(glomerular mesangial cell)
淋巴结	髓窦巨噬细胞
关节	滑膜巨噬细胞
肠道	肠道巨噬细胞
乳腺、生殖道及浆膜	巨噬细胞

七、其他细胞形态特征

在骨髓涂片中除了常见的各种不同阶段的血细胞外，还可以见到一些大小不一、形态各异的其他类型的细胞，这些细胞多属于非造血细胞范畴。尽管这些细胞在骨髓涂片分类计数时无须计入百分比，但在观察时也应注意它们的数量及有无形态学上的改变。鉴于这类细胞只存在于骨髓涂片中，所以临床上将这些细胞视作骨髓穿刺成功的标志。

（一）骨髓基质细胞形态

扫码看视频：骨髓基质细胞形态

1. 破骨细胞 骨髓中最大的多核细胞之一。其胞体巨大，直径为 50～100 μm，形态多不规则，边缘清晰或呈不规则撕纸状。胞核小，呈圆形或椭圆形，数量常较多，通常有数个至数十个，且大小较为一致，彼此孤立，无核丝相连；核染色质呈细粒状，幼稚型中可见 1～2 个较清晰的蓝色核仁（图 3-22A、图 3-23A），成熟型中多不见核仁（图 3-22B）。胞质极为丰富，幼稚型呈淡蓝色（图 3-22A），随着细胞的成熟，渐变成淡红色或红蓝相间（图 3-22B）；胞质中有大量细小或少量粗大的紫红色颗粒。识别破骨细胞时，需要与病态多圆核巨核细胞进行鉴别（图 3-22C）。

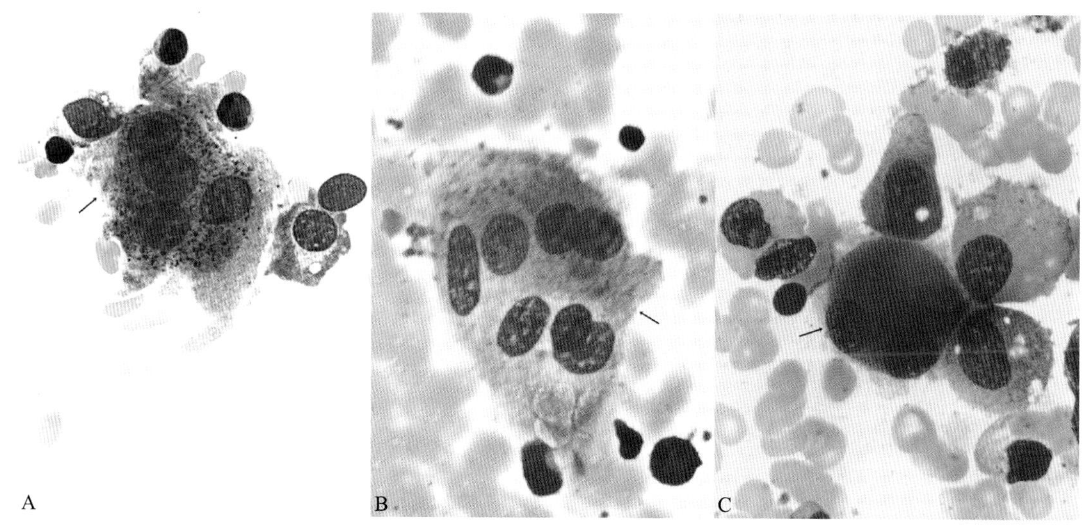

图 3-22 破骨细胞形态辨析

（A. 幼稚型破骨细胞；B. 成熟型破骨细胞；C. 病态多圆核巨核细胞）

2. 成骨细胞 胞体较大，直径为 20～40 μm，形状常为长椭圆形或不规则形，常多个成簇分布，有时单个存在，胞体边缘清晰或呈模糊的云雾状。胞核呈椭圆形或圆形，常偏于细胞一侧，呈粗网状，有 1～3 个较清晰的蓝色核仁。胞质丰富，呈深蓝色或淡蓝色，常有空泡，离核较远处常有椭圆形淡染区，偶见少许嗜天青颗粒（图 3-23B）。成骨细胞又称为造骨细胞，需要与浆细胞加以鉴别。

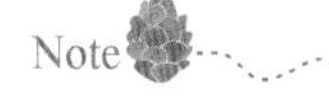

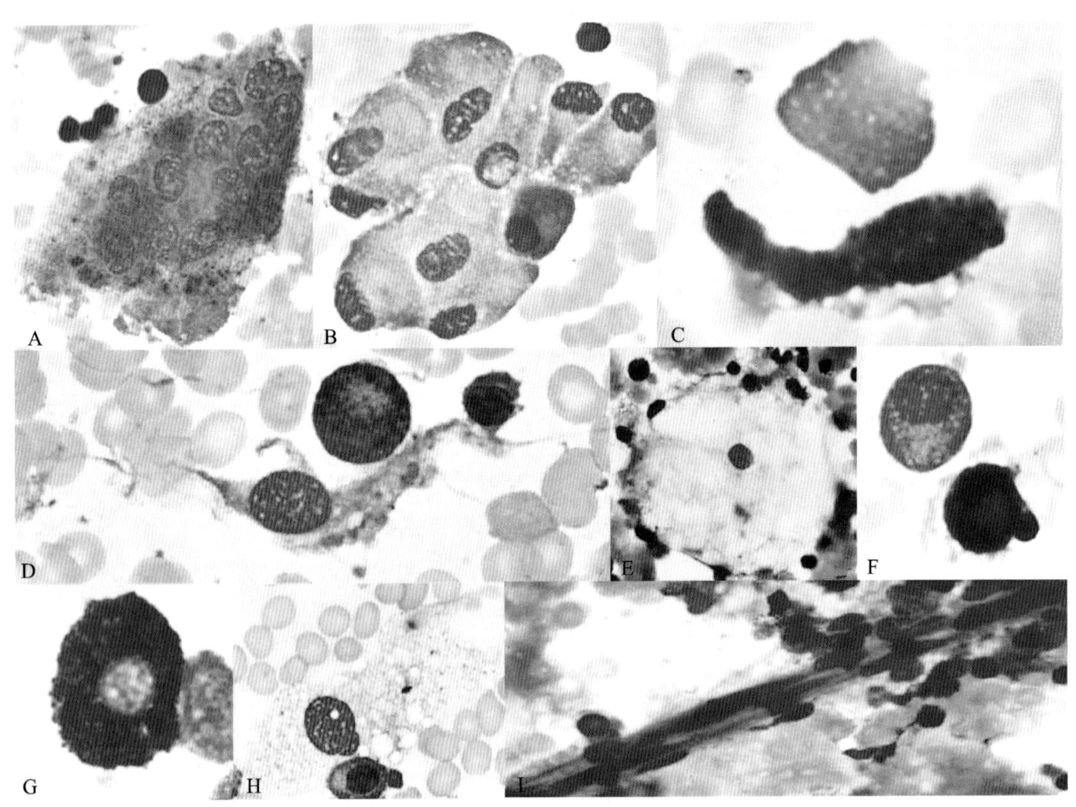

图 3-23　各种骨髓基质细胞形态特征

(A. 破骨细胞;B. 簇状分布的成骨细胞(偏右侧可见一只较小的浆细胞);C. 蝌蚪形的组织嗜碱细胞(胞核不可见);D. 组织细胞(偏下方);E. 脂肪细胞;F. 圆形且边缘有瘤状突起的组织嗜碱细胞(胞核隐约可见);G. 椭圆形的组织嗜碱细胞(胞核居中分布且清晰可见);H. 吞噬细胞;I. 血管内皮细胞)

3. 组织嗜碱细胞　又称肥大细胞。胞体直径为 12～20 μm,形状为蝌蚪形、梭形、圆形、椭圆形、多角形等。胞核较小,呈圆形,常被颗粒遮盖,核染色质模糊。胞质较丰富,充满粗大、排列紧密、大小一致的深紫蓝色的嗜碱性颗粒,胞质的边缘常可见突出的颗粒,染色时颗粒可被溶解而出现空泡(图 3-23C、F 和 G)。此外,部分组织嗜碱细胞胞质中的颗粒排列非常致密且覆盖核上,使胞核、胞质难以辨认,呈一黑色块状物,易被误认为异物而忽略。

4. 组织细胞　胞体大小不一(常较大),散在或成堆分布,形状以不规则形多见,长轴直径可达 20～50 μm,边缘多不整齐,呈撕纸状。胞核呈圆形或椭圆形,核染色质为粗网状,常有 1～2 个较清晰的蓝色核仁。胞质较丰富,呈淡蓝色,有少许嗜天青颗粒,有时含有吞噬的色素颗粒、脂肪滴、血细胞、细菌等(图 3-23D)。一般认为,组织细胞就是过去的"网状细胞",但实际上,"网状细胞"是一组异质性细胞群体,除组织细胞外,还包括其他细胞,如作为造血细胞的支架并参与形成造血微环境的基质细胞(即血窦外膜细胞)。然而,在光学显微镜下难以区分这些细胞,必须借助电镜、免疫组织化学等方法,故组织细胞不能完全替代"网状细胞"。

5. 脂肪细胞　该细胞由网状细胞或组织细胞摄取脂肪滴形成。胞体直径为 30～50 μm,形状为圆形或椭圆形,胞膜极易破裂,边缘不整齐。胞核较小,形状不规则,常被挤在一边,核染色质致密,无核仁。胞质充满大量大小不一的脂肪空泡,起初为小脂肪空泡,之后逐渐变大并融合成大脂肪空泡,中间有网状细丝,在核旁呈多色性(图 3-23E)。

6. 吞噬细胞　形态极不一致,多散在分布。胞核形状为圆形、椭圆形或不规则形,常为 1 个核,有时为双核,核常被挤至细胞的一侧,核染色质较疏松,核仁有或无。胞质多少不一,呈淡蓝色或淡红色,常有空泡,并含有数量不等的吞噬物,如空泡、色素、颗粒、有核细胞、红细胞、血小

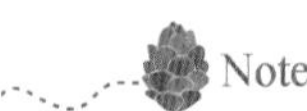

板、炭核、细菌等(图 3-23H)。

7. 血管内皮细胞 胞体直径为 25～30 μm，形态极不规则，形状多为长尾形、梭形(图 3-23I)。胞核呈圆形、椭圆形或不规则形，核染色质呈网状，多无核仁。胞质较少，分布于细胞的一端或两端，呈淡蓝色或淡红色，可有细小的紫红色颗粒，偶可见其中的正常和变形红细胞(图 3-24)。此外，中性粒细胞碱性磷酸酶(NAP)染色可以显示出内皮细胞胞质呈强阳性反应，有助于正确识别该细胞(图 3-25)。

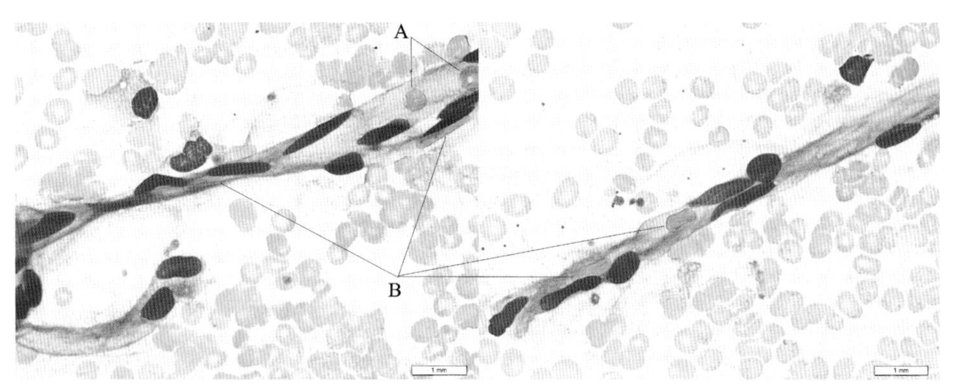

图 3-24 血管内皮细胞形态特征

(来自一慢性再生障碍性贫血患者骨髓涂片，内皮细胞间可见红细胞：A. 正常红细胞；B. 变形红细胞)

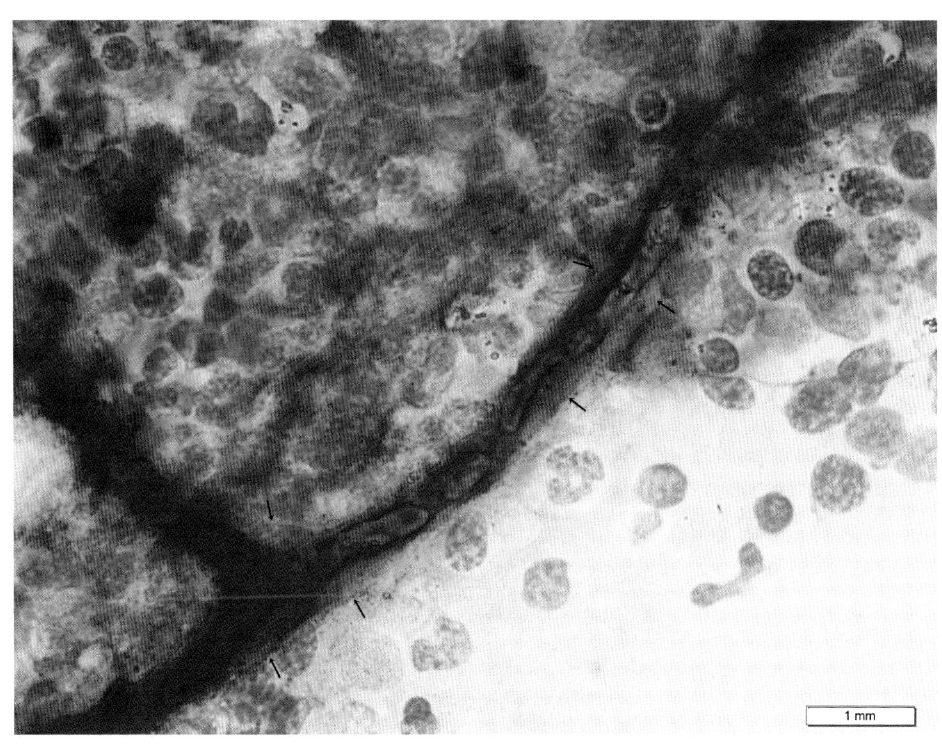

图 3-25 血管内皮细胞 NAP 胞质染色阳性

(来自一骨髓增殖性肿瘤(MPN)患者骨髓涂片，内皮细胞↑间可见红细胞＊)

8. 纤维细胞 成熟者为单个核的纤维细胞，长轴直径可达 30 μm 以上，周边不整齐，呈撕扯状，与网状细胞形态相似。胞质极为丰富，呈极淡蓝色，内含粉红色丝状物和细小颗粒。染色质呈粗网状，核仁无或模糊。

(二) 退化细胞

退化细胞多数是由推片过程中人为因素造成的血细胞破坏。

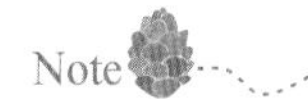

1. 涂抹细胞 此种细胞常见于血涂片中，其大小不一，通常只含有一个退化的核而无胞质，胞核肿胀，核结构常模糊不清，呈均匀的淡紫红色，有时可见核仁。推片时，核易被拉成扫帚状，形如竹篮，故又称篮细胞（图 3-26）。当涂抹细胞较多时，应优化制片方法，如可将胎牛血清与待检外周血标本按 1∶4 的比例混匀后再进行制片，此方法可极大减少推片过程中人为因素造成的涂抹细胞产生。

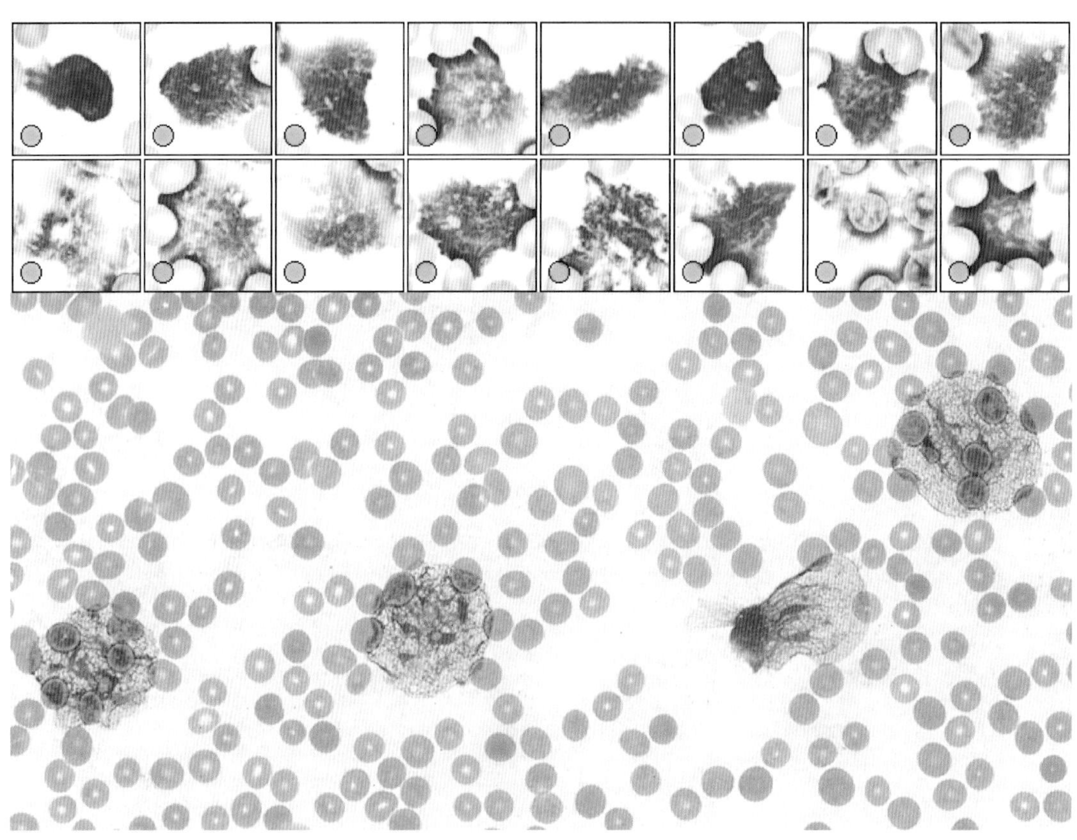

图 3-26 涂抹细胞的各种形态

2. 法拉塔(Ferrata)细胞 此种细胞多见于骨髓涂片中，为晚期早幼粒细胞或早期中幼粒细胞在推片时被人为地推散而形成的退化细胞（图 3-27）。胞体较大，胞膜破裂、边缘不整齐，细胞扁平而无立体感；胞质呈淡蓝色，其间散布着嗜天青颗粒；胞核较大，呈卵圆形，染色质呈粗网状且着色较淡，或部分核已溶解，呈均匀的红色，核仁可见或无，核膜有时不完整。退化的嗜酸性粒细胞被称为嗜酸性 Ferrata 细胞（图 3-27）。

扫码看视频：骨髓细胞分裂象

（三）细胞分裂象

血细胞通过分裂进行增殖，主要以有丝分裂（间接分裂）来实现。其分裂过程分为以下四期（图 3-28）。

1. 前期 此时核膜完整，核仁消失，核染色质聚集成染色体，宛如线团或丝球，故又称线团期或单丝球期。

2. 中期 核膜崩解消失，染色体呈“V”形，在赤道板上呈辐射状整齐排列，形成星状或菊花状，又称为赤道板期或单星状期。

3. 后期 每一染色体纵裂为二，故数目增加一倍。这些子染色体平均分开，并分别移向细胞两极形成双星，又称为两极期或双子星期。

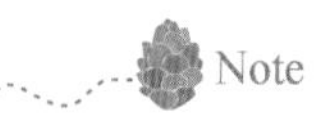

4. 末期 胞质中间部位收缩，呈哑铃状，或进而断裂为两个分离的细胞，其间以细丝相连，染色体逐渐形成两个丝网状结构的核，又称为双丝球期。

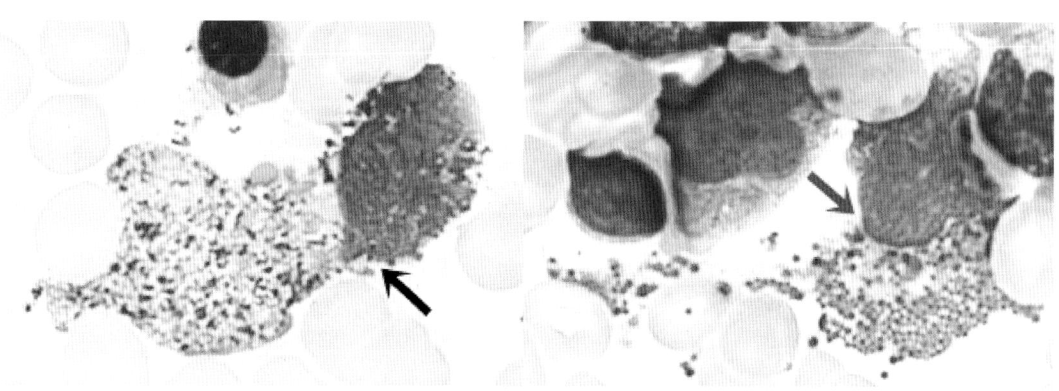

图 3-27 Ferrata 细胞形态特征

（中性 Ferrata 细胞↑；嗜酸性 Ferrata 细胞↑）

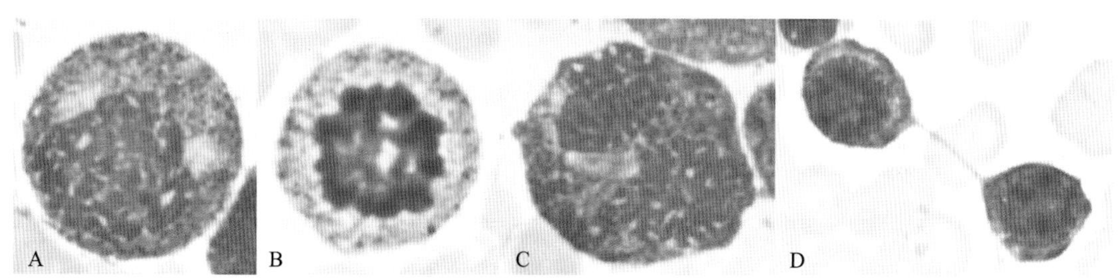

图 3-28 血细胞分裂象形态特征

（A. 有丝分裂前期；B. 有丝分裂中期；C. 有丝分裂后期；D. 有丝分裂末期）

第三节 正常血细胞形态观察及考核

实训一 红细胞系统形态观察

【目的】 掌握骨髓红细胞系统（简称红系）各阶段细胞形态特征知识，能够在镜下正确识别并评价该系细胞形态。

【标本】 正常骨髓涂片，溶血性贫血骨髓涂片。

【操作流程】 选取一张现有的、理想的骨髓涂片→用低倍镜（10×）观察全片，选取红细胞分布均匀的区域→滴加一滴香柏油，并于油镜（100×）下进行红系细胞的观察。

【绘图】 使用彩笔在下表内画出你在观察中看到的红系各阶段细胞（注意：①细胞大小、比例准确；②胞核为紫红色，核仁为淡蓝色；③原红细胞、早幼红细胞胞质为深蓝色，中幼红细胞胞质为灰红色，晚幼红细胞胞质为淡粉红色；④该系师生绘图作品见图 3-29；⑤本系统相邻阶段血细胞的鉴别点见表 3-8 至表 3-10）。

原红细胞	早幼红细胞	中幼红细胞

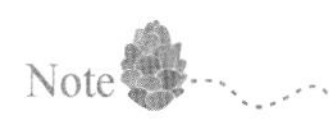

续表

原 红 细 胞	早幼红细胞	中幼红细胞
晚幼红细胞	**网织红细胞**	**红细胞**

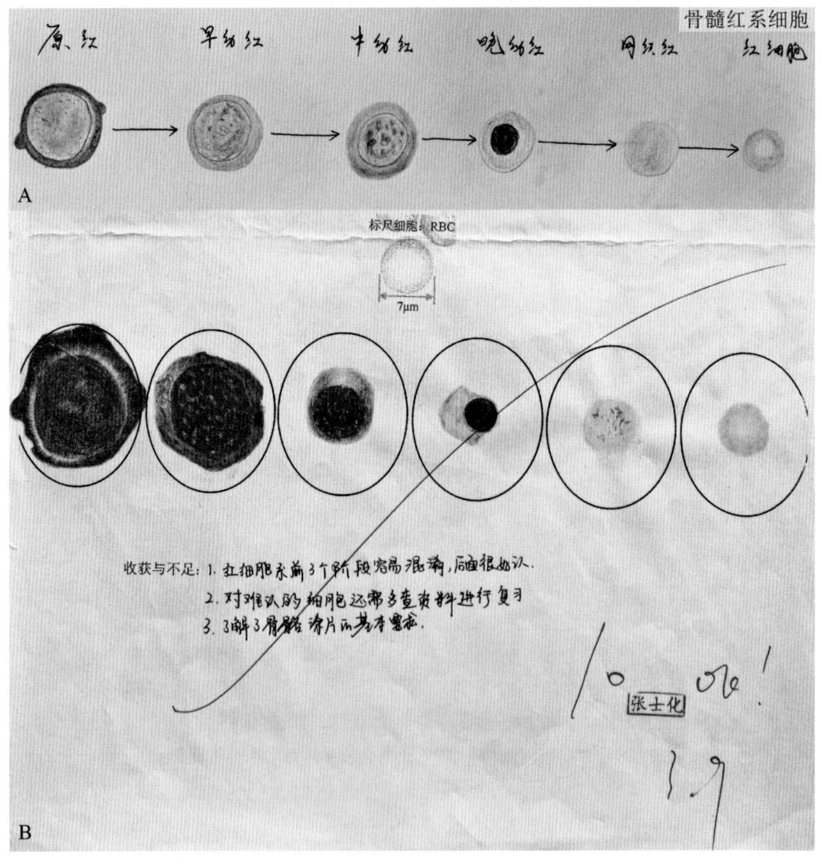

图 3-29　骨髓红系细胞的师生绘图作品

（A. 教师绘图；B. 学生绘图）

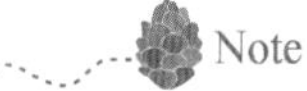

表 3-8 原红细胞与早幼红细胞鉴别点

鉴别点 \ 细胞	原红细胞(↑)	早幼红细胞(↑)
典型图像		
胞体直径	15～25 μm	10～18 μm
胞体形态	圆形或椭圆形,常有瘤状突起	圆形或椭圆形,可有瘤状突起
胞核形态	圆形,约占细胞的 4/5,居中或稍偏一侧	圆形或椭圆形,占细胞的 2/3 以上,居中或稍偏位
核仁	1～3 个,大小不一	模糊或无
染色质	粗颗粒状,有聚集趋势	粗颗粒状或小块状
胞质量	较多	略增多
胞质颜色	深蓝色且不透明,可见核周淡染区	不透明蓝色或深蓝色,可见核周淡染区
胞质颗粒	无	无

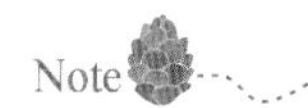

表 3-9　早幼红细胞与中幼红细胞鉴别点

细胞 鉴别点	早幼红细胞(↑)	中幼红细胞(↑)
典型图像		
胞体直径	10～18 μm	8～15 μm
胞体形态	圆形或椭圆形,可有瘤状突起	圆形
胞核形态	圆形或椭圆形,占细胞的 2/3 以上,居中或稍偏位	圆形或椭圆形,约占细胞的 1/2,居中
核仁	模糊或无	无
染色质	粗颗粒状或小块状	块状,如打碎墨砚感,副染色质明显
胞质量	略增多	多
胞质颜色	不透明蓝色或深蓝色,可见核周淡染区	灰蓝色、灰红色或蓝色
胞质颗粒	无	无

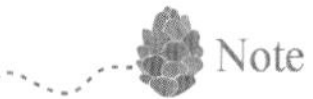

表 3-10　中幼红细胞与晚幼红细胞鉴别点

细胞 / 鉴别点	中幼红细胞(↑)	晚幼红细胞(↑)
典型图像	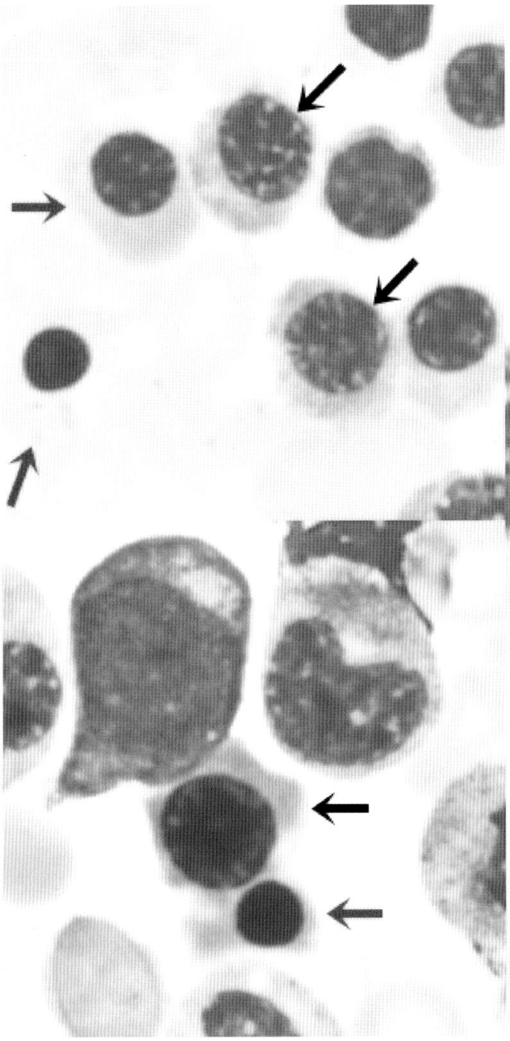	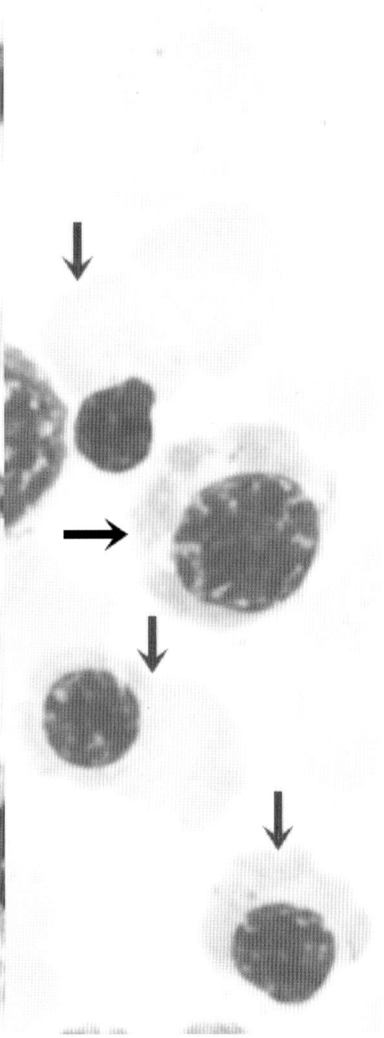
胞体直径	8～15 μm	7～10 μm
胞体形态	圆形	圆形
胞核形态	圆形或椭圆形,约占细胞的 1/2,居中	圆形,占细胞的 1/2 以下,居中或偏位
核仁	无	无
染色质	块状,如打碎墨砚感,副染色质明显	固缩成团块状,副染色质可见或无
胞质量	多	多
胞质颜色	灰蓝色或灰红色	浅红色或灰红色
胞质颗粒	无	无

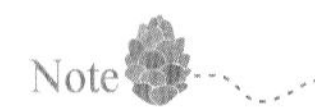

考核一 红细胞系统形态 DOPS 评量

姓名：
性别：□男 □女
学号(工号)：
身份：□在校生 □实习生 □工作人员

评量根据： □教学计划 □实习计划 □工作要求

评量对象： □个人 □小组

评量教师姓名：

被评量者的表现			要加油		差一点	不错	很棒		N/A
骨髓细胞形态学知识									
前测	后测	红细胞系统形态	前测	□1	□2	□3	□4	□5	□6
			后测	□1	□2	□3	□4	□5	□6
□	□	能说出外周血红细胞的数量与形态							
□	□	能说出血红蛋白的结构与功能							
□	□	能说出核仁有无与核质粗细对于该系各阶段划分的价值							
□	□	能说出胞质颜色对于该系各阶段划分的价值							
□	□	能说出核质比对于该系各阶段划分的价值							

满分：6 分
评量结果

□前测：__________分 □合格：≥3.6 分 □不合格：<3.6 分
□后测：__________分 □合格：≥3.6 分 □不合格：<3.6 分

被评量者反馈：

评量教师反馈：

Note

直接观察时间：__________分钟 教师反馈时间：__________分钟 评估时间：____年____月____日

续表

操作记录

DOPS 评量总结
各项评量结果： 骨髓血细胞形态知识——红细胞系统 □合格　□不合格　□N/A 被评量者通过评量，可以进行独立操作 □是　　□否，再评量日期：____年____月____日

实训二　粒细胞系统形态观察

【目的】 掌握骨髓粒细胞系统（简称粒系）各阶段细胞形态特征知识，能够在镜下正确识别并评价该系细胞形态。

【标本】 正常骨髓涂片，慢性粒细胞白血病骨髓涂片。

【操作流程】 选取一张现有的、理想的骨髓涂片→用低倍镜（10×）观察全片，选取粒细胞分布均匀的区域→滴加一滴香柏油，并于油镜（100×）下进行粒系细胞的观察。

【绘图】 使用彩笔在下表内画出你在观察中看到的粒系各阶段细胞（注意：①细胞大小、比例准确；②胞核为紫红色，核仁为淡蓝色，早幼粒细胞胞质常为淡蓝色、蓝色或深蓝色，在鉴别早幼粒细胞及其后续阶段细胞时，一要注意胞核形态的变化，二要注意非特异性颗粒和 3 种特异性颗粒的区别；③该系师生绘图作品见图 3-30；④该系相邻阶段细胞的鉴别点见表 3-11 至表 3-15，该系细胞与其他系相似细胞的鉴别点见表 3-16 和表 3-17）。

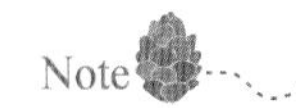

原粒细胞（Ⅰ型）	原粒细胞（Ⅱ型）	早幼粒细胞
中性中幼粒细胞	嗜酸性中幼粒细胞	嗜碱性中幼粒细胞
中性晚幼粒细胞	嗜酸性晚幼粒细胞	嗜碱性晚幼粒细胞
中性杆状核粒细胞	嗜酸性杆状核粒细胞	嗜碱性杆状核粒细胞
中性分叶核粒细胞	嗜酸性分叶核粒细胞	嗜碱性分叶核粒细胞

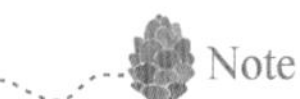

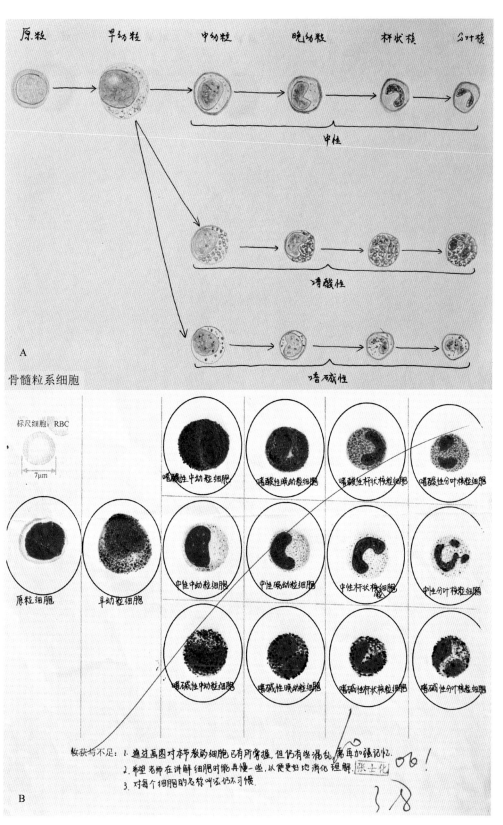

图 3-30　骨髓粒系细胞的师生绘图作品

（A. 教师绘图；B. 学生绘图）

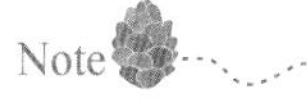

扫码看视频：原粒细胞与早幼粒细胞鉴别

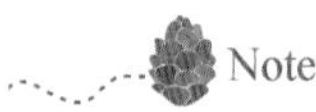

表 3-11　原粒细胞与早幼粒细胞鉴别点

鉴别点＼细胞	原粒细胞(↑)	早幼粒细胞(↑)
典型图像	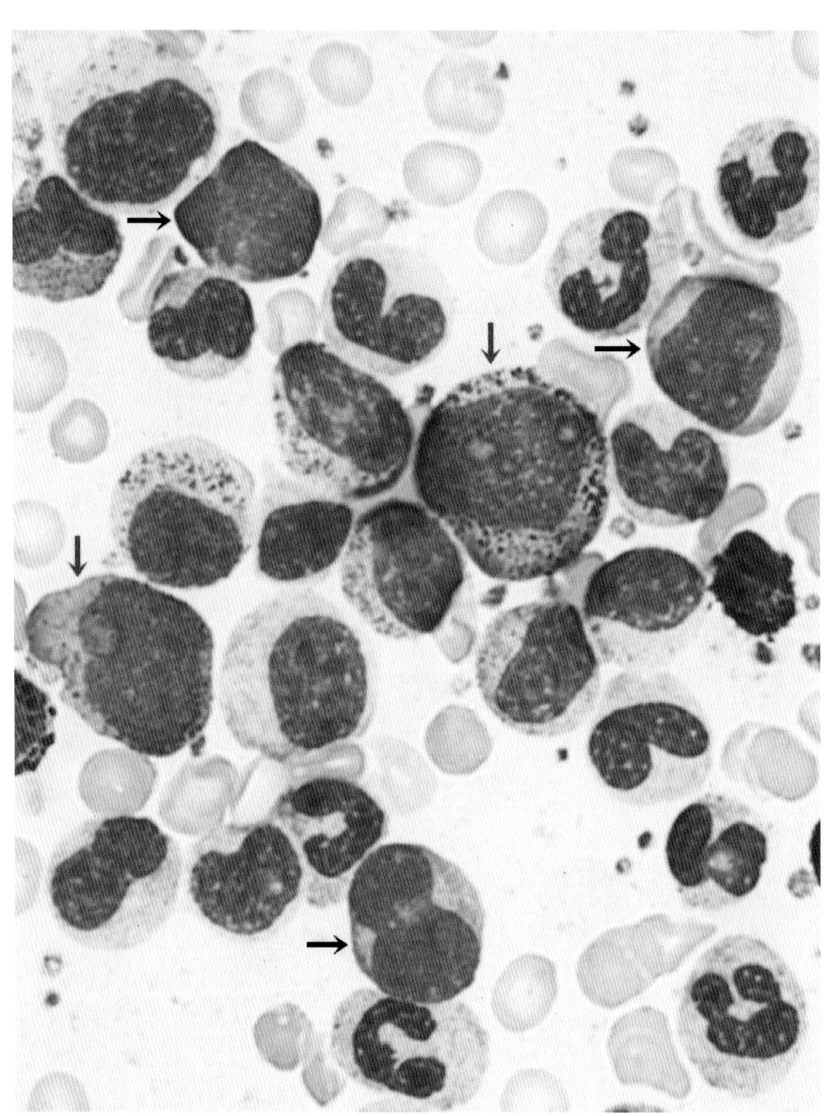	
胞体直径	10～20 μm	12～25 μm
胞体形态	圆形或类圆形	圆形或椭圆形
胞核形态	多为圆形或类圆形	圆形、椭圆形或一侧微凹陷，常偏位
核仁	2～5 个，较小	清晰、模糊或消失
染色质	细颗粒状，均匀平坦如薄沙	聚集，较原粒细胞粗
胞质量	较少	较多或多
胞质颜色	水彩样透明的天蓝色或深蓝色	深蓝色或蓝色
胞质颗粒	无或有少量细小颗粒	数量不等、粗细不均的 A 颗粒

表 3-12 早幼粒细胞与中幼粒细胞鉴别点

细胞 鉴别点	早幼粒细胞(↑)	中幼粒细胞(↑)
典型图像	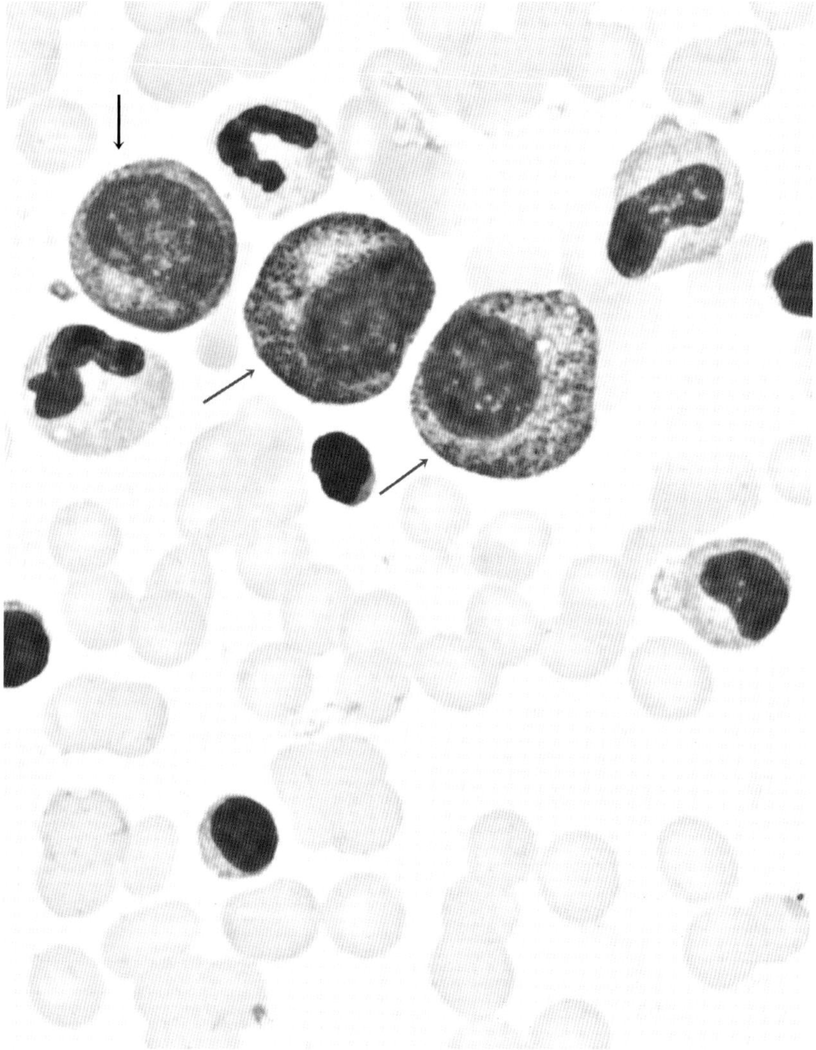	
胞体直径	12～25 μm	10～20 μm
胞体形态	圆形或椭圆形	圆形或椭圆形
胞核形态	圆形、椭圆形或一侧微凹陷，常偏位	椭圆形、一侧扁平或略凹陷
核仁	清晰、模糊或消失	消失
染色质	聚集，较原粒细胞粗	聚集呈条索块状
胞质量	较多或多	多
胞质颜色	深蓝色或蓝色	淡蓝色或淡红色
胞质颗粒	数量不等、粗细不均的嗜天青颗粒	出现特异性颗粒，非特异性颗粒常较多

扫码看视频：早幼粒细胞与中性中幼粒细胞鉴别

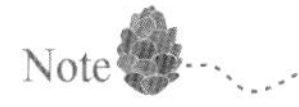

表 3-13 中幼粒细胞与晚幼粒细胞鉴别点

鉴别点＼细胞	中幼粒细胞（↑）	晚幼粒细胞（↑）
典型图像	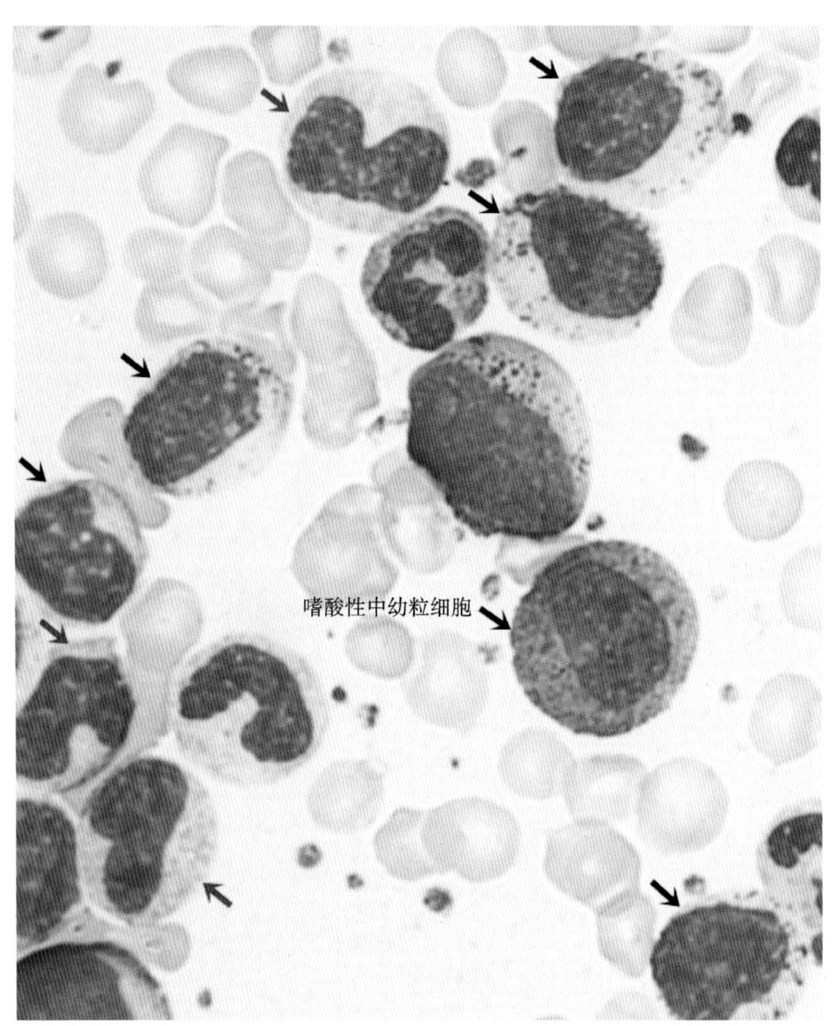	
胞体直径	10～20 μm	10～16 μm
胞体形态	圆形或椭圆形	圆形
胞核形态	椭圆形、一侧扁平或略凹陷	明显凹陷呈肾形、马蹄形或半月形等
核仁	消失	无
染色质	聚集呈条索块状	粗条块状，出现副染色质
胞质量	多	多
胞质颜色	淡蓝色或淡红色	淡蓝色
胞质颗粒	出现特异性颗粒，非特异性颗粒常较多	充满特异性颗粒，非特异性颗粒少或无

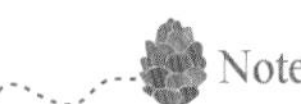

表 3-14　晚幼粒细胞与杆状核粒细胞鉴别点

细胞 鉴别点	晚幼粒细胞(↑)	杆状核粒细胞(↑)
典型图像		
胞体直径	10～16 μm	10～15 μm
胞体形态	圆形	圆形
胞核形态	明显凹陷呈肾形、马蹄形或半月形等	呈杆状或带状、S形、U形等
核仁	无	无
染色质	粗条块状，出现副染色质	粗块状，副染色质明显
胞质量	多	多
胞质颜色	淡蓝色	淡蓝色
胞质颗粒	充满特异性颗粒，非特异性颗粒少或无	充满特异性颗粒

Note
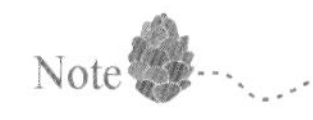

表 3-15　杆状核粒细胞与分叶核粒细胞鉴别点

细胞 鉴别点	杆状核粒细胞(↑)	分叶核粒细胞(↑)
典型图像	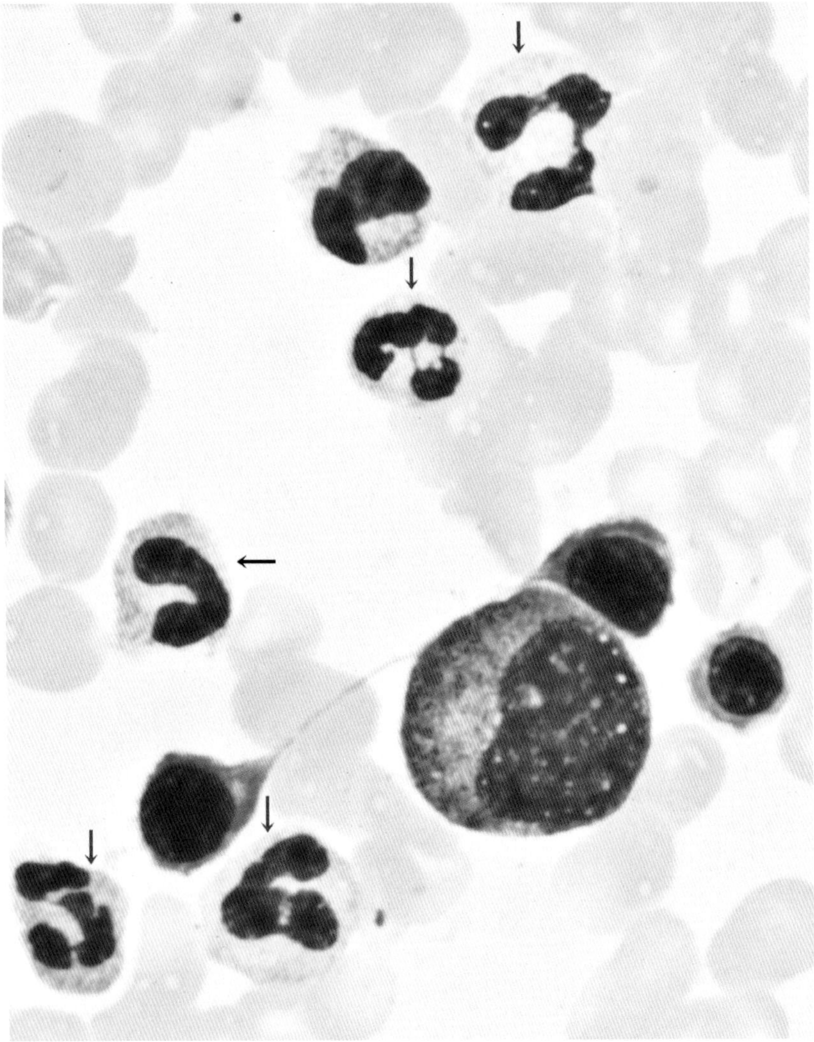	
胞体直径	10～15 μm	10～14 μm
胞体形态	圆形	圆形
胞核形态	呈杆状或带状、S形、U形等	分叶，多为2～5叶
核仁	无	无
染色质	粗块状，副染色质明显	粗块状，副染色质明显
胞质量	多	多
胞质颜色	淡蓝色	淡红色
胞质颗粒	充满特异性颗粒	充满特异性颗粒

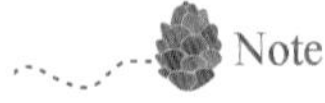

Note

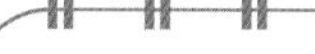

表 3-16 原红细胞与原粒细胞鉴别点

鉴别点 \ 细胞	原红细胞(↑)	原粒细胞(↑)
典型图像		
胞体	直径为 15～25 μm,常可见瘤状突起	直径为 10～20 μm
核仁	1～3 个,界限常不清晰	2～5 个,界限清晰
染色质	颗粒状(较粗),不太均匀,着色深	细颗粒状,分布均匀平坦
胞质颜色	深蓝色且不透明,着色不均匀,如油画蓝感	天蓝色或深蓝色,着色均匀

扫码看视频:原红细胞与原粒细胞鉴别

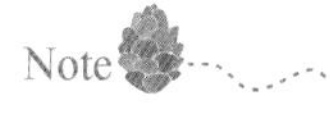

表 3-17　晚幼红细胞与凋亡粒细胞鉴别点

鉴别点＼细胞	晚幼红细胞(↑)	凋亡粒细胞(↑)
典型图像	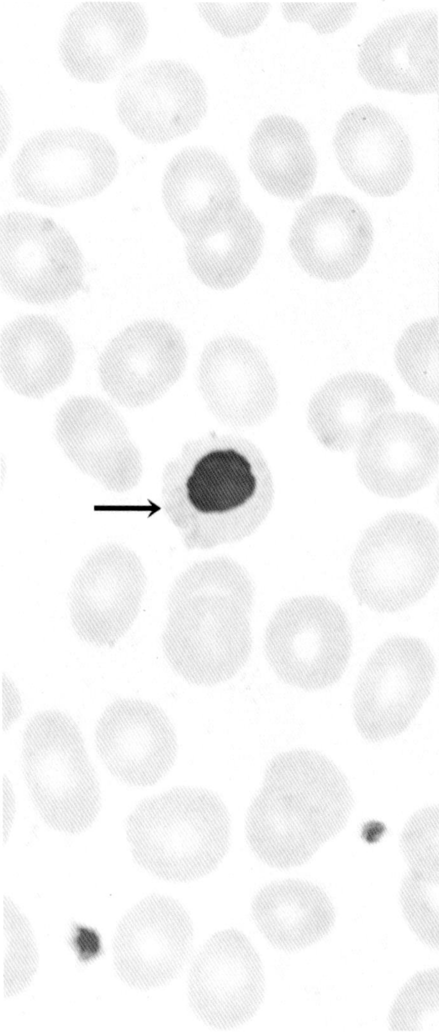	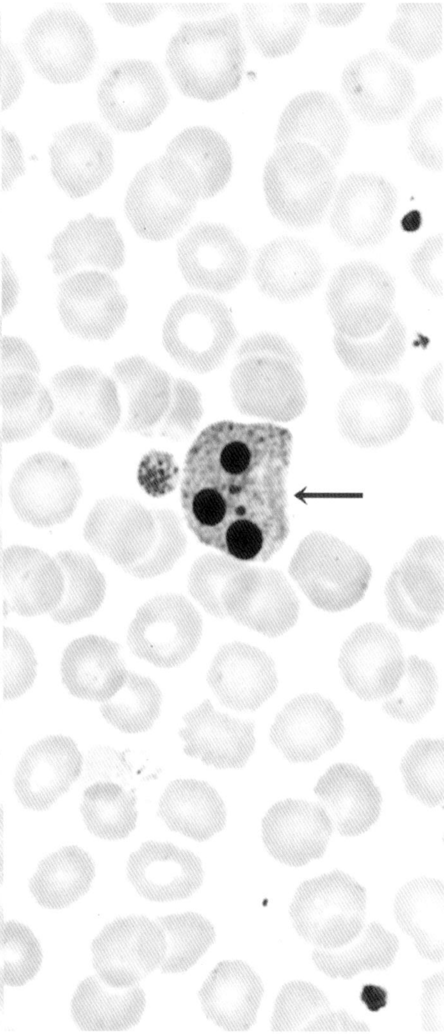
胞体直径	7～10 μm	10～15 μm
胞体形态	圆形	圆形
胞核形态	圆形，占细胞的 1/2 以下，居中或偏位	1 个至多个圆形核小体
核仁	无	无
染色质	固缩成团块状，副染色质可见或无	高度固缩
胞质量	多	多少不一
胞质颜色	浅红色或灰红色	淡红色
胞质颗粒	无	中性颗粒

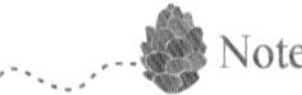

考核二　粒细胞系统形态 DOPS 评量

姓名：
性别：□男　□女
学号(工号)：
身份：□在校生　□实习生　□工作人员

评量根据：□教学计划　□实习计划　□工作要求

评量对象：□个人　□小组

评量教师姓名：

被评量者的表现			要加油			差一点	不错	很棒		N/A
骨髓细胞形态学知识										
前测	后测	粒细胞系统形态	前测	□1	□2	□3	□4	□5	□6	
			后测	□1	□2	□3	□4	□5	□6	
□	□	能说出外周血三种成熟粒细胞的数量与比例								
□	□	能说出外周血三种成熟粒细胞的功能								
□	□	能说出中性粒细胞内中性颗粒的特征								
□	□	能说出嗜酸性粒细胞内嗜酸性颗粒的特征								
□	□	能说出嗜碱性粒细胞内嗜碱性颗粒的特征								
□	□	能说出胞核形态对于该系各阶段划分的价值								
□	□	能说出核仁有无与核质粗细对于该系各阶段划分的价值								
□	□	能说出胞质颗粒和颜色对于该系各阶段划分的价值								
□	□	能说出核质比对于该系各阶段划分的价值								

满分：6 分
评量结果

□前测：__________分　□合格：≥3.6 分　□不合格：<3.6 分
□后测：__________分　□合格：≥3.6 分　□不合格：<3.6 分

被评量者反馈：

评量教师反馈：

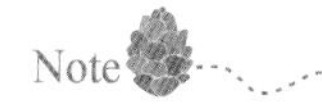

直接观察时间：__________分钟　教师反馈时间：__________分钟　评估时间：____年____月____日

续表

操 作 记 录

DOPS 评量总结
各项评量结果： 骨髓血细胞形态知识——粒细胞系统 □合格　□不合格　□N/A 被评量者通过评量，可以进行独立操作 □是　　□否，再评量日期：____年____月____日

实训三　巨核细胞系统形态观察

【目的】 掌握骨髓巨核细胞系统（简称巨核系）各阶段细胞形态特征知识，能够在镜下正确识别并评价该系细胞形态。

【标本】 正常骨髓涂片，特发性血小板减少性紫癜骨髓涂片。

【操作流程】 选取一张现有的、理想的骨髓涂片→用低倍镜（10×）观察全片，选取巨核细胞分布均匀的区域→滴加一滴香柏油，并于油镜（100×）下进行巨核系细胞的观察。

【绘图】 使用彩笔在下表内画出你在观察中看到的巨核系各阶段细胞（注意：①细胞大小、比例准确；②胞核为紫红色，核仁为淡蓝色；③该系师生绘图作品见图 3-31；④区分不成熟巨核细胞和成熟巨核细胞在染色质粗细程度方面的差别，该系相邻阶段细胞的鉴别点见表 3-18 至表 3-20；⑤该系细胞与其他系相似细胞的鉴别点见表 3-21 和表 3-22）。

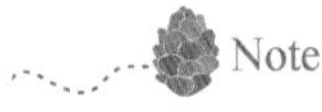

原巨核细胞	幼巨核细胞
颗粒型巨核细胞	**产板型巨核细胞**
裸核型巨核细胞	**血小板**

Note

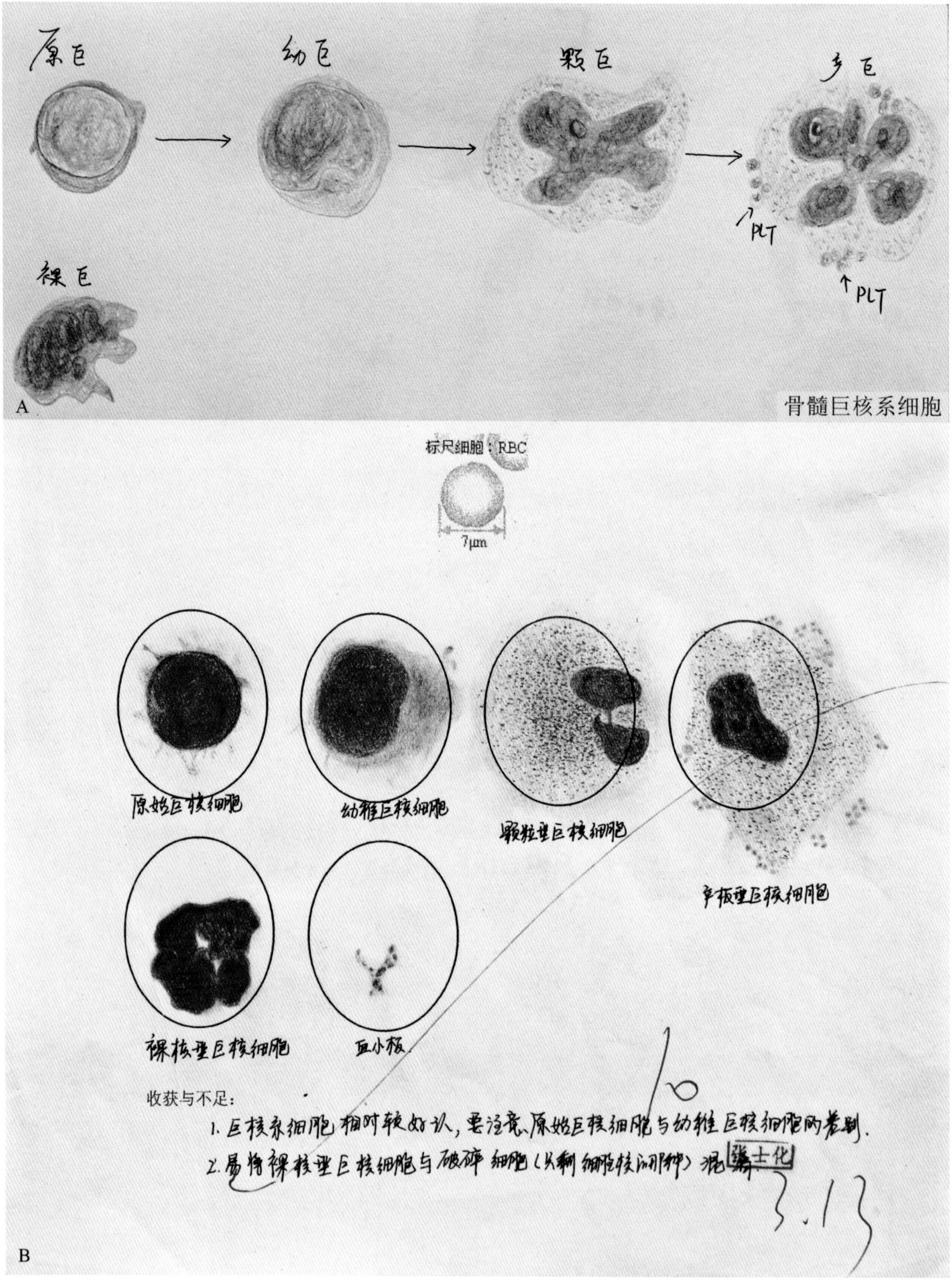

图 3-31　骨髓巨核系细胞的师生绘图作品

（A. 教师绘图；B. 学生绘图）

表 3-18 原巨核细胞与幼巨核细胞鉴别点

鉴别点 \ 细胞	原巨核细胞(↑)	幼巨核细胞(↑)
典型图像		
胞体直径	15～30 μm	30～50 μm
胞体形态	圆形或不规则形,可有指状突起	不规则形
胞核形态	圆形、椭圆形或不规则形,约占细胞的 3/4 以上	不规则形
核仁	2～3 个,不清晰	模糊或无
染色质	粗颗粒状,排列紧密	粗块状或小块状
胞质量	较少	较丰富
胞质颜色	深蓝色或蓝色	深蓝色或蓝色
胞质颗粒	无	近核处可出现少许细小且大小一致的紫红色嗜天青颗粒

Note 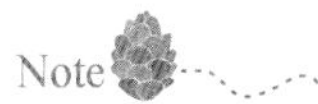

表 3-19　幼巨核细胞与颗粒型巨核细胞鉴别点

鉴别点＼细胞	幼巨核细胞(↑)	颗粒型巨核细胞(↑)
典型图像		
胞体直径	30～50 μm	40～100 μm
胞体形态	不规则形	不规则形，胞膜完整
胞核形态	不规则形	不规则，多呈分叶状，常重叠
核仁	模糊或无	无
染色质	粗块状或小块状	呈条索状或团块状
胞质量	较丰富	丰富
胞质颜色	深蓝色或蓝色	淡蓝色或淡红色
胞质颗粒	近核处可出现少许细小且大小一致的紫红色嗜天青颗粒	充满细小一致的嗜天青颗粒

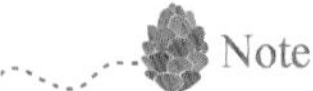

表 3-20 颗粒型巨核细胞与产板型巨核细胞鉴别点

鉴别点＼细胞	颗粒型巨核细胞(↑)	产板型巨核细胞(↑)
典型图像	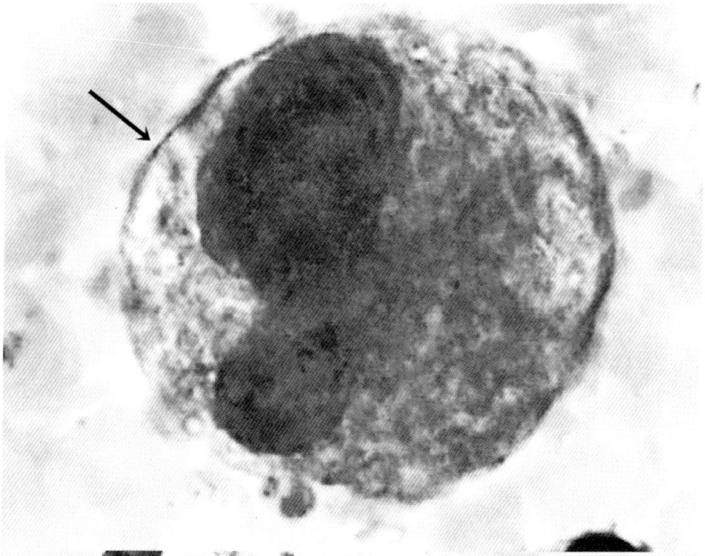	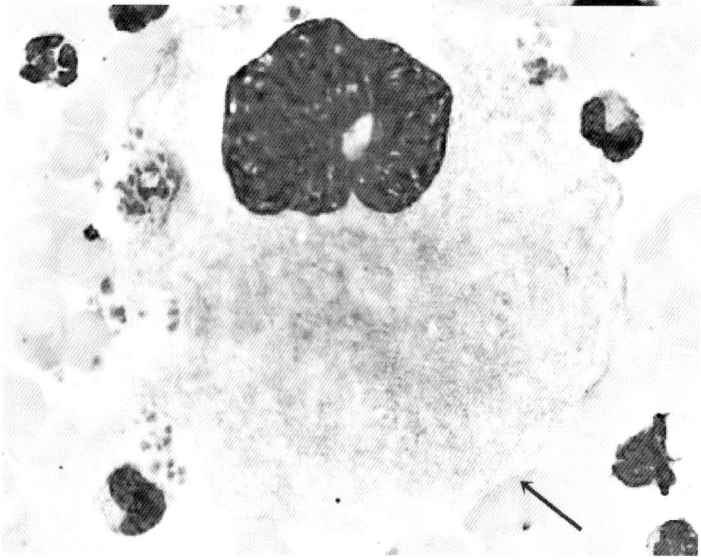
胞体直径	40～100 μm	40～100 μm
胞体形态	不规则形，胞膜完整	不规则形，胞膜不完整
胞核形态	不规则，多呈分叶状，常重叠	不规则，高度分叶，常重叠
核仁	无	无
染色质	呈条索状或团块状	呈条状或块状
胞质量	丰富	极丰富
胞质颜色	淡蓝色或淡红色	粉红色
胞质颗粒	充满细小一致的嗜天青颗粒	颗粒丰富，形成并释放雏形血小板

Note

表 3-21　原红细胞与原巨核细胞鉴别点

鉴别点 \ 细胞	原红细胞（↑）	原巨核细胞（↑）
典型图像	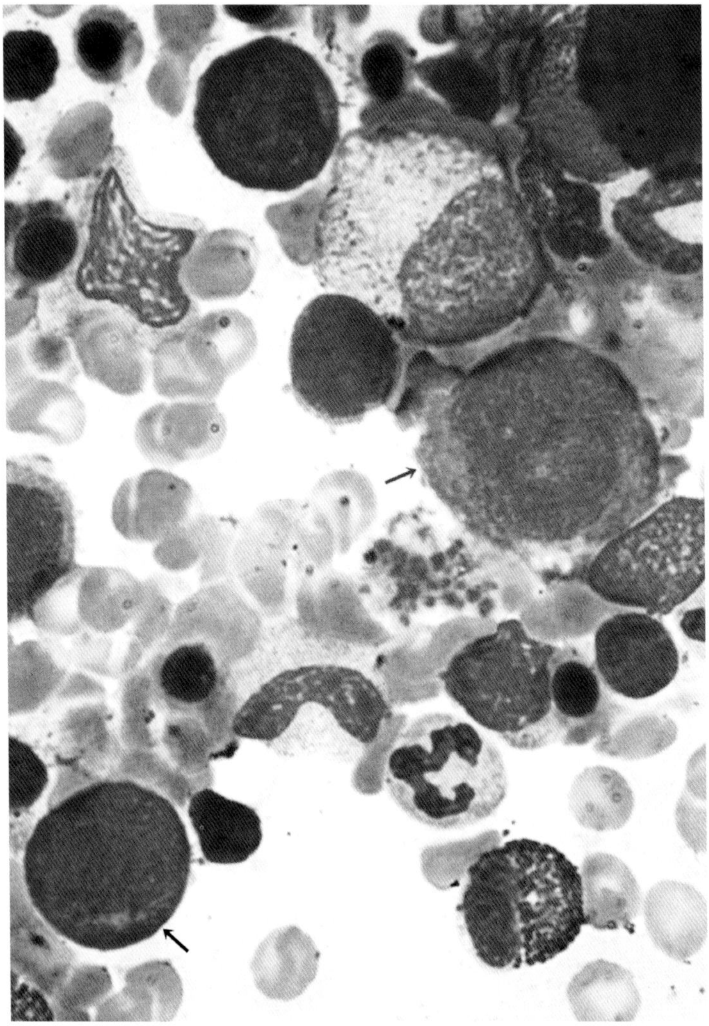	
胞体直径	15～25 μm	15～30 μm
胞体形态	圆形或椭圆形，常有瘤状突起	圆形或不规则形，可有指状突起
胞核形态	圆形，约占细胞的 4/5，居中或稍偏一侧	圆形、椭圆形或不规则形，约占细胞的 3/4 以上
核仁	1～3 个，大小不一	2～3 个，不清晰
染色质	粗颗粒状，有聚集趋势	粗颗粒状，排列紧密
胞质量	较多	较少
胞质颜色	深蓝色且不透明，可见核周淡染区	深蓝色或蓝色
胞质颗粒	无	无

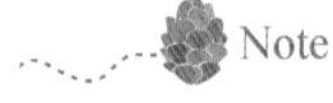

表 3-22 破骨细胞与巨核细胞鉴别点

鉴别点＼细胞	破骨细胞（↑）	巨核细胞（↑）
典型图像	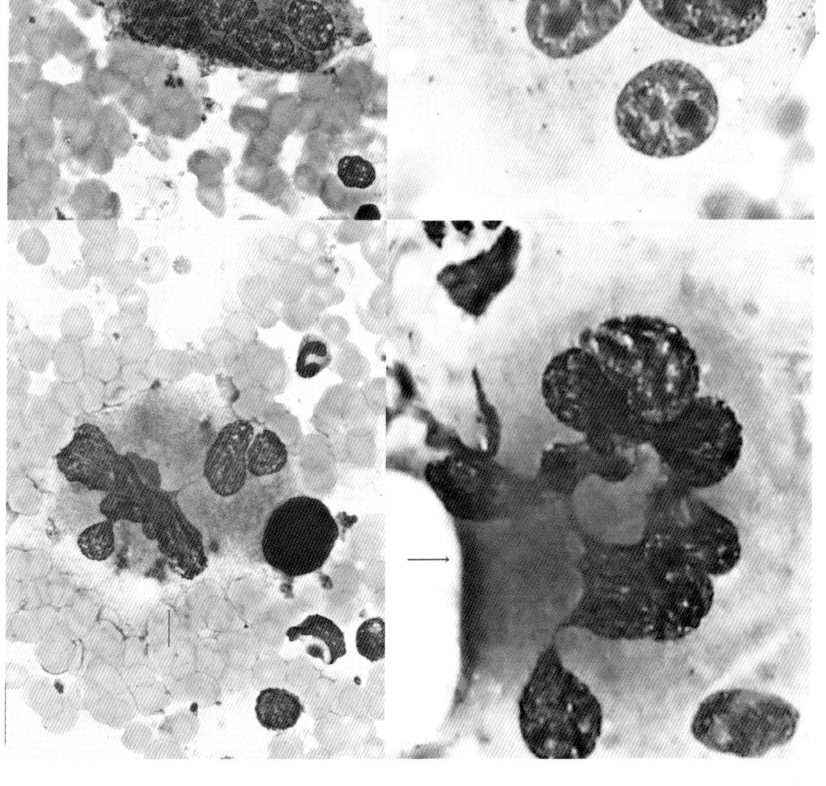	
胞核形态	圆形或椭圆形，1～100 个，彼此孤立，无核丝相连	不规则形，高度分叶，但彼此重叠，常分不清核叶数
染色质	粗网状	条状或块状
核仁	每个核常有 1～2 个，较清楚	无
胞质颗粒	有大量较细小、大小一致的淡紫红色颗粒，或同时伴有粗大的紫红色颗粒	有大量较细小、大小一致的淡紫红色嗜天青颗粒

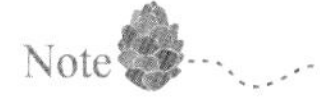

考核三　巨核细胞系统形态 DOPS 评量

姓名：
性别：□男　□女
学号(工号)：
身份：□在校生　□实习生　□工作人员

评量根据：□教学计划　□实习计划　□工作要求

评量对象：□个人　□小组

评量教师姓名：

<table>
<tr><td colspan="3">被评量者的表现</td><td colspan="3">要加油</td><td>差一点</td><td>不错</td><td colspan="2">很棒</td><td>N/A</td></tr>
<tr><td colspan="11">骨髓血细胞形态学知识</td></tr>
<tr><td rowspan="2">前测</td><td rowspan="2">后测</td><td rowspan="2">巨核细胞系统形态</td><td>前测</td><td>□1</td><td>□2</td><td>□3</td><td>□4</td><td>□5</td><td>□6</td><td></td></tr>
<tr><td>后测</td><td>□1</td><td>□2</td><td>□3</td><td>□4</td><td>□5</td><td>□6</td><td></td></tr>
<tr><td>□</td><td>□</td><td colspan="9">能说出外周血血小板的数量与形态</td></tr>
<tr><td>□</td><td>□</td><td colspan="9">能说出细胞大小对于该系各阶段划分的价值</td></tr>
<tr><td>□</td><td>□</td><td colspan="9">能说出核仁有无与核质粗细对于该系各阶段划分的价值</td></tr>
<tr><td>□</td><td>□</td><td colspan="9">能说出胞质颜色和颗粒对于该系各阶段划分的价值</td></tr>
<tr><td>□</td><td>□</td><td colspan="9">能说出核质比对于该系各阶段划分的价值</td></tr>
</table>

满分：6 分
评量结果

□前测：__________分　□合格：≥3.6 分　□不合格：<3.6 分
□后测：__________分　□合格：≥3.6 分　□不合格：<3.6 分

被评量者反馈：

评量教师反馈：

Note

直接观察时间：__________分钟　教师反馈时间：__________分钟　评估时间：____年____月____日

续表

操 作 记 录
DOPS 评量总结
各项评量结果： 骨髓血细胞形态知识——巨核细胞系统 □合格 □不合格 □N/A 被评量者通过评量，可以进行独立操作 □是 □否，再评量日期：____年____月____日

实训四　淋巴及浆细胞系统形态观察

【目的】 掌握骨髓淋巴及浆细胞系统（简称淋巴及浆系）各阶段细胞形态特征知识，能够在镜下正确识别并评价该系细胞形态。

【标本】 正常骨髓涂片，急性淋巴细胞白血病和多发性骨髓瘤骨髓涂片。

【操作流程】 选取一张现有的、理想的骨髓涂片→用低倍镜（10×）观察全片，选取淋巴及浆细胞分布均匀的区域→滴加一滴香柏油，并于油镜（100×）下进行淋巴及浆系细胞观察。

【绘图】 使用彩笔在下表内画出你在观察中看到的淋巴及浆系各阶段细胞（注意：①细胞大小、比例准确；②胞核为紫红色，核仁为淡蓝色；③该系师生绘图作品见图 3-32；④区分未成熟淋巴细胞和淋巴细胞在染色质粗细程度方面的差别以及未成熟浆细胞和浆细胞在染色质粗细程度方面的差别，该系相邻阶段细胞的鉴别点见表 3-23 和表 3-24；⑤该系细胞与其他系相似细胞的鉴别点见表 3-25 至表 3-31）。

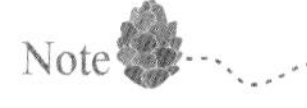

原淋巴细胞	幼淋巴细胞	小淋巴细胞

中淋巴细胞	大淋巴细胞	大颗粒淋巴细胞

异型淋巴细胞（Ⅰ型）	异型淋巴细胞（Ⅱ型）	异型淋巴细胞（Ⅲ型）

原浆细胞	幼浆细胞	浆细胞

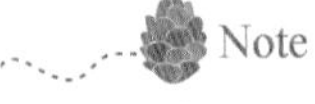
Note

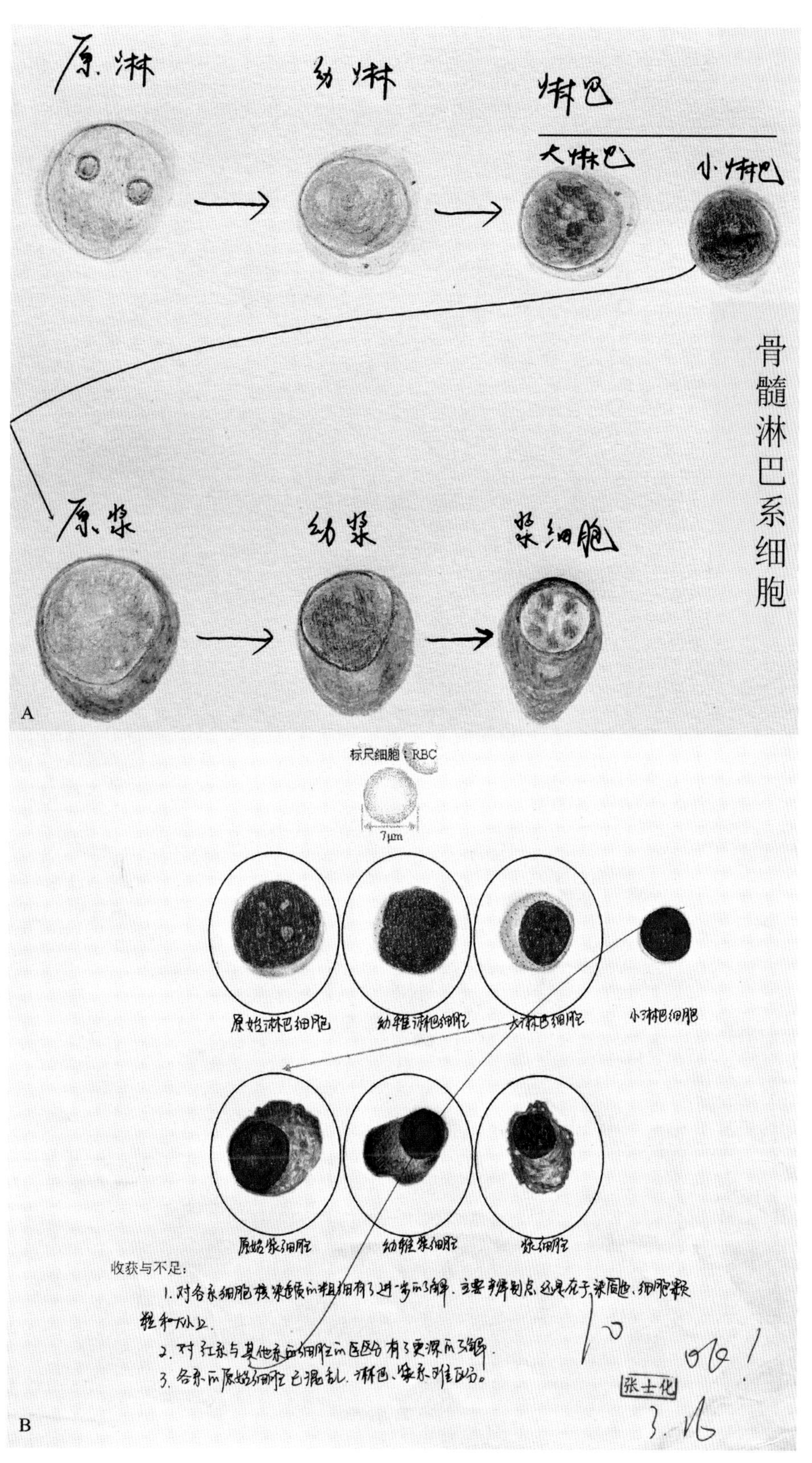

图 3-32 骨髓淋巴及浆系细胞的师生绘图作品

（A. 教师绘图；B. 学生绘图）

表 3-23　未成熟淋巴细胞与淋巴细胞鉴别点

细胞 鉴别点	未成熟淋巴细胞		淋巴细胞	
	原淋巴细胞(↑)	幼淋巴细胞(↑)	大淋巴细胞( )	小淋巴细胞(↑)
典型图像	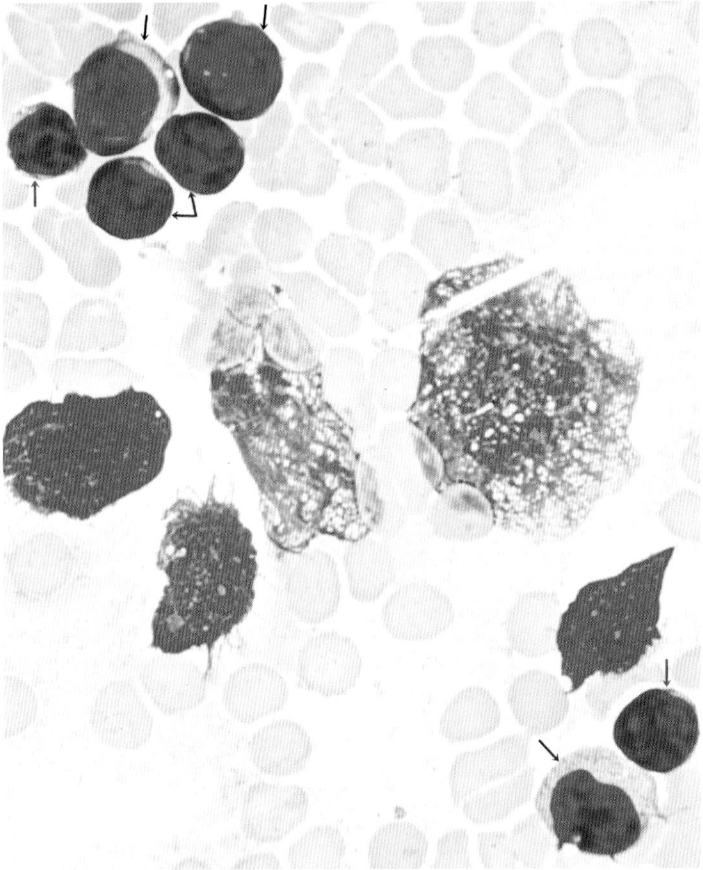			
胞体直径	10～18 μm	10～16 μm	12～15 μm	6～9 μm
胞体形态	圆形或类圆形	圆形或类圆形	圆形	圆形或类圆形
胞核形态	圆形或类圆形	圆形或类圆形	椭圆形，常偏位	椭圆形或有小切迹
核仁	1～2 个，较清晰	模糊或消失	消失	消失
染色质	粗颗粒状	粗糙、紧密	紧密而均匀	大块状，紧密，副染色质不明显
胞质量	少	少	较多	很少
胞质颜色	淡蓝色，可见核周淡染区	蓝色	清澈的淡蓝色	淡蓝色
胞质颗粒	无	偶有少量嗜天青颗粒	常有嗜天青颗粒	常无，有时有少许紫红色颗粒

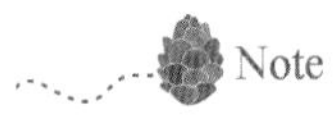
Note

表 3-24　未成熟浆细胞与浆细胞鉴别点

鉴别点＼细胞	未成熟浆细胞		浆细胞(↑)
	原浆细胞(↑)	幼浆细胞(↑)	
典型图像			
胞体直径	15～25 μm	12～16 μm	8～15 μm
胞体形态	圆形或椭圆形	常为椭圆形	圆形或椭圆形
胞核形态	圆形或卵圆形，较大，占细胞的 2/3 以上，常偏位	圆形或椭圆形，约占细胞的 1/2，常偏位	圆形或椭圆形，较小，占细胞 1/3 以下，居中或偏位
核仁	2～5 个，清晰	模糊或无	无
染色质	粗颗粒网状	较原浆细胞粗密	粗密块状，呈车辐状排列，副染色质较明显
胞质量	较多	丰富	丰富
胞质颜色	不透明深蓝色，有核旁淡染区	不透明深蓝色，有核旁淡染区	不透明深蓝色，个别呈红色，有明显核旁淡染区
胞质颗粒	无	偶有少许紫红色颗粒	偶有少许紫红色颗粒
空泡	可有	常有	明显

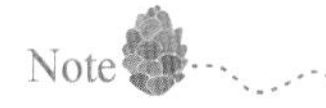

表 3-25　原粒细胞与原淋巴细胞鉴别点

鉴别点＼细胞	原粒细胞(↑)	原淋巴细胞(↑)
典型图像		
胞体大小	10～20 μm	10～18 μm
胞体形态	规则,圆形或类圆形	规则,圆形或类圆形
胞核形态	规则,多为圆形或类圆形	规则,圆形或类圆形
核仁	2～5 个,小而清晰	1～2 个,较清晰
染色质	细颗粒状,分布均匀,有轻度厚实感	粗颗粒状,排列紧密,分布不均匀,有明显厚实感
胞质量	较少	少
Auer 小体	可见	无
胞质颜色	天蓝色或深蓝色,透明	淡蓝色,透明

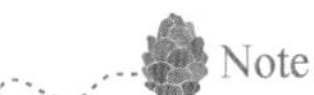

表 3-26 单核细胞型异型淋巴细胞、单核细胞与大淋巴细胞鉴别点

鉴别点 \ 细胞	单核细胞型异型淋巴细胞(↑)	单核细胞(↑)	大淋巴细胞(↑)
典型图像	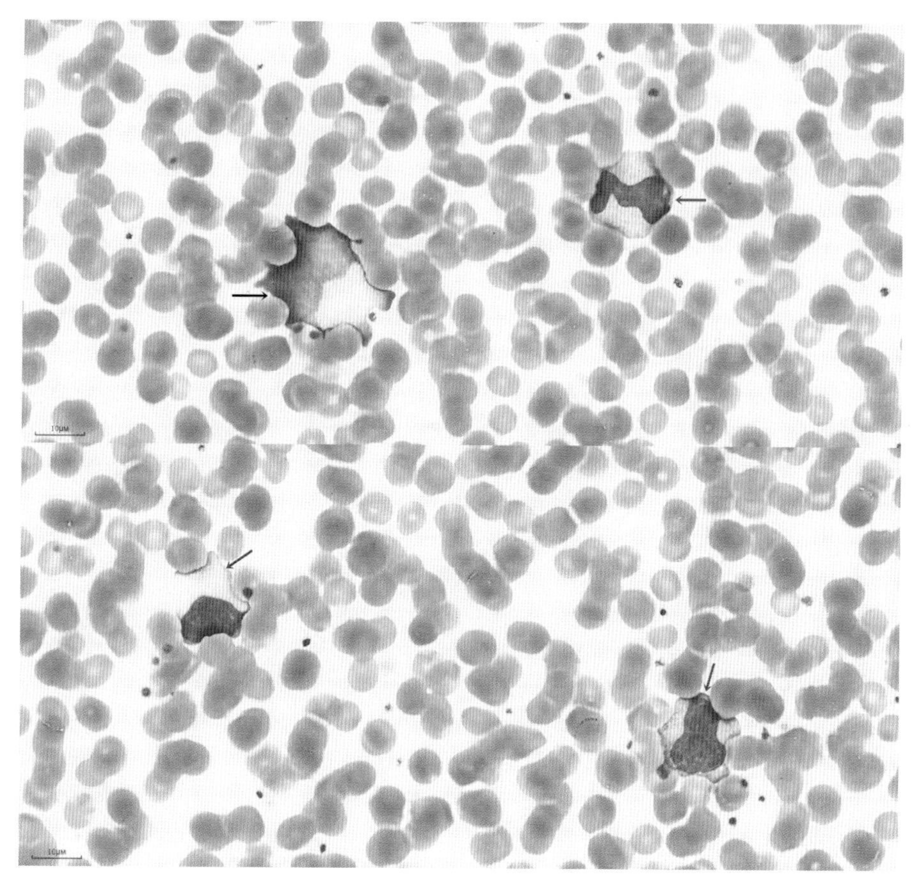		
胞体直径	12～20 μm	12～20 μm	12～15 μm
胞体形态	常不规则	圆形或不规则,可见伪足	圆形
胞核形态	不规则	不规则,呈扭曲、折叠状或大肠形、马蹄形、笔架形、S形等	椭圆形,常偏位
核仁	消失	消失	消失
染色质	细致、疏松	疏松,呈粗网状或条索状	紧密而均匀
胞质量	丰富	多	较多
胞质颜色	蓝色,有透明感,边缘处深蓝色且似裙摆样	浅灰蓝色或略带红色	清澈的淡蓝色
胞质颗粒	可有少许空泡及嗜天青颗粒	可有细小、分布均匀的灰尘样紫红色嗜天青颗粒	常有嗜天青颗粒

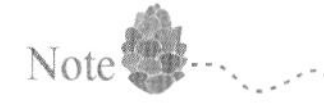

表 3-27　中性中幼粒细胞与大颗粒淋巴细胞鉴别点

鉴别点 \ 细胞	中性中幼粒细胞(↑)	大颗粒淋巴细胞(↑)
典型图像		
胞体直径	10～20 μm	12～18 μm
胞体形态	圆形或椭圆形	圆形
胞核形态	椭圆形、一侧扁平或略凹陷	椭圆形，常偏位
核仁	消失	消失
染色质	聚集呈条索块状	紧密而均匀
胞质量	多	较多
胞质颜色	淡蓝色或淡红色	清澈的淡蓝色
胞质颗粒	出现特异性颗粒，A 嗜天青颗粒常较多	常有嗜天青颗粒

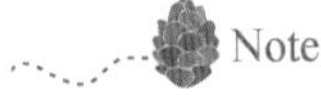

表 3-28　浆细胞型异型淋巴细胞、成骨细胞与浆细胞鉴别点

细胞 鉴别点	浆细胞型 异型淋巴细胞(↑)	成骨细胞(↑)	浆细胞(↑)
典型图像	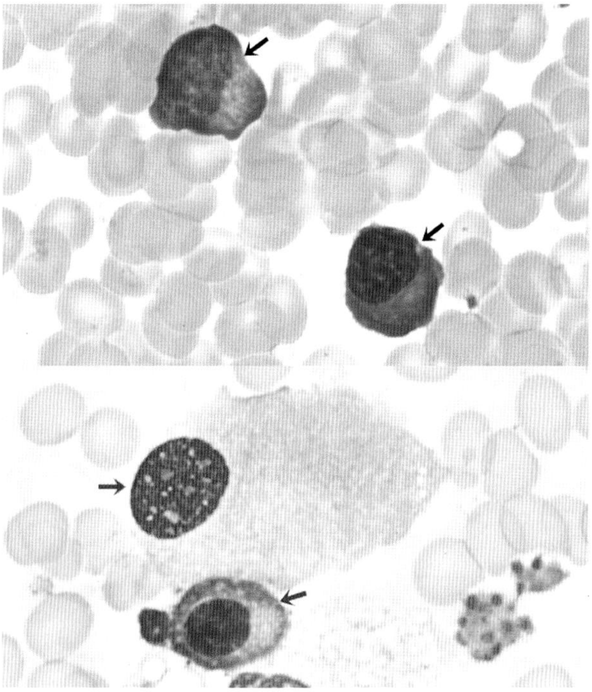		
胞体直径	8～20 μm	20～40 μm	8～15 μm
胞体形态	圆形	长椭圆形或不规则， 边缘清楚或呈云雾状	圆形或椭圆形
胞核形态	圆形、椭圆形、肾形或 不规则形，居中或偏位	圆形或椭圆形	圆形或椭圆形，居中或偏位
染色质	致密，粗网状或块状	粗网状	块状
核仁	无	常有，1～3 个	无
胞质	较丰富(较浆细胞少)， 常呈深蓝色	丰富(较浆细胞多)， 常呈深蓝色	丰富，多呈深蓝色， 也可呈红色
淡染区	核旁	距核较远处，呈椭圆形	核旁，呈半月形
存在方式	散在分布	常成堆存在，有时单个散在	常单个散在，有时成堆存在

Note 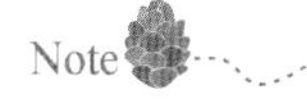

表 3-29 早幼红细胞与幼浆细胞鉴别点

鉴别点 \ 细胞	早幼红细胞(↑)	幼浆细胞(↑)
典型图像	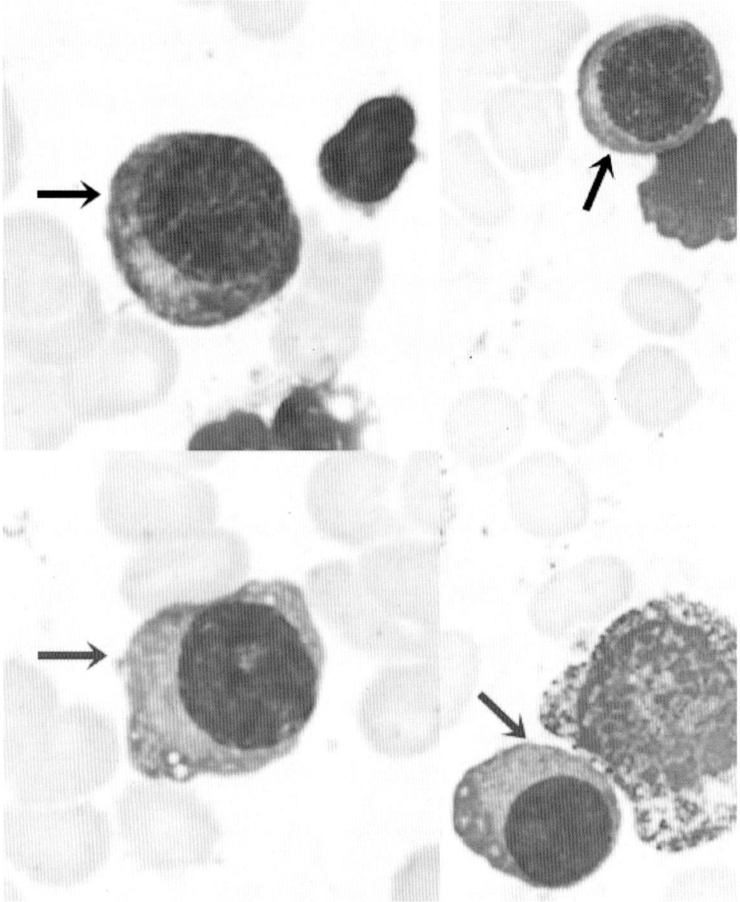	
胞体直径	10～18 μm	12～16 μm
胞体形态	圆形或椭圆形,可有瘤状突起	常为椭圆形
胞核形态	圆形或椭圆形,占细胞的 2/3 以上,居中或稍偏位	圆形或椭圆形,约占细胞的 1/2,常偏位
核仁	模糊或无	模糊或无
染色质	粗颗粒状或小块状	粗颗粒状或小块状
胞质量	略增多	丰富
胞质颜色	不透明蓝色或深蓝色,可见核周淡染区	不透明深蓝色,有核旁淡染区
胞质颗粒	无	偶有少许紫红色颗粒
空泡	常无	常有

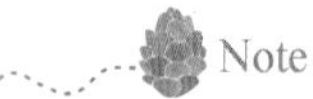

表 3-30　中幼红细胞、淋巴细胞与浆细胞鉴别点

鉴别点＼细胞	中幼红细胞(↑)	淋巴细胞(↑)	浆细胞(↑)
典型图像			
胞体	8～15 μm,圆形	7～18 μm	8～15 μm,圆形或椭圆形
胞核形态	圆形或椭圆形	圆形	圆形或椭圆形
胞核位置	居中	常偏位	居中或偏位
染色质	块状,副染色质明显	紧密而均匀	块状,副染色质较明显
胞质量	多,围绕核周	较多	丰富
胞质颜色	灰蓝色、灰红色或蓝色	清澈的淡蓝色	多呈深蓝色,个别呈红色
胞质颗粒	无,但可有嗜碱性点彩	常有嗜天青颗粒	偶有少许紫红色颗粒
其他	无空泡	无空泡	有核旁淡染区,常有较多空泡

扫码看视频:中幼红细胞与淋巴细胞鉴别

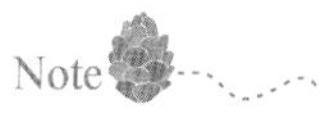

表 3-31 炭核与小淋巴细胞鉴别点

鉴别点 \ 细胞	炭核（晚幼红细胞裸核）（↑）	小淋巴细胞（↑）
典型图像		
胞体大小	如晚幼红细胞胞核大小	6～9 μm
胞核形态	常呈圆形	椭圆形或有小切迹
染色质	呈团块状，未见副染色质	大块状
胞质量	无	很少，呈淡蓝色
胞质颗粒	无	常无，有时有少许紫红色颗粒

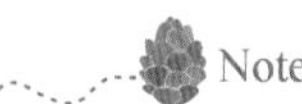

考核四　淋巴及浆细胞系统形态 DOPS 评量

姓名：
性别：□男　□女
学号（工号）：
身份：□在校生　□实习生　□工作人员

评量根据：□教学计划　□实习计划　□工作要求

评量对象：□个人　□小组

评量教师姓名：

<table>
<tr><td colspan="3">被评量者的表现</td><td colspan="3">要加油</td><td>差一点</td><td>不错</td><td colspan="2">很棒</td><td>N/A</td></tr>
<tr><td colspan="11">骨髓血细胞形态学知识</td></tr>
<tr><td rowspan="2">前测</td><td rowspan="2">后测</td><td rowspan="2">淋巴及浆细胞系统形态</td><td>前测</td><td>□1</td><td>□2</td><td>□3</td><td>□4</td><td>□5</td><td>□6</td><td></td></tr>
<tr><td>后测</td><td>□1</td><td>□2</td><td>□3</td><td>□4</td><td>□5</td><td>□6</td><td></td></tr>
<tr><td>□</td><td>□</td><td colspan="9">能说出外周血淋巴细胞（含浆细胞）的数量、比例、种类及功能</td></tr>
<tr><td>□</td><td>□</td><td colspan="9">能说出外周血淋巴细胞（含浆细胞）的形态</td></tr>
<tr><td>□</td><td>□</td><td colspan="9">能说出胞体大小和胞质颗粒对于淋巴及浆系各阶段划分的价值</td></tr>
<tr><td>□</td><td>□</td><td colspan="9">能说出核仁有无与核质粗细对于淋巴及浆系各阶段划分的价值</td></tr>
<tr><td>□</td><td>□</td><td colspan="9">能说出核质比对于淋巴及浆系各阶段划分的价值</td></tr>
<tr><td>□</td><td>□</td><td colspan="9">能说出胞体大小对于浆细胞各阶段划分的价值</td></tr>
<tr><td>□</td><td>□</td><td colspan="9">能说出核仁有无与核质粗细对于浆细胞各阶段划分的价值</td></tr>
<tr><td>□</td><td>□</td><td colspan="9">能说出核质比对于浆细胞各阶段划分的价值</td></tr>
</table>

满分：6 分
评量结果

□前测：＿＿＿＿分　□合格：≥3.6 分　□不合格：<3.6 分
□后测：＿＿＿＿分　□合格：≥3.6 分　□不合格：<3.6 分

被评量者反馈：

评量教师反馈：

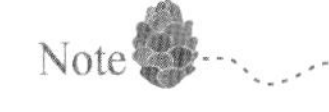

直接观察时间：＿＿＿＿分钟　教师反馈时间：＿＿＿＿分钟　评估时间：＿＿年＿＿月＿＿日

续表

操作记录
DOPS 评量总结
各项评量结果： 骨髓血细胞形态知识——淋巴及浆细胞系统 □合格　□不合格　□N/A 被评量者通过评量，可以进行独立操作 □是　　□否，再评量日期：____年____月____日

实训五　单核细胞系统形态观察

【目的】 掌握骨髓单核细胞系（简称单核系）各阶段细胞形态特征知识，能够在镜下正确识别并评价该系细胞形态。

【标本】 大致正常骨髓涂片，急性粒-单核细胞白血病骨髓涂片。

【操作流程】 选取一张现有的、理想的骨髓涂片→用低倍镜（10×）观察全片，选取单核细胞分布均匀的区域→滴加一滴香柏油，并于油镜（100×）下进行单核系细胞的观察。

【绘图】 使用彩笔在下表内画出你在观察中看到的单核系各阶段细胞（注意：①细胞大小、比例准确；②胞核为紫红色，核仁为淡蓝色；③该系师生绘图作品见图 3-33，骨髓基质细胞师生绘图作品见图 3-34；④区分未成熟单核细胞和单核细胞在染色质粗细程度方面的差别以及单核细胞和巨噬细胞/吞噬细胞在胞核特征方面的差别，该系相邻阶段细胞的鉴别点见表 3-32 和表 3-33；⑤该系细胞与其他系相似细胞的鉴别点见表 3-34 至表 3-37）。

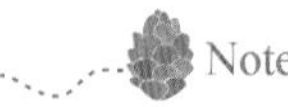

原单核细胞（Ⅰ型）	原单核细胞（Ⅱ型）	幼单核细胞

单核细胞	巨噬细胞	吞噬细胞

Note

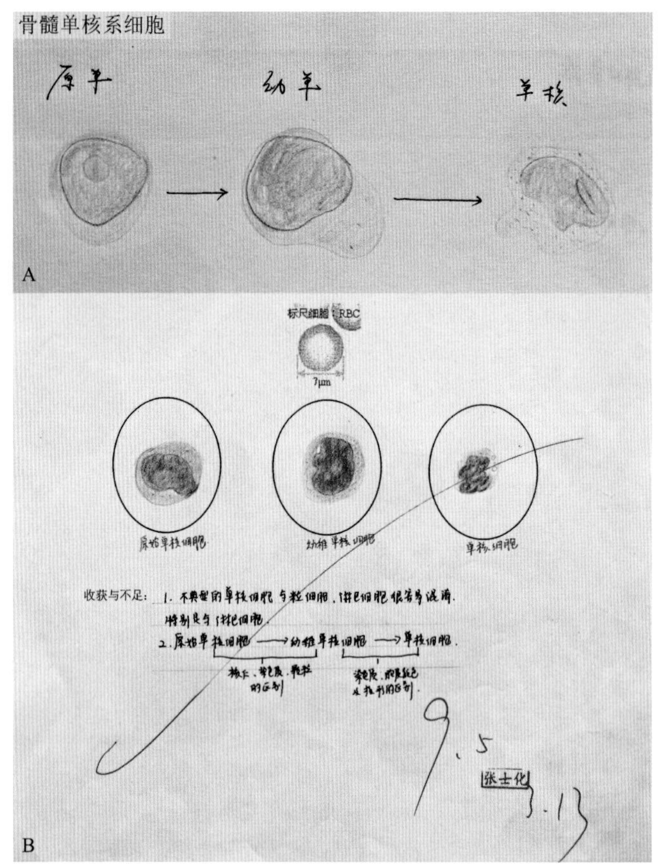

图 3-33　骨髓单核系细胞的师生绘图作品

（A. 教师绘图；B. 学生绘图）

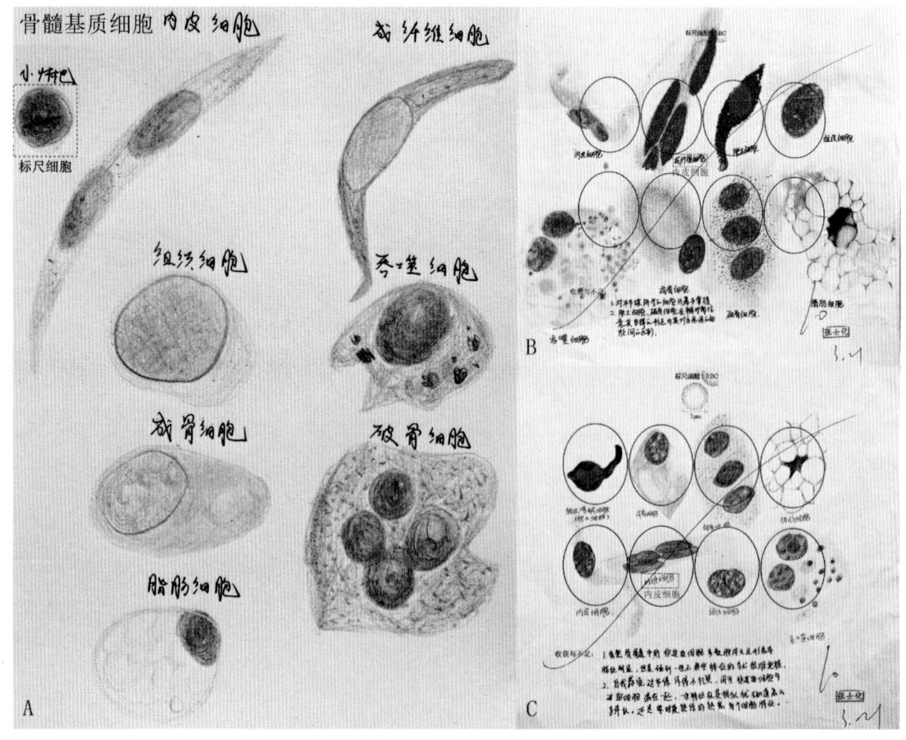

图 3-34　骨髓基质细胞的师生绘图作品

（A. 教师绘图；B. 和 C. 学生绘图）

表 3-32 未成熟单核细胞与单核细胞鉴别点

鉴别点＼细胞	未成熟单核细胞		单核细胞（ ）
	原单核细胞（↑）	幼单核细胞（↑）	
典型图像	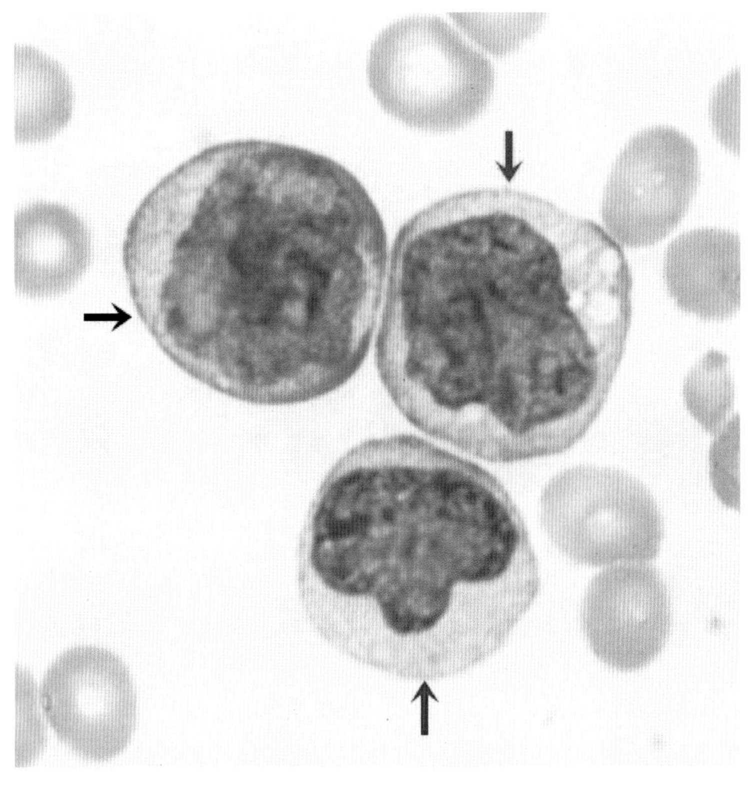		
胞体直径	14～25 μm	15～25 μm	12～20 μm
胞体形态	圆形或不规则，常有伪足	圆形或不规则，可有伪足	圆形或不规则，可见伪足
胞核形态	胞核圆形或不规则，可有折叠或扭曲	不规则，呈扭曲、折叠状，或有凹陷或切迹	不规则，呈扭曲、折叠状或大肠形、马蹄形、笔架形、S形等
核仁	1～3个（常为1个），大而清晰	有或消失	消失
染色质	纤细、疏松，呈细丝网状	开始聚集，呈丝网状	疏松，呈粗网状或条索状
胞质量	较多	增多	多
胞质颜色	灰蓝色或蓝色，不透明毛玻璃样	灰蓝色，不透明	浅灰蓝色或略带红色
胞质颗粒	无或有少许细小颗粒	可见细小、分布均匀的紫红色嗜天青颗粒	可有细小、分布均匀的灰尘样紫红色嗜天青颗粒
空泡	可有	可有，常较明显	常有

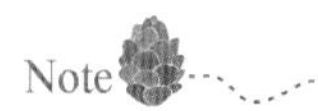

表 3-33　单核细胞与巨噬细胞鉴别点

鉴别点＼细胞	单核细胞(↑)	巨噬细胞(↑)
典型图像	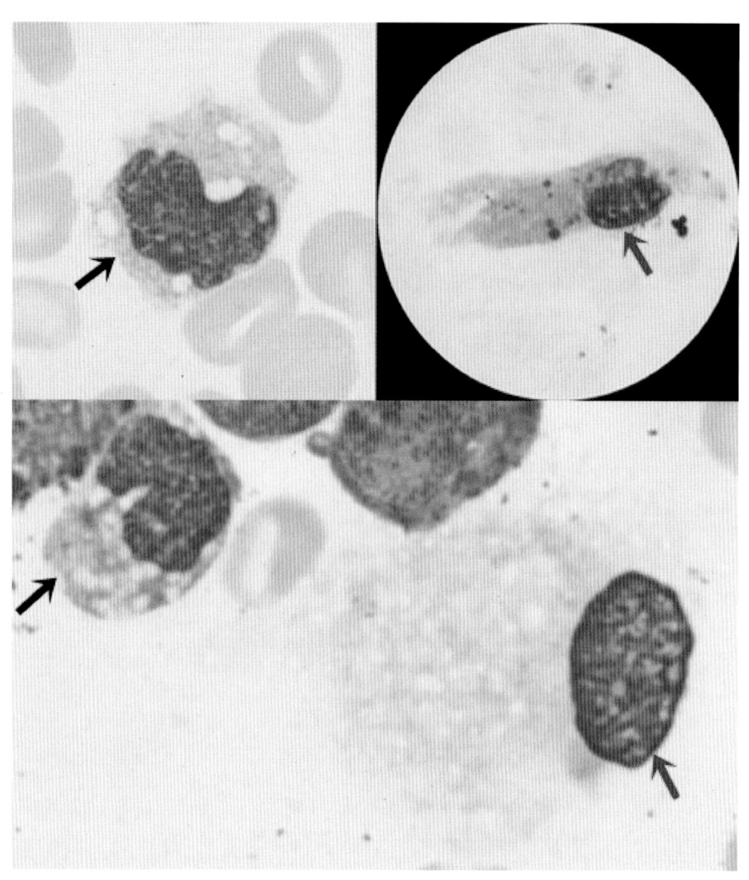	
胞体	12～20 μm,圆形或不规则,可见伪足	10～20 μm,圆形或不规则
胞核形态	不规则,呈扭曲、折叠状或大肠形、马蹄形、笔架形、S形等	椭圆形、半圆形或肾形
染色质	疏松,呈粗网状或条索状	呈块状
胞质量	多	中等至较多
胞质颜色	浅灰蓝色或略带红色,半透明如毛玻璃样	浅灰蓝色或略带红色
空泡	常有	常有
胞质颗粒	可有细小、分布均匀的灰尘样紫红色嗜天青颗粒	有中性颗粒,非特异性颗粒有或无

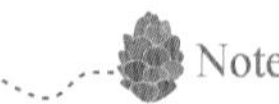

表 3-34 原粒细胞与原单核细胞鉴别点

鉴别点＼细胞	原粒细胞(↑)	原单核细胞(↑)
典型图像		
胞体大小	中等,10～20 μm	较大,14～25 μm
胞体形态	规则,圆形或类圆形	圆形或不规则,可有伪足
胞核形态	规则,圆形或类圆形	圆形或不规则,常折叠、扭曲
核仁	2～5 个,小而清晰	1～3 个(常为 1 个),大而清晰
染色质	细颗粒状,分布均匀,有轻度厚实感	纤细、疏松,呈细丝网状, 有起伏不平感,无厚实感
胞质量	较少	较多
胞质颜色	透明蓝色或深蓝色	灰蓝色或蓝色

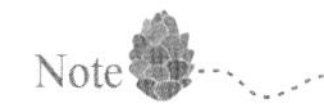

表 3-35 原淋巴细胞与原单核细胞鉴别点

鉴别点＼细胞	原淋巴细胞(↑)	原单核细胞(↑)
典型图像	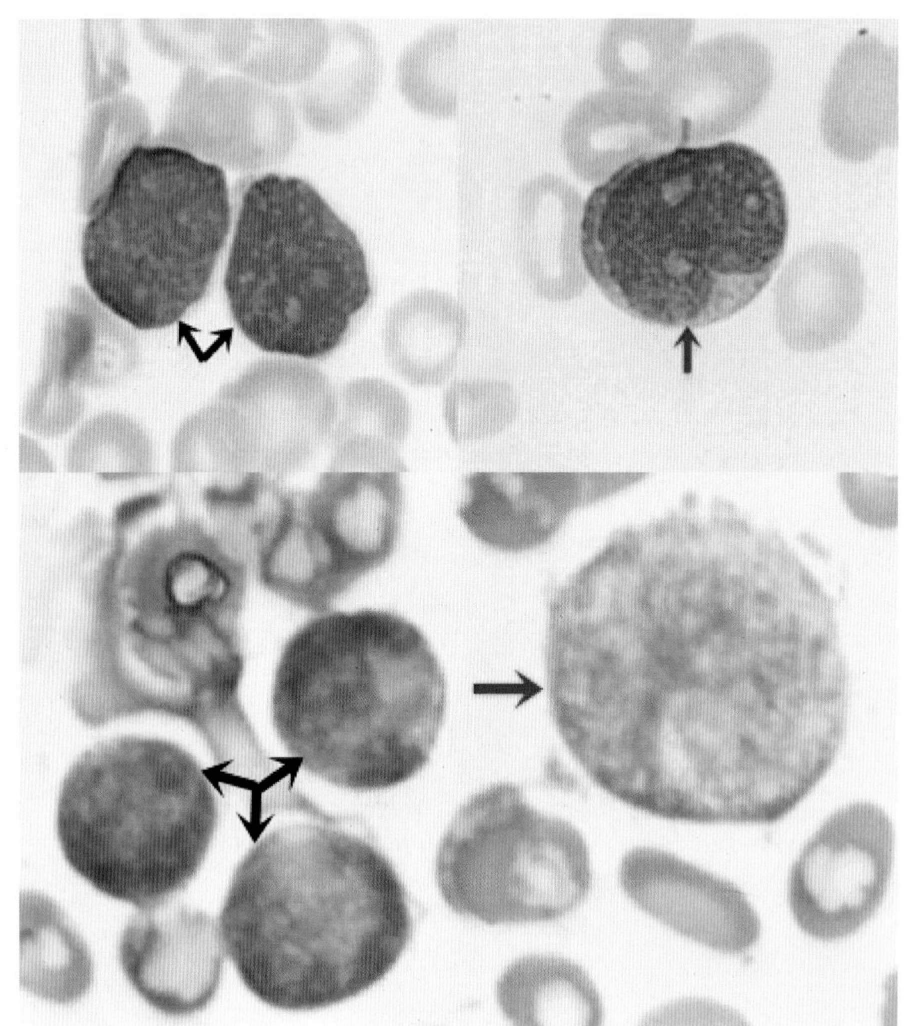	
胞体直径	10～18 μm	14～25 μm
胞体形态	规则,圆形或类圆形	圆形或不规则,可有伪足
胞核形态	规则,圆形或类圆形	圆形或不规则,常折叠、扭曲
核仁	1～2 个,较清晰	1～3 个(常为 1 个),大而清晰
染色质	粗颗粒状,排列紧密,分布不均匀,有明显厚实感	纤细、疏松,呈细丝网状,有起伏不平感,无厚实感
胞质量	少	较多
胞质颜色	淡蓝色,透明	灰蓝色或蓝色

表 3-36 早幼粒细胞与幼单核细胞鉴别点

细胞 鉴别点	早幼粒细胞(↑)	幼单核细胞(↑)
典型图像	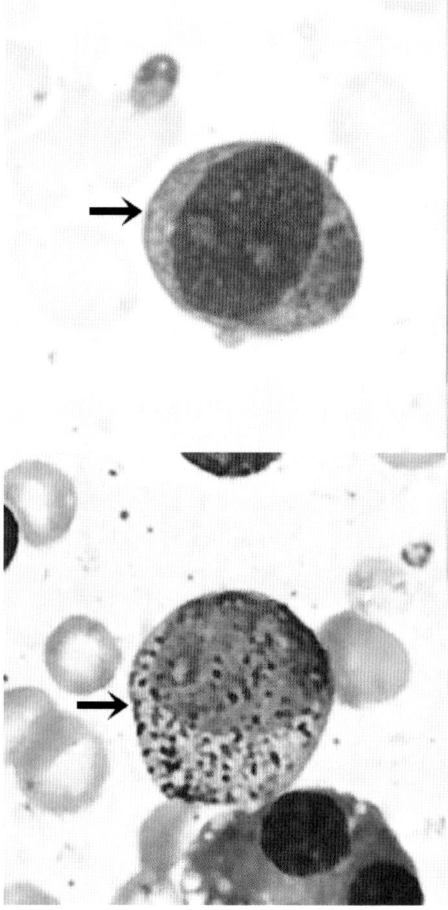	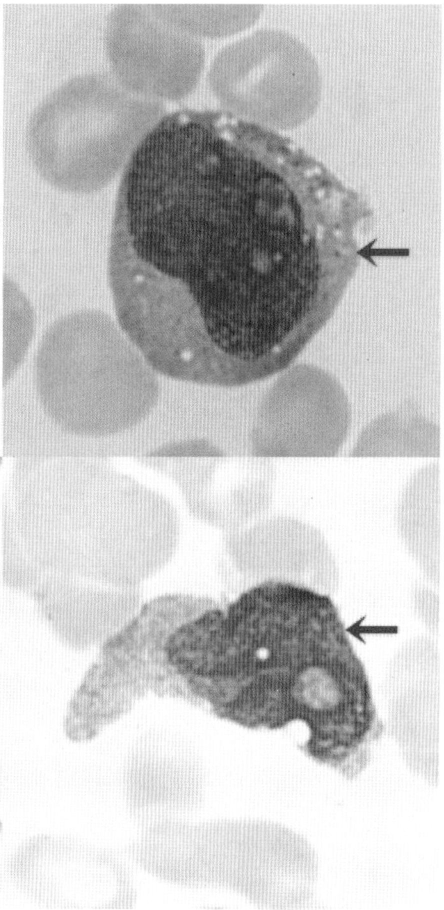
胞体直径	12～25 μm	15～25 μm
胞体形态	圆形或椭圆形	圆形或不规则,可有伪足
胞核形态	圆形、椭圆形或一侧微凹陷,常偏位	不规则,呈扭曲、折叠状,或有凹陷或切迹
核仁	清晰、模糊或消失	有或消失
染色质	聚集,较原粒细胞粗	开始聚集,呈丝网状
胞质量	较多或多	增多
胞质颜色	深蓝色或蓝色	灰蓝色,不透明
胞质颗粒	数量不等、粗细不均的嗜天青颗粒	可见细小、分布均匀的紫红色嗜天青颗粒
空泡	可有,但不明显	可有,常较明显

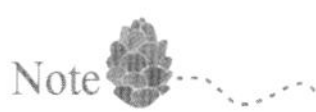

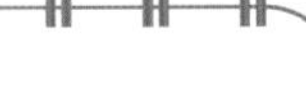

扫码看视频：中性中幼粒细胞与单核细胞鉴别

扫码看视频：中性晚幼粒细胞与单核细胞鉴别

表 3-37 幼粒细胞与单核细胞鉴别点

鉴别点＼细胞	幼粒细胞(↑)	单核细胞(↑)
典型图像		
胞体	10～20 μm，圆形	12～20 μm，圆形或不规则，可见伪足
胞核形态	椭圆形、半圆形或肾形	不规则，呈扭曲、折叠状或大肠形、马蹄形、笔架形、S 形等
染色质	呈块状	疏松，呈粗网状或条索状
胞质量	中等至较多	多
胞质颜色	淡红色	浅灰蓝色或略带红色，不透明如毛玻璃样
空泡	常无	常有
胞质颗粒	有中性颗粒，嗜天青颗粒有或无	可有细小、分布均匀的灰尘样紫红色嗜天青颗粒

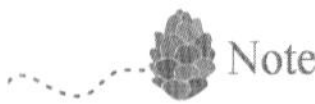

考核五　单核细胞系统形态 DOPS 评量

姓名：
性别：□男　□女
学号(工号)：
身份：□在校生　□实习生　□工作人员

评量根据：□教学计划　□实习计划　□工作要求

评量对象：□个人　□小组

评量教师姓名：

被评量者的表现			要加油			差一点	不错	很棒		N/A
骨髓血细胞形态学知识										
前测	后测	单核细胞系统(含巨噬细胞)形态	前测	□1	□2	□3	□4	□5	□6	
			后测	□1	□2	□3	□4	□5	□6	
□	□	能说出外周血单核细胞的数量(比例)、形态及功能								
□	□	能说出外周血单核细胞与组织中巨噬细胞(吞噬细胞)的联系与区别								
□	□	能说出胞体大小对于该系各阶段划分的价值								
□	□	能说出核仁有无与核质粗细对于该系各阶段划分的价值								
□	□	能说出胞质颗粒对于该系各阶段划分的价值								
□	□	能说出核质比对于该系各阶段划分的价值								

满分：6 分

评量结果

□前测：__________分　□合格：≥3.6 分　□不合格：<3.6 分

□后测：__________分　□合格：≥3.6 分　□不合格：<3.6 分

被评量者反馈：

评量教师反馈：

直接观察时间：__________分钟　教师反馈时间：__________分钟　评估时间：____年____月____日

Note

续表

操 作 记 录

DOPS 评量总结
各项评量结果： 骨髓血细胞形态知识——单核细胞系统 □合格　□不合格　□N/A 被评量者通过评量，可以进行独立操作 □是　　□否，再评量日期：____年____月____日

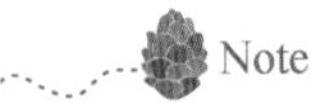

思考与讨论

(1) 正常骨髓中原始细胞有哪几种？如何理解这些原始细胞的生物学角色？

（2）结合医学免疫学知识，简述外周血淋巴细胞的种类及功能。

（3）如何将不成熟淋巴细胞和（成熟）淋巴细胞区分开？

（4）如何将不成熟单核细胞和（成熟）单核细胞区分开？

（5）简述骨髓基质细胞的种类及识别要点。

（6）试述正常成人骨髓象的特点。

（7）仔细观察图 3-35 中的组合图 1～图 9 并回答问题（常规染色，N/C 即核质比）。

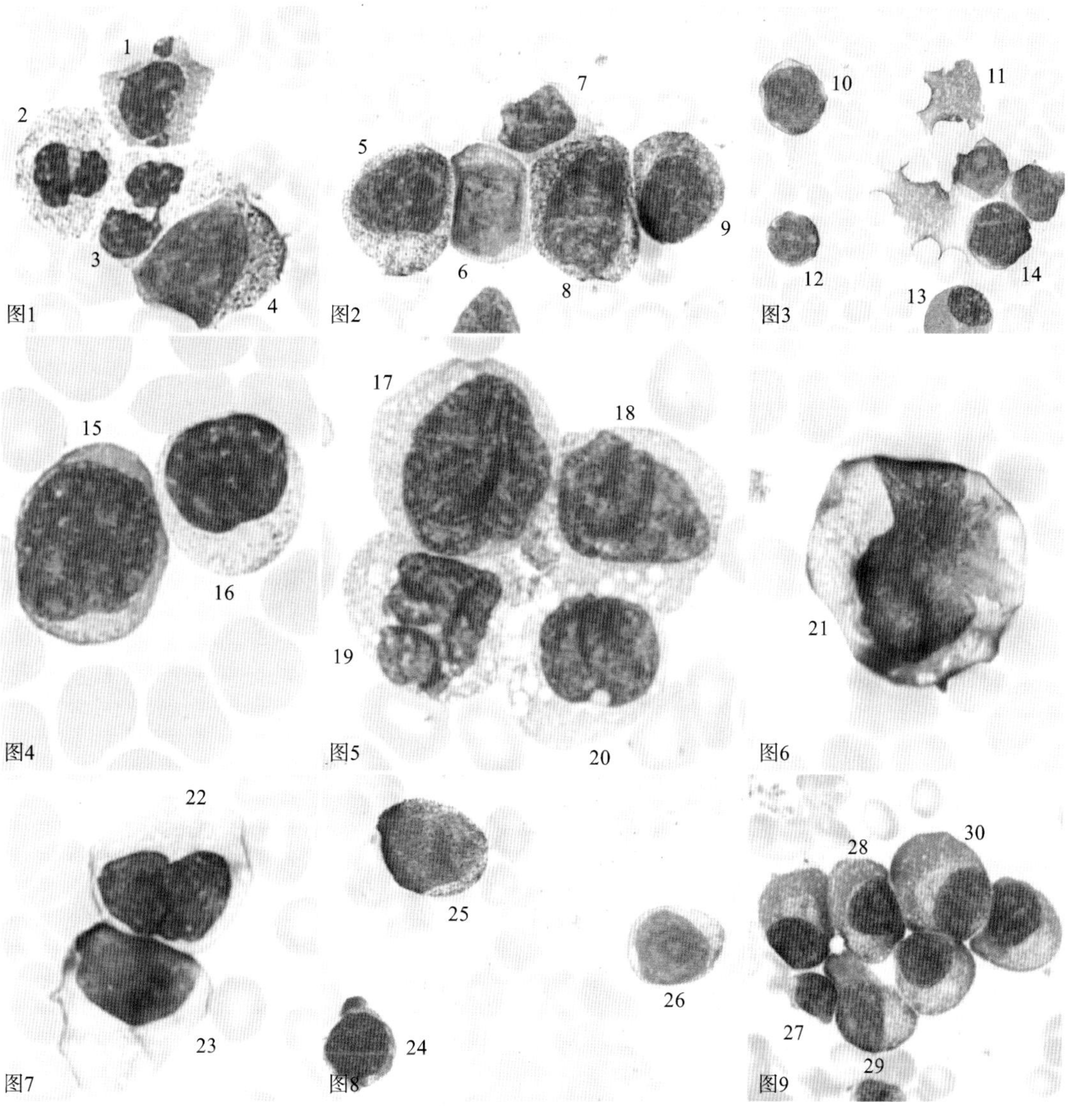

图1 1 2 3 4 图2 5 6 7 8 9 图3 10 11 12 13 14
图4 15 16 图5 17 18 19 20 图6 21
图7 22 23 图8 24 25 26 图9 27 28 29 30

图 3-35　血细胞识别（一）

图 1：有核细胞中出现了几种颗粒？分别是什么颗粒？几号细胞染色质最为细致疏松？几号细胞可见核仁？几号细胞的核质比最大？

图 2：几号细胞染色质最为细致疏松？几号细胞胞质中可见空泡？几号细胞可以看到大量非特异性颗粒？

图 3：有几个退化细胞？如何描述 12 号细胞形态特征？此图是正常骨髓吗？

图 4：哪个细胞的核质比大？如何区别大颗粒淋巴细胞和中性中幼粒细胞？

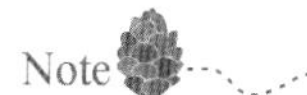

图 5：四个有核细胞的最显著特征是什么？哪两个细胞核染色质更为细致疏松？此图是正常骨髓吗？几号细胞可以看到大量细小的紫红色非特异性颗粒？

图 6(血象):白细胞的最显著特征是什么?该细胞增多常见于哪类疾病?

图 7(血象):比较两个细胞(22 号细胞和 23 号细胞)的异同点。

图 8:几号细胞染色质最为细致疏松?几号细胞可见核仁?24 号细胞最显著的特征是什么?该图中成熟红细胞形态有何变化?

图 9:此图是正常骨髓吗?为什么?

(8) 列出图 3-35 中 1～30 号血细胞的名称(常规染色)。

(9) 列出图 3-36 中 1～26 号血细胞的名称(常规染色)。

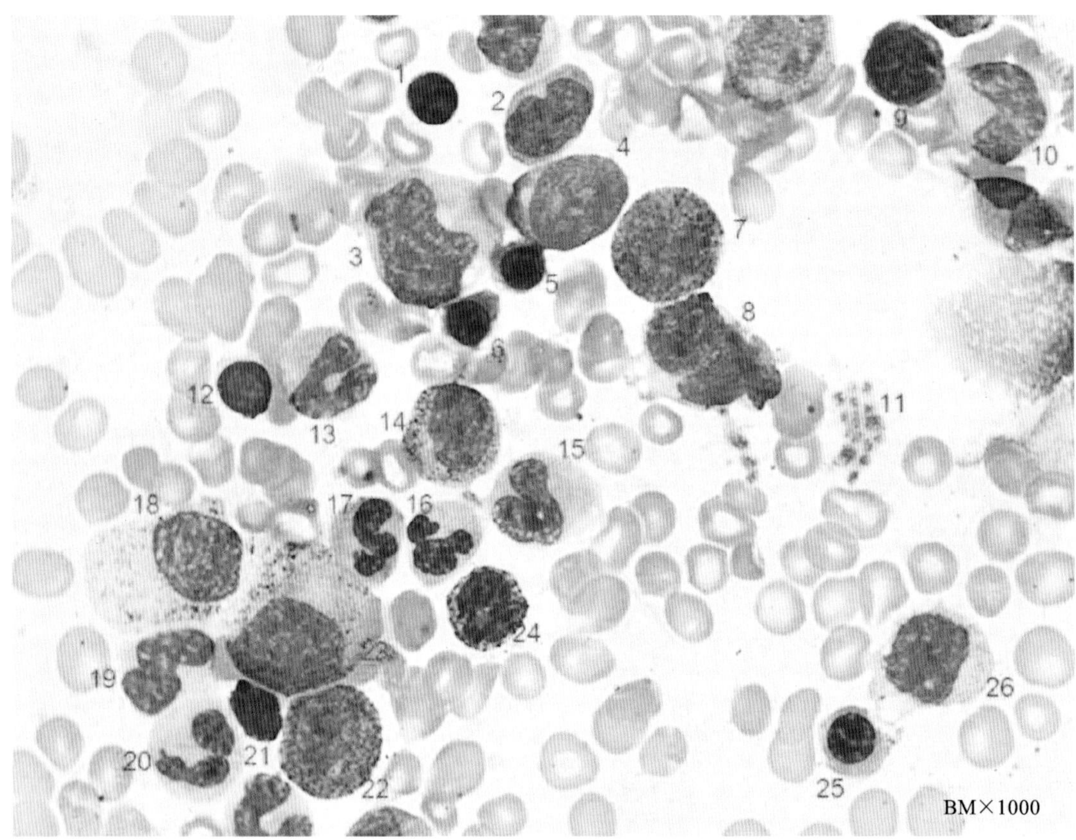

图 3-36　血细胞识别(二)

(10) 列出图 3-37 中 1～8 号血细胞的名称(常规染色)。

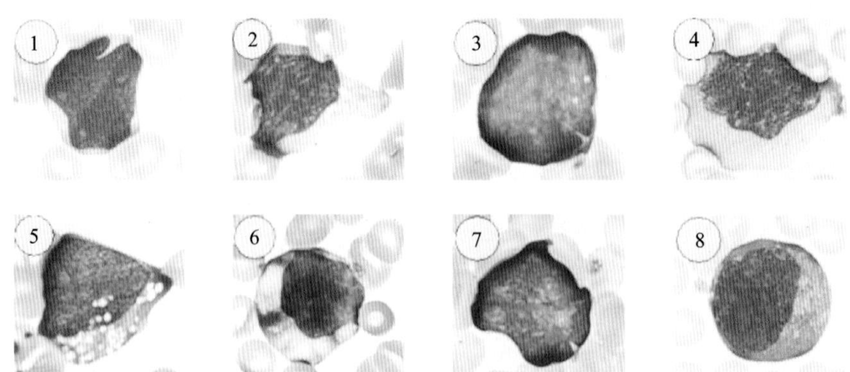

图 3-37　血细胞识别(三)

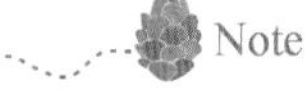

(11) 列出图 3-38 中 1～20 号血细胞的名称(常规染色)。

(12) 列出图 3-39 中 1～25 号血细胞的名称(常规染色)。

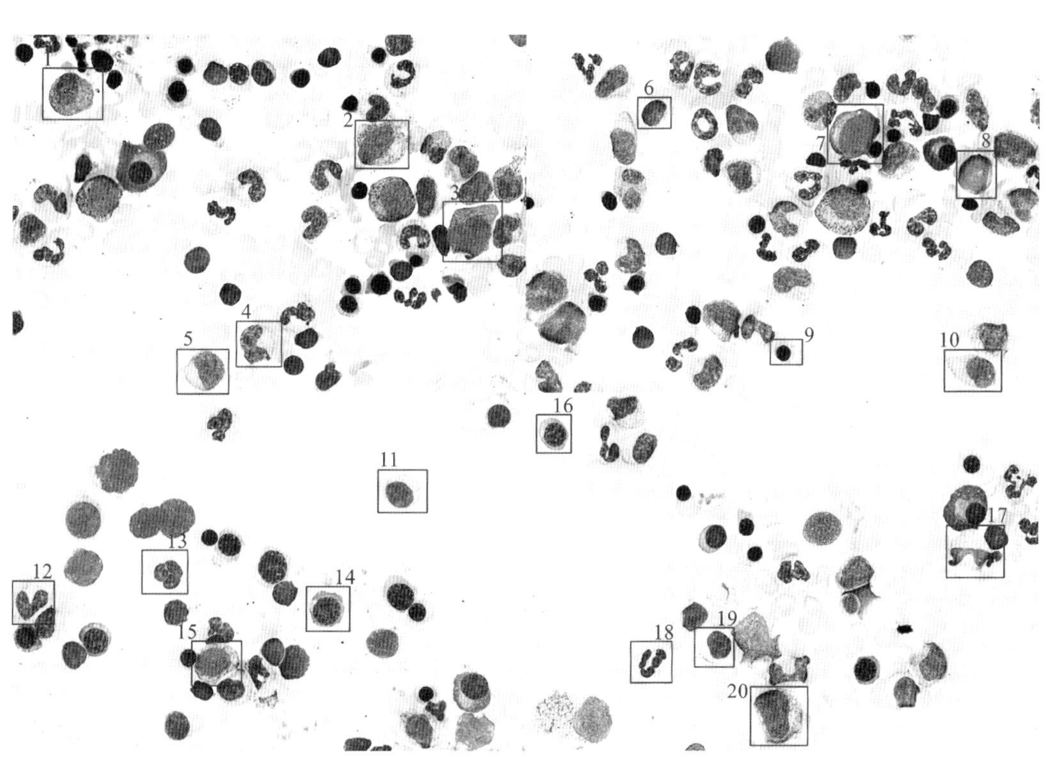

图 3-38 血细胞识别(四)

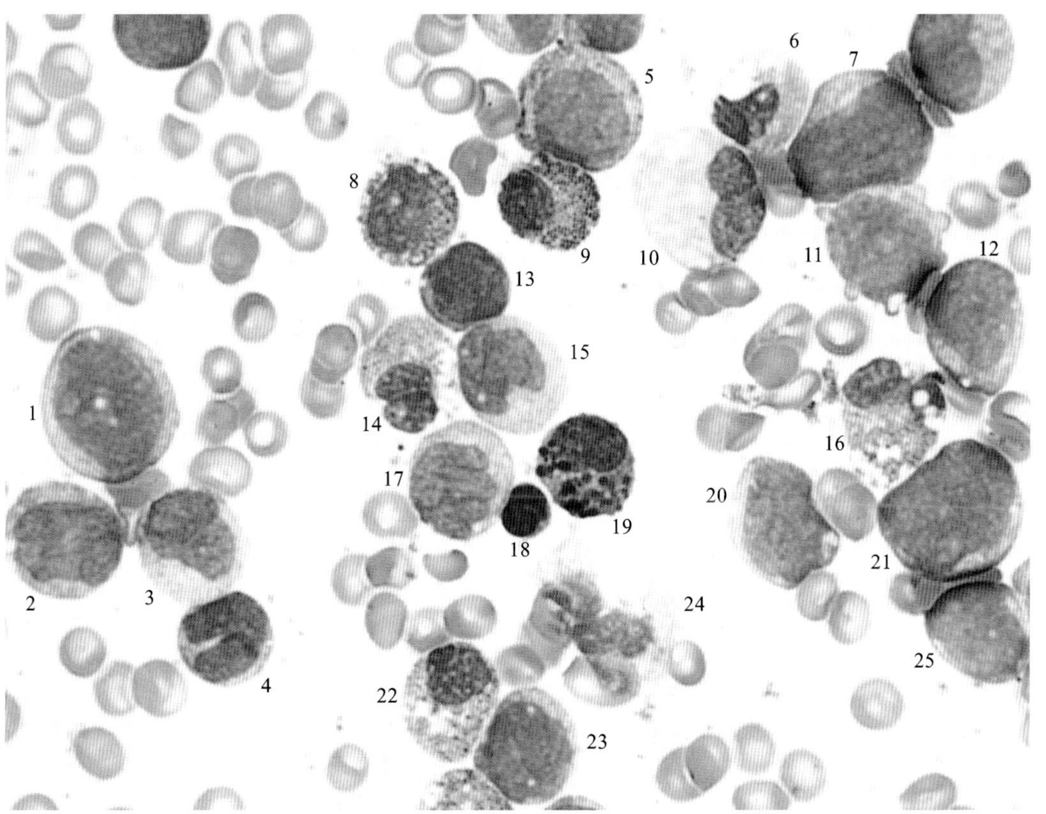

图 3-39 血细胞识别(五)

(13) 回答图 3-40 中的各血细胞名称(常规染色)。

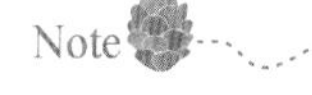

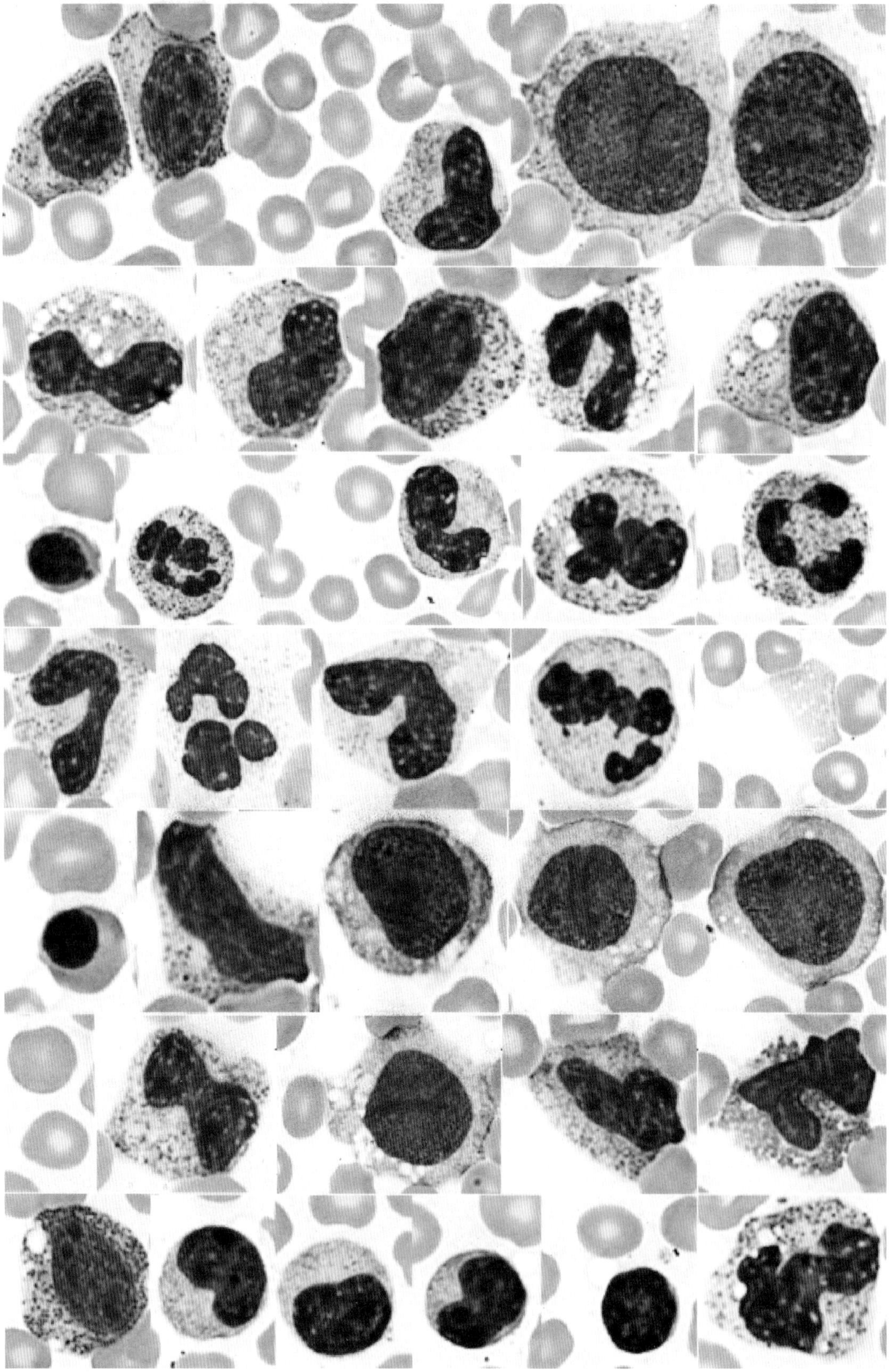

图 3-40　血细胞识别(六)

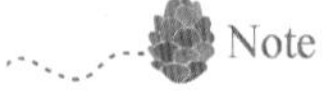
Note

第四章 血细胞化学染色法

第一节 血细胞化学染色法概述

血细胞化学染色法，俗称组化染色法，是细胞学和化学相结合而形成的一门科学，是以血细胞形态学为基础，运用化学反应原理对血细胞内的各种化学成分（如酶类、酯类、铁、蛋白质、核酸等）做定性（阴性或阳性）、定位（胞膜、胞质或胞核）和半定量（阴性（－）、弱阳性（＋）、阳性（＋＋）、强阳性（＋＋＋）、极强阳性（＋＋＋＋））分析的有别于常规染色的特殊染色方法或技术（图 4-1）。血细胞化学染色法的基本步骤包括固定、显示和复染。固定常选用液体固定方法，显示常利用金属沉淀法、偶氮偶联法、联苯胺法、普鲁士蓝和席夫反应等化学反应原理，而复染的目的在于使各种血细胞能够清晰地显示出来以便于观察。常用血细胞化学染色法的原理及临床用途见表 4-1。

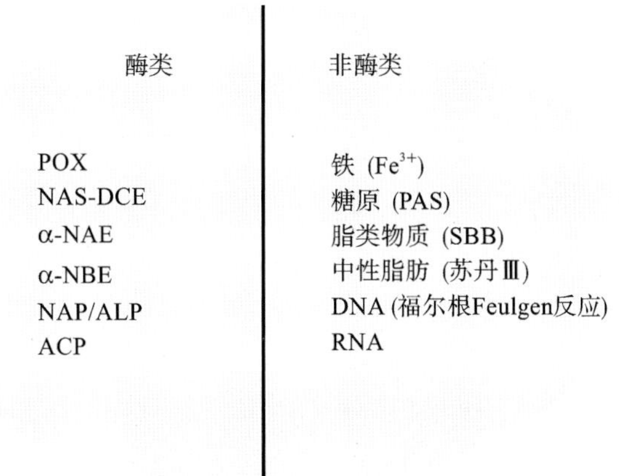

酶类
非酶类
POX
NAS-DCE
α-NAE
α-NBE
NAP/ALP
ACP
铁 (Fe3+)
糖原 (PAS)
脂类物质 (SBB)
中性脂肪 (苏丹Ⅲ)
DNA (福尔根Feulgen反应)
RNA

图 4-1 血细胞化学染色法的主要类型

表 4-1 常用血细胞化学染色法的原理及临床用途

染色法	原理	临床用途
铁（粒）染色	普鲁士蓝反应	鉴别贫血类型
POX 染色	分解 H_2O_2，再氧化联苯胺	鉴别 AML 及 ALL
SBB 染色	V 染脂质成分	鉴别 AML 及 ALL
NAS-DCE 染色	水解氯乙酸 AS-D 萘酚生成 AS-D 萘酚	原始粒细胞阳性，鉴别 AML-M1～M5
α-NAE 染色	水解 α-乙酸萘酚生成 α-萘酚	鉴别 AML 及 ALL
α-NAE＋NaF 染色	α-NAE 染色加 NaF 抑制	鉴别 AML-M1～M5
α-丁酸萘酚酯酶（α-NBE）染色	水解 α-丁酸萘酚生成 α-萘酚	对原始单核细胞有专一性，鉴别 AML-M4 及 AML-M5
中性粒细胞碱性磷酸酶（NAP）染色	水解磷酸萘酚，释放出 α-萘酚	鉴别类白血病反应与 CML
酸性磷酸酶（ACP）染色	水解磷酸萘酚 AS-BI	淋巴细胞强阳性，鉴别 AML 及 ALL

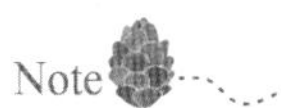

续表

染色法	原理	临床用途
抗酒石酸 ACP 染色	ACP 染色加酒石酸抑制	鉴别毛细胞白血病
PAS 染色	染多糖	鉴别 AML-M6b、AML-M7、MDS 及 T-ALL

注：AML，急性粒细胞白血病；ALL，急性淋巴细胞白血病；CML，慢性粒细胞白血病；MDS，骨髓增生异常综合征；T-ALL，T 淋巴母细胞白血病。

临床上，贫血性疾病种类繁多，病因各不相同。实验室检验中，骨髓涂片铁染色往往发挥着重要的诊断及鉴别诊断价值。急性白血病患者外周血中出现的原始细胞以及骨髓中增多的原始细胞的鉴别仅凭常规染色特征常常难以确定，而原始细胞的类型/来源决定了临床治疗（如化学药物）方案的选择，因此应尽最大可能明确其性质。此时，组合使用过氧化物酶、特异性酯酶和非特异性酯酶等血细胞化学染色法，往往能够起到很好的诊断和鉴别诊断作用。此外，在类白血病反应和 CML 的早期诊断和鉴别中，中性粒细胞碱性磷酸酶（NAP）染色也常能明确疾病性质以及进一步检验的方向。

第二节　常用血细胞化学染色法

一、铁（粒）染色

1. 临床应用　骨髓铁染色是评价机体铁代谢的一项重要检查，对于各种贫血和一些血液病的诊断和鉴别诊断具有重要意义。

（1）缺铁性贫血（IDA）：细胞外铁减少甚至消失（图 4-2），细胞内铁阳性率低（图 4-3）。经铁剂治疗后，细胞外铁减少，细胞内铁阳性率正常。

（2）慢性病性贫血（由炎症、肿瘤等因素所致）：细胞外铁明显增多，但细胞内铁阳性率低。

（3）巨幼细胞性贫血（MegA）、溶血性贫血等非缺铁性贫血：细胞外铁增多（图 4-4），细胞内铁阳性率正常或增高。

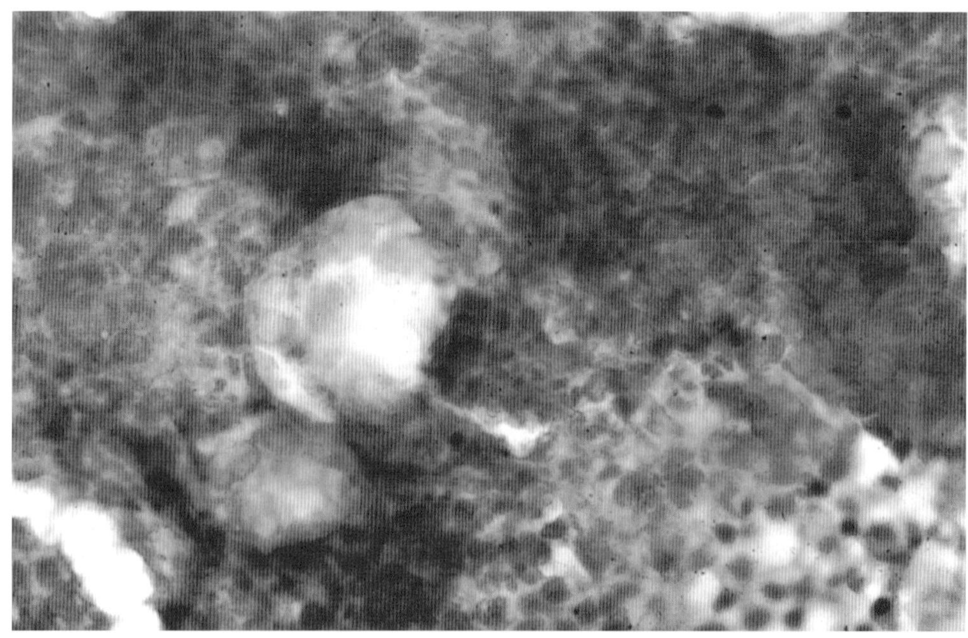

图 4-2　IDA 骨髓细胞外铁阴性

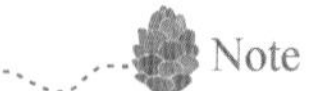

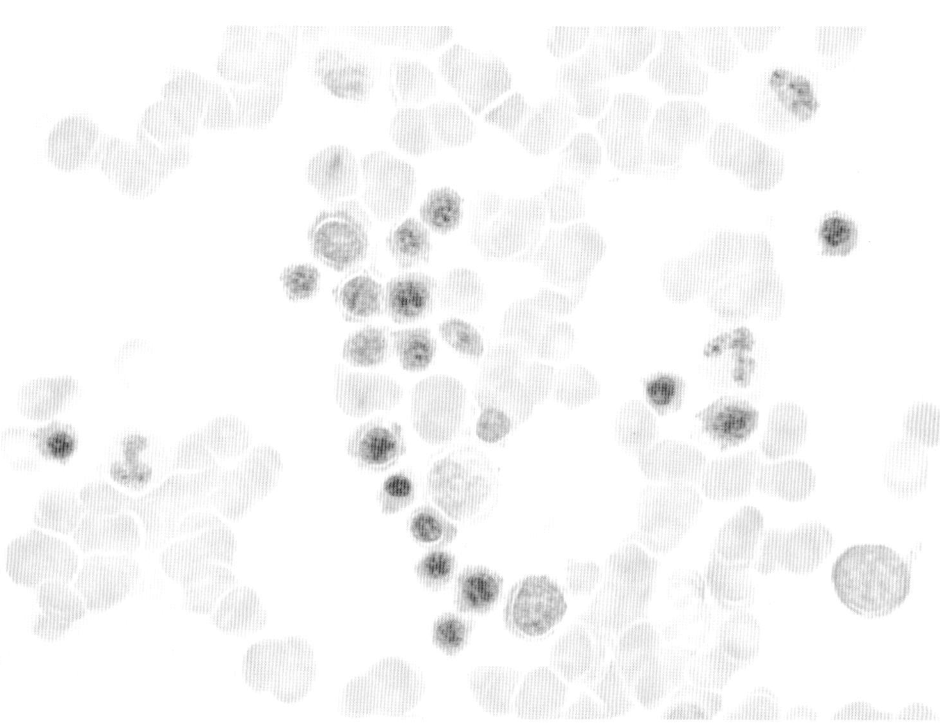

图 4-3 IDA 骨髓细胞内铁阳性率低

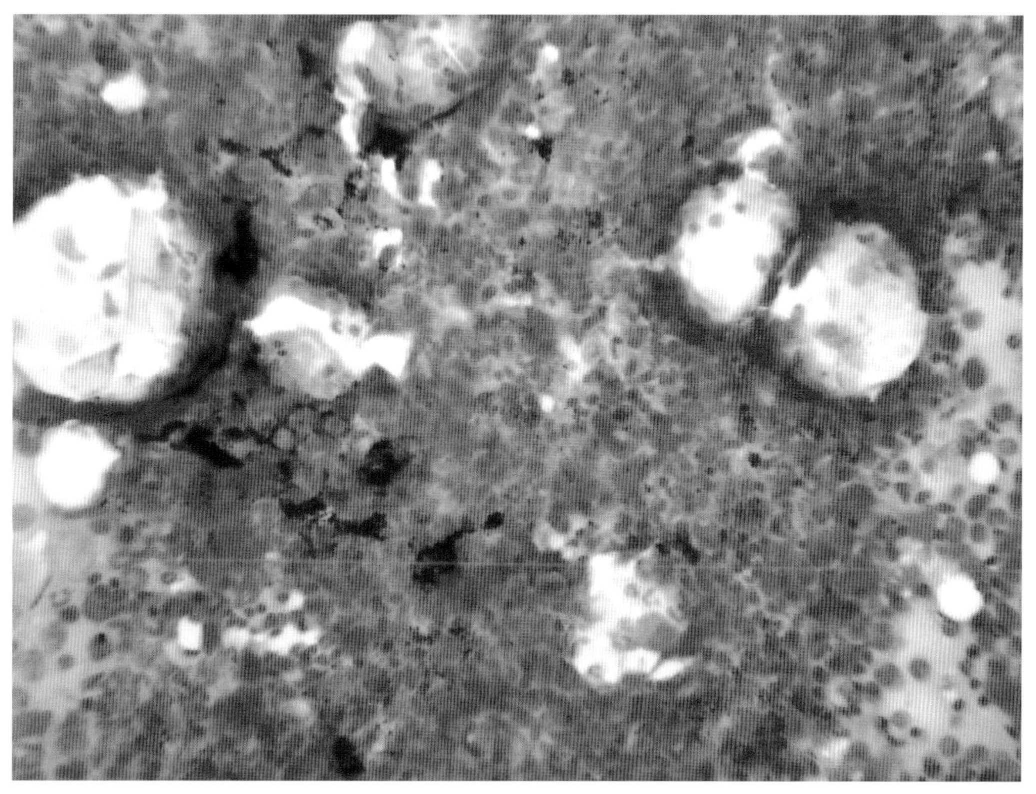

图 4-4 MegA 骨髓细胞外铁增多

(4) 遗传性铁粒幼细胞性贫血(SA)和 MDS 伴环形铁粒幼红细胞(MDS-RS):细胞外铁增多,细胞内铁阳性率增高,可见环形铁粒幼红细胞增多(图 4-5)。

2. 染色原理 普鲁士蓝或柏林蓝反应,是指骨髓小粒中的含铁血黄素(细胞外铁)和幼红细胞内的铁粒(细胞内铁)在酸性环境下与亚铁氰化钾反应,生成蓝色的亚铁氰化铁沉淀,定位于含

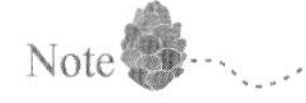

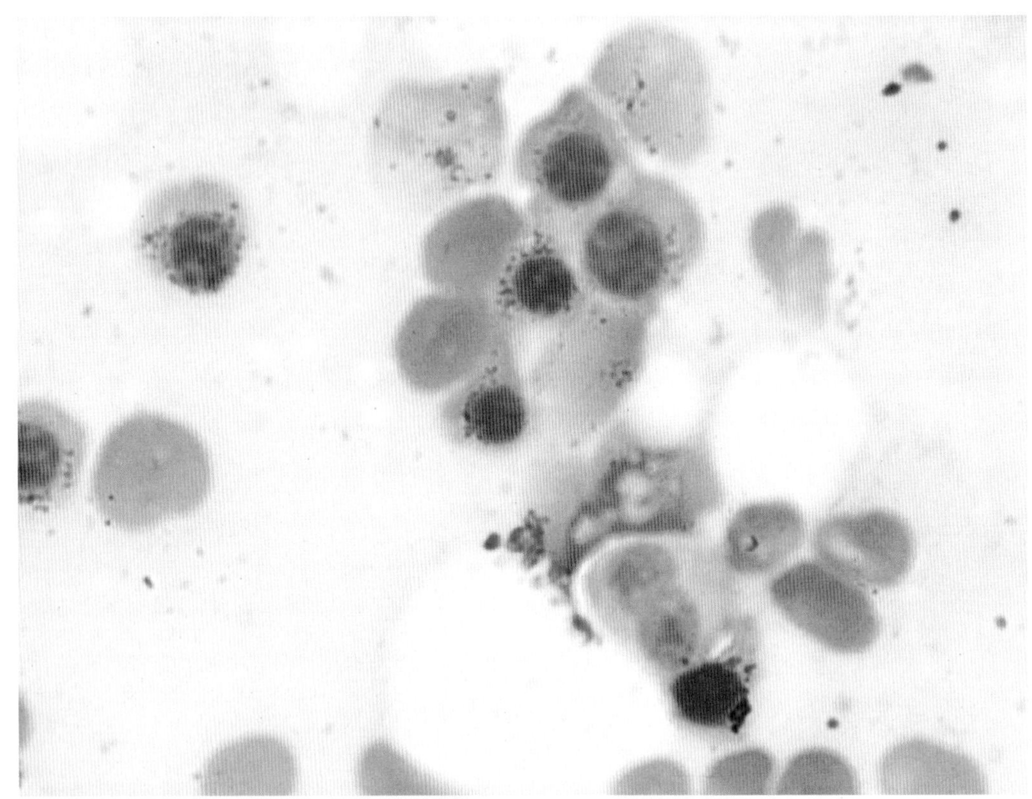

图 4-5 MDS-RS 骨髓环形铁粒幼红细胞增多

铁的部位。铁染色(iron stain)化学反应过程如下：

$$4Fe^{3+} + 3K_4[Fe(CN)_6] \xrightarrow{\text{酸性}} Fe_4[Fe(CN)_6]_3 + 12K^+$$

（含铁物质） （亚铁氰化钾） （亚铁氰化铁）

3. 操作方法 试剂盒由固定剂(甲醛)、A 液(亚铁氰化钾)、B 液(盐酸)和 C 液(核固红)组成;标本为一张富含骨髓小粒的骨髓涂片。

(1) 工作液配制:于试管内加入 A、B 液各 1 mL,混匀备用。

(2) 滴加固定剂(使用前恢复至室温并充分摇匀)布满骨髓涂片,静置 1 min,然后用蒸馏水漂洗骨髓涂片 30 s,再用冷风干燥骨髓膜。

(3) 将固定后的骨髓涂片平置于 37 ℃水浴箱中的支架上,滴加工作液布满整张骨髓涂片,合上水浴箱盖子静置染色 45 min,然后用蒸馏水漂洗骨髓涂片 60 s,再用冷风干燥骨髓膜。

(4) 于骨髓涂片上加 C 液(使用前请摇匀),室温复染 2 min 后用蒸馏水漂洗 30 s,再用冷风干燥骨髓膜后镜检。

4. 血细胞染色结果 以细胞外铁的半定量方式和细胞内铁(铁粒幼红细胞)百分比进行报告。骨髓涂片经普鲁士蓝反应后,再使用核固红(也可使用中性红或沙黄)进行复染,此时幼红细胞胞核呈深红色,胞质呈淡粉红色,胞质中铁粒呈蓝色或蓝绿色。在实践中,将含铁粒的幼红细胞称为铁粒幼红细胞,将含铁粒的成熟红细胞称为铁粒红细胞(图 4-6)。

(1) 细胞外铁分级:①阴性(－),无蓝色铁粒;②弱阳性(＋),有少量铁粒或偶见铁小珠;③阳性(＋＋),有较多铁粒或铁小珠(图 4-7);④强阳性(＋＋＋),有很多铁粒、铁小珠和少数铁小块;⑤极强阳性(＋＋＋＋),有极多铁粒、铁小珠和许多铁小块。参考范围:＋～＋＋。

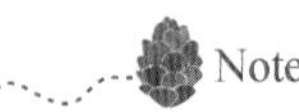
Note

(2) 细胞内铁阳性率:计数 100 个幼红细胞(有核红细胞,主要指中、晚幼红细胞),记录胞质中含蓝色铁粒细胞的百分比。在国内,铁粒幼红细胞根据铁粒数目、大小、染色深浅和分布情况

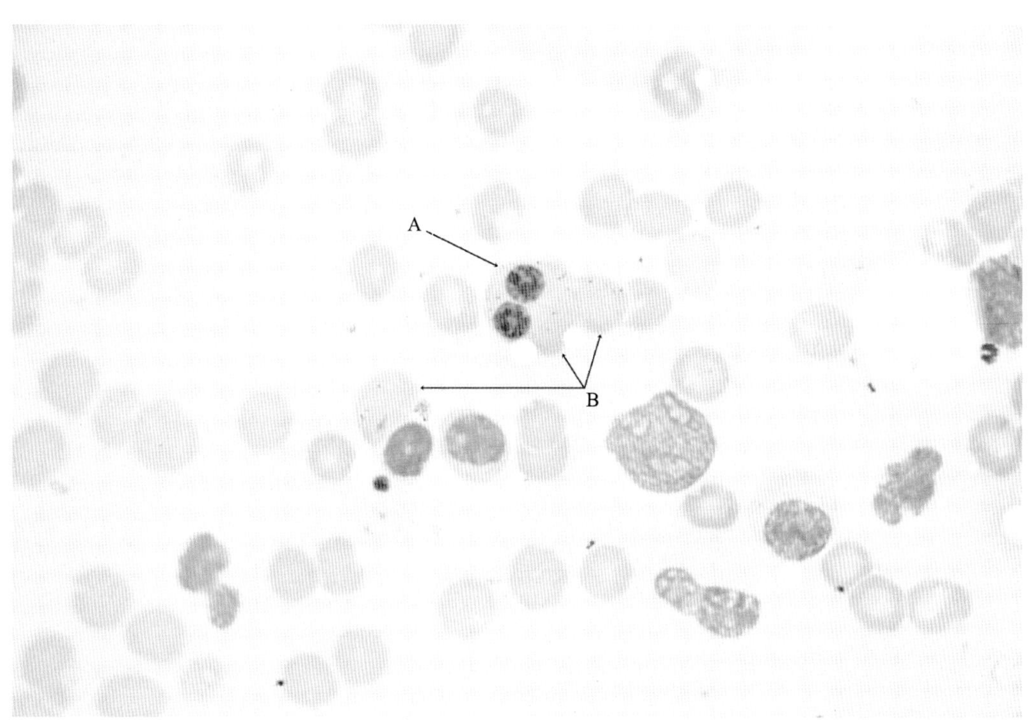

图 4-6 细胞内铁染色结果

（A. 铁粒幼红细胞；B. 铁粒红细胞）

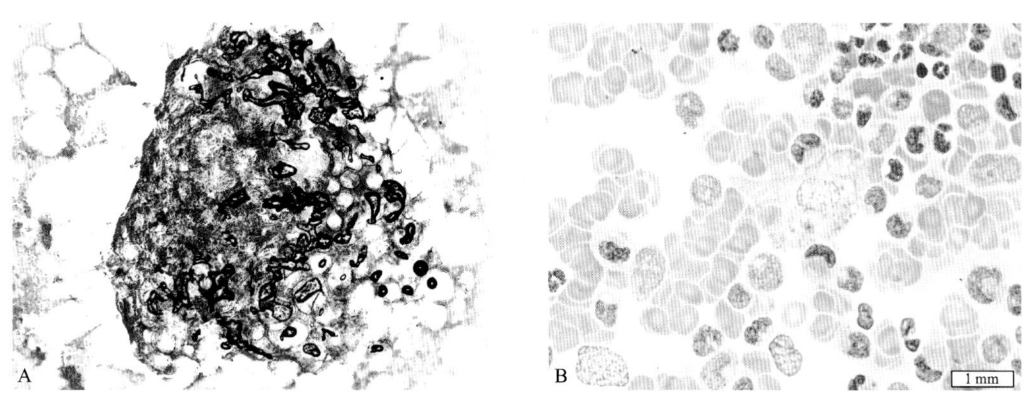

图 4-7 细胞外铁染色结果

（A. 骨髓小粒呈阳性；B. 巨噬细胞呈阳性）

分为Ⅰ型（含 1～2 个小铁粒）、Ⅱ型（含 3～5 个小铁粒）、Ⅲ型（含 6～10 个小铁粒或 1～4 个大铁粒）、Ⅳ型（含 10 个以上小铁粒或 5 个以上大铁粒）以及环形铁粒幼红细胞（铁粒≥6 个且围绕核周 1/2 以上），其中Ⅲ型、Ⅳ型和环形铁粒幼红细胞属于病理性铁粒幼红细胞。2008 年，国际 MDS 形态学工作组（IWGM-MDS）定义了 3 型铁粒幼红细胞：Ⅰ型（铁粒＜5 个）、Ⅱ型（铁粒≥5 个，但不围绕核周分布）和Ⅲ型（即环形铁粒幼红细胞，铁粒≥5 个且围绕核周 1/3 以上）（图 4-8）。近年来，研究显示环形铁粒幼红细胞与 RNA 剪接因子 3B 第 1 亚单位（splicing factor 3B subunit 1，SF3B1）基因突变密切相关。参考范围：铁粒幼红细胞阳性率为 12%～44%，铁粒少于 5 个。不同的实验室细胞内铁的参考范围相差较大，应建立各自实验室的参考范围。

5. 质量控制

（1）鉴于细胞外铁存在于骨髓小粒中，故进行铁染色时应选择骨髓小粒丰富的理想骨髓涂片；而在观察细胞内铁时，应选择骨髓小粒周边成熟红细胞分布均匀的部位，并重点观察中、晚幼红细胞胞质内铁粒情况。

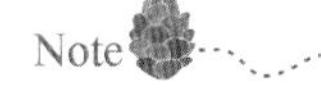

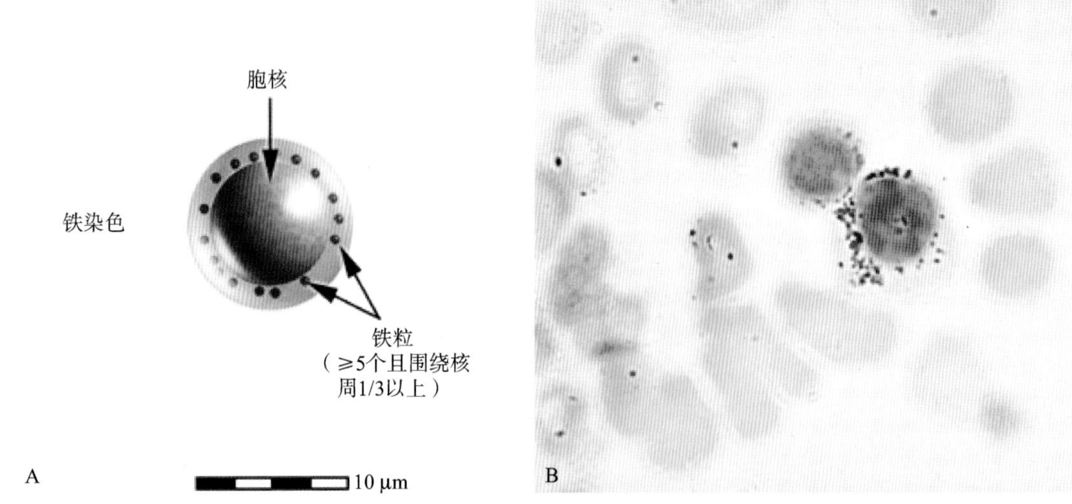

图 4-8　环形铁粒幼红细胞

（A. 定义；B. 典型图像）

（2）进行骨髓铁染色时，需要确保容器洁净，避免外来污染，载玻片应进行去铁处理。处理方法如下：将新载玻片用清洁液浸泡 24 h，取出后反复水洗，接着浸入 95%酒精中浸泡 24 h，晾干后再浸入 5%盐酸中浸泡 24 h，取出后用蒸馏水反复清洗，并烘干备用。

（3）骨髓涂片固定时间过长或染色时盐酸浓度过低均可致阳性率降低；用传统非试剂盒方法染色时，酸性亚铁氰化钾溶液需要新鲜配制。配制时，加浓盐酸要缓慢进行，切忌把浓盐酸直接加入过量的亚铁氰化钾溶液中，因为这可能导致沉淀无法溶解。

（4）已经进行过瑞特-吉姆萨复合染色的陈旧骨髓涂片也可进行铁染色（不需要复染），但需要先将其浸入甲醇中至颜色褪去。

扫码看视频：血涂片 POX 染色

二、过氧化物酶染色

1. 临床应用　过氧化物酶（peroxidase，POX）染色法主要用于粒系和单核系来源的 AML 与 ALL 的鉴别，也称为髓过氧化物酶（myeloperoxidase，MPO）染色法。在 AML-M1、AML-M2、AML-M3、AML-M4 和 AML-M5 中，白血病原始细胞 POX 阳性率≥3%；当 POX 阳性率＜3%时，可见于 ALL、AML-M0、AML-M7 以及部分 AML-M5。此外，POX 染色法也可辅助诊断遗传性 POX 缺乏症。

2. 染色原理　粒细胞和部分单核细胞的溶酶体颗粒中含有 POX，能分解 H_2O_2 而释放出新生态氧。新生态氧可氧化二氨基联苯胺（diaminobenzidine，DAB）生成有色沉淀（若底物为四甲基联苯胺（tetramethylbenzidine，TMB），则其可被氧化成四甲基联苯胺蓝，再与亚硝基铁氰化钠结合生成有色沉淀），定位于胞质内酶所在的部位。此外，部分厂家的商品化试剂盒采用氧化 WG-KI 法，该方法中底物为 KI（碘化钾）。

3. 操作方法　以氧化 WG-KI 法为例，试剂盒由 A 液（曙红）、B 液（天青）、C 液（KI）和 D 液（瑞特-吉姆萨复合染料）组成，具体操作步骤如下。

（1）制作合格血涂片（或骨髓涂片）1 张，干燥备用。

（2）工作液配制：取 C 液 2.0 mL、D 液 400 μL，混匀备用（需在 2 h 内使用）。

（3）先于血涂片（血膜）上滴加 A 液，再滴加 B 液（A 液：B 液＝1：2），混匀后于室温染色 20 s，然后用蒸馏水漂洗 30 s，用冷风干燥血膜。

（4）于血膜上加工作液，室温染色 40 s 后弃去（勿用水冲洗），用冷风干燥血膜后镜检。

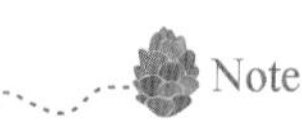
Note

(5) 镜检时，于血膜体尾交界处连续观察100个白细胞的染色情况(在临床实践中，对于急性白血病患者的血涂片和(或)骨髓涂片，则需连续观察100个白血病细胞)，并计算POX阳性率和积分(值)。

4. 血细胞染色结果 本法中POX阳性产物呈棕色至棕黑色颗粒状，定位于胞质中。大量阳性颗粒存在于中性、嗜酸性粒细胞的胞质中；细小的阳性颗粒存在于单核细胞胞质中；阴性结果见于早期原粒细胞、嗜碱性粒细胞、淋巴细胞和浆细胞、红细胞、巨核细胞及血小板。正常血细胞染色反应见图4-9和图4-10，骨髓细胞染色反应见图4-11和图4-12。

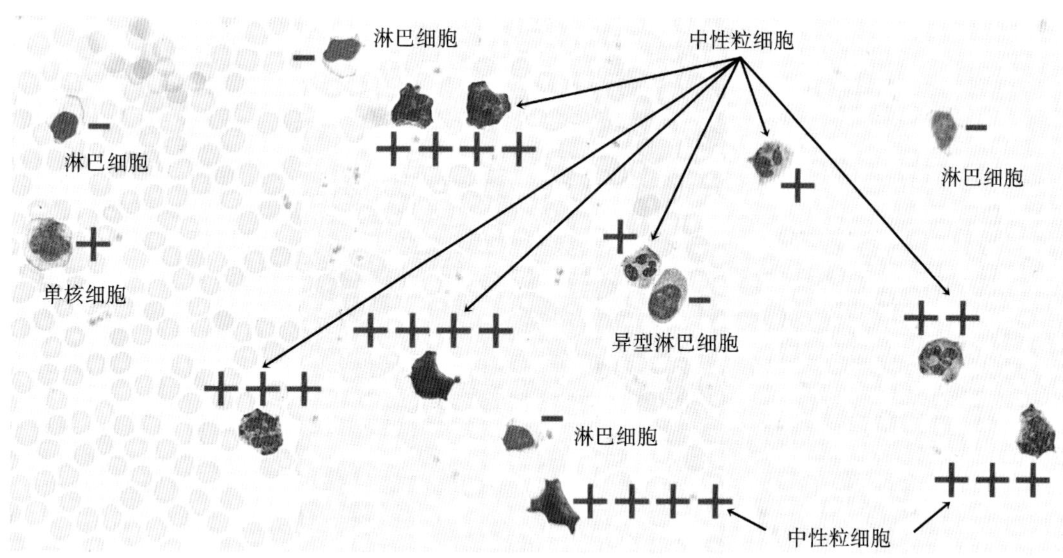

图4-9 正常外周血细胞POX染色(一)(氧化WG-KI法)

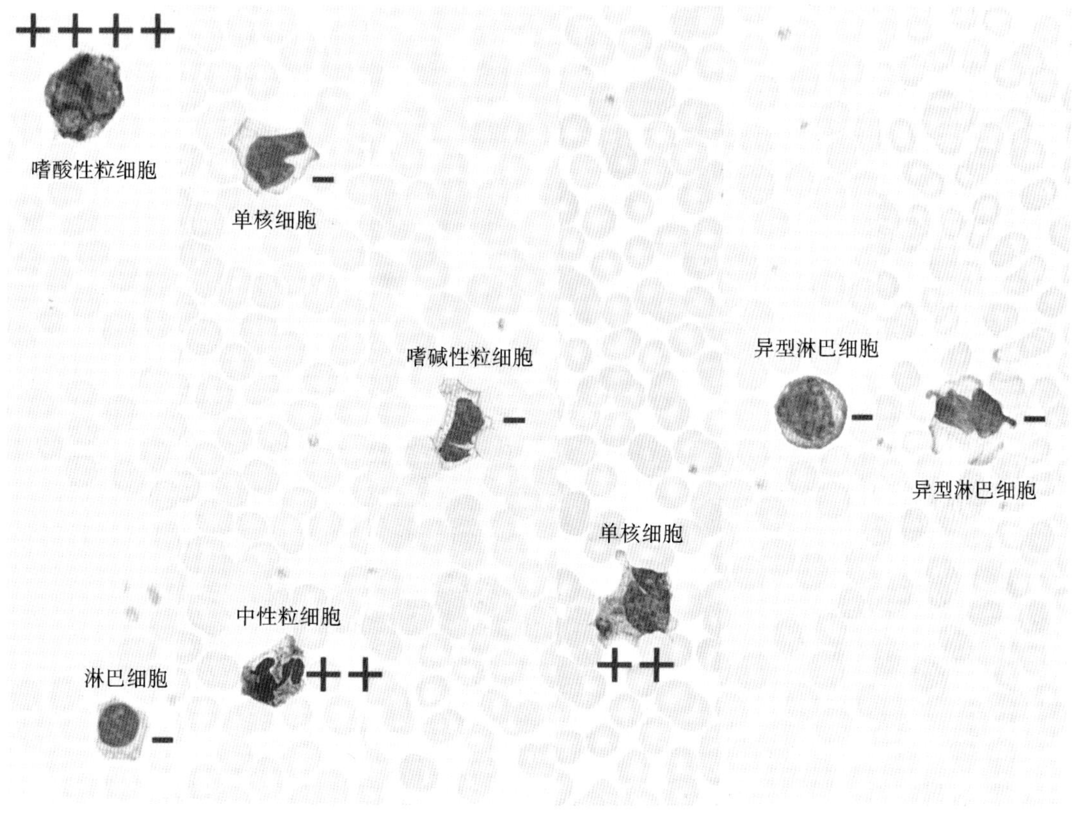

图4-10 正常外周血细胞POX染色(二)(氧化WG-KI法)

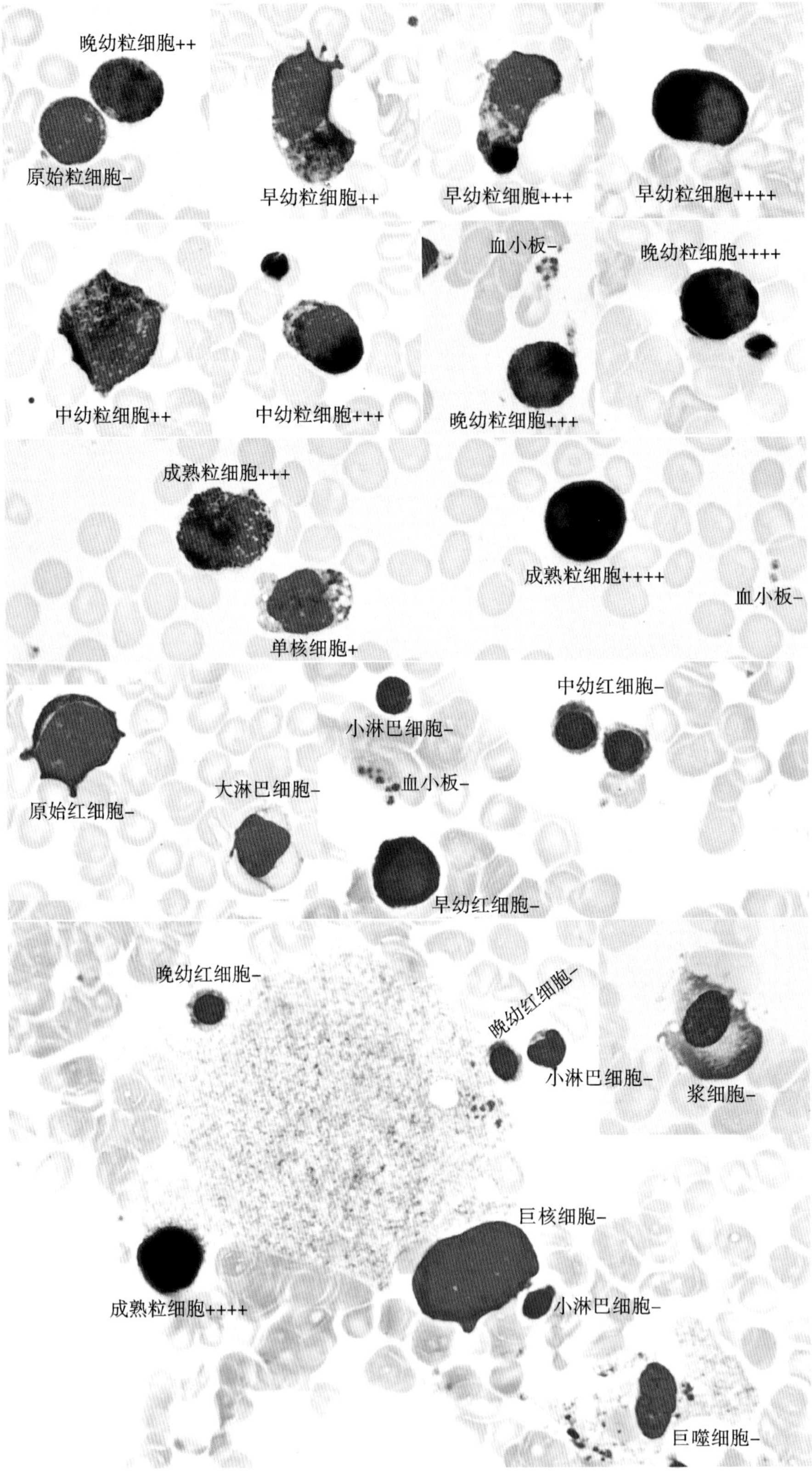

图 4-11　骨髓细胞 POX 染色(一)

(氧化 WG-KI 法,粒系细胞呈不同程度阳性,原始粒细胞、幼红细胞、巨核细胞、淋巴细胞、浆细胞及巨噬细胞呈阴性,单核细胞呈弱阳性)

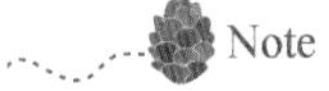

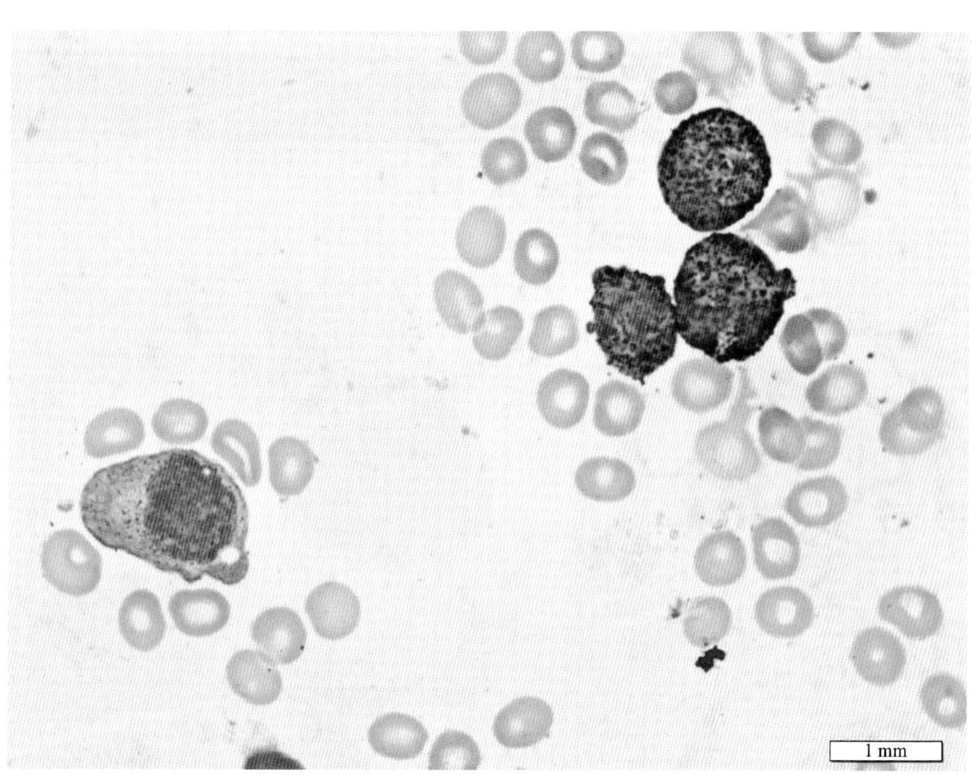

图 4-12 骨髓细胞 POX 染色(二)

(DAB 法,本法阳性反应呈棕黑色至蓝黑色颗粒,定位于胞质中;
图中 3 个粒细胞呈强阳性至极强阳性,1 个单核细胞呈弱阳性)

急性白血病(FAB 分型)各亚型白血病细胞染色结果见表 4-2 和图 4-13。POX 染色结果提倡报告染色阳性率和积分(值)。

表 4-2 急性白血病(FAB 分型)各亚型白血病细胞 POX 染色结果

疾 病	目标白血病细胞	结 果
AML-M0	原始粒细胞	阴性
AML-M1	原始粒细胞	阳性率≥3%(阴性至阳性)
AML-M2	原始粒细胞	阳性率远>3%(阴性至极强阳性)
AML-M3 AML-M3v	早幼粒细胞	阳性率远>3%(弱阳性至极强阳性)
AML-M4	原始粒细胞、早幼粒细胞、原幼单核细胞、单核细胞	原始细胞阳性率≥3%,其余细胞呈阴性至极强阳性
AML-M4Eo	原始粒细胞、早幼粒细胞、原幼单核细胞、单核细胞,异常嗜酸性粒细胞	原始细胞阳性率≥3%,其余细胞呈阴性至极强阳性
AML-M5a	原始单核细胞	阴性至阳性
AML-M5b	原幼单核细胞、单核细胞	阴性至阳性
AML-M6a	原幼粒细胞和幼红细胞	原始细胞阳性率≥3%,幼红细胞呈阴性

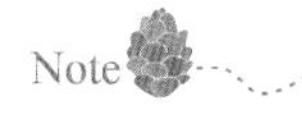

续表

疾　病	目标白血病细胞	结　果
AML-M6b	幼红细胞	阴性
AML-M7	原始巨核细胞	阴性
ALL-L1/L2	原幼淋巴细胞	阴性

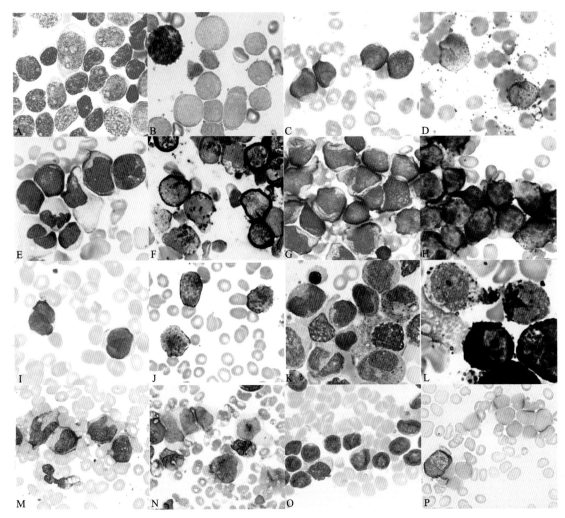

图 4-13　急性白血病骨髓常规染色和 POX 染色特征

(A. AML-M0 常规染色;B. AML-M0 POX 染色阴性;C. AML-M1 常规染色;D. AML-M1 POX 染色阳性;E. AML-M2 常规染色;F. AML-M2 POX 染色阳性;G. AML-M3 常规染色;H. AML-M3 POX 染色强阳性;I. AML-M3v 常规染色;J. AML-M3v POX 染色阳性;K. AML-M4Eo 常规染色;L. AML-M4Eo POX 染色阳性;M. AML-M5 常规染色;N. AML-M5 POX 染色弱阳性;O. ALL 常规染色;P. ALL POX 染色阴性)

5. 质量控制

(1) 在急性白血病、MDS 中,中性粒细胞可呈阴性结果。

(2) 在 CML 中,POX 活性增加;粒系来源白血病中,嗜碱性粒细胞可出现 POX 阳性结果。此外,POX 染色也可用于异型淋巴细胞和单核细胞的鉴别,其中前者呈阴性,后者可呈弱阳性。

三、苏丹黑 B 染色

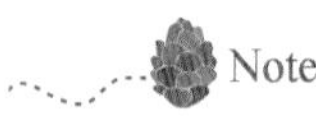

1. 临床应用　苏丹黑 B(sudan black B,SBB)染色与 POX 染色的临床价值、染色结果基本相似,区别在于前者敏感性高,而后者特异性高。该染色法有助于鉴别急性白血病类型:①急性粒

细胞白血病(AML),白血病细胞可呈阳性;②急性单核细胞白血病(AML-M5),白血病细胞多数呈阴性或弱阳性,阳性反应物质少,颗粒细小,常呈弥散分布;③急性淋巴细胞白血病(ALL),白血病细胞呈阴性。

2. 染色原理 SBB是一种脂溶性重氮染料,能溶解于细胞内的含脂结构(如中性脂肪、磷脂、糖脂和类固醇)中,使脂类物质呈棕黑色或深黑色而显示出来。脂类物质在粒细胞中含量丰富,在单核细胞中也有少量存在。

3. 操作方法 试剂:固定液(10%甲醛-生理盐水)、SBB染色液、70%酒精、瑞特-吉姆萨复合染液。操作步骤如下。

(1) 制作合格血涂片(或骨髓涂片)1张,干燥备用。

(2) 于血涂片上滴加固定液固定10 min,然后用蒸馏水漂洗30 s,再用冷风干燥血膜。

(3) 将固定后的血涂片平置于37℃水浴箱中的支架上,滴加SBB染色液布满整张血涂片,合上水浴箱盖子静置染色45 min。

(4) 用70%酒精漂洗血膜1 min,然后用蒸馏水漂洗血膜1 min,再用冷风干燥血膜。

(5) 于血涂片上加瑞特-吉姆萨复合染液复染10 min,然后用蒸馏水漂洗10 s,再用冷风干燥血膜后镜检。

(6) 镜检时,于血膜体尾交界处连续观察100个白细胞的染色情况(在临床实践中,对于急性白血病患者的血涂片和(或)骨髓涂片,则需连续观察100个白血病细胞),并计算阳性率和积分(值)。

4. 血细胞染色结果

(1) 结果判断:胞质中出现棕黑色或深黑色颗粒即为阳性结果。

(2) 正常血细胞染色反应:结果与POX染色基本一致。

(3) 白血病细胞染色反应:结果与POX染色基本一致。AML-M1骨髓原始粒细胞呈阴性至强阳性;单核系细胞阳性程度可进一步提高(呈阴性至阳性),有助于诊断POX阴性的AML-M5(图4-14)。

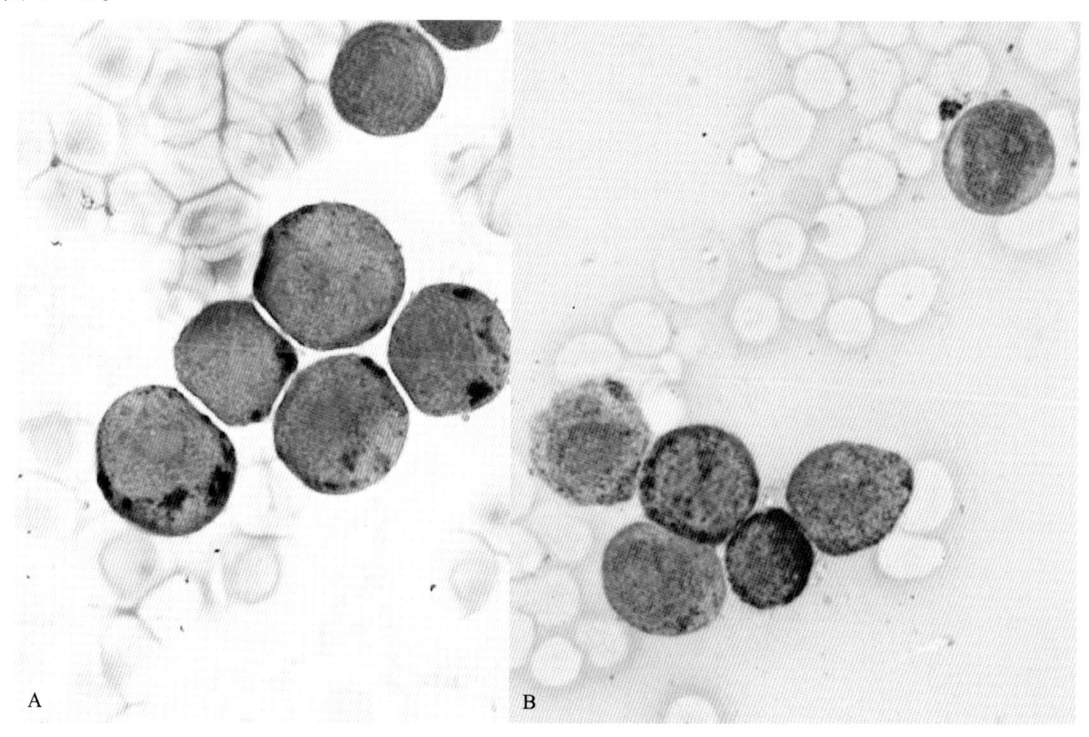

图4-14 AML骨髓SBB染色

(A. AML-M1原始粒细胞阳性;B. AML-M5单核系细胞弱阳性)

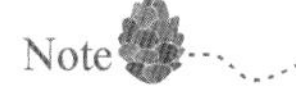

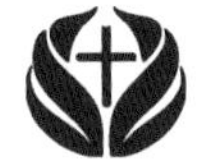

5. 质量控制

(1) 本法可省略固定步骤,直接将血涂片浸入 SBB 染色液中,染色效果好。

(2) 对已固定的陈旧标本进行 SBB 染色时,其阳性程度比 POX 染色明显,且分化差的细胞也可呈阳性。

(3) 室温较低时,染色时间需延长,提高染色温度可缩短染色时间。

四、中性粒细胞碱性磷酸酶染色

1. 临床应用 中性粒细胞碱性磷酸酶(neutrophil alkaline phosphatase,NAP)染色法主要用于 CML 与类白血病反应的鉴别,前者阳性率明显下降且积分(值)常为 0 分,后者明显增高或增大。

2. 染色原理 以 Kaplow 偶氮偶联法为例,成熟中性粒细胞碱性磷酸酶在 pH 为 9.6 左右的碱性环境中,能水解基质液中的 α-磷酸萘酚钠底物(也可以是磷酸萘酚 AS-BI、磷酸萘酚 AS-MX 等),释放出 α-萘酚。α-萘酚与重氮盐(常用的有坚牢蓝 RR(fast blue RR,也称固蓝 RR)、坚牢紫 B(fast violet B,也称固紫 B)、坚牢紫酱 GBC(fast garnet GBC,也称固紫酱 GBC 或固红 GBC)、六偶氮副品红(pararosaniline,又称盐酸副玫瑰苯胺)和坚牢蓝 B(fast blue B,也称固蓝 B)等)发生偶联反应,生成不溶性的有色沉淀,定位于胞质中酶活性所在之处。不同底物与重氮盐的组合不同,其阳性反应物质的颜色可有不同,但其化学反应过程基本相似。除了偶氮偶联法,NAP 染色还有改良 Gomori 钙-钴法,但现已少用。

3. 操作方法 以偶氮偶联法为例,试剂盒由 A 液(甲醛)、B 液(坚牢蓝 B)、C 液(亚硝酸钠)、D 液(磷酸萘酚 AS-BI)和 E 液(中性红)组成。操作步骤如下。

(1) 制作 1 张合格血涂片(或骨髓涂片)并干燥,滴加 A 液(使用前恢复至室温并充分摇匀)布满涂片固定约 60 s,然后用蒸馏水漂洗 30 s,再用冷风干燥血膜。

(2) 工作液配制:于试管内加 B 液 50 μL、C 液 50 μL,混匀并静置 2 min,再加入蒸馏水 2 mL、D 液 50 μL,混匀备用。

(3) 将固定后的血涂片平置于 37℃水浴箱中的支架上,滴加工作液布满整张血涂片,合上水浴箱盖子静置染色 15 min,然后用蒸馏水漂洗血涂片 30 s,再用冷风干燥血膜。

(4) 于血膜上滴加 E 液(使用前请摇匀),室温复染 2 min,然后用蒸馏水漂洗 30 s,再用冷风干燥血膜后镜检。

(5) 镜检时,于血膜体尾交界处连续观察 100 个成熟中性粒细胞(包括分叶核粒细胞和杆状核粒细胞),并对所有胞质中出现蓝色颗粒的阳性细胞逐个按其反应强度做出弱阳性至极强阳性的分级。记录所有阳性反应细胞数所占百分比(即总阳性率),再将各级的细胞数乘以每级的分数(一为 0 分,+为 1 分,++为 2 分,+++为 3 分,++++为 4 分),相加后即得总积分(表 4-3)。

表 4-3 NAP 阳性率和积分计算方法示例

反应强度	中性粒细胞数量	反应强度对应的分数	NAP 积分(值)
一	22	0 分	0 分
+	26	1 分	26 分
++	33	2 分	66 分
+++	16	3 分	48 分
++++	3	4 分	12 分
NAP 总阳性率	78%	NAP 总积分(值)	152 分

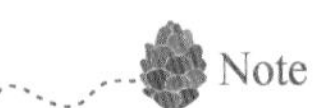

4. 血细胞染色结果 NAP 染色结果报告包括阳性率和积分(值)。正常参考值:成人 NAP 阳性率为 20%~40%,积分(值)为 20~80 分。各实验室条件各异,应建立各自的参考值。正常

外周血细胞和骨髓血细胞 NAP 染色结果分别见图 4-15 和图 4-16。CML 慢性期骨髓 NAP 积分(值)显著降低甚至为 0 分(图 4-17)。

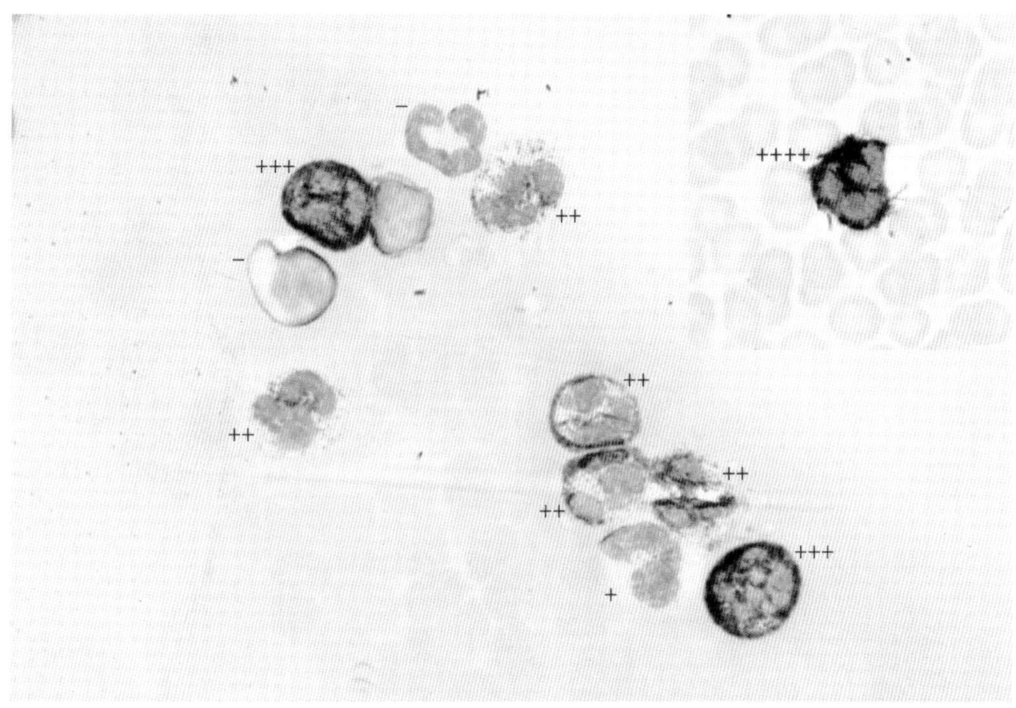

图 4-15 正常外周血细胞 NAP 染色

(重氮盐为坚牢蓝 B,中性红复染,NAP 阳性反应呈蓝色颗粒)

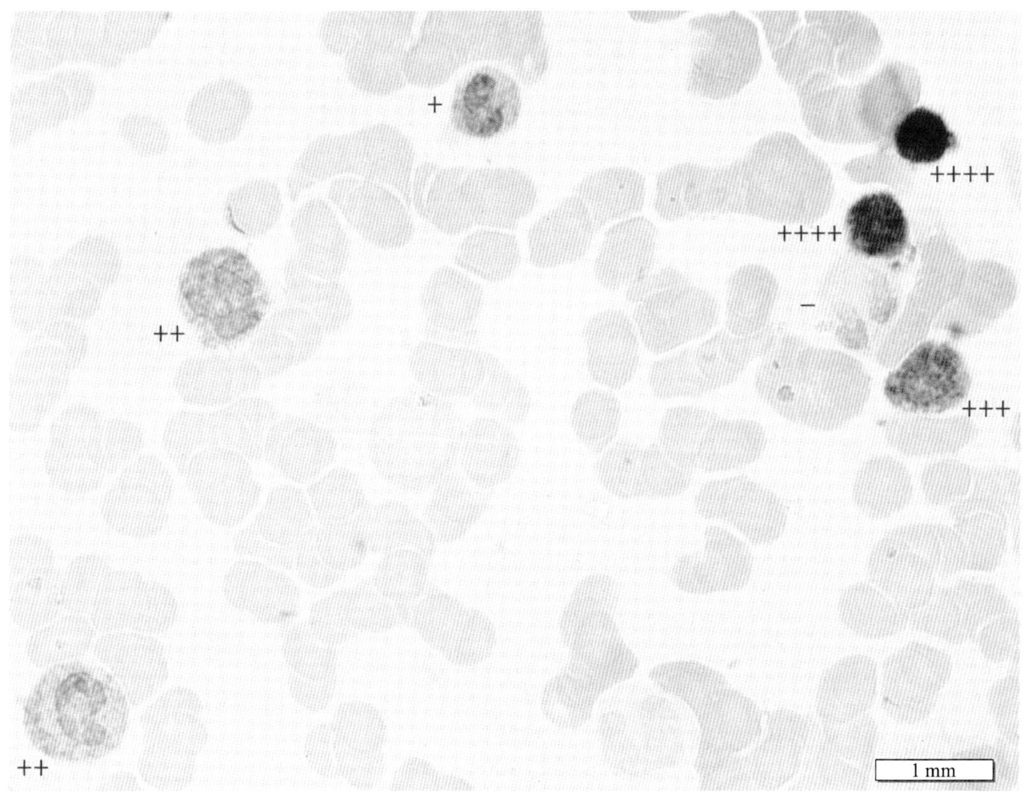

图 4-16 正常骨髓血细胞 NAP 染色

(重氮盐为坚牢紫 B,苏木素复染,NAP 阳性反应呈红色颗粒)

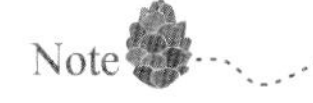

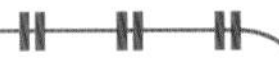

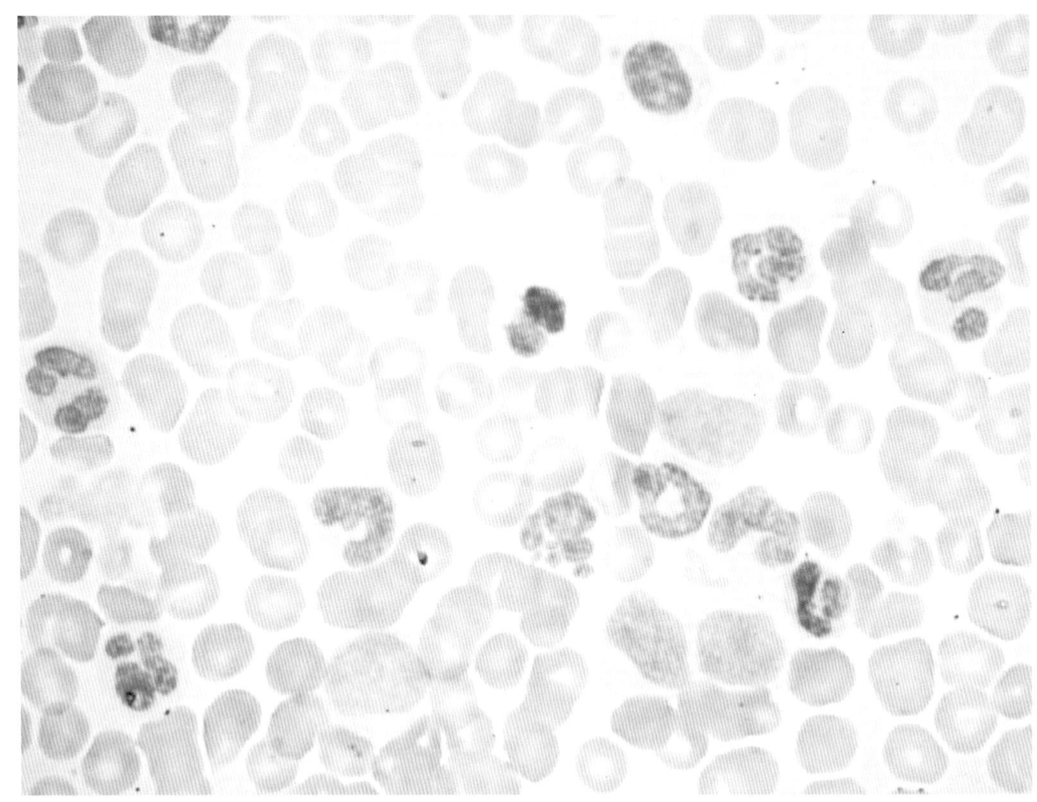

图 4-17　CML 慢性期骨髓 NAP 染色积分(值)显著降低

(重氮盐为坚牢紫 B,苏木素复染,NAP 阳性反应呈红色颗粒)

5. 质量控制

(1) 血涂片或骨髓涂片要新鲜,久置会使酶活性降低,血涂片染色较骨髓涂片好;以不抗凝血制片为佳,此外也可使用肝素抗凝血,但勿用 EDTA 抗凝血(EDTA 可抑制磷酸酶活性)。

(2) 待血膜固定、干燥后,再开始配制工作液(基质孵育液);每次染色时,应准备阳性对照(如感染患者外周血涂片);操作时,应注意生物安全,避免皮肤接触实验试剂。

(3) 磷酸萘酚盐和重氮试剂品种多样,应根据反应基质选择对应的重氮盐(如 α-磷酸萘酚钠常选用坚牢蓝 RR 或坚牢紫 B),其中重氮盐质量的好坏是染色成败的关键。

五、酯酶染色

1. 临床应用　酯酶染色有助于鉴别急性粒细胞白血病与急性单核细胞白血病。其中,氯乙酸 AS-D 萘酚酯酶(naphthol AS-D chloroacetate esterase,NAS-DCE)是粒细胞的特异性酯酶,又称为粒细胞酯酶、特异性酯酶,染色阳性提示粒细胞系来源(粒细胞白血病);α-乙酸萘酚酯酶(α-naphthol acetate esterase,α-NAE)存在于单核细胞、粒细胞和淋巴细胞中,是一种中性非特异性酯酶,若该酶染色阳性且能被氟化钠(NaF)明显抑制,则可判定为单核细胞系来源(单核细胞白血病);α-丁酸萘酚酯酶(α-naphthol butyrate esterase,α-NBE)也主要存在于单核细胞中,其阳性产物能被 NaF 抑制,而其他细胞系的阳性产物不能被 NaF 抑制。与 POX 染色和 SBB 染色类似,α-NBE 染色与 α-NAE 染色的临床意义也是相同的,在方法学上,α-NBE 特异性高于 α-NAE(类似 POX),但敏感性低于 α-NAE(类似 SBB)。

2. 染色原理

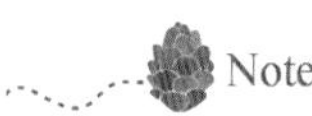

(1) NAS-DCE 染色原理:在 NAS-DCE 作用下,反应基质液中的氯乙酸 AS-D 萘酚会转化为 AS-D 萘酚,后者与重氮盐(常用的有坚牢紫酱 GBC、六偶氮副品红、坚牢蓝 B 等)反应生成不溶性

红色沉淀，定位于胞质中酶活性处；若重氮盐使用坚牢蓝 B(ICSH 推荐)，则生成不溶性蓝色至靛蓝色沉淀。

(2) α-NAE 染色原理：在 α-NAE 作用下，反应基质液中的 α-乙酸萘酚会转化为 α-萘酚，后者与重氮盐(常用的有坚牢蓝 B、坚牢蓝 RR、坚牢黑 B(fast black B，也称固黑 B)和六偶氮副品红等)反应生成不溶性棕黑色或灰黑色沉淀，定位于胞质中酶活性处。

(3) α-NBE 染色原理：在 α-NBE 作用下，反应基质液中的 α-丁酸萘酚会转化为 α-萘酚，后者与重氮盐(常用的有坚牢紫酱 GBC、六偶氮副品红)反应生成不溶性棕红色或棕灰色沉淀，定位于胞质中酶活性处。

3. 操作方法

(1) NAS-DCE 染色：试剂盒由 A 液(甲醛)、B 液(六偶氮副品红)、C 液(亚硝酸钠)、D 液(磷酸盐缓冲液)、E 液(氯乙酸 AS-D 萘酚)和 F 液(甲基绿)组成，具体染色方法如下。

①工作液配制：于试管内加 B 液 20 μL、C 液 20 μL 混匀并静置 1 min，再加入 D 液 2 mL、E 液 100 μL，混匀备用。

②于 1 张合格血涂片(或骨髓涂片)上滴加 A 液(使用前恢复至室温并充分摇匀)布满涂片，固定 60 s 后用蒸馏水漂洗 30 s，再用冷风干燥血膜。

③将固定后的血涂片平置于 37 ℃水浴箱中的支架上，滴加工作液布满整张血涂片，合上水浴箱盖子静置染色 15 min，然后用蒸馏水漂洗血涂片 30 s，再用冷风干燥血膜。

④于血膜上加 F 液(使用前请摇匀)，室温复染 2 min 后用蒸馏水漂洗 30 s，再用冷风干燥血膜后镜检。

⑤镜检时，于血膜体尾交界处观察粒细胞的染色情况(在临床实践中，对于急性白血病患者的血涂片和(或)骨髓涂片，则需连续观察 100 个白血病细胞)，并计算阳性率和积分(值)。

(2) α-NBE 染色：试剂盒由 A 液(甲醛)、B 液(六偶氮副品红)、C 液(亚硝酸钠)、D 液(磷酸盐缓冲液)、E 液(α-丁酸萘酚)、F 液(甲基绿)和 NaF 组成，具体染色方法如下。

①工作液配制：于试管内加 B 液 5 μL、C 液 5 μL，充分混匀并静置 1 min，再加入 D 液 2 mL、E 液 100 μL，混匀备用。

②于 1 张合格血涂片(或骨髓涂片)上滴加 A 液(使用前恢复至室温并充分摇匀)布满涂片，固定 60 s 后用蒸馏水漂洗 30 s，再用冷风干燥血膜。

③将固定后的血涂片平置于 37 ℃水浴箱中的支架上，滴加工作液布满整张血涂片，合上水浴箱盖子静置染色 45 min，然后用蒸馏水漂洗血涂片 30 s，再用冷风干燥血膜。

④于血膜上加 F 液，室温复染 2 min 后用蒸馏水漂洗 30 s，再用冷风干燥血膜后镜检。

⑤镜检时，于血膜体尾交界处观察单核细胞等白细胞和血小板的染色情况(在临床实践中，对于急性白血病患者的血涂片和(或)骨髓涂片，则需连续观察 100 个白血病细胞)，并计算阳性率和积分(值)。

⑥NaF 抑制试验：在 1 mL 工作液中加入 1.5 mg NaF，其余步骤按本染色法进行，染色步骤同上。染色后用油镜计数 100 个或 200 个被检细胞，分别计算出抑制前和抑制后的阳性率和积分(值)，当抑制率＞50％时，提示受 NaF 抑制。按下列公式计算出 NaF 抑制率：

$$\text{NaF 抑制率}=\frac{\text{抑制前阳性率或阳性积分(值)}-\text{抑制后阳性率或阳性积分(值)}}{\text{抑制前阳性率或阳性积分(值)}}\times 100\%$$

4. 血细胞染色结果 两种染色结果均提倡报告染色阳性率和积分(值)(方法同 NAP 染色)。在进行非特异性酯酶染色时，若同时进行了 NaF 抑制试验，则还需报告 NaF 抑制率。

(1) NAS-DCE 染色：一般粒系细胞呈阳性，单核细胞和嗜碱性粒细胞呈阴性或弱阳性(图 4-18)，其他细胞(淋巴细胞、浆细胞、幼红细胞、巨核细胞及血小板等)呈阴性。急性粒细胞白血病骨髓 NAS-DCE 染色呈弱阳性至极强阳性(图 4-19)。

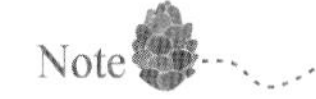

(2) α-NBE 染色：阳性颗粒可见于单核细胞(图 4-20)、巨核细胞及血小板、组织细胞、吞噬细

胞、急性淋巴细胞白血病中的原始淋巴细胞，而粒细胞呈阴性。若在反应基质液中加入 NaF，则仅单核细胞中的阳性颗粒被抑制。AML-M5 骨髓中的单核系细胞呈强阳性且能被 NaF 抑制(图 4-21)。α-NAE 染色结果与 α-NBE 染色相同，此处不再赘述。

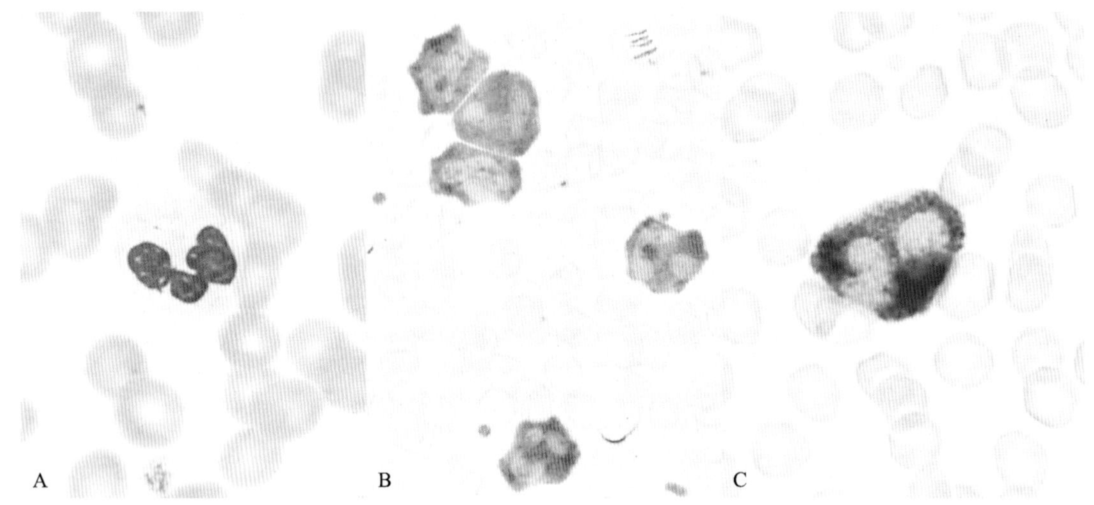

图 4-18　正常外周血细胞 NAS-DCE 染色

(A. 常规染色；B. NAS-DCE 染色显示 5 个中性粒细胞均呈强阳性(红色，重氮盐为六偶氮副品红)；C. NAS-DCE 染色显示 1 个中性粒细胞呈强阳性(靛蓝色，重氮盐为坚牢蓝 B))

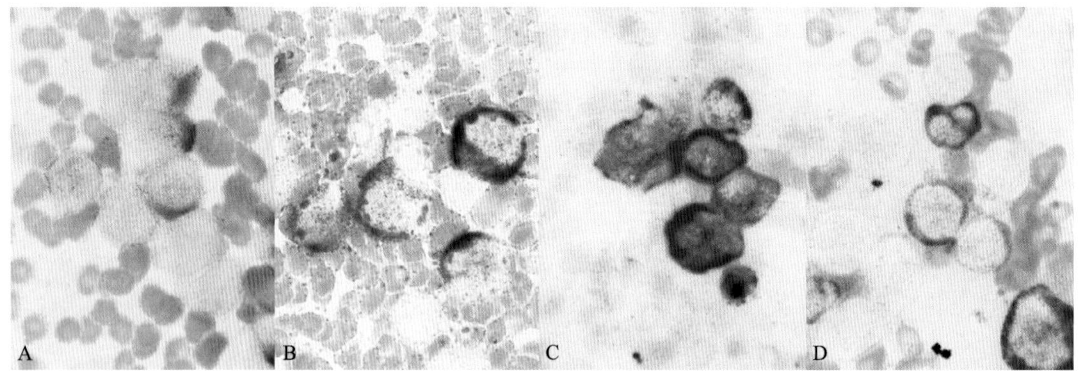

图 4-19　急性粒细胞白血病骨髓 NAS-DCE 染色

(阳性为靛蓝色，重氮盐为坚牢蓝 B；A. AML-M1 弱阳性；B. AML-M2 强阳性；C. AML-M3 极强阳性；D. AML-M4 阳性)

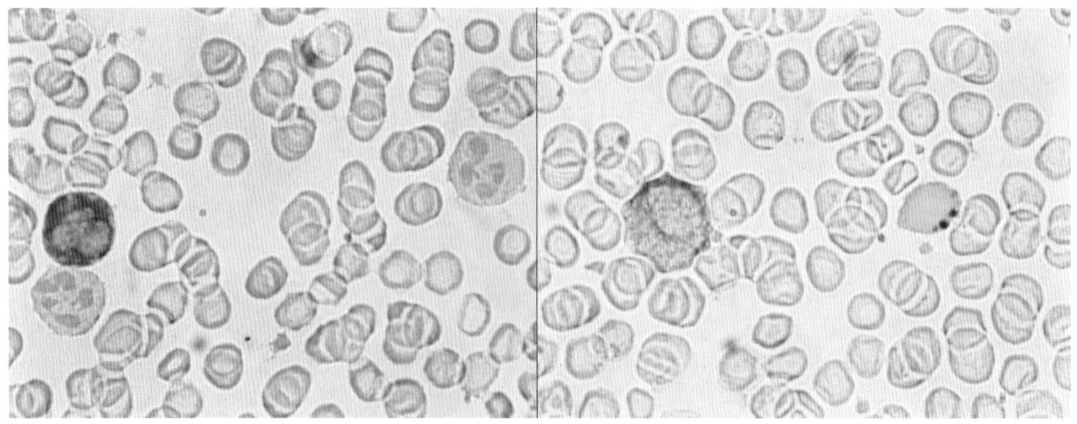

图 4-20　正常外周血细胞 α-NBE 染色

(阳性为棕红色，重氮盐为六偶氮副品红，甲基绿复染；单核细胞呈弥漫阳性至极强阳性，中性粒细胞呈阴性，淋巴细胞呈点样型阳性(4 个大小不等圆球形的点状颗粒))

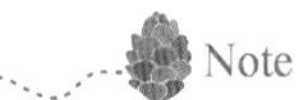

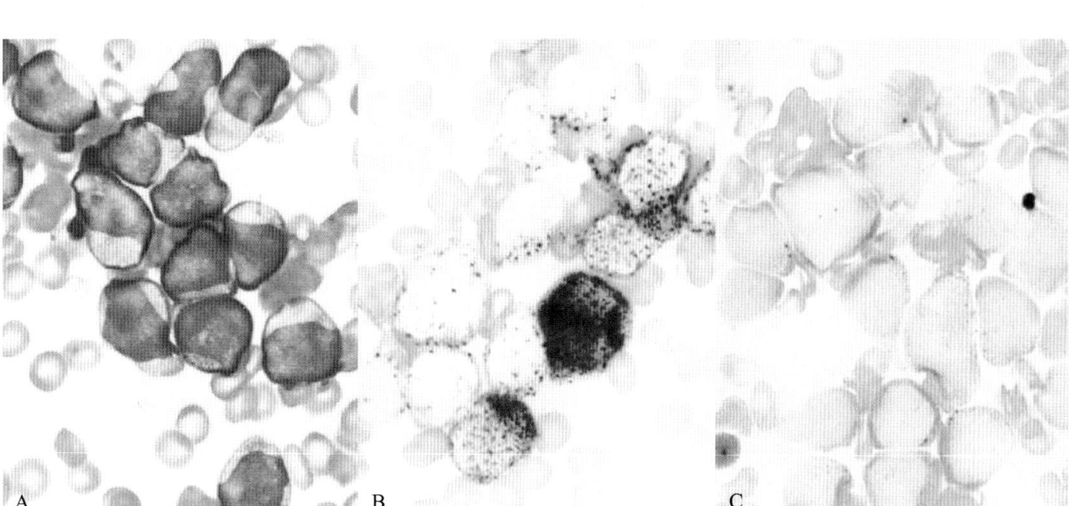

图 4-21　AML-M5 骨髓 α-NBE 染色及 NaF 抑制

(A. 常规染色显示大量原始单核细胞；B. α-NBE 染色显示单核系细胞呈阳性至强阳性（棕红色，重氮盐为六偶氮副品红）；C. 单核系细胞 α-NBE 染色阳性反应被 NaF 抑制)

5. 质量控制

(1) 配制工作液（反应基质液）时，振荡力度要适宜，确保现配现用，尽量减少等待时间，避免沉淀物析出。

(2) 温度过低时，应将血涂片置于 37 ℃水浴箱中的支架上操作以促进基质充分溶解，且染色时间与温度应相对固定。

(3) 标本片应新鲜，放置时间过久会导致酶活性降低；进行酯酶双染色（NAS-DCE＋α-NAE 或 NAS-DCE＋α-NBE）时，先进行非特异性酯酶染色，再进行特异性酯酶染色，中间步骤的蒸馏水冲洗应充分，该法对于 AML 的鉴别诊断价值优于单一酯酶染色（图 4-22）。

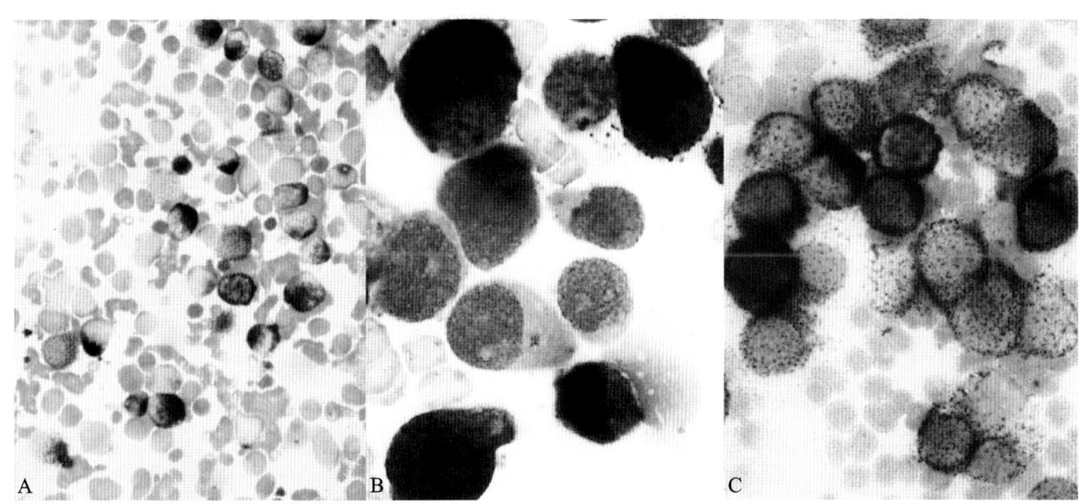

图 4-22　AML 骨髓酯酶双染色法

(A～C 均为 NAS-DCE＋α-NBE 双染色法，前者阳性为蓝黑色，重氮盐为坚牢蓝 BB，后者阳性为棕红色，重氮盐为坚牢紫酱 GBC；A. AML-M2，大量粒系细胞和少量单核系细胞呈阳性，单核系细胞比例小于 20%；B. AML-M4，粒系细胞和单核系细胞呈阳性，单核系细胞比例大于 20%；C. AML-M5，少量粒系细胞和大量单核系细胞呈阳性，单核系细胞比例大于 80%)

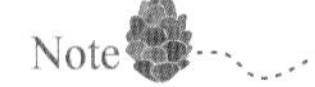

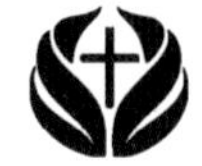

六、糖原染色

1. 临床应用 糖原染色即过碘酸希夫(periodic acid-Schiff,PAS)染色。各种类型白血病细胞的胞质中多糖含量和分布不一,因此糖原反应的程度也不同,这有助于区别白血病的类型。急性红白血病和红血病中的异常幼红细胞呈阳性;MDS 中的异常幼红细胞可呈阳性,但巨幼细胞性贫血中的幼红细胞呈阴性。ALL 中的白血病性原始淋巴细胞大多呈阳性且颗粒较粗,而 AML 中的白血病性原始粒细胞只有小部分呈阳性且颗粒细小,AML-M5 中的白血病性原、幼单核细胞呈弥漫阳性。此外,淋巴瘤及 CLL 细胞呈阳性;霍奇金淋巴瘤的特征性 Reed-Sternberg 细胞(R-S 细胞)大多呈阴性,有助于与巨核细胞进行鉴别;戈谢细胞呈强阳性,尼曼-皮克细胞呈阴性或弱阳性;骨髓转移腺癌细胞呈强阳性,有助于与白血病细胞进行鉴别。

2. 染色原理 多种细胞胞质内存在的糖原或多糖类物质(如黏多糖、黏蛋白、糖蛋白、糖脂等)中的乙二醇基经高碘酸(periodic acid)氧化后,转变为二醛基,与希夫(Schiff)试剂中的无色品红结合,形成紫红色化合物而沉积于胞质中糖原类物质所在的位置。

3. 操作方法 试剂盒由 A 液(甲醛)、B 液(高碘酸)、C 液(希夫试剂/无色品红)和 D 液(甲基绿)组成,具体染色方法如下。

(1) 于 1 张合格血涂片(或骨髓涂片)上滴加 A 液(使用前恢复至室温并充分摇匀)布满血膜,固定 60 s 后用蒸馏水漂洗 30 s,再用冷风干燥血膜。

(2) 滴加 B 液布满血膜,37 ℃染色 10 min 后用蒸馏水漂洗 30 s,再用冷风干燥血膜。

(3) 滴加 C 液布满血膜,37 ℃染色 15 min 后用蒸馏水漂洗 1 min,再用冷风干燥血膜。

(4) 于血膜上加 D 液,室温复染 5 min 后用蒸馏水漂洗 30 s,再用冷风干燥血膜后镜检。

(5) 镜检时,于血膜(或骨髓膜)体尾交界处观察各种血细胞的染色情况(在临床实践中,对于急性白血病患者的血涂片和(或)骨髓涂片,则需连续观察 100 个白血病细胞),计算阳性率和积分(值)。

4. 血细胞染色结果 阳性结果为胞质内出现红色颗粒,呈块状或弥漫状红色。染色结果判定参考标准如下:①阴性,胞质无色,无颗粒;②弱阳性,胞质呈淡红色或有少量红色颗粒,通常少于 10 个;③阳性,胞质呈红色或有 10 个以上红色颗粒;④强阳性,胞质呈暗红色或有粗大红色颗粒,可出现红色块状;⑤极强阳性,胞质呈紫红色或有粗大红色块状。建议观察 100 个细胞,计算阳性率及积分(值)(方法同 NAP 染色)。

(1) 正常外周血细胞 PAS 染色:见图 4-23。

(2) 正常骨髓血细胞染色:①粒细胞系:原始粒细胞呈阴性或弱阳性,自早幼粒细胞开始,阳性程度逐渐增强;嗜酸性粒细胞颗粒本身不着色,但胞质呈弥漫阳性;嗜碱性粒细胞呈阳性,颗粒呈紫红色,且大小不一。②淋巴系:大多呈阴性,少数呈弱阳性。③红细胞系:幼红细胞和红细胞均呈阴性。④巨核细胞系:巨核细胞和血小板均呈阳性。⑤其他细胞:单核细胞呈阴性或弱阳性,巨噬细胞呈阳性;少数浆细胞呈阳性。

(3) 急性白血病骨髓 PAS 染色:见图 4-24。

5. 质量控制

(1) 希夫试剂一旦由无色变为红色,则不能使用。染色结果应及时观察,久置会褪色。

(2) 建议进行唾液消化对照试验,以鉴别糖原和其他多糖类物质。经唾液(淀粉酶)消化处理后,如为糖原,则 PAS 阳性物质消失,反应转为阴性;如不转为阴性,则为 PAS 阳性而不应称为糖原阳性。

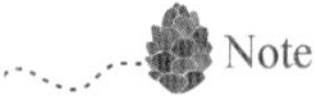

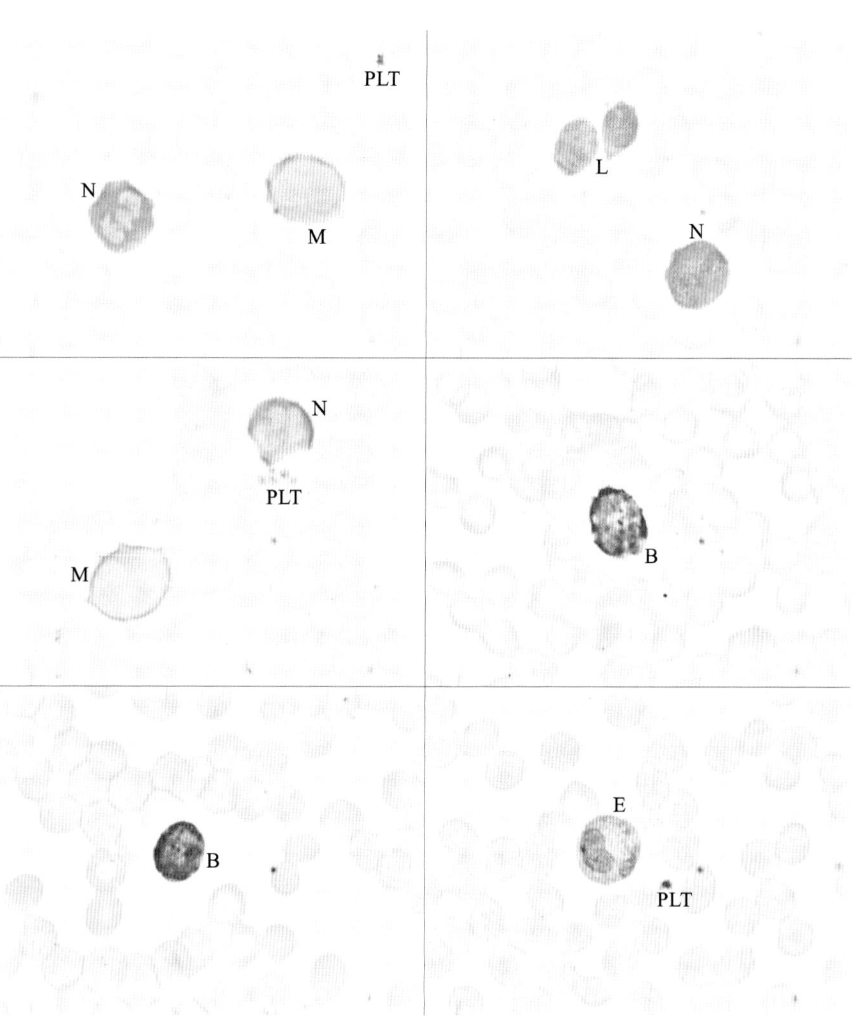

图 4-23 正常外周血细胞 PAS 染色

（N：中性粒细胞呈弥漫阳性；M：单核细胞呈弱阳性；L：淋巴细胞呈弱阳性；B：嗜碱性粒细胞中嗜碱性颗粒呈阳性，而颗粒间胞质呈阴性；E：嗜酸性粒细胞中嗜酸性颗粒呈阴性，而颗粒间胞质呈阳性；PLT：血小板呈阳性）

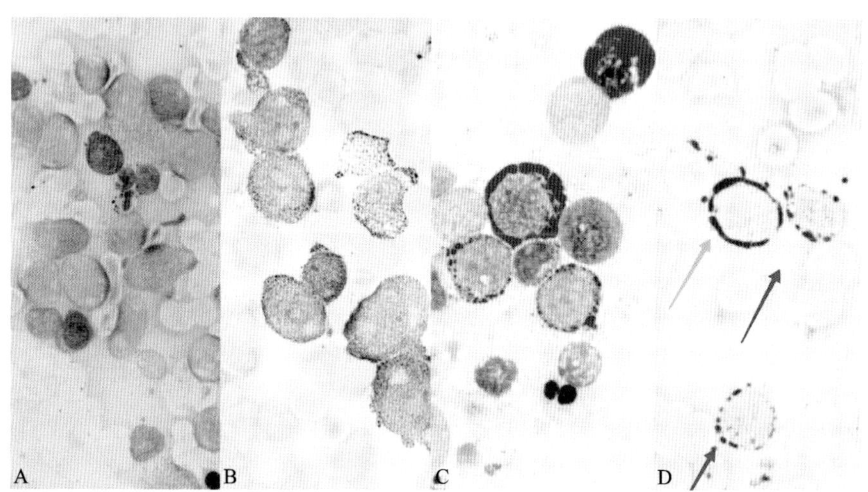

图 4-24 急性白血病骨髓 PAS 染色

（A. AML-M2，原始粒细胞呈阴性；B. AML-M5，原始单核细胞呈细颗粒弥漫阳性；C. AML-M6b，幼红细胞呈粗颗粒和块状阳性；D. ALL，原始淋巴细胞呈粗颗粒阳性（↑）和块状阳性（↑））

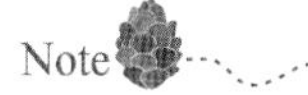

第三节　血细胞化学染色法总结

正常血细胞通过常规染色大多可以很好地进行识别和鉴别，而各种血细胞化学染色法则有助于进一步理解各种血细胞的形态和功能，常用血细胞化学染色法及染色特点见表 4-4。

表 4-4　常用血细胞化学染色法及染色特点

血细胞种类		染色方法						
		铁(粒)染色	POX/SBB 染色	NAP 染色	NAS-DCE 染色	α-NAE 染色	α-NBE 染色	PAS 染色
粒细胞系	原始粒细胞	—	—～++	—	—～+	—～+	—	—～+
	幼粒细胞	—	++～+++	—	++～+++	—～+	—	—～+
	中性粒细胞	—	+++～++++	—～++++	++～+++	—～+	—	++～++++
	嗜酸性粒细胞	—	++++	—	—～+	—	—	+～++
	嗜碱性粒细胞	—	—	—	—～++	—	—	—～++
红细胞系	早幼红细胞	—	—	—	—	—～+	—～+	—
	中晚幼红细胞	—～++	—	—	—	—～+	—	—
巨核细胞及血小板			—		—	+++～++++	—～+	++++
淋巴细胞系	辅助性 T 细胞(Th 细胞)	—	—	—	—	—～++	+～++	—～+
	抑制性 T 细胞(Ts 细胞)	—	—	—	—	—～+	—～+	—～+
	B 细胞	—	—	—～+	—	—～+	—～+	—～+
	浆细胞	—	—	—	—	—	—～+	—～++
单核细胞		—	—	—	—	++～+++	++～++++	+～++

在血液系统疾病实验室检验工作中，常规染色的细胞学特征是诊断的基本依据，当诊断不明确时，血细胞化学染色法则不失为一种简单而有效的辅助诊断手段(图 4-25)。随着技术的进步，血液系统疾病(肿瘤)现已普遍采用 MICM(M 细胞形态学，I 免疫学，C 遗传学，M 分子生物学)整合诊断模式(图 4-26)。医学检验专业学生和行业人员应努力学习和实践，力争熟练掌握常用血细胞化学染色法的知识和操作技能。

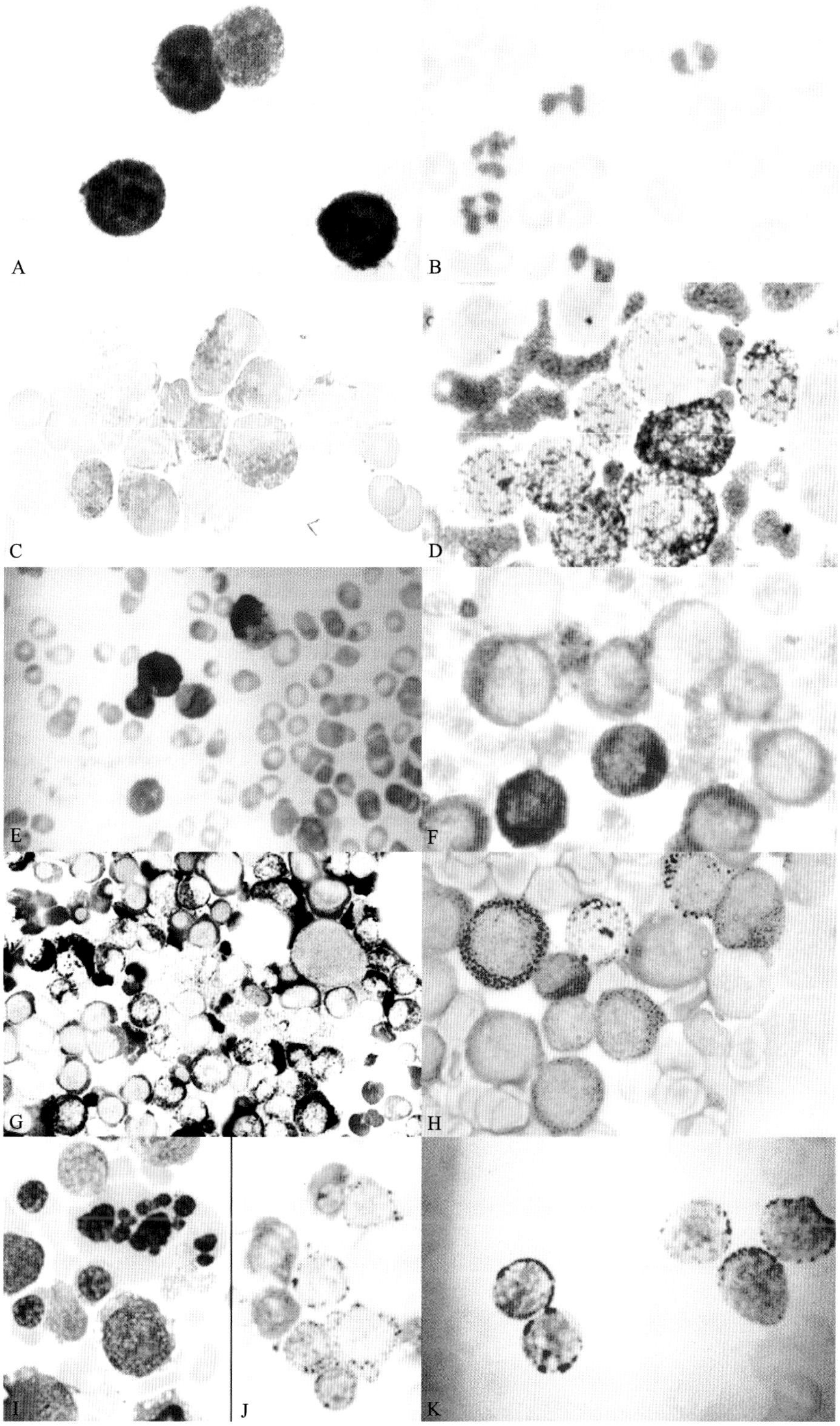

图 4-25 常用血细胞化学染色法的临床应用

（A. 细菌感染 NAP 染色积分(值)增大和阳性率增高；B. CML 慢性期 NAP 染色呈阴性；C. AML PAS 染色呈阳性；D. AML SBB 染色呈阳性；E. AML-M4 NAS-DCE 染色粒系细胞呈阳性；F. AML-M5 α-NAE 染色呈阳性；G. AML-M4 酯酶双染色粒系和单核细胞均呈阳性；H. AML-M6 PAS 染色幼红细胞呈阳性；I. MDS 常规染色显示原始细胞和病态幼红细胞；J. MDS PAS 染色幼红细胞呈阳性；K. ALL PAS 染色原始淋巴细胞呈阳性）

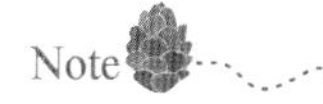

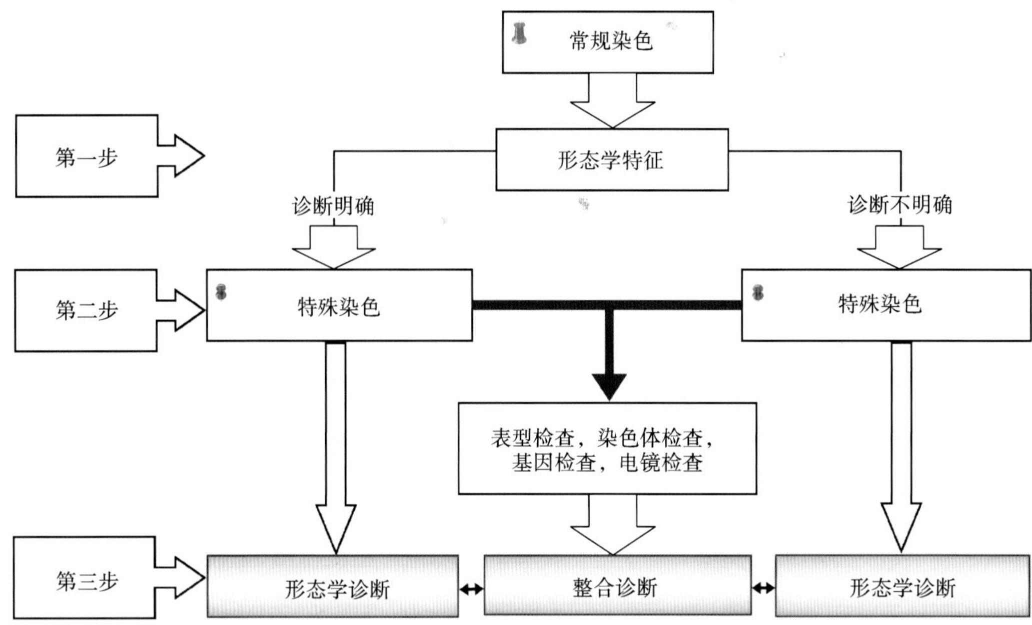

图 4-26　血液系统疾病(肿瘤)实验室检验与诊断方法

思考与讨论

(1) 简述常用细胞化学染色法在血液疾病诊断与鉴别诊断中的优点与缺点。

(2) 比较三种成熟粒细胞的 POX 染色、NAS-DCE 染色和 PAS 染色的特征。

(3) 比较 POX 染色和 SBB 染色的方法学特点(敏感性和特异性)及临床意义。

(4) 简述骨髓涂片铁染色的试验原理及临床意义。

(5) 简述酯酶双染色的临床价值。

(6) 对一患者骨髓涂片行 NAP 染色(部分结果见图 4-27)，共计数 100 个成熟中性粒细胞(胞质显示红色为阳性细胞)，其中阴性(－)细胞 27 个，弱阳性(＋)细胞 15 个，阳性(＋＋)细胞 45 个，强阳性(＋＋＋)细胞 8 个，极强阳性(＋＋＋＋)细胞 5 个。

①请直接在图中标明所有成熟中性粒细胞的 NAP 染色结果。

②计算该患者 NAP 总阳性率、各等级阳性率以及 NAP 总积分、各等级积分(值)。

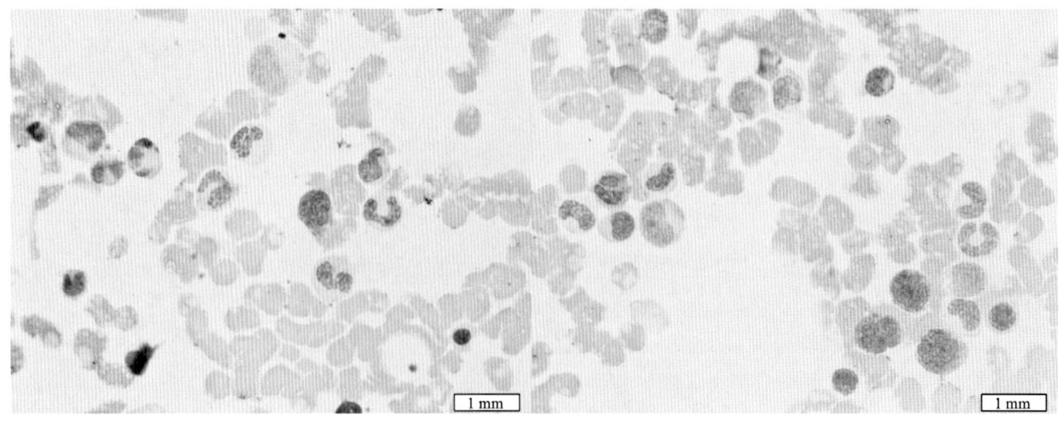

图 4-27　骨髓涂片 NAP 染色

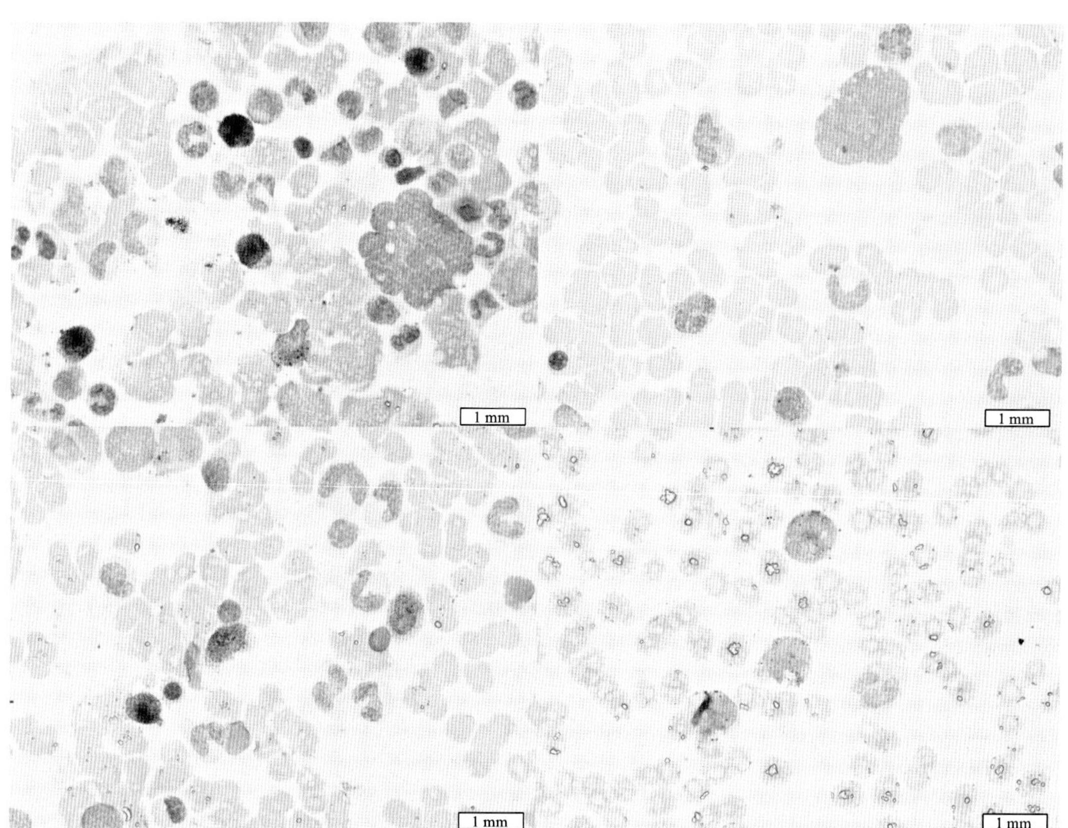

续图 4-27

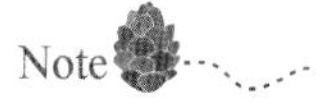

第五章
骨髓细胞形态学检验

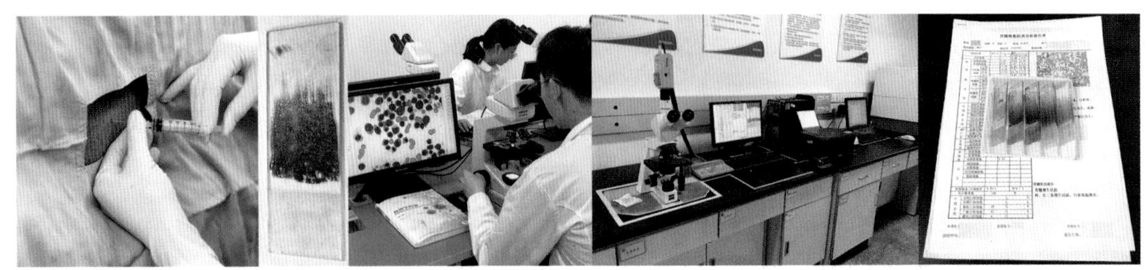

第一节 概 述

扫码看视频：
骨髓穿刺概述

一、目的

骨髓细胞形态学检验，俗称骨髓象检查，是临床血液病及血液学异常相关疾病诊断、鉴别及疗效评估的基础且重要的手段。临床上出现以下不明原因时，需要进行此项检查：①外周血细胞成分及形态异常（如一系、二系或三系细胞的增多和减少，以及外周血中出现原始、幼稚细胞等异常细胞）；②不明原因的发热和（或）肝、脾、淋巴结肿大；③骨痛、骨质破坏、肾功能异常、黄疸、紫癜、血沉明显增快等；④化疗后的疗效观察；⑤其他情况如骨髓活检、造血干细胞培养、染色体核型分析、病原微生物学检查（如伤寒、疟疾）等。

二、方法概述

骨髓细胞形态学检验是骨髓检查最常规的方法，临床上常使用普通光学显微镜观察骨髓中各种血细胞的数量、分布、形态特征以及有无异常细胞等，从而协助诊断疾病、观察疗效以及判断预后。具体检查流程见图 5-1。

然而，本检查又相对特殊，在进行该项检查前，临床医生需要获得患者知情同意；患者签署检查同意书后，医生通过骨髓穿刺术获取骨髓穿刺液，并在穿刺现场制作足够数量的用于常规细胞学检查的骨髓涂片。然后，医生将骨髓涂片标本（在少部分医院，医生会同时送检外周血涂片）连同骨髓象检查申请单一并送往检验科（图 5-2），再由检验科从事形态学检验的专业技术人员（骨髓检查技师）进行涂片染色、显微镜检查（镜检）和出具书面报告。其中，镜检环节是该检查的核心部分（图 5-3），其详细步骤见表 5-1。

三、临床价值

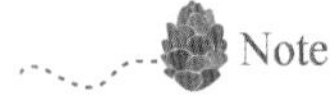

骨髓细胞形态学检验的禁忌证相对较少，由凝血因子严重缺陷引起的出血性疾病患者严禁进行骨髓穿刺，妊娠晚期妇女在接受骨髓穿刺时需慎重，同时，穿刺部位存在炎症或畸形时应避开。骨髓细胞形态学检验的临床价值体现在以下三个方面。

❶ 低倍镜
（判断骨髓取材、涂片质量及有核细胞增生程度，计数、分类巨核细胞，注意有无异常细胞）

↓

❷ 油镜（分类计数200～500个骨髓有核细胞）

有核细胞分类计数及细胞形态观察

- 红细胞系统
- 粒细胞系统
- 巨核细胞系统
- 淋巴细胞系统
- 单核细胞系统
- 骨髓基质细胞
- 转移癌细胞
- 血液寄生虫
- 病原微生物

↓

❸ 细胞化学染色检验

↓

❹ 计算（上述细胞百分比，G/E比值，阳性率和积分值）

↓

❺ 填写骨髓象检查图文报告单
（典型图像1～4张，骨髓有核细胞比例及形态特征，细胞化学染色结果）

↓

❻ 打印报告单

↓

❼ 骨髓象检查申请单、骨髓涂片及报告单均存档，以备复查

图 5-1　骨髓象检查流程

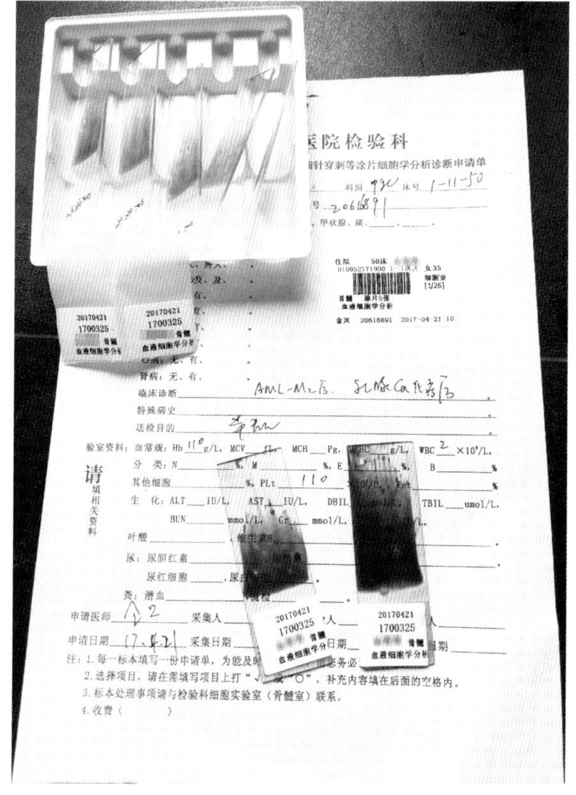

图 5-2　骨髓象检查申请单及待检骨髓涂片

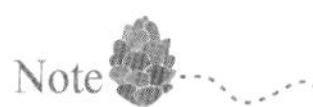

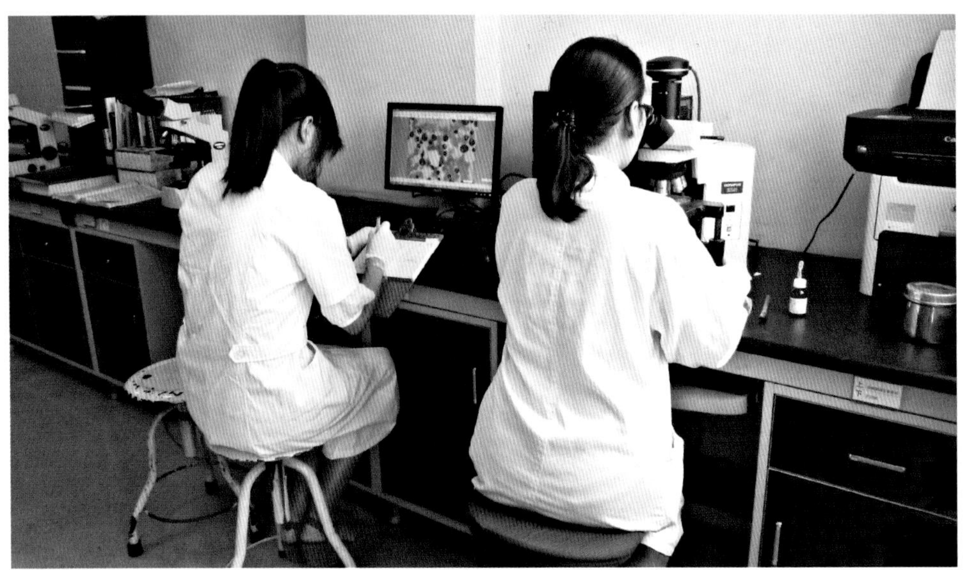

图 5-3　骨髓检查技师工作状态

表 5-1　骨髓细胞镜检

镜　检	具体内容及要求
部位	涂片头部细胞小、结构不清，容易做出错误的判断；涂片尾部的细胞偏大、常变形，且大细胞、破碎细胞偏多；涂片体尾交界处一般厚薄适中且均匀，细胞结构清楚，红细胞呈淡红色，背景干净，实际工作中多选择该部位骨髓小粒周边细胞均匀分布的区域进行细胞形态观察和分类计数
方法	计数有核细胞时要遵循一定顺序，避免出现视野重复或遗漏计数的现象，这与血涂片白细胞分类计数时要求的"城垛式"镜检方法类似
细胞种类	计数的有核细胞包括除巨核细胞（低倍镜下完成全片计数，并分类计数一定数量的巨核细胞）、破碎细胞、分裂象细胞外的其他有核细胞。具体包括：各阶段粒细胞、各阶段有核红细胞、各阶段淋巴细胞（包括异型淋巴细胞）、各阶段单核细胞和吞噬细胞、肥大细胞、脂肪细胞、成骨细胞、破骨细胞、内皮细胞等骨髓基质细胞以及异常细胞（如各种淋巴瘤细胞、分类不明细胞、转移癌细胞、尼曼-皮克细胞、戈谢细胞、海蓝组织细胞等）。此外，还应注意成熟红细胞形态和血小板的数量及分布情况
有核细胞数量	至少计数 200 个有核细胞。对于增生明显活跃及以上者，应至少计数 500 个；对于增生极度减低者，可计数 100 个有核细胞

（一）诊断造血系统疾病

骨髓细胞形态学检验可诊断各种类型白血病、多发性骨髓瘤、巨幼细胞性贫血、戈谢病、尼曼-皮克病、海蓝组织细胞增生症以及再生障碍性贫血等造血系统疾病，也常用于评估或判断上述疾病的预后情况。

（二）协助诊断其他相关疾病

骨髓细胞形态学检验可辅助诊断各种恶性肿瘤的骨髓转移、淋巴瘤的骨髓浸润、骨髓增殖性肿瘤、缺铁性贫血、溶血性贫血、脾功能亢进和特发性血小板减少性紫癜等疾病。

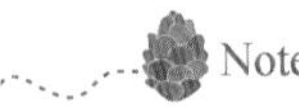

（三）提高特定疾病的诊断率

骨髓细胞形态学检验有利于检出疟原虫、杜氏利什曼原虫、红斑狼疮细胞，此外也可利用骨髓样本进行细菌培养、染色体培养和干细胞培养等，进一步提高特定疾病的诊断率。

思考与讨论

如何使用智能手机捕捉微观图像？

在形态学检验的学习和工作中，当镜检者发现特殊细胞时，可及时利用智能手机进行捕捉。那么，如何才能拍摄出美观而清晰的显微细胞图像呢？笔者结合实际工作，做出以下经验分享。

第1步：使用智能手机进行微观摄影需将左手的中指、环指、小指固定在左显微镜目镜上，同时用左手的拇指和示指以及右手的示指、环指、小指固定智能手机，这样能利用右手拇指灵活对焦。

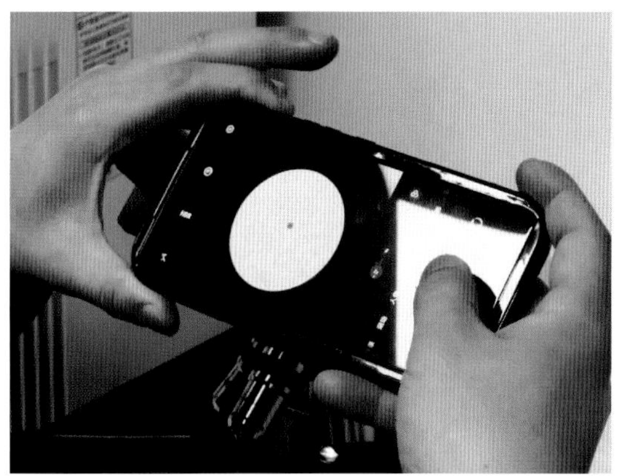

图 5-4　用智能手机拍摄细胞图像时的手势

第2步：通过智能手机的屏幕，同时观察并聚焦于显微镜右目镜中的光线，并慢慢将手机靠近显微镜，直至显微镜镜头下的景象完全填满手机屏幕。此时，可以利用右手拇指自由对焦相机并捕捉图像（图 5-4）。

智能手机显微摄影的成败取决于能否保持相机的稳定。尽管初学者可能会感到有些挫败，但只要多加练习，可以很快熟练掌握这项技术。笔者在工作中拍摄的显微细胞图像见图 5-5。

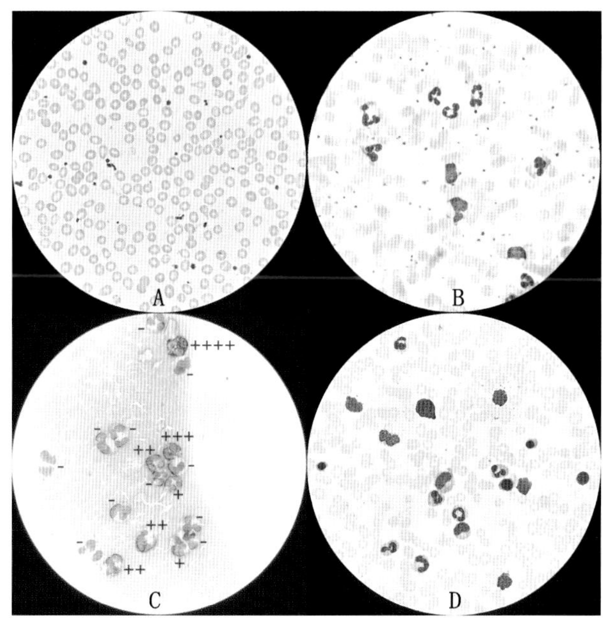

图 5-5　美观且清晰的显微细胞图像

（A. 外周血红细胞；B. 外周血白细胞；C. 血细胞 NAP 染色；D. 骨髓有核细胞）

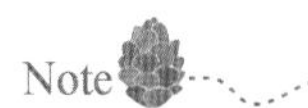

四、镜检内容

(一) 低倍镜检查

1. 判断骨髓取材及制片质量 结合肉眼观察和低倍镜检查，依次评价涂片厚薄、骨髓小粒多少、油滴分布、染色质量等情况，此外可结合涂片中的细胞成分进一步判断骨髓取材质量：在取材良好的涂片中，可见骨髓特有的细胞，如浆细胞、肥大细胞、吞噬细胞等，且可见杆状核粒细胞比例大于分叶核粒细胞，有时也可见由造血细胞和骨髓基质细胞组成的造血岛（如幼红细胞岛、浆细胞岛等）；若在镜下观察到条索状物，其间夹有大量聚集的血小板和有核细胞，则表明骨髓取材不佳（骨髓液凝固）。骨髓取材、制片质量评价及检验思路见图 5-6。

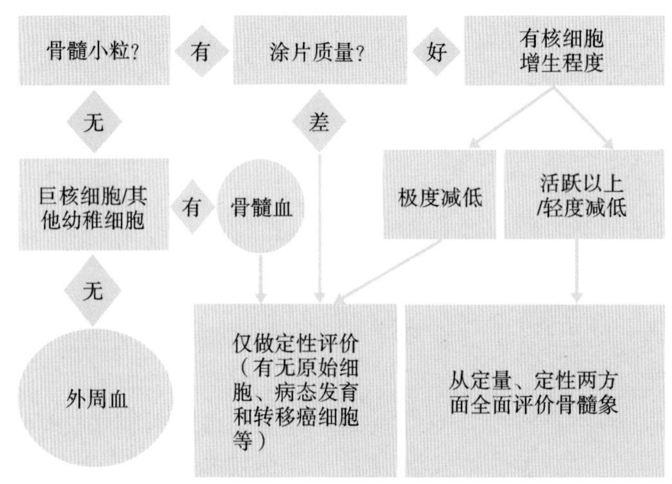

图 5-6 骨髓取材、制片质量评价及检验思路

2. 判断有核细胞的增生程度 常用骨髓涂片中有核细胞与成熟红细胞之比来判断骨髓有核细胞的增生程度，具体判断标准见表 5-2 和图 5-7。在实践中，当检验结果介于两级标准之间时，通常将其增生程度向上提一级。例如，在增生活跃与增生明显活跃之间时，可判定为增生明显活跃。

表 5-2 骨髓有核细胞增生程度分级及标准

分 级	有核细胞/成熟红细胞	有核细胞数/一个高倍镜视野	临床意义
增生极度活跃	1∶1	＞100	各种白血病
增生明显活跃	1∶10	50～100	各种白血病、增生性贫血等
增生活跃	1∶20	20～50	正常人、某些贫血者
增生减低	1∶50	5～10	造血功能低下，部分稀释
增生极度减低	1∶200	＜5	再生障碍性贫血，完全稀释

3. 评估巨核细胞系统的增生情况和产血小板功能 在低倍镜下逐一浏览视野，计数全片（尤其是两端及上、下边缘）内的巨核细胞数量。一般认为，正常人于 1.5 cm×3 cm 的范围内可见巨核细胞 7～35 个。在实践中，当巨核细胞数量偏少时，需对全部巨核细胞进行分类计数；当巨核细胞大量出现时，可在涂片体尾交界处选择 25～50 个巨核细胞进行分类计数（需在高倍镜或油镜下加以证实），以正确估计巨核细胞的产血小板功能。

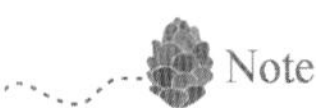

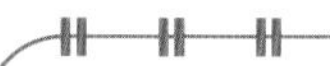

图 5-7　骨髓增生程度分级

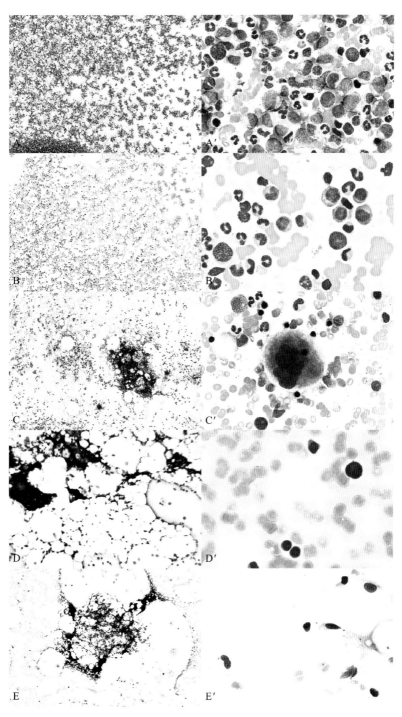

（A 和 A'，增生极度活跃；B 和 B'，增生明显活跃；C 和 C'，增生活跃；D 和 D'，增生减低；E 和 E'，增生极度减低；A～E 为低倍镜视野；A'～E'为高倍镜视野）

4. 观察涂片的特殊部位　观察涂片边缘、尾部、骨髓小粒周围有无体积较大或成堆分布的异常细胞，如转移癌细胞、R-S 细胞、多核巨细胞、恶性组织细胞、戈谢细胞和尼曼-皮克细胞等。遇到上述异常细胞时，也需要用高倍镜或油镜加以判断。

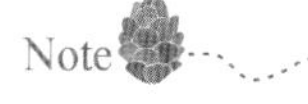

5. 选择油镜检查区域　选择细胞分布均匀、无重叠、形态清晰的区域作为油镜检查区域，一般以涂片体尾交界处为宜。然而，由于临床医生或相关专业技术人员制备的骨髓涂片质量参差

不齐，实践中有时很难准确选取涂片的体尾交界处（尤其是当涂片又短又厚时）。此时，应仔细观察，尽量选取骨髓小粒周边细胞分布均匀的区域进行检查，该区域适用于骨髓各种有核细胞的计数以及红细胞、血小板的数量和形态观察（图 5-8）。

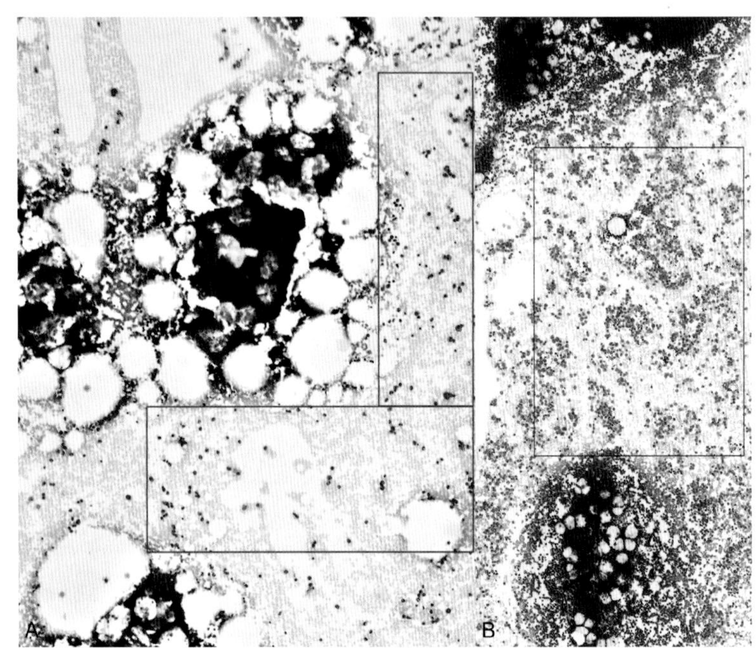

图 5-8　理想的油镜检查区域

（骨髓小粒周边细胞均匀分布的区域；A. 红框（有核细胞增生活跃骨髓象）；B. 黑框（有核细胞增生极度活跃骨髓象））

（二）油镜检查

1. 有核细胞分类计数　选择骨髓小粒周边细胞分布均匀的区域，观察 200～500 个细胞，按细胞的种类、发育阶段分别计数并计算它们各自的百分比。

2. 仔细观察各系统的增生程度和各阶段细胞数量和形态的变化　观察血细胞时应全面、系统，包括细胞的胞体（如大小、形态）、胞核（如核形、位置，染色质粗细，核仁有无、大小及数量等）以及胞质（如量、颜色，颗粒有无、大小、分布、颜色，空泡有无、数量等）。对于有病变的细胞，应反复进行仔细观察。具体观察内容见表 5-3。

表 5-3　油镜下骨髓涂片观察对象及具体内容

观察对象	观察的具体内容
骨髓小粒	骨髓小粒中有核细胞量、细胞成分、油滴等
粒细胞系统	增生程度，各阶段粒细胞比例及形态，胞体大小，胞核形态及染色质情况，胞质颜色以及是否有空泡、中毒颗粒、各种包涵体、吞噬物等，核质比以及有无核质发育不平衡等
红细胞系统	增生程度，有核红细胞比例及形态，有无巨幼样改变，胞核有无不规则、固缩、碎裂，胞质中是否有嗜碱性点彩红细胞、Howell-Jolly 小体等，有无核质发育不平衡，并观察成熟红细胞的大小、形态、结构等有无异常改变，有无人为造成的红细胞变形等
巨核细胞系统	油镜观察中，若见到微小巨核细胞、小巨核细胞、单圆核巨核细胞、多圆核巨核细胞和分叶过度巨核细胞等时，应仔细观察确认但不计数，同时应观察血小板数量、大小、形态、聚集性、颗粒等，有无畸形血小板、巨大血小板等

续表

观察对象	观察的具体内容
淋巴细胞系统	成熟淋巴细胞比例、形态，有无原、幼淋巴细胞
单核细胞系统	成熟单核细胞比例、形态，有无原、幼单核细胞
浆细胞系统	成熟浆细胞比例、形态，有无原、幼浆细胞
其他	包括退化细胞、肥大细胞、吞噬细胞、成骨细胞、破骨细胞、分裂象细胞等量的变化，全片有无血液寄生虫和病原微生物（如疟原虫、组织胞浆菌、马尔尼菲青霉菌、杜氏利什曼原虫无鞭毛体（利-杜小体）等）及其他明显异常细胞（如各种淋巴瘤细胞、戈谢细胞、尼曼-皮克细胞、海蓝组织细胞、转移癌细胞等）

3. 细胞计数、分类完成后，还需再次进行全面观察 注意细胞分类情况与其他区域是否一致，必要时可采用单独快速计数法（即计数一定数量的有核细胞，但只对某类特定细胞进行计数、分类，而其他有核细胞只计数而不进行分类）来进行验证或重新计数，同时也要注意其他部位有无异常细胞。如同时有待查的外周血涂片，还应对外周血涂片中的血细胞进行观察和计数。

（三）结果计算和整理

一是计算各系统各阶段细胞分别占有核细胞总数的百分比，二是计算各阶段粒细胞百分比的总和与各阶段有核红细胞百分比的总和的比值，即粒/红（granulocyte/erythrocyte，G/E）比值。

1. 各系细胞百分比、各阶段细胞百分比及 G/E 比值 各阶段细胞百分比有两种：所有有核细胞（all nucleated cell，ANC）百分比和非红系细胞（non-erythroid cell，NEC）百分比。目前，骨髓象检查图文报告单中所指的百分比均是 ANC 百分比；在诊断某些白血病时，同时要计算出白血病细胞的 NEC 百分比。上述指标的具体计算方法见表 5-4。

表 5-4 骨髓象检查结果的计算方法

结果	计算方法
ANC 百分比	是指计数一定数量 ANC 时，某种细胞所占的百分比
NEC 百分比	是指在除去有核红细胞、淋巴细胞、浆细胞、巨噬细胞、肥大细胞以外的有核细胞中某种细胞所占的百分比，即某细胞（如原始粒细胞）在一定数量的所有粒系和单核系细胞中所占的百分比
各系细胞百分比	指某系中 ANC 百分比总和，如粒系细胞百分比、有核红细胞百分比等
各阶段细胞百分比	指某系中某阶段有核细胞占该系 ANC 的百分比，如早幼粒细胞百分比、中幼红细胞百分比等
G/E 比值	指各阶段粒细胞（包括中性、嗜酸性及嗜碱性粒细胞）百分比总和（或总数）与各阶段有核红细胞百分比总和（或总数）的比值

2. 巨核细胞计数和分类 计数全片巨核细胞总数，并分类计数一定数量巨核细胞中各阶段巨核细胞的百分比。

3. 细胞化学染色 计算应包括阳性率和积分（值）。

五、结果报告与标本保存

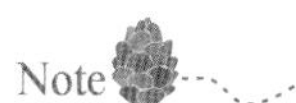

结果报告即填写图文报告单。根据上述检查结果，按照图文报告单的要求，逐项填写并详细

描述，具体内容见表5-5。其中，根据骨髓象所做的初步诊断意见最为重要，对指导临床诊疗具有重要意义(表5-6)。骨髓象检查图文报告单参见图5-9和图5-10。检验的标本和结果均需妥善保存或存入档案，以备复查或总结之需。

表5-5　骨髓象检查图文报告单的填写内容

项　目	具体内容
一般情况	包括姓名、性别、年龄、科室、病区、床号、住院号、骨髓穿刺部位、穿刺时间、临床诊断及本次骨髓涂片号等
检验数据	包括报告单中各阶段细胞百分比、G/E比值及计数的有核细胞总数，同时务必要验证骨髓有核细胞百分比总和是否为100%
涂片描述	包括骨髓常规染色及细胞化学染色
骨髓特征	描述时要求简单扼要、条理清楚、重点突出，可参考以下方式进行描述： ①粒系细胞增生程度及比例，各阶段细胞比例及形态； ②红系细胞增生程度及比例，各阶段细胞比例及形态； ③淋巴系细胞增生程度及比例，各阶段细胞比例及形态； ④单核系细胞增生程度及比例，各阶段细胞比例及形态； ⑤全片骨髓膜中巨核细胞总数，观察、分类一定数量巨核细胞得出各阶段巨核细胞数量、形态以及血小板数量、形态和分布； ⑥描述其他方面有无异常，是否观察到寄生虫或其他明显异常细胞
细胞化学染色特征	描述细胞化学染色结果，包括阳性率、积分(值)等
填写诊断意见及建议	根据骨髓象和细胞化学染色所见，结合临床资料，提出诊断意见或供临床参考的建议。对于确诊疾病，需与之前检查进行比较，给出疾病完全缓解、部分缓解、复发等意见
填写报告日期并签名	图文报告单应填写报告日期并签名。目前国内骨髓象检查图文报告单多采用专用的软件系统，可附上彩图

表5-6　骨髓象检查诊断性质及特征

诊断性质	特　征
肯定性诊断	骨髓象、血象呈特异性变化，且临床表现典型，如各种白血病、巨幼细胞性贫血、多发性骨髓瘤、骨髓转移癌、戈谢病、尼曼-皮克病等
提示性诊断	骨髓象出现较特异性改变，但特异性不强，如缺铁性贫血等，同时建议进行相应的检查
符合性诊断	骨髓象呈现非特异性改变，但结合临床及其他检查可解释临床症状。如溶血性贫血、免疫性血小板减少性紫癜、原发性血小板增多症、脾功能亢进等，同时可建议行进一步检查
疑似性诊断	骨髓象有变化或出现少量异常细胞，临床表现不典型，可能为某种疾病的早期、前期或不典型病例，如MDS等，需结合临床资料或做一步检查，并动态观察其变化
排除性诊断	临床怀疑为某种血液病，但骨髓象、血象不支持或骨髓象大致正常，可考虑排除此疾病，但应注意也可能是疾病早期，骨髓尚未有明显反应。如临床上怀疑为免疫性血小板减少性紫癜，但其骨髓中血小板易见且巨核细胞无成熟障碍，即可做出排除性诊断

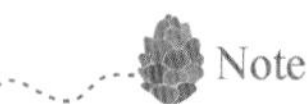

续表

诊断性质	特征
形态学描述	骨髓象有某些改变，但无法给出上述性质的诊断意见时，可简要描述其形态学检查的主要特征，并建议动态观察，同时尽可能提出进一步检查的建议

骨髓细胞检查报告

编号：35907

姓名：　　　年龄：84 岁　　　科别：　　　取材部位：

性别：男　　　住院号：　　　床位：T119　　　骨髓片号：11-9392

细胞名称			血片	髓片		
			(%)	平均值	标准差	(%)
		原始血细胞		0.08	±0.01	
粒细胞系统		原始粒细胞		0.64	±0.33	0.5
		早幼粒细胞		1.57	±0.60	0.5
	中性	中幼		6.49	±2.04	4.0
		晚幼		7.90	±1.97	3.0
		杆状核		23.72	±3.50	6.0
		分叶核		9.44	±2.92	5.0
	嗜酸性	中幼		0.38	±0.23	
		晚幼		0.49	±0.32	
		杆状核		1.25	±0.61	
		分叶核		0.86	±0.61	0.5
	嗜碱性	中幼		0.02	±0.05	
		晚幼		0.06	±0.07	
		杆状核		0.06	±0.09	
		分叶核		0.03	±0.05	
红细胞系统		原始红细胞		0.57	±0.30	
		早幼红细胞		0.92	±0.41	
		中幼红细胞		7.41	±1.91	7.0
		晚幼红细胞		10.75	±2.36	12.0
		早巨幼红细胞				
		中巨幼红细胞				
		晚巨幼红细胞				
粒系：红系				3.00	±1.00	1.03:1
淋巴细胞		原始淋巴细胞		0.05	±0.09	
		幼稚淋巴细胞		0.47	±0.84	
		成熟淋巴细胞		22.78	±7.04	10.0
		异型淋巴细胞				
单核		原始单核细胞		0.01	±0.04	
		幼稚单核细胞		0.14	±0.19	
		成熟单核细胞		3.00	±0.88	1.5
浆细胞		原始浆细胞		0.004	±0.02	0.5
		幼稚浆细胞		0.104	±0.16	42.0
		成熟浆细胞		0.71	±0.42	7.5
其他细胞		组织细胞		0.16	±0.21	
		组织嗜碱细胞		0.03	±0.09	
		分类不明细胞		0.05	±0.09	
巨核细胞		原始巨核细胞		0---3		
		幼稚巨核细胞		0---10		
		颗粒巨核细胞		10---30		
		产板巨核细胞		20---70		
		裸核巨核细胞		0---30		
		髓片巨核总数				47
化学染色		细胞外铁		PAS		
		细胞内铁				
		POX阳性		POX阴性		
		NAE		NAE-NaF		

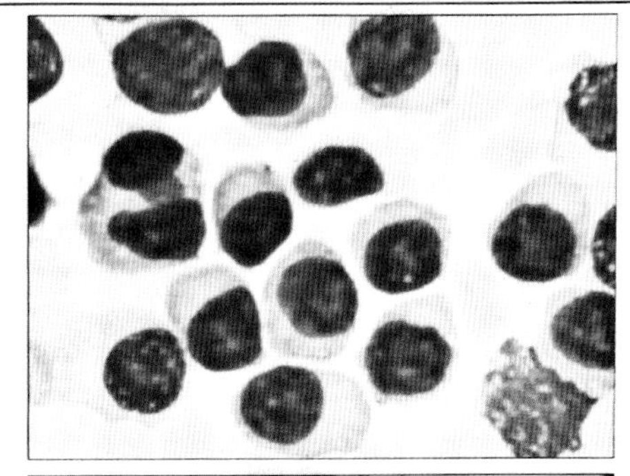

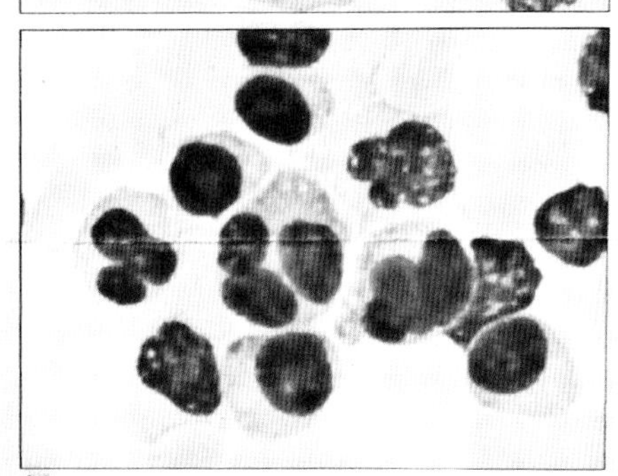

分 析：

骨髓象

1. 取材，涂片，染色好。
2. 骨髓增生活跃。
3. 粒系增生减低占 19.5%，形态大致正常。
4. 红系增生活跃占19.0%，比例及形态大致正常。部分成熟红细胞呈缗钱状排列。
5. 淋巴细胞比例减低占10.0%。
6. 全片浆细胞占50.0%，其中原幼浆细胞占42.5%，该类细胞胞体偏小，胞质量丰富，呈深蓝色，核偏位，可见双核及多核，染色质呈较细，核仁不清。
7. 全片巨核细胞47个，血小板数正常。

意 见：

多发性骨髓瘤可能大，浆细胞白血病待排，请结合临床及血常规分类及相关检查确诊。

报告人：　　　审查人：　　　报告日期：2011-11-18

本报告仅供临床参考。仅对本标本负责。

图 5-9　骨髓细胞检查报告（初诊）

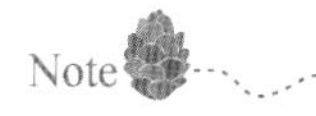

骨髓细胞形态学检查报告单

姓名：　　性别：男　　年龄：32　　科别：血液　　床位号：36　　住院号：

临床诊断：M5　　取材部位：髂骨　　采取日期：2014-07-22　　检查号：

细胞名称			髓片 %	参考范围	血片 %
原始					
粒系	原始			0.22~0.82	
	早幼			0.97~2.17	
	中性	中幼	3.50	0.45~8.53	
		晚幼	7.00	5.93~9.87	
		杆状	7.00	20.22~27.22	
		分叶	8.00	6.52~12.36	
	嗜酸性	中幼		0.15~0.61	
		晚幼	0.50	0.17~0.81	
		杆状	1.00	0.64~1.86	
		分叶	2.00	0.25~1.47	
	嗜碱性	中幼		0~0.07	
		晚幼		0~0.13	
		杆状		0.01~0.19	
		分叶		0~0.08	
红系	原始		1.00	0.27~0.87	
	早幼		1.00	0.51~1.33	
	中幼		12.00	5.5~9.32	
	晚幼		9.50	8.39~13.11	
单核系	原始		0.00	0~0.05	
	幼稚		0.00	0~0.33	
	成熟		1.00	2.12~3.88	
淋巴系	原始			0~0.14	
	幼稚			0~1.31	
	成熟		10.50	15.74~29.82	
浆系	原始			0~0.024	
	幼稚			0~0.264	
	成熟		0.50	0.29~1.13	
其他	异常细胞			0~0.37	
	淋巴样组织细				
	吞噬型网状细胞				
	单核样组织细胞				
	原始及幼稚细胞		35.5		
	粒：红		1.2：1		
	共计取细胞		200	个	

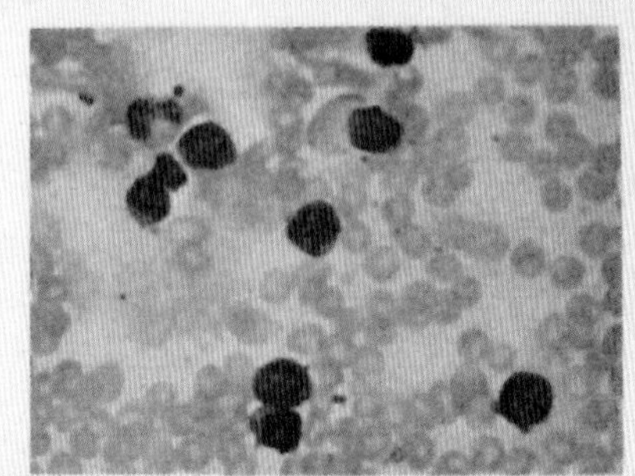

骨髓象形态描述：

1. 取材涂片、染色尚佳，骨髓小粒可见，有核细胞增生活跃。
2. 片中原幼细胞比例增高，占35.5%，该类细胞胞质内易见细长的Auer小体。
3. 粒系增生减低，占29%，比例减低，形态大致正常。
4. 红系增生活跃，占23.5%，比例及形态大致正常。
5. 淋巴细胞比例占10.5%。
6. 全片巨核细胞44个。片中血小板中、小簇及散在可见。
7. 片中未见寄生虫。

细胞化学染色	阴阳性	阴阳率%
POX		
SBB		
α-NBE		
AS-DCE		
碱性磷酸酶(NAP)	阳性率	积分
患者		
对照		
细胞外铁(OutF)		
细胞内铁(InF)		

巨核细胞	个数
原始	
幼稚	
产板巨	
颗粒巨	
裸核	

诊断意见：

AML复发，请结合临床及其他相关检查评估病情。

报告日期：　2014-07-25　　诊断医师：

图 5-10　骨髓细胞形态学检查报告单(复查)

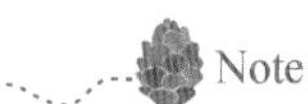

六、正常骨髓象特征

（一）成人

正常成人骨髓象特点见表 5-7，大致正常骨髓象见图 5-11。

表 5-7 正常成人骨髓象特点

骨髓有核细胞增生程度	增生活跃～增生明显活跃
G/E 比值	(2～4)∶1
粒细胞系统	占 40%～60%，其中原始粒细胞＜2%，早幼粒细胞＜5%，中性中幼粒细胞约占 8%，中性晚幼粒细胞约占 10%，中性杆状核粒细胞约占 20%，中性分叶核粒细胞约占 12%，嗜酸性粒细胞＜5%，嗜碱性粒细胞＜1%
红细胞系统	占 20%～25%，以中、晚幼红细胞为主(各占 10%)，原始红细胞＜1%，早幼红细胞＜5%
淋巴细胞系统	占 20%～25%，均为成熟淋巴细胞，原始淋巴细胞罕见，偶见幼淋巴细胞；浆细胞＜2%，均为成熟浆细胞，原始浆细胞罕见，偶见幼浆细胞
单核细胞系统	＜4%，均为成熟单核细胞，原单核细胞罕见，偶见幼单核细胞
巨核细胞系统	在 1.5 cm×3 cm 的血膜上，可见巨核细胞 7～35 个，其中不见或偶见原始巨核细胞，幼稚巨核细胞占 0%～5%，颗粒型巨核细胞占 10%～27%，产板型巨核细胞占 44%～60%，裸核型巨核细胞占 8%～30%。血小板较易见，且成堆存在
其他细胞	偶见组织细胞、成骨细胞、吞噬细胞等，少见分裂象细胞，不见寄生虫和异常细胞
细胞形态	红细胞、血小板及各种有核细胞形态正常

（二）儿童

与正常成人骨髓象有所不同，儿童骨髓象需注意以下特征：有核细胞较成人多；原始和早幼粒细胞略高于成人；幼红细胞体积较大且比例较高，随年龄增加逐渐降低；淋巴细胞比例偏高，可见少量原幼淋巴样细胞，6～7 岁降至正常成人水平。

七、注意事项

（1）肉眼选择涂片制备良好、骨髓小粒丰富、染色理想的骨髓涂片进行观察，观察前应注意辨认涂片正、反面，以防压碎标本。同时需注意，人为因素可造成某些成分的改变，如标本凝固可引起骨髓中血小板减少。

（2）判断骨髓有核细胞增生程度时，应选择厚薄适中的多个视野进行观察，对于介于两级之间的应归入上一级。例如，在增生活跃与增生明显活跃之间时，应判断为增生明显活跃。

（3）血细胞的发育是一个连续不断的过程，为了便于识别，通常将各系细胞人为地划分若干阶段。但在实际观察中常会遇到一些细胞，既有上一阶段的某些特征，又有下一阶段的某些特征，这类细胞既可能是正常的过渡形式，也可能是病理性发育紊乱的表现，在这种情况下一般归入下一阶段。难以判断个别界于两个系统之间的细胞时，可采用大数归类法，即将此类细胞归入

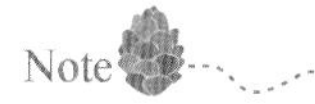

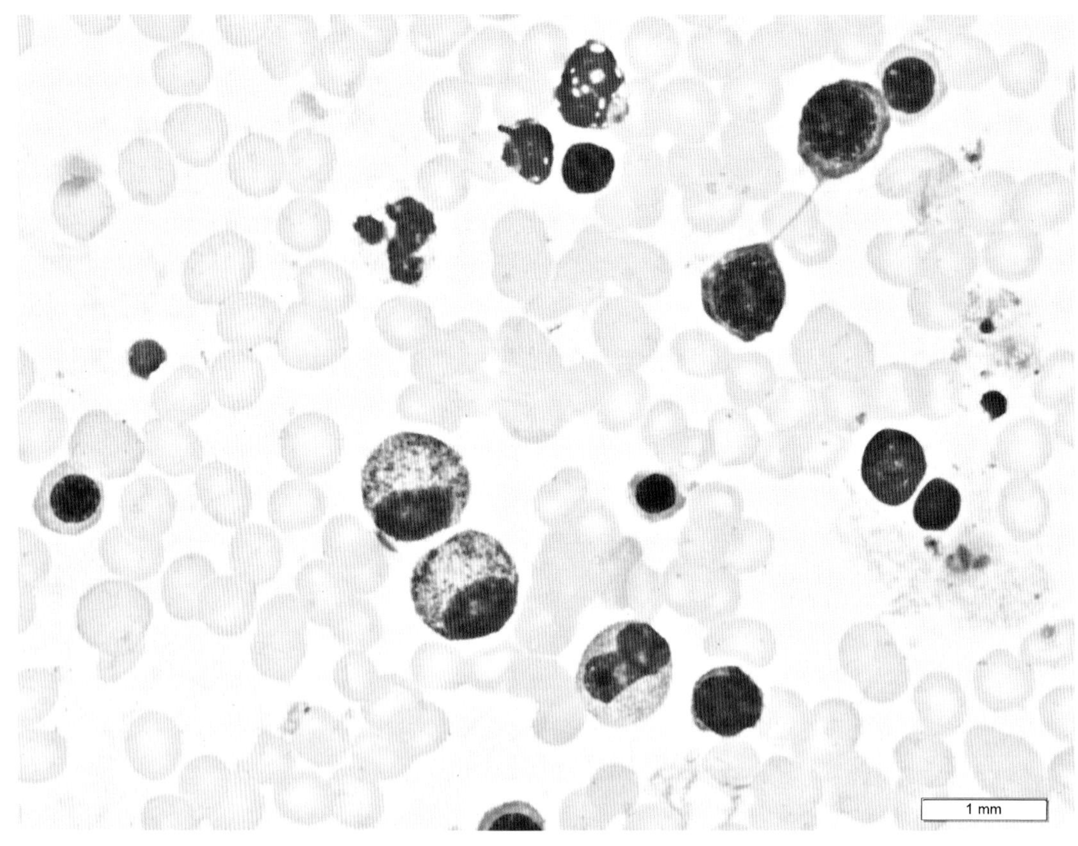

图 5-11　大致正常骨髓象

细胞数量较多的细胞系列中，例如在红系细胞较多的骨髓涂片中，将介于浆细胞与有核红细胞之间的细胞归入红系细胞系统。

（4）即便是同一患者的骨髓涂片，若涂片制备、染色、观察部位等不同，其显微镜下的细胞形态也相差甚大。如染色偏深，不仅细胞核染色质结构及颗粒偏粗，而且胞质染色也会偏深；如染液偏酸或偏碱，其涂片上细胞则相应偏红色或偏蓝色；如涂片偏厚或观察部位偏厚，则细胞变小、胞质量变少且细胞结构不清晰，从而影响正确识别。因此，判断细胞时，不能仅凭一两个特征就轻易地做出肯定或否定的判断，而应全面观察细胞的胞体大小、形态，胞核大小、形态、位置，核染色质粗细，核仁情况（包括数量、大小、清晰度），以及胞质量、颜色、颗粒特征和空泡等，同时应结合同一涂片内其他正常细胞染色情况进行综合分析。

思考与讨论

什么样的骨髓象可以被称为“大致正常骨髓象”？

大致正常骨髓象包括：①无病理性原始细胞（原、幼淋巴细胞，原、幼浆细胞，原、幼单核细胞）；②生理性原始细胞（原始粒细胞、原始红细胞、原始巨核细胞）不增多，早期幼稚细胞（早幼粒细胞、早幼红细胞）可轻度增多；③不出现非骨髓来源的异常细胞（各种实体肿瘤细胞）。

图 5-12 中细胞 A～细胞 X 分别是什么细胞？

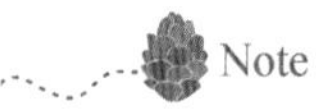
Note

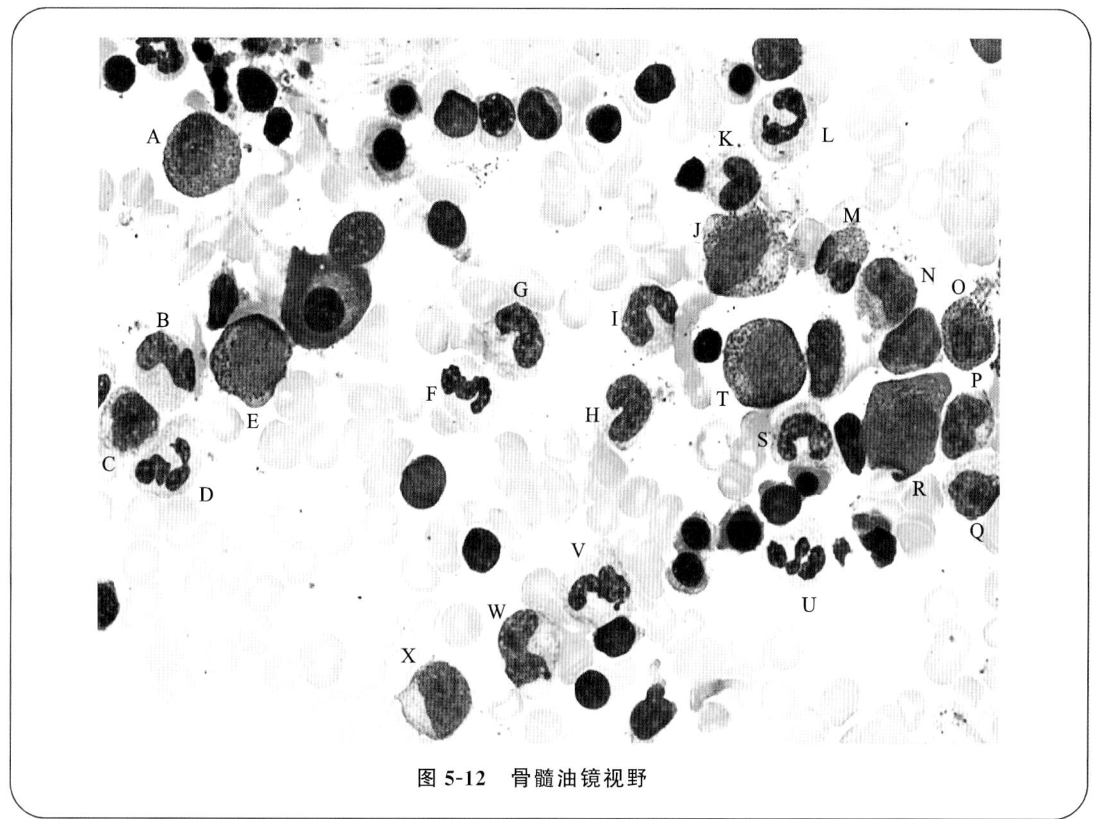

图 5-12 骨髓油镜视野

(5) 对于实在难以确定类型的细胞，可归入"分类不明"细胞，但不宜过多。若数量较多，则应通过细胞化学染色等方法进行辅助判断，并在结果报告中做出相应的形态描述。在描述骨髓象时，应根据具体疾病情况，优先重点描述有病变的细胞系列。

(6) 有些疾病的骨髓呈局灶性改变，一次骨髓穿刺常不能全面反映骨髓情况，需多次穿刺才能做出正确诊断，如慢性再生障碍性贫血、多发性骨髓瘤和骨髓转移癌等。

(7) 对于骨髓纤维化、MDS 等疾病的诊断，除骨髓穿刺细胞学特征外，还需密切结合骨髓组织结构的病理变化。

(8) 骨髓象检查需要丰富的临床知识和实践经验。在日常工作中，对于难以明确诊断的标本，切忌轻率下结论。

第二节 骨髓细胞形态学检验实训

一、目的

(1) 掌握骨髓象检查的工作流程和具体内容。

(2) 能够完成一份大致正常骨髓象的检验报告。

二、实训步骤

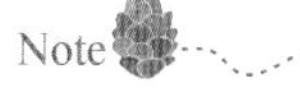

(1) 低倍镜检查(图 5-13 和图 5-14，巨核细胞计数和分类计数省略)。

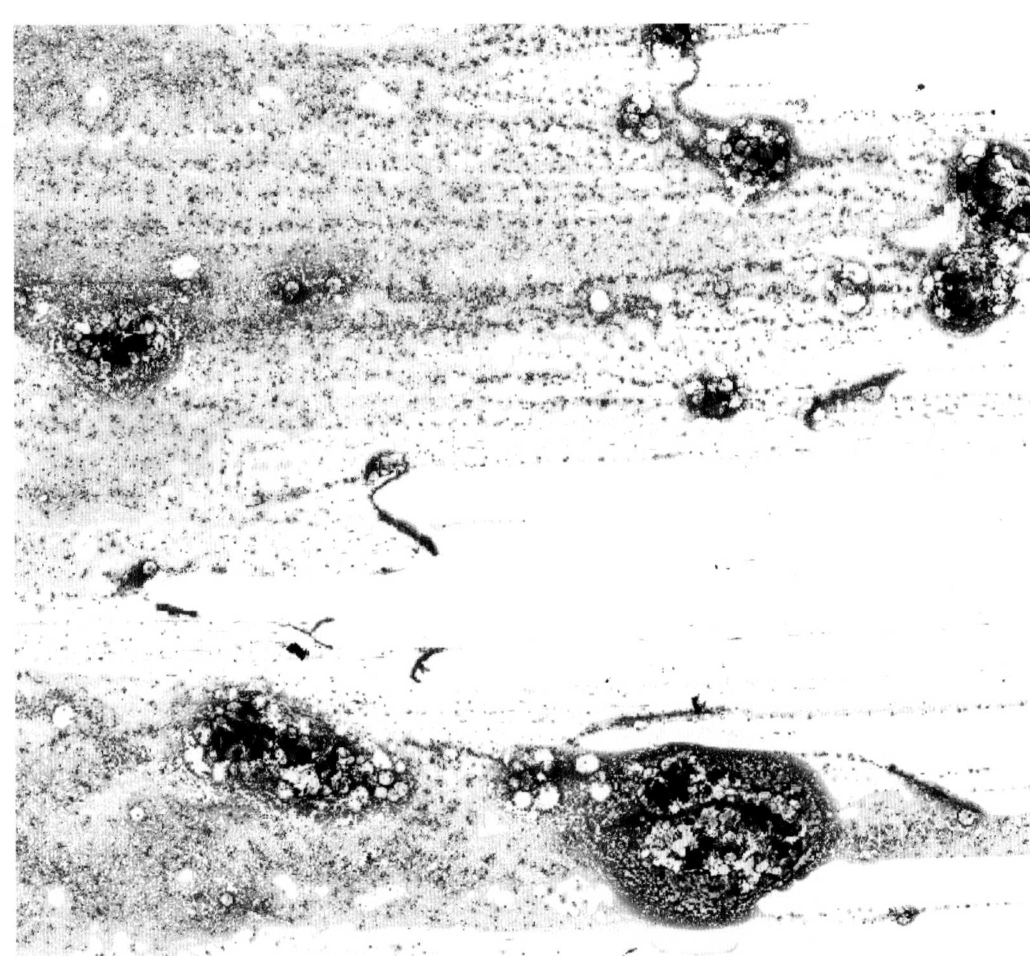

图 5-13　大致正常骨髓象(40×)

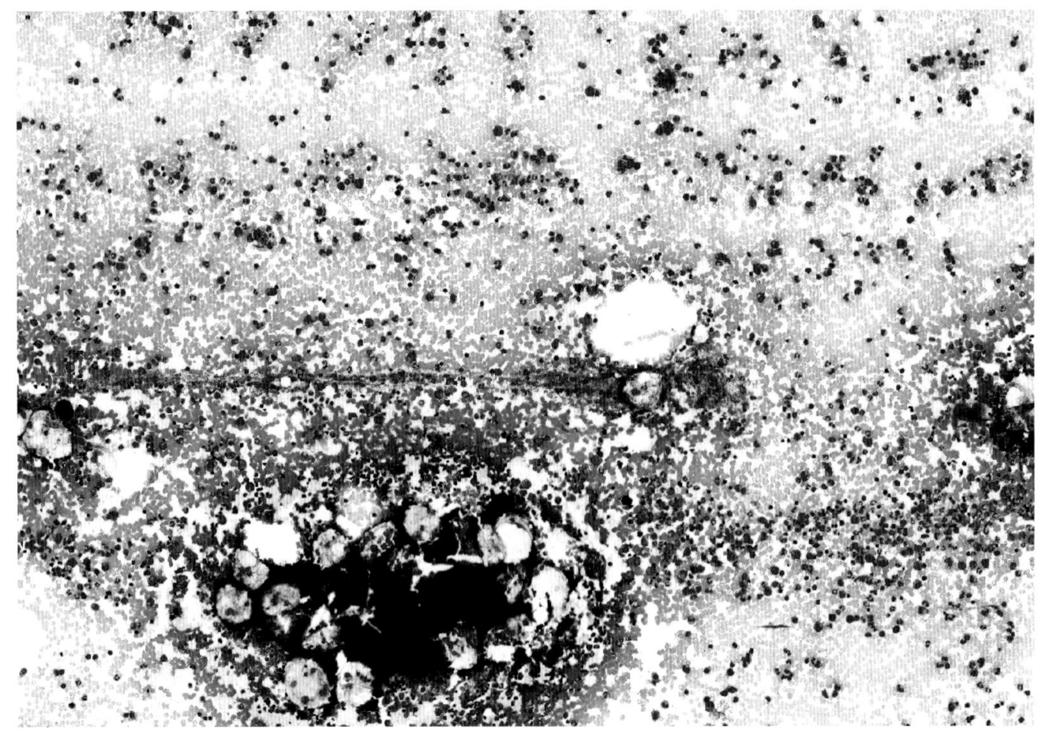

图 5-14　大致正常骨髓象(100×)

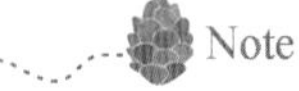

(2) 油镜下对 200 个有核细胞进行分类计数(图 5-15 至图 5-30)。

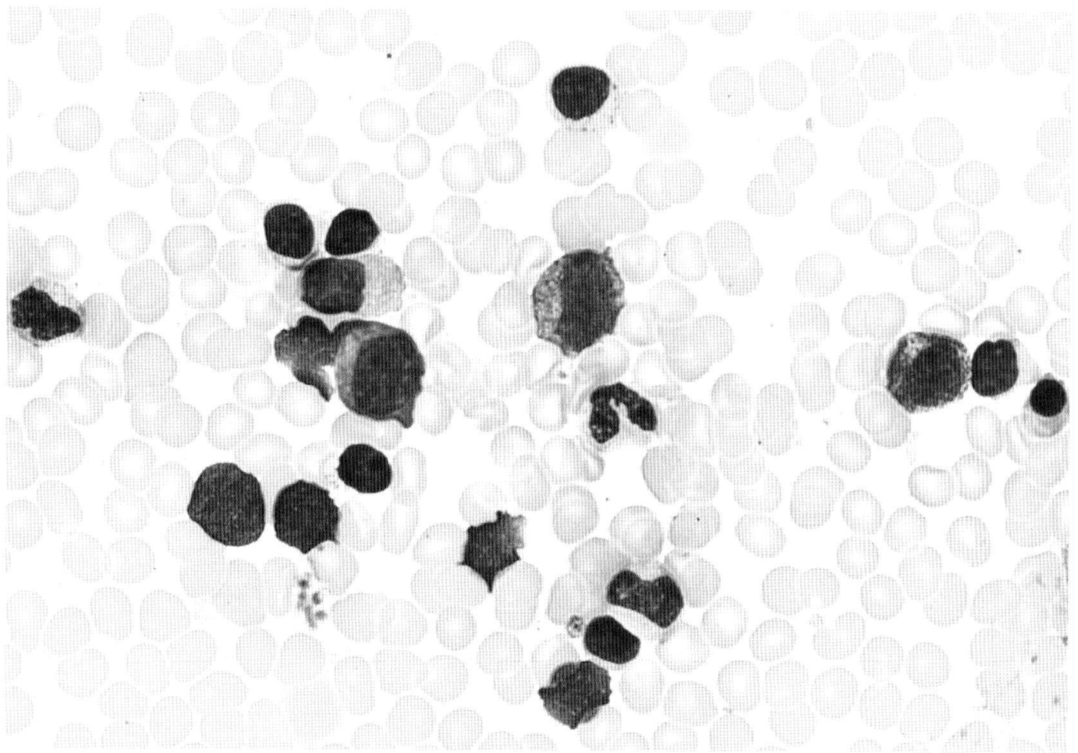

图 5-15 大致正常骨髓象(视野 1,1000×)

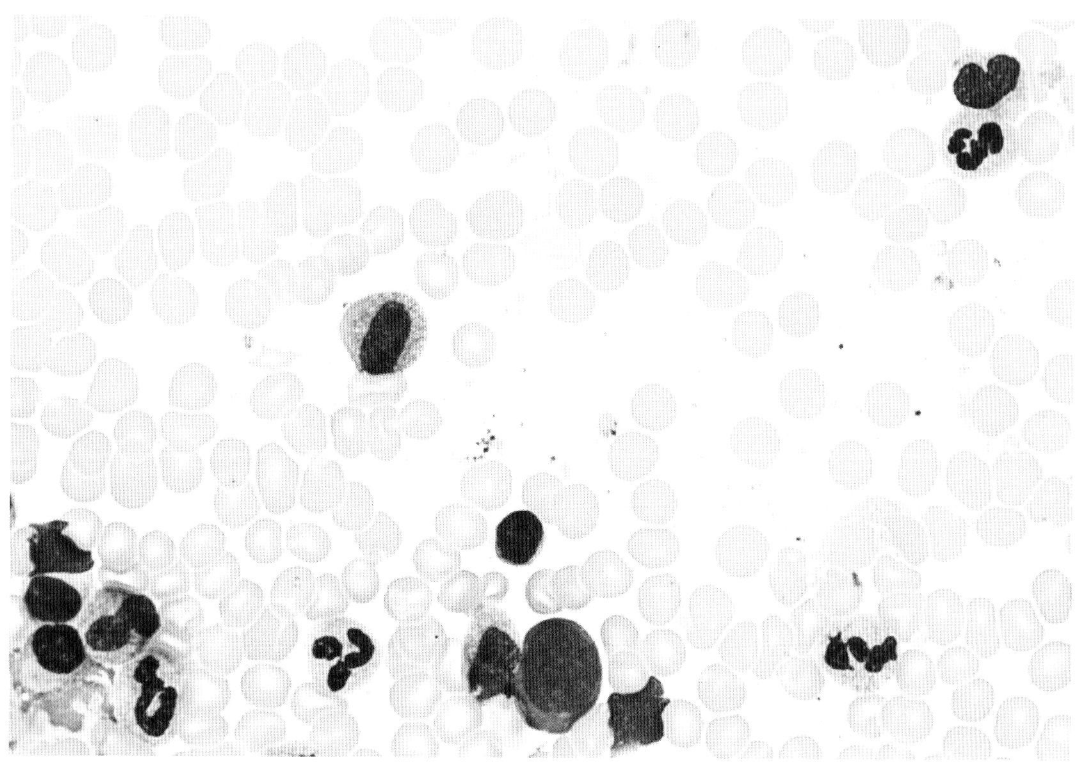

图 5-16 大致正常骨髓象(视野 2,1000×)

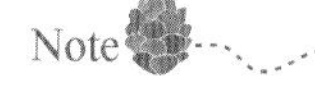

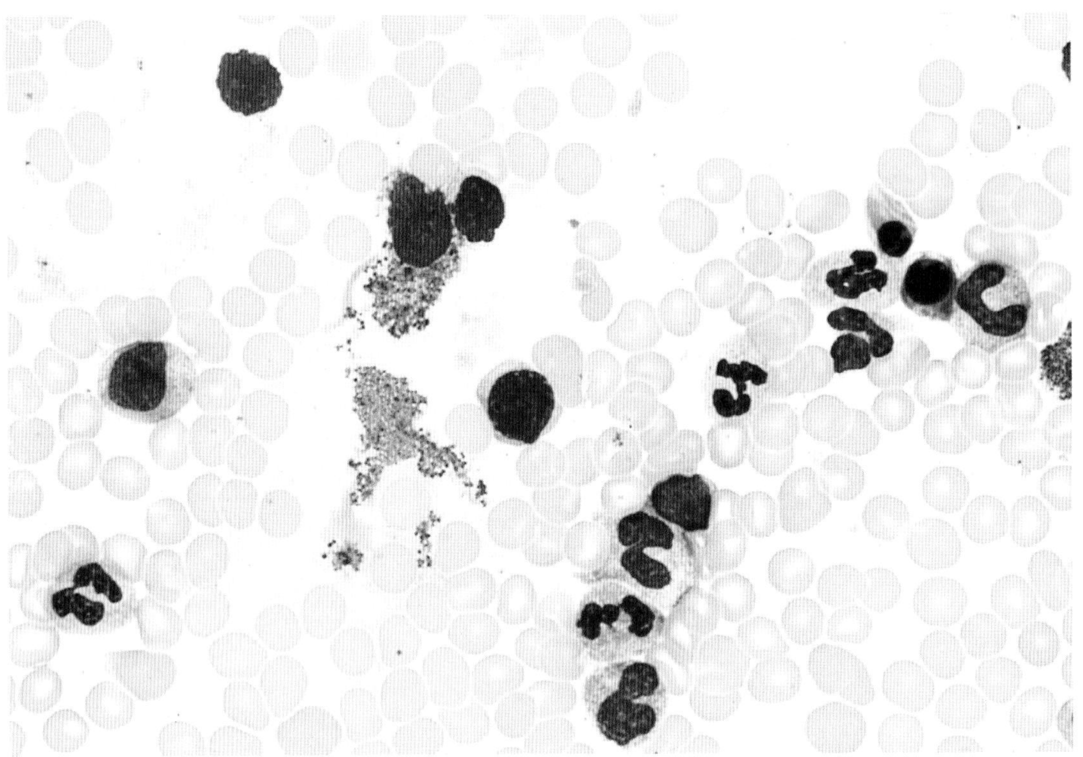

图 5-17　大致正常骨髓象(视野 3,1000×)

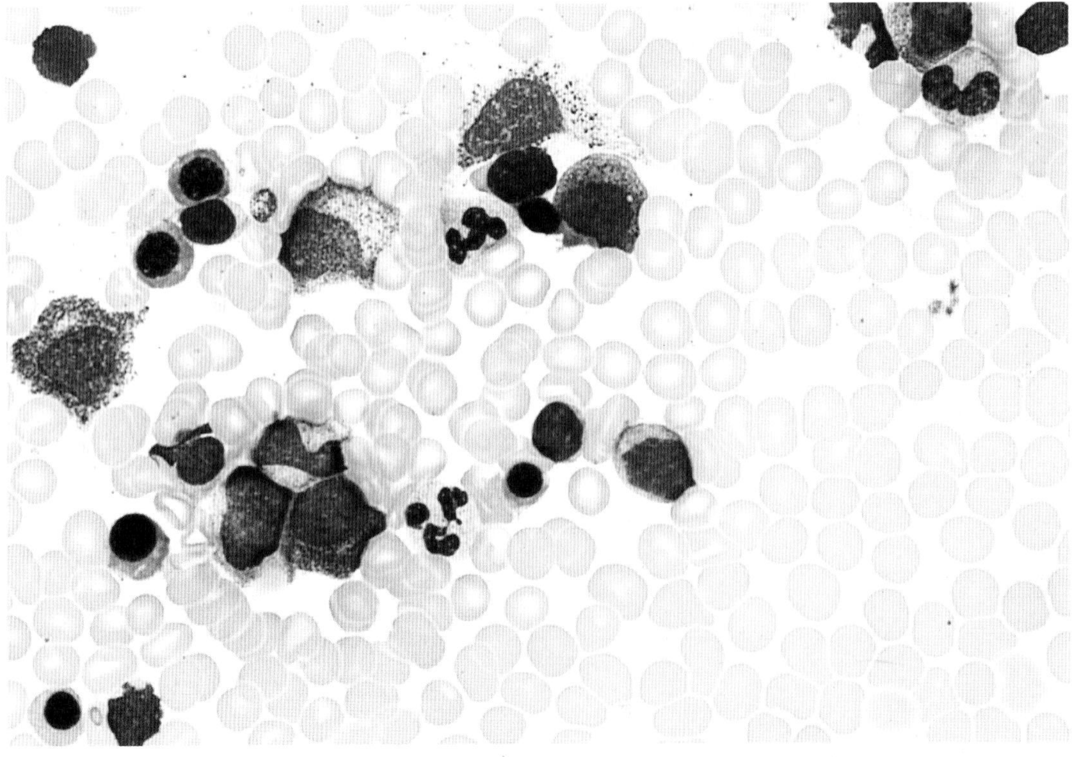

图 5-18　大致正常骨髓象(视野 4,1000×)

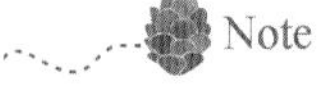
Note

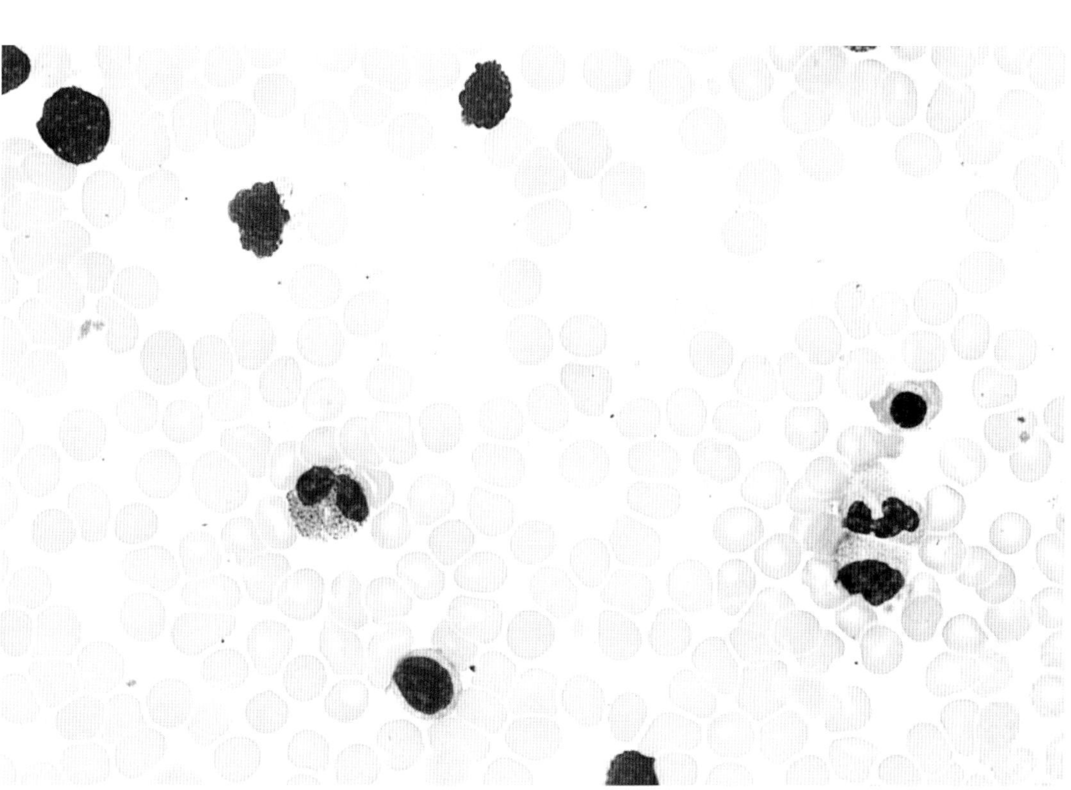

图 5-19　大致正常骨髓象(视野 5,1000×)

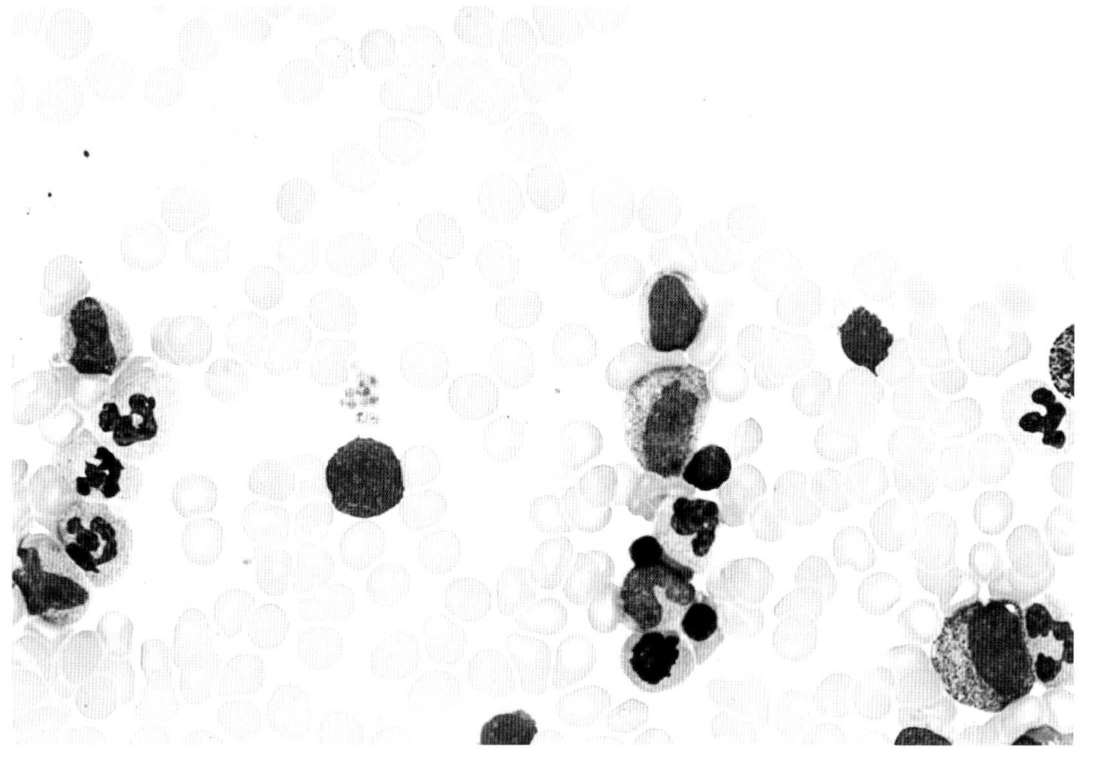

图 5-20　大致正常骨髓象(视野 6,1000×)

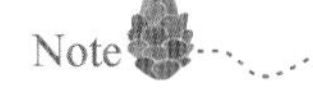

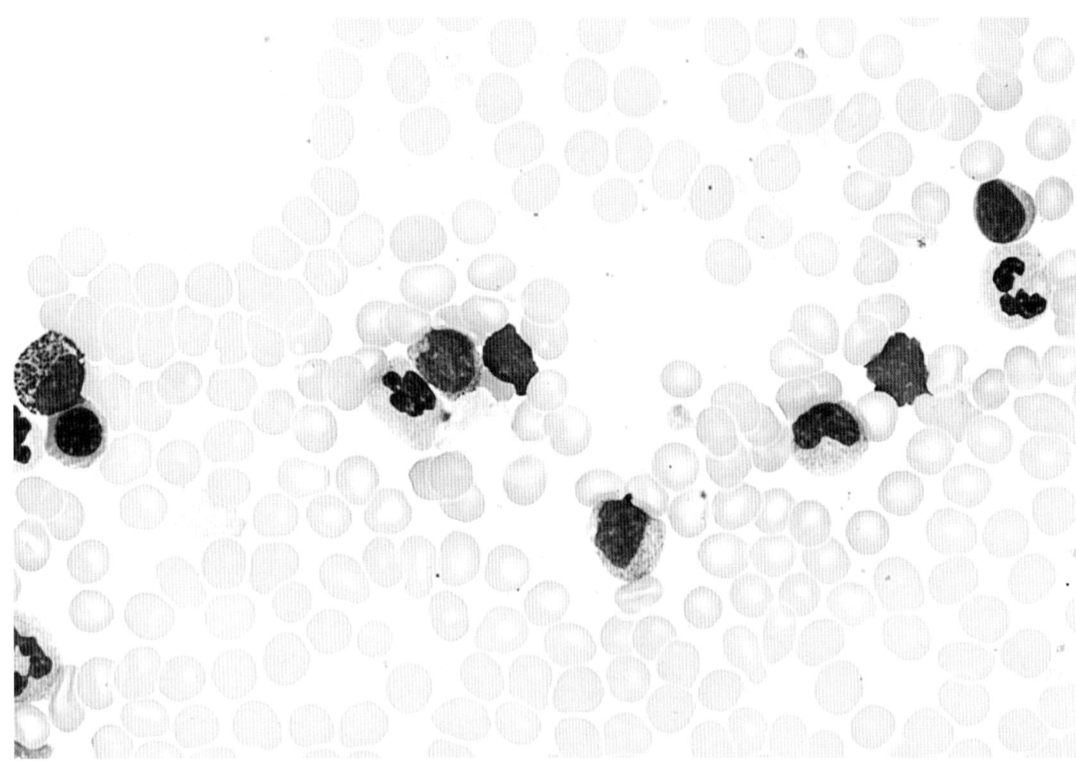

图 5-21　大致正常骨髓象(视野 7,1000×)

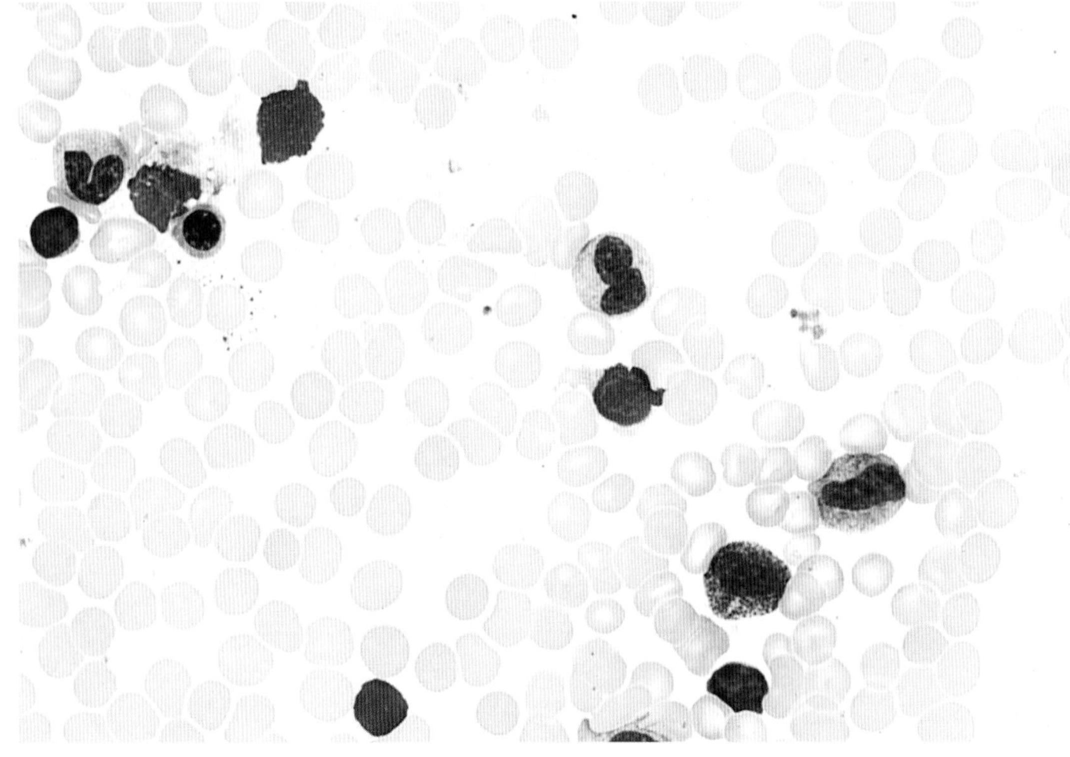

图 5-22　大致正常骨髓象(视野 8,1000×)

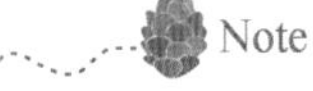

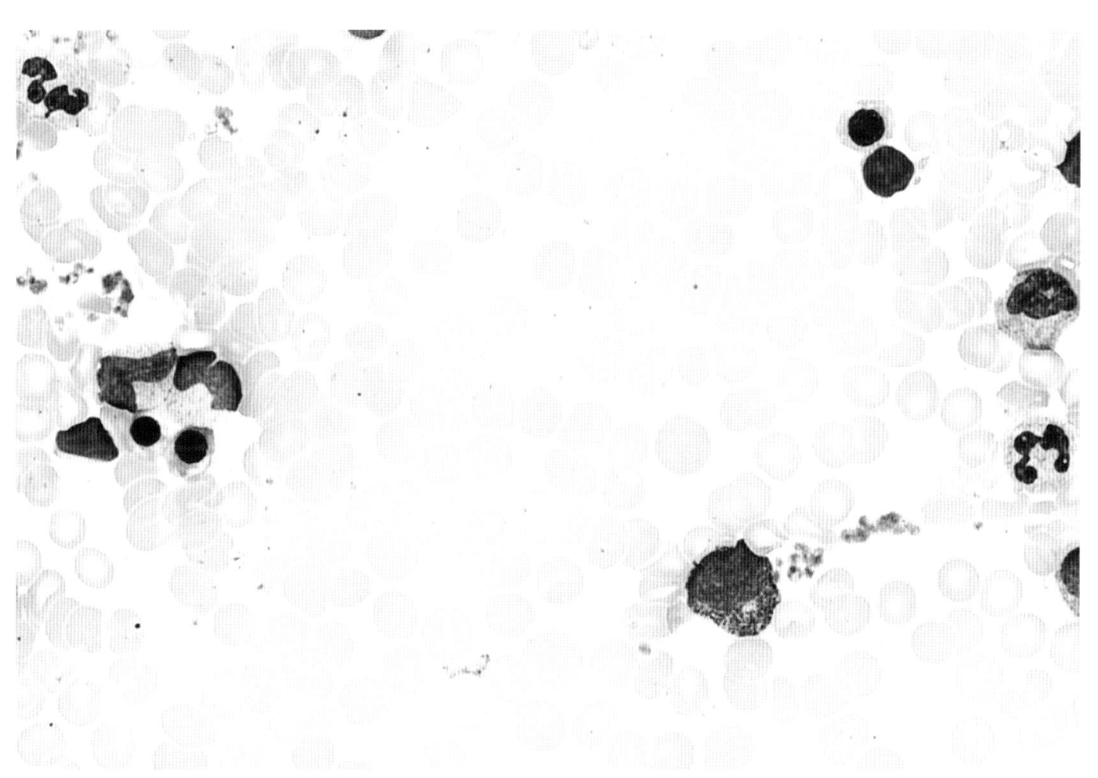

图 5-23 大致正常骨髓象(视野 9,1000×)

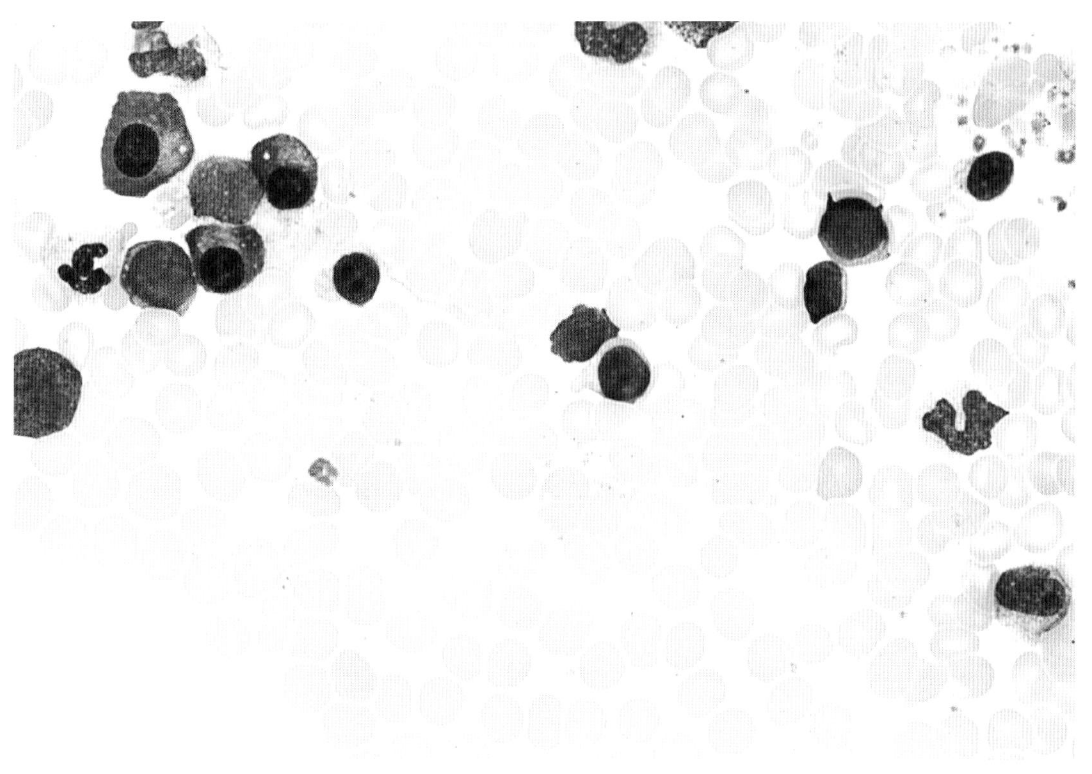

图 5-24 大致正常骨髓象(视野 10,1000×)

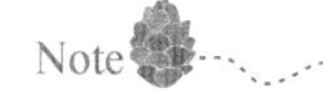

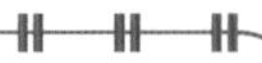

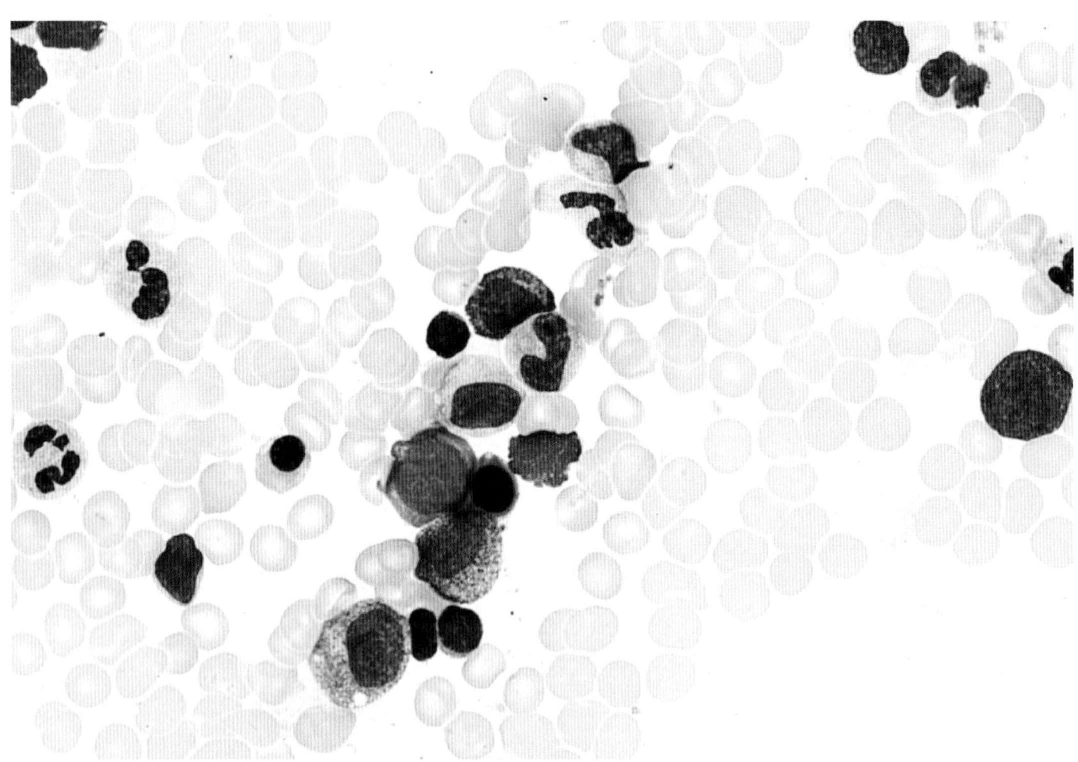

图 5-25　大致正常骨髓象(视野 11,1000×)

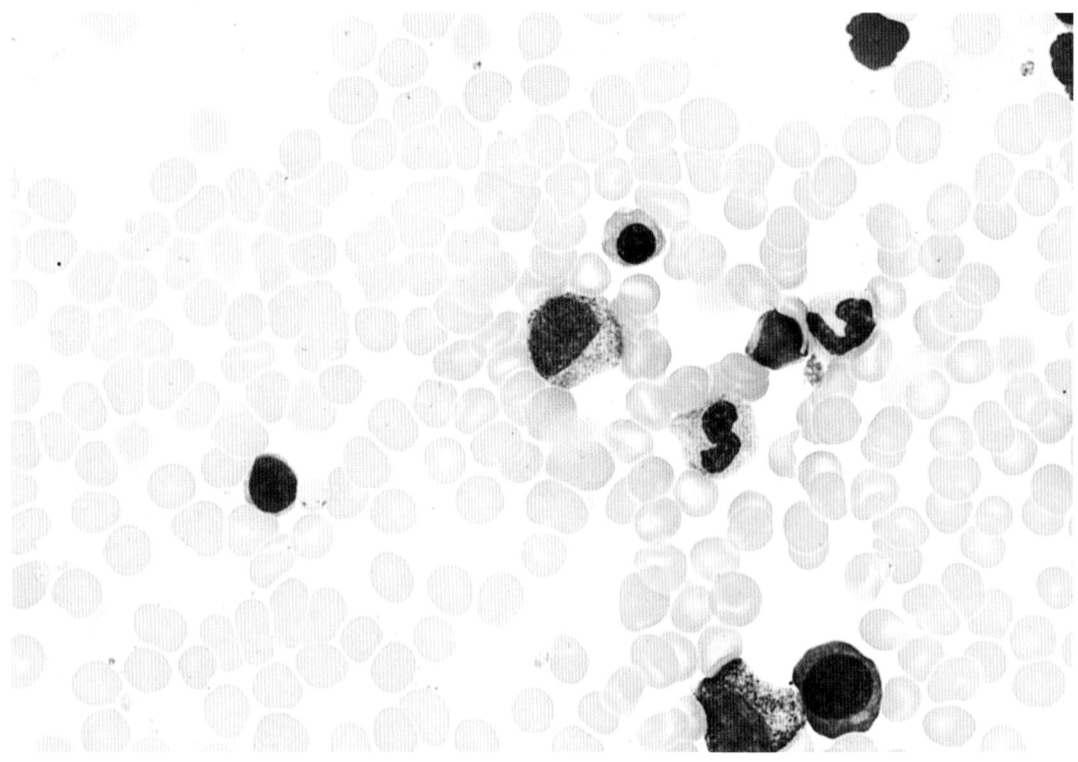

图 5-26　大致正常骨髓象(视野 12,1000×)

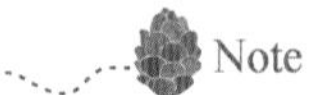

Note

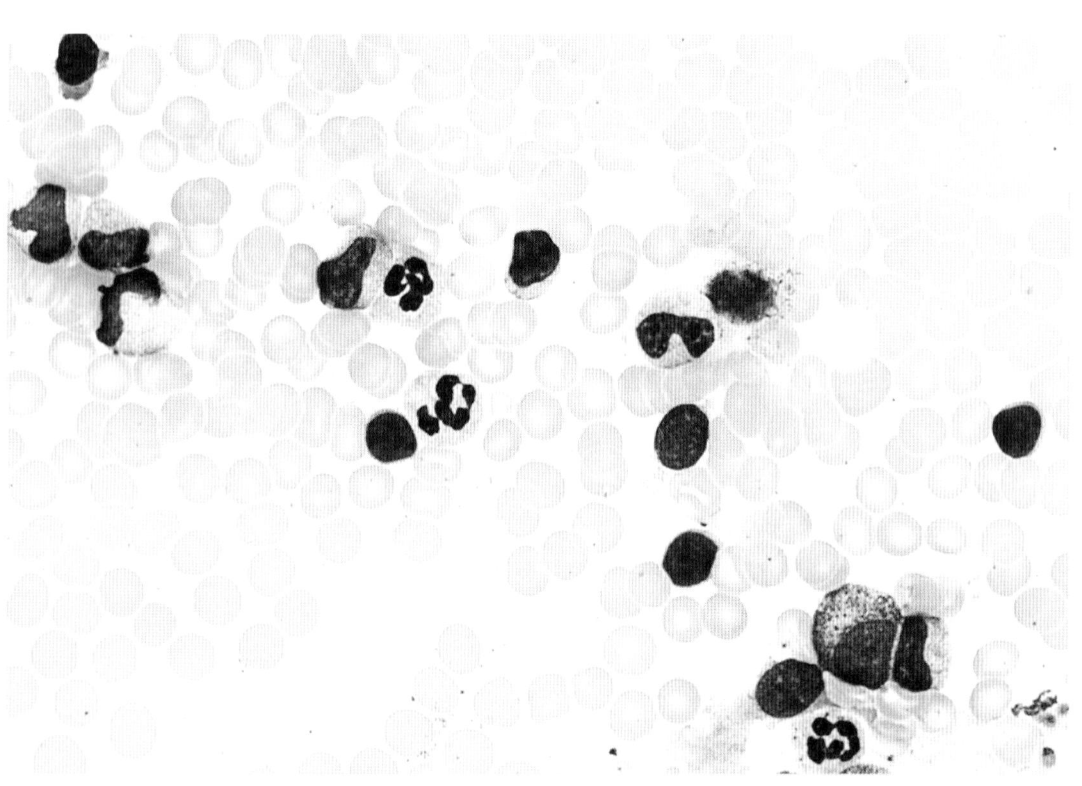

图 5-27　大致正常骨髓象(视野 13,1000×)

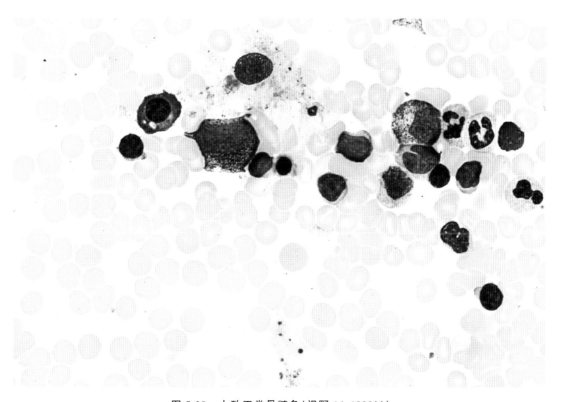

图 5-28　大致正常骨髓象(视野 14,1000×)

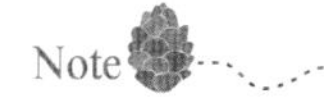

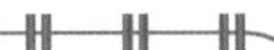

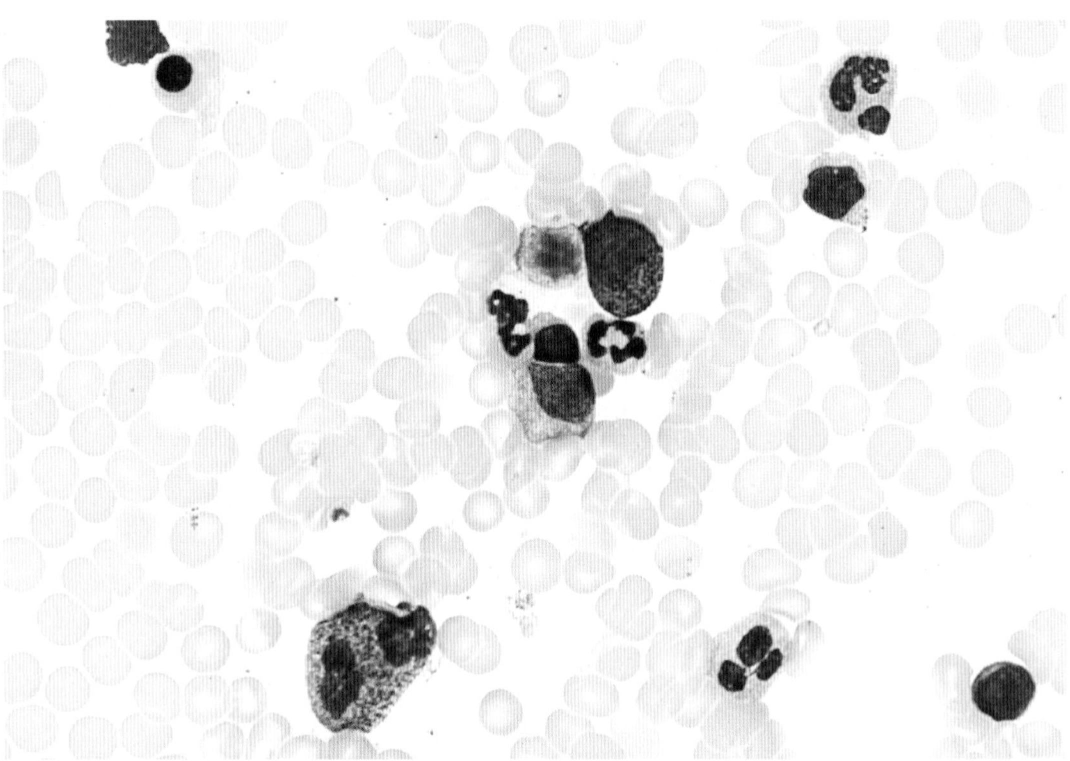

图 5-29　大致正常骨髓象(视野 15,1000×)

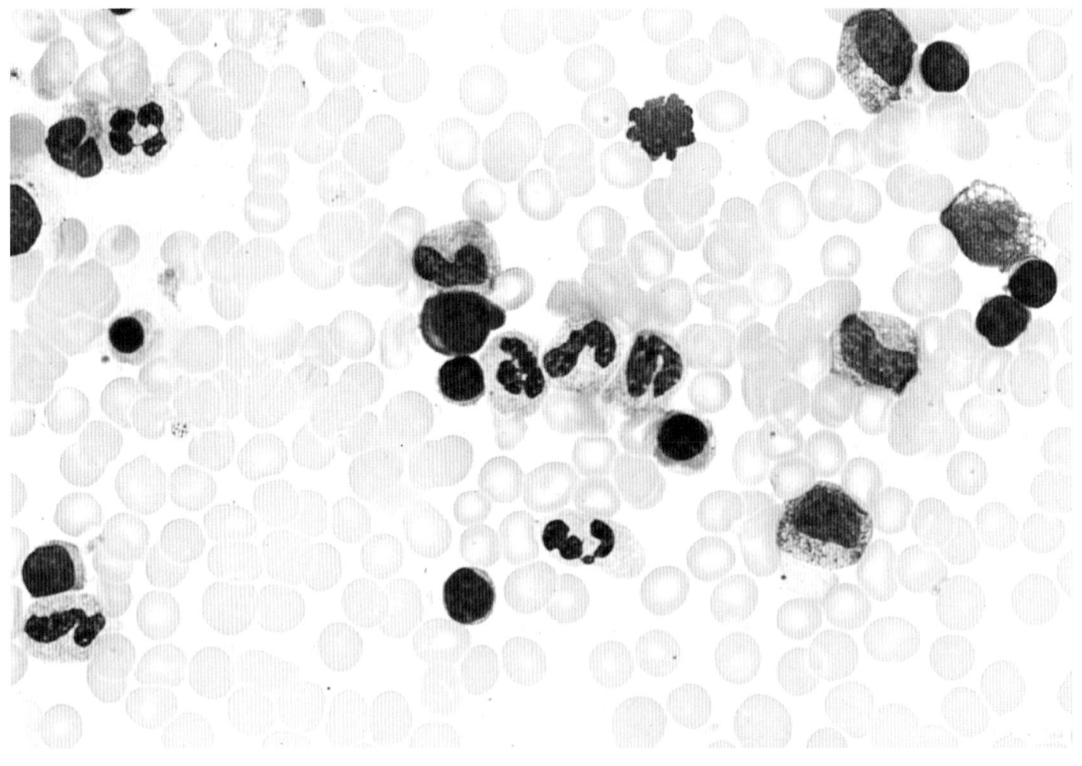

图 5-30　大致正常骨髓象(视野 16,1000×)

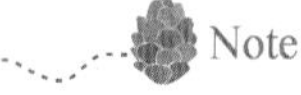

Note

(3) 结果计算、骨髓象特征描述，完成骨髓象检查报告（分类计数草稿见图 5-31，图文报告单模板见图 5-32）。

骨髓细胞分类计数草稿

编号……………………

名称 \ 数目			10	20	30	40	50	60	70	80	90	100	110	120	总计	%
			正正	正正	正正	正正	正正	正正	正正	正正	正正	正正	正正	正正		
粒细胞系统		原始粒细胞														
		早幼粒细胞														
	中性	中幼														
		晚幼														
		杆状核														
		分叶核														
	嗜酸性	中幼														
		晚幼														
		杆状核														
		分叶核														
	嗜碱性	中幼														
		晚幼														
		杆状核														
		分叶核														
红细胞系统		原始红细胞														
		早幼红细胞														
		中幼红细胞														
		晚幼红细胞														
		原巨红细胞														
		早巨红细胞														
		中巨红细胞														
		晚巨红细胞														
淋巴细胞系统																
		幼稚淋巴细胞														
		淋巴细胞														
单核细胞系统		原始单核细胞														
		幼稚单核细胞														
		单核细胞														
浆细胞系统		原始浆细胞														
		幼稚浆细胞														
		浆细胞														
其他细胞		组织细胞														
		内皮细胞														
		组织嗜碱细胞														
		吞噬细胞														
		分类不明细胞														
		异型淋巴细胞														
		淋巴瘤细胞														
低倍镜（LPF）下计数																
巨核细胞系统		原始巨核细胞														
		幼稚巨核细胞														
		颗粒型巨核细胞														
		产板型巨核细胞														
		裸核型巨核细胞														
		分类（25个□或50个□）	原巨：			幼巨：			颗巨：			产巨：			裸巨：	

图 5-31 骨髓细胞分类计数草稿

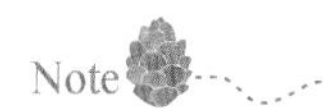

骨髓细胞形态学检验报告单

姓名________ 男、女 年龄_____岁 门诊号________ 住院号________ 病室 上次标本号__________
标 本 号__________

骨穿部位：胸骨、髂前、髂后、棘突、胫骨。采取时间__________ 临床诊断：__________分型号__________

细胞名称			血片	骨髓片		
			%	平均值	±标准差	%
粒细胞系统	原始粒细胞			0.42	0.42	
	早幼粒细胞			1.27	0.81	
	中性粒细胞	中幼		7.23	2.77	
		晚幼		11.36	2.93	
		杆状核		20.01	4.47	
		分叶核		12.85	4.38	
	嗜酸性粒细胞	中幼		0.50	0.49	
		晚幼		0.80	0.64	
		杆状核		1.06	0.95	
		分叶核		1.90	1.48	
	嗜碱性粒细胞	中幼		0.01	0.03	
		晚幼		0.02	0.03	
		杆状核		0.03	0.07	
		分叶核		0.16	0.24	
红细胞系统	原始红细胞			0.37	0.36	
	早幼红细胞			1.34	0.88	
	中幼红细胞			9.45	3.33	
	晚幼红细胞			9.64	3.50	
	早巨红细胞					
	中巨红细胞					
	晚巨红细胞					
淋巴细胞系统	原始淋巴细胞			0.01		
	幼稚淋巴细胞			0.08		
	淋巴细胞			18.90	5.46	
单核细胞系统	原始单核细胞			0.01	0.02	
	幼稚单核细胞			0.06	0.07	
	单核细胞			1.45	0.88	
浆细胞系统	原始浆细胞			0.002	0.01	
	幼稚浆细胞			0.03	0.07	
	浆细胞			0.54	0.38	
巨核细胞系统	原始巨核细胞					
	幼稚巨核细胞					
	颗粒型巨核细胞					
	产板型巨核细胞					
	裸核型巨核细胞					
其他细胞	组织细胞			0.16	0.20	
	内皮细胞			0.01	0.04	
	组织嗜碱细胞			0.02	0.03	
	吞噬细胞			0.18	0.19	
	分类不明细胞			0.02	0.04	
	异型淋巴细胞					
	淋巴瘤细胞					
共数有核细胞数			100	200		

典型图像

骨髓象特征：

血涂片：

意见：

报告人__________

审查人__________

报告日期　　　年　　月　　日

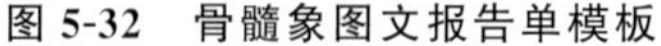

图 5-32　骨髓象图文报告单模板

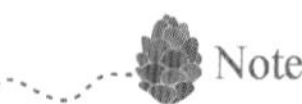
Note

注意：图 5-15 至图 5-30 为连续拍摄的有核细胞，总数超过 200 个。计数时破碎细胞可忽略不计，但若数量较多时，应在骨髓象特征描述中加以说明。

第三节 骨髓细胞形态学检验 DOPS 评量

一、目的

利用 DOPS 评估学生/检验技师对骨髓血细胞形态学检验知识的掌握程度、技能操作水平及专业态度，通过“评量—训练—再评量”使上述人员能熟练、正确地进行该项目检验工作。

二、适用范围

骨髓细胞形态学检验 DOPS 评量适用于临床骨髓检验岗位人员，医学检验技术专业在校学生、临床顶岗实习生以及从事形态学检验工作的检验技师等在进行实验实训、教育训练时均可使用。

三、评估方法及合格标准

骨髓细胞形态学检验 DOPS 评量的评估方法及合格标准见表 5-8。

表 5-8 骨髓细胞形态学检验 DOPS 评量表

<table>
<tr><td colspan="11">姓名：
性别：□男 □女
学号(工号)：
身份：□在校生 □实习生 □工作人员</td></tr>
<tr><td colspan="11">评量根据： □教学计划 □实习计划 □工作要求</td></tr>
<tr><td colspan="11">评量对象： □个人 □小组</td></tr>
<tr><td colspan="11">评量教师姓名：</td></tr>
<tr><td colspan="4">被评量者的表现</td><td colspan="2">要加油</td><td>差一点</td><td>不错</td><td colspan="2">很棒</td><td>N/A</td></tr>
<tr><td rowspan="9">1</td><td>前测</td><td>后测</td><td rowspan="2">涂片制作
(抗凝骨髓液)</td><td>前测</td><td>□1</td><td>□2</td><td>□3</td><td>□4</td><td>□5</td><td>□6</td></tr>
<tr><td></td><td></td><td>后测</td><td>□1</td><td>□2</td><td>□3</td><td>□4</td><td>□5</td><td>□6</td></tr>
<tr><td>□</td><td>□</td><td colspan="8">清洁载玻片</td></tr>
<tr><td>□</td><td>□</td><td colspan="8">用于涂片的骨髓液量合适</td></tr>
<tr><td>□</td><td>□</td><td colspan="8">推片手势正确</td></tr>
<tr><td>□</td><td>□</td><td colspan="8">推片角度合适</td></tr>
<tr><td>□</td><td>□</td><td colspan="8">推片力度均匀</td></tr>
<tr><td>□</td><td>□</td><td colspan="8">涂片干燥并标记</td></tr>
<tr><td>□</td><td>□</td><td colspan="8">涂片理想(长度大于 2.5 cm，厚薄适中，头、体、尾分明，四周留有空隙)</td></tr>
<tr><td rowspan="8">2</td><td>前测</td><td>后测</td><td rowspan="2">涂片常规染色</td><td>前测</td><td>□1</td><td>□2</td><td>□3</td><td>□4</td><td>□5</td><td>□6</td></tr>
<tr><td></td><td></td><td>后测</td><td>□1</td><td>□2</td><td>□3</td><td>□4</td><td>□5</td><td>□6</td></tr>
<tr><td>□</td><td>□</td><td colspan="8">选择骨髓小粒丰富的理想涂片</td></tr>
<tr><td>□</td><td>□</td><td colspan="8">染色液Ⅰ液和Ⅱ液量及比例适中</td></tr>
<tr><td>□</td><td>□</td><td colspan="8">染色液滴加正确</td></tr>
<tr><td>□</td><td>□</td><td colspan="8">涂片冲洗时间适中</td></tr>
<tr><td>□</td><td>□</td><td colspan="8">利用棉球擦拭涂片背面染料沉渣</td></tr>
<tr><td>□</td><td>□</td><td colspan="8">涂片染色后干燥</td></tr>
</table>

续表

	前测	后测	涂片镜检	前测	□1	□2	□3	□4	□5	□6	
				后测	□1	□2	□3	□4	□5	□6	
3	□	□	低倍镜评价骨髓取材、制片和染色质量								
	□	□	低倍镜判断骨髓有核细胞增生程度及粒/红(G/E)比值								
	□	□	低倍镜计数全片巨核细胞数量,并分类计数一定数量的巨核细胞								
	□	□	低倍镜确定适于油镜观察的区域(骨髓小粒周边的红细胞分布均匀的部位)								
	□	□	低倍镜观察有无异常细胞								
	□	□	油镜观察,连续分类计数 200 个有核细胞								
4	前测	后测	结果计算及报告	前测	□1	□2	□3	□4	□5	□6	
				后测	□1	□2	□3	□4	□5	□6	
	□	□	计算 G/E 比值								
	□	□	计算各系各阶段有核细胞比例								
	□	□	描述骨髓象								
	□	□	撰写诊断意见								
	□	□	签名								
5	前测	后测	操作后整理及生物安全意识	前测	□1	□2	□3	□4	□5	□6	
				后测	□1	□2	□3	□4	□5	□6	
	□	□	显微镜关闭								
	□	□	物品归位								
	□	□	手套使用方法正确								

满分:30 分

评量结果

□前测:__________分　□合格:≥18 分　□不合格:<18 分

□后测:__________分　□合格:≥18 分　□不合格:<18 分

被评量者反馈:

评量教师反馈:

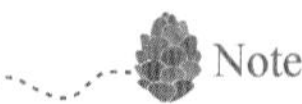

续表

<table>
<tr><td>直接观察时间：_____分钟　教师反馈时间：_____分钟　评估时间：___年___月___日</td></tr>
<tr><td>操 作 记 录</td></tr>
<tr><td></td></tr>
<tr><td>DOPS 评量总结</td></tr>
<tr><td>各项评量结果：
骨髓细胞形态学检验技能
□合格　□不合格　□N/A
被评量者通过评量，可以进行独立操作
□是　□否，再评量日期：___年___月___日</td></tr>
</table>

思考与讨论

（1）简述骨髓细胞形态学检验的临床价值。

（2）简述骨髓细胞形态学检验的适应证和禁忌证。

（3）进行常规骨髓涂片染色时，如何能染出一张理想的涂片？染色时需要注意哪些问题？

（4）如何正确评价骨髓取材及制片质量？针对不同的骨髓取材及制片质量，骨髓检查技师应当如何正确进行检验和处置？

（5）根据本章内容的学习，请设计一份科学、实用的骨髓细胞形态学检验报告（模式）。

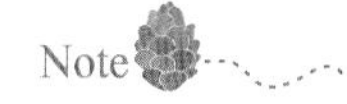

第六章 外周血细胞形态学检验

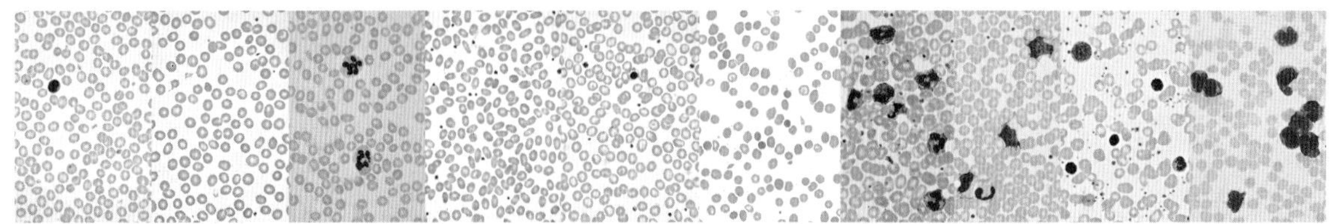

第一节 概 述

一、目的

全血细胞计数即血液常规检验，简称血常规或血细胞分析，又称血象，可为临床血液系统及其他全身系统疾病的诊断、鉴别诊断及疗效评估提供重要信息，是临床血液学实验室中最常用的测试项目。

采用显微镜法观察白细胞形态及分类计数，对临床疾病，特别是血液病的筛查、诊断、鉴别诊断及预后判断具有重要意义。该方法简便、经济，结果客观、准确，尤其是原始细胞、异型淋巴细胞等异常白细胞，目前尚不能被血细胞分析仪准确识别。

红细胞形态检查常作为追踪贫血线索的一项重要检查内容，与血红蛋白浓度测定、红细胞计数结果及其他参数相结合，可以推断贫血的性质，对贫血的诊断和鉴别诊断具有重要的临床价值。显微镜法检查红细胞形态，具有简便、直接、客观、准确的优点，迄今尚无法被其他检测手段完全取代。对于红细胞大小改变的判断，有时易受主观因素的影响，需结合红细胞指数及红细胞体积分布宽度等参数进行综合分析。

利用血涂片观察血小板数量、形态及分布情况，有助于明确异常仪器检验结果的产生原因，对于多种出血性疾病的诊断和鉴别诊断具有极其重要的价值。手工普通光学显微镜法可以测定血小板数量，但影响因素多、偶然误差大，准确度受操作者技术水平影响较大。相比之下，相差显微镜计数法易于识别血小板，并可照相后核对计数结果，计数的准确性高，但仪器昂贵，临床上应用较少。在自动计数血小板方面，血细胞分析仪利用电阻抗原理可快速测定血小板数量（如美国贝克曼库尔特有限公司的系列血球仪），但因血小板体积小且干扰因素多，常需要手工复核；除电阻抗原理外，目前仪器广泛应用的计数方法还有单纯光学法（如德国西门子股份公司的系列血球仪）、荧光染色法（如日本希森美康株式会社的系列血球仪）和免疫法（如美国雅培制药有限公司的系列血球仪），其中基于单克隆抗体的免疫检测法（流式细胞术）最为准确。

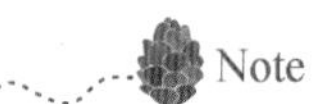

二、方法概述

外周血细胞形态学检验也称为血涂片镜检或者血涂片复检，是指抗凝全血标本经血细胞分析仪检测后的全血细胞计数(complete blood count,CBC;也称血液常规检验,简称血常规或血细胞分析,又称血象)结果达到某实验室规定的显微镜复检基准值以上和(或)仪器显示形态异常提示信息时对此标本进行人工法(手工)或仪器法(自动化血细胞形态分析系统)血涂片制备、镜检和结果报告的基础血液检查(图 6-1)。血涂片镜检内容丰富,具体包括:涂片镜检(slide review),即浏览血涂片,是指将血涂片进行瑞特-吉姆萨复合染色后,用显微镜观察各种血细胞形态,尤其是 CBC 自动计数的报警阳性细胞,但无须分类计数;人工白细胞分类计数(manual white blood cell differential count),是指将血涂片进行瑞特-吉姆萨复合染色后,用显微镜人工分类出一定数量的有核细胞(白细胞或白细胞+有核红细胞等非白细胞),并计算各类有核细胞的比例/数量。在结果报告中,外周血细胞形态学检验应当结合 CBC 计数结果以及其他常规血液检测项目进行综合报告,只有如此才能为临床疾病诊疗提供极具价值的参考意见(表 6-1)。在贫血筛查工作中,笔者使用的红细胞形态学检验报告见表 6-2。

扫码看视频:Cella Vision DM96 自动化血细胞形态分析仪

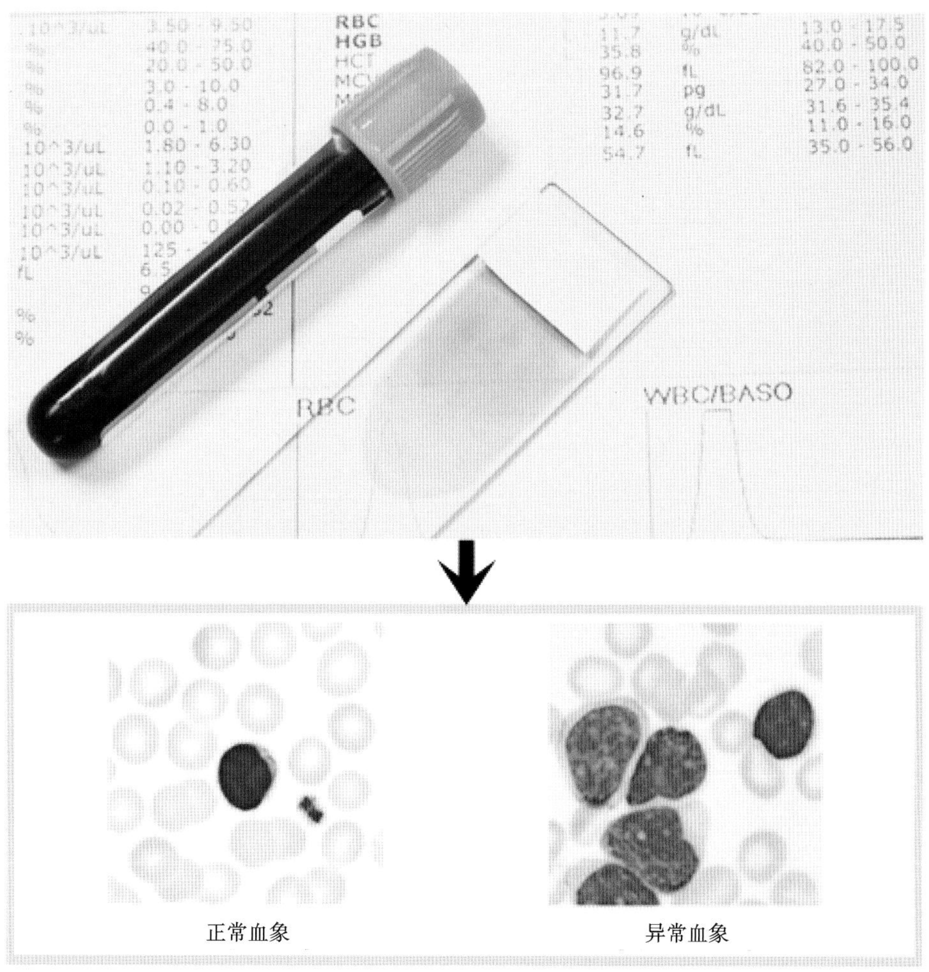

图 6-1 外周血细胞形态学检验

三、临床价值

现已公认,外周血细胞形态学检验是血液常规检验中最基础、最重要和最有价值的技术,可进一步提高 CBC 检验结果的可靠性并能明确多种疾病的性质,其临床价值如下:①CBC 数据复核有助于提升血细胞分析仪检测结果的准确性;②白细胞分类计数和形态有助于血液及非血液系统疾病的诊断;③红细胞形态有助于贫血和其他血液病的诊断(图 6-2);④血小板数量和形态

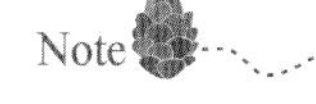

有助于出血性疾病的诊断；⑤疟原虫等血液寄生虫有助于感染性疾病的诊断。

表 6-1　临床血液检验报告

<table>
<tr><th colspan="7">×××医院检验医学科血液检验报告</th></tr>
<tr><td rowspan="2">姓名</td><td rowspan="2">就诊编号</td><td>标本</td><td colspan="2">EDTA 抗凝全血</td><td rowspan="2">申请日期</td><td rowspan="2">申请医生</td></tr>
<tr><td>采集日期</td><td colspan="2">2023-11-23　10:00</td></tr>
<tr><td rowspan="2">张×</td><td rowspan="2">237089</td><td>标本编号</td><td colspan="2">231123091</td><td rowspan="2">2023-11-23</td><td rowspan="2">李×</td></tr>
<tr><td>检验日期</td><td colspan="2">2023-11-23</td></tr>
<tr><td>HGB</td><td>98 g/L</td><td colspan="2">红细胞形态</td><td>白细胞</td><td>3.5×10^{9}/L</td><td>意见</td></tr>
<tr><td>RBC</td><td>4.20×10^{12}/L</td><td>低色素性红细胞</td><td>+</td><td>杆状核粒细胞</td><td>3%</td><td rowspan="12">(1) 轻度低色素性贫血；
(2) 中性粒细胞减少(1.75×10^{9}/L)；
(3) 淋巴细胞减少(1.435×10^{9}/L)，同时可见大量异常淋巴细胞；
(4) 未见原始细胞；
(5) 血小板处于参考范围低值；
(6) 血沉增高</td></tr>
<tr><td>HCT</td><td>0.314</td><td>小红细胞</td><td>+</td><td>分叶核粒细胞</td><td>47%</td></tr>
<tr><td>MCV</td><td>74.8 fL
(正常 82～97 fL)</td><td>大红细胞</td><td>－</td><td>淋巴细胞</td><td>18%</td></tr>
<tr><td rowspan="2">MCH</td><td rowspan="2">23.4 pg
(正常 27～34 pg)</td><td>大小不等</td><td>++</td><td>单核细胞</td><td>8%</td></tr>
<tr><td>畸形红细胞</td><td>++</td><td>嗜酸性粒细胞</td><td>1%</td></tr>
<tr><td rowspan="7">MCHC</td><td rowspan="7">313 g/L
(正常 320～360 g/L)</td><td>嗜多色性红细胞</td><td>－</td><td>嗜碱性粒细胞</td><td>0</td></tr>
<tr><td></td><td></td><td>异常淋巴细胞</td><td>23%</td></tr>
<tr><td></td><td></td><td></td><td></td></tr>
<tr><td colspan="2">注：－正常，+轻度，++中等度，+++重度</td><td></td><td></td></tr>
<tr><td colspan="2"></td><td></td><td></td></tr>
<tr><td colspan="2">网织红细胞　2%</td><td></td><td></td></tr>
<tr><td colspan="2">血液寄生虫　无</td><td>有核红细胞</td><td>/100 WBC</td></tr>
<tr><td rowspan="2">PLT</td><td colspan="3">149×10^{9}/L(正常 150×10^{9}～400×10^{9}/L)</td><td rowspan="2">血沉</td><td rowspan="2">20 mm/h</td><td rowspan="2">检验医生：
王×</td></tr>
<tr><td colspan="3">形态正常</td></tr>
</table>

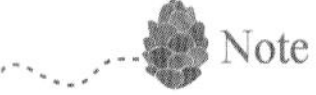

表 6-2　贫血筛查报告

姓名：　　性别：□男/□女　　年龄(岁)：
籍贯：　　职业：　　联系方式(手机)：
检查日期：　　标本编号：

■血液来源：末梢血　　■采血操作：□满意　□基本满意　□不满意
■血涂片制作：□满意　□基本满意　□不满意　　■染色：□满意　□基本满意　□不满意

■镜检印象：

［图像］

■红细胞形态判定：

1. 大小不等：	10. 裂片红细胞：	19. 血红蛋白结晶体 □
2. 小红细胞：	11. 棘形红细胞：	20. 疟原虫 □
3. 大红细胞：	12. 球形红细胞：	21. 巨卵形细胞 □
4. 低色素性红细胞：	13. 咬痕红细胞：	22. 双相红细胞 □
5. 嗜多色性红细胞：	14. 水泡红细胞：	23. 镰状红细胞 □
6. 嗜碱性点彩红细胞：	15. 口形红细胞：	24. 红细胞缗钱状排列 □
7. 椭圆形红细胞：	16. 皱缩红细胞：	25. 红细胞凝集 □
8. 泪滴状红细胞：	17. Howell-Jolly 小体 □	26. 帕彭海姆小体 □
9. 靶形红细胞：	18. Cabot 环 □	27. 多分叶核中性粒细胞 □
正常红细胞形态：正细胞正色素性		

红细胞形态判定方法：
1～16 标注：+(满足阳性判断标准：异常红细胞数量均值/油镜视野≥3 个)
17～26 打钩：☑(表示有或存在)

■相关信息：
1. 日常饮食习惯：□荤食为主　□素食为主　□荤素搭配
2. 偏食情况：□无　□轻度　□重度
3. 节食情况：□无　□有(多长时间＿＿＿＿＿)
4. 饮酒情况：□无　□偶尔　□少量/天　□较多/天
5. 血液丢失(月经过多/献血/拔牙后出血过多/外伤出血)：
□无　□有(何种情况＿＿＿＿＿)
6. 消化系统疾病(胃炎/肠炎/胃或十二指肠溃疡/肿瘤/痔疮)：
□无　□有(何种情况＿＿＿＿＿)
7. 其他疾病(炎症/肿瘤/肾病/肝病/甲状腺疾病等)：
□无　□有(何种情况＿＿＿＿＿)
8. 近期药物使用情况：＿＿＿＿＿＿＿＿＿＿(第 6 或 7 题选择“有”时回答)
9. 遗传性疾病(如地中海贫血等)家族史：□无　□有(何种情况＿＿＿＿＿)

初步判断及建议：

报告者：　　审核者：　　报告日期：

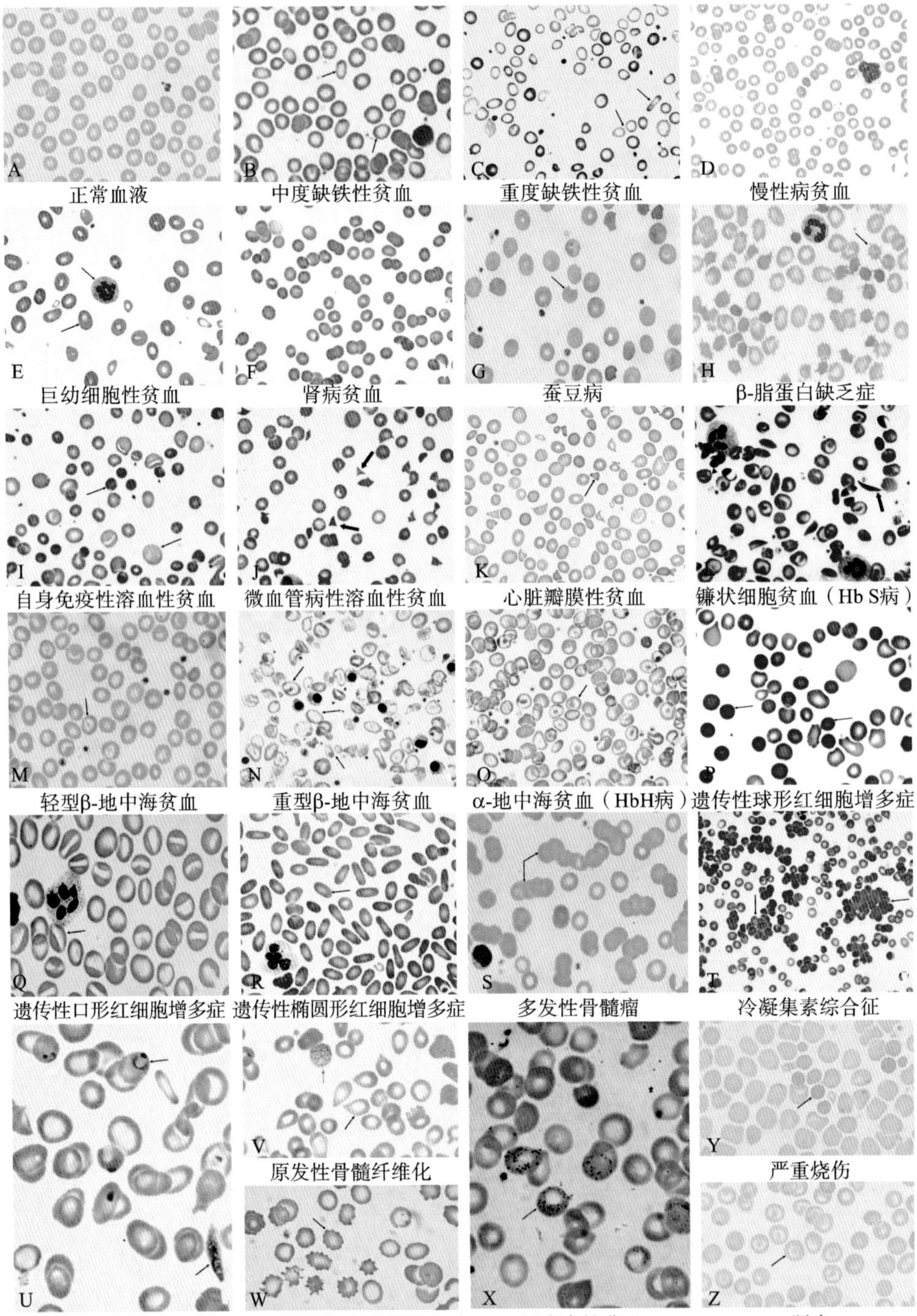

A 正常血液　B 中度缺铁性贫血　C 重度缺铁性贫血　D 慢性病贫血

E 巨幼细胞性贫血　F 肾病贫血　G 蚕豆病　H β-脂蛋白缺乏症

I 自身免疫性溶血性贫血　J 微血管病性溶血性贫血　K 心脏瓣膜性贫血　L 镰状细胞贫血（Hb S病）

M 轻型β-地中海贫血　N 重型β-地中海贫血　O α-地中海贫血（HbH病）　P 遗传性球形红细胞增多症

Q 遗传性口形红细胞增多症　R 遗传性椭圆形红细胞增多症　S 多发性骨髓瘤　T 冷凝集素综合征

V 原发性骨髓纤维化　Y 严重烧伤

U 疟疾　W 慢性肾功能衰竭　X 铅中毒性贫血　Z 肝病

图 6-2　常见贫血性疾病的异常红细胞形态

（A. 正细胞正色素性红细胞；B. 低色素红细胞和椭圆形红细胞；C. 环形红细胞、铅笔形红细胞和裂片红细胞；D. 小细胞低色素性红细胞；E. 红细胞大小不等、椭圆形大红细胞、泪滴状红细胞和多分叶核中性粒细胞；F. 正细胞正色素性红细胞；G. 咬痕红细胞；H. 棘形红细胞；I. 球形红细胞和嗜多色性红细胞；J. 裂片红细胞；K. 裂片红细胞；L. 镰状红细胞；M. 靶形红细胞；N. 靶形红细胞、水泡红细胞和有核红细胞；O. 靶形红细胞；P. 球形红细胞；Q. 口形红细胞；R. 椭圆形红细胞；S. 红细胞缗钱状排列；T. 红细胞凝集；U. 环状体和配子体；V. 泪滴状红细胞和嗜碱性点彩红细胞；W. 锯齿状红细胞（皱缩红细胞）；X. 嗜碱性点彩红细胞和低色素性红细胞；Y. 小球形红细胞和裂片红细胞；Z. 靶形红细胞）

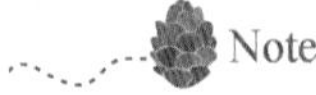

第二节 方 法 学

一、标本采集

多种血液标本可以用于外周血细胞形态检验，具体如下：

(1) 毛细血管血液(1 min 内使用)；

(2) 非抗凝新鲜静脉血(3～10 min 内使用)；

(3) EDTA 盐抗凝静脉血(1～2 h 内使用)。

注意事项：①上述血液务必充分混合后制片；②不能使用草酸盐和肝素抗凝血制作血涂片，草酸盐易使白细胞形态改变，肝素可使染色背景加深；③陈旧性标本可致白细胞形态退化，同时 EDTA 盐可造成粒细胞聚集；④血涂片制备过程中可造成白细胞破碎，尤其是儿童或慢性淋巴细胞白血病患者的血液易产生涂抹细胞(篮细胞)。

二、制片方法

(一) 手工涂片法

1. 常规血涂片 具体制片方法见第二章。需要特别强调的是，不论采用何种制片方法，制片后的血涂片快速干燥是特别重要的步骤，最常用的方法是拿着血涂片左右挥动使其干燥或在微风下吹干。缓慢自然干燥可致血细胞体积缩小，严重影响白细胞形态观察。此外，推片速度也很重要，推片越快，则血膜越厚，血细胞越容易破坏。血涂片制作过程中常会引起白细胞破坏，形成破碎细胞，若破碎细胞过多，则会对白细胞分类计数造成较大影响，结果准确性将大大降低。推片法制作的血涂片因具有红细胞单层分布区域的优势，尤其适用于红细胞形态检查；而拉片法制作的血涂片可呈现完美的白细胞分布，尤其适用于观察白细胞形态、包涵体和白细胞分类计数。

2. 疟疾病原学检查血涂片 此种血涂片较为特殊，制作流程见图 6-3，具体如下。①采血部位及取血方法：经 75%酒精消毒采血部位，待干后，用一次性采血针在耳垂或指端针刺取血，婴儿可从拇趾或足跟取血。取 1 张干燥、洁净的载玻片，用载玻片 3/8 透明处沾取血液 4～5 μL 制作厚血膜，再用载玻片中部透明处沾取血液 1～1.5 μL 用于制作薄血膜(图 6-4)。每张载玻片上有 1 个厚血膜和 1 个薄血膜，染色后的疟疾病原学检查标准血膜外观见图 6-5；②厚血膜制作方法：取 1 张干燥、洁净的载玻片，用载玻片一角将上述 4～5 μL 血液由里向外划圈涂成直径 0.8～1.0 cm 的圆形厚血膜，厚度以 1 个油镜视野内可见到 5～10 个白细胞为宜；③薄血膜制作方法：同常规血涂片制作；④标记血膜：厚、薄血膜制作好后水平放置，充分干燥后，用铅笔在载玻片一侧毛玻璃上或薄血膜上编号；⑤溶血与固定：厚血膜制作好后 1 天内染色无需溶血，超过 1 天应溶血。方法为在干燥的厚血膜上滴加蒸馏水，以完全覆盖厚血膜为宜，溶血数分钟，待厚血膜呈浅灰色，倾去溶血液。固定薄血膜，应将其一端朝

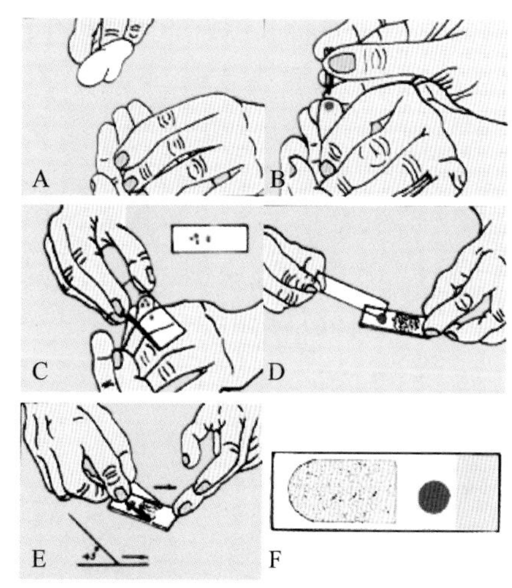

图 6-3 疟疾病原学检查血涂片制作流程

(A. 消毒；B. 针刺；C. 取血；D. 厚血膜制作；E. 薄血膜制作；F. 厚、薄血膜外观)

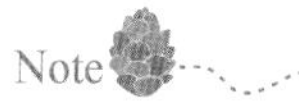

下成45°角，用棉签蘸取甲醇溶液，均匀轻抹于薄血膜表面，避免接触厚血膜；⑥染色：常用吉氏染色。方法一是采用3%吉氏染液的常规染色方法，血涂片染色质量较好，可长期保存，方法如下：将已经溶血与固定的厚、薄血膜水平放置在染色盘中，吸取新配制的3%吉氏染液滴加于厚、薄血膜上，至染液均匀覆盖厚、薄血膜但不溢出为宜，静置染色30 min后将染色盘移至冲水池，用缓慢流水沿血涂片上缘冲洗约1 min；方法二是采用10%吉氏染液的快速染色方法，此法染色时间较短(8～10 min)，但血涂片不适合长期保存，可选择性使用。

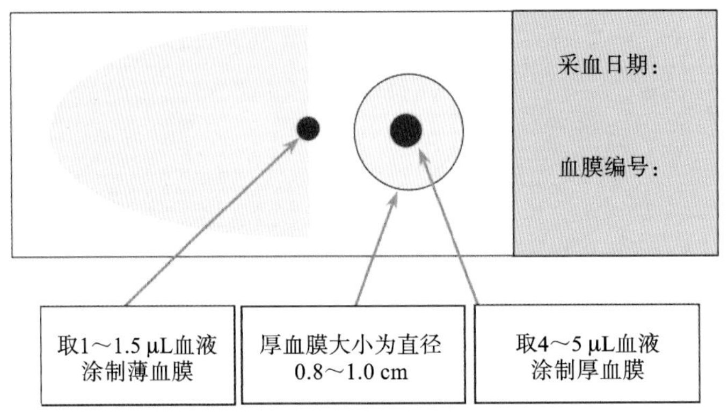

图6-4　厚、薄血膜加血量及位置

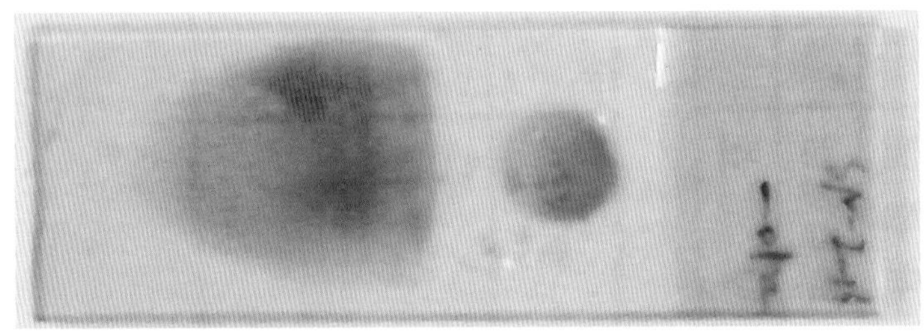

图6-5　染色后的疟疾病原学检查标准血膜

（二）自动涂片法

扫码看视频：Sysmex SP-1000i自动涂片染色仪

利用自动涂片机制作血涂片，均匀一致，重复性好。目前临床中普遍运用的有Sysmex公司的SP-1000i自动涂片染色仪、贝克曼-库尔特公司的DxH800推染一体机、迈瑞公司的SC-120全自动推片染色机等全自动涂片设备以及J. P. Gilbert公司推出的HEMAPREP®(MINIPREP®)半自动血液涂片制作仪，上述设备均采用固定的载玻片载台，推片做曲线运动的传统原理(图6-6A和图6-6B)，仅用于制作常规血涂片。2012年，笔者发明了新型半自动血液推片机，创新采用带有升降调节器的载玻片载台，推片做水平运动(图6-6C)，不仅可制作出效果满意的常规血涂片(图6-7)，而且可通过调整滴血位置用于制作标准化的疟疾病原学检查用薄血膜(图6-8和图6-9)，得到了行业认可。

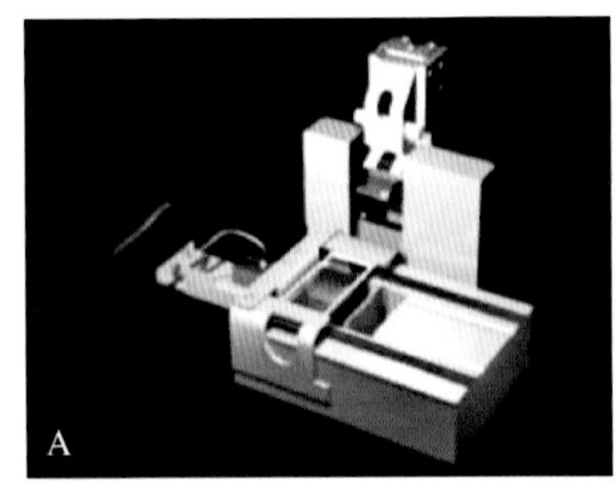

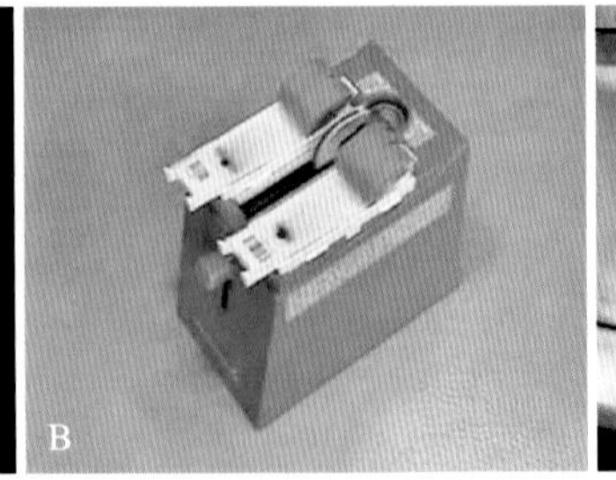

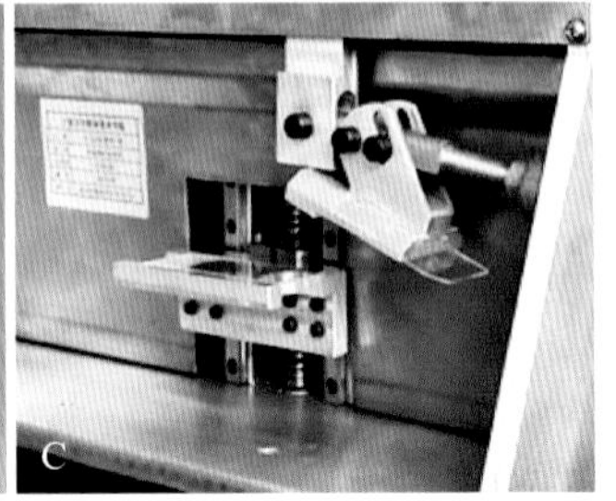

图6-6　自动涂片原理

(A. 全自动涂片设备；B. HEMAPREP®(MINIPREP®)半自动血液涂片制作仪；C. 半自动血液推片机)

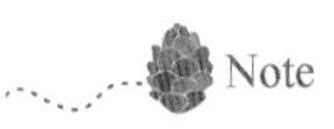
Note

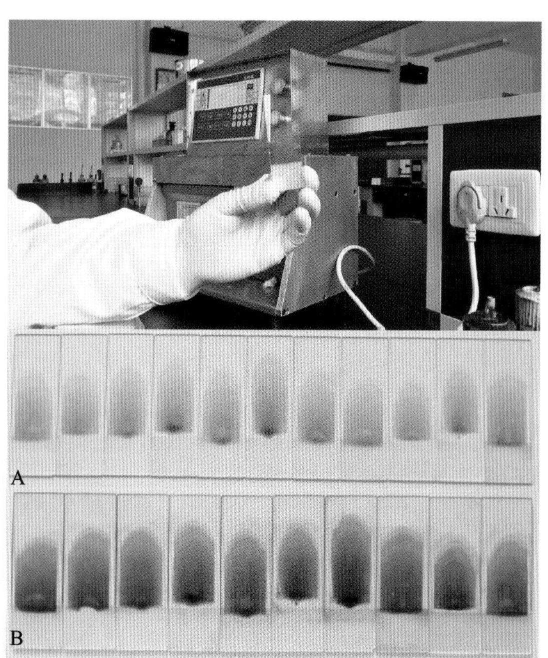

图 6-7 半自动血液推片机制作的血涂片

（A. 染色前效果；B. 染色后效果）

扫码看视频：J. P. Gilbert HEMAPREP 半自动血液涂片制作仪

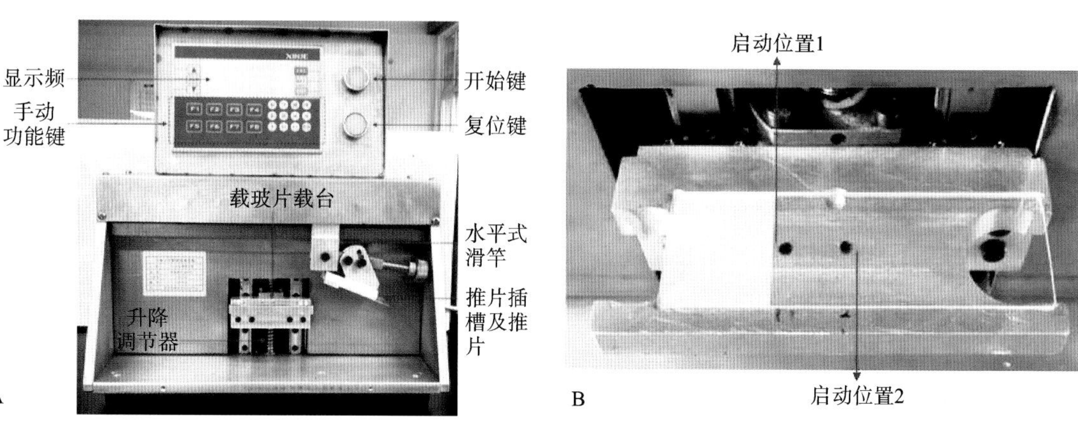

图 6-8 推片启动位置可根据制片目的不同进行设置

（A. 推片机外观；B. 不同的加样位置）

扫码看视频：自制半自动血液推片机

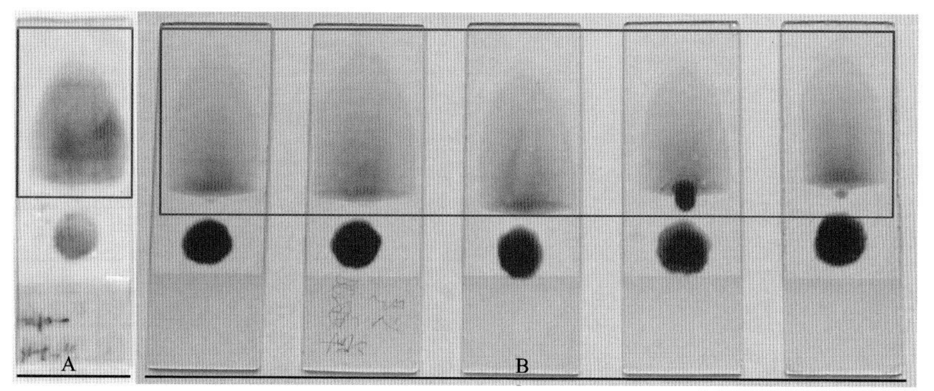

图 6-9 手工和半自动血液推片机制作的薄血膜比较

（A. 手工制作的标准薄血膜（红框中，已染色）；B. 半自动血液推片机制作的标准薄血膜（蓝框中，未染色））

扫码看视频：其他半自动涂片设备

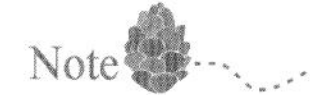

三、镜检

（一）常规血涂片镜检

1. 镜检部位 经典的镜检部位即红细胞单层分布区域，亦即血膜体尾交界处（图 6-10）。镜检时需特别注意血膜的两侧和尾部，以防异常成分漏检。

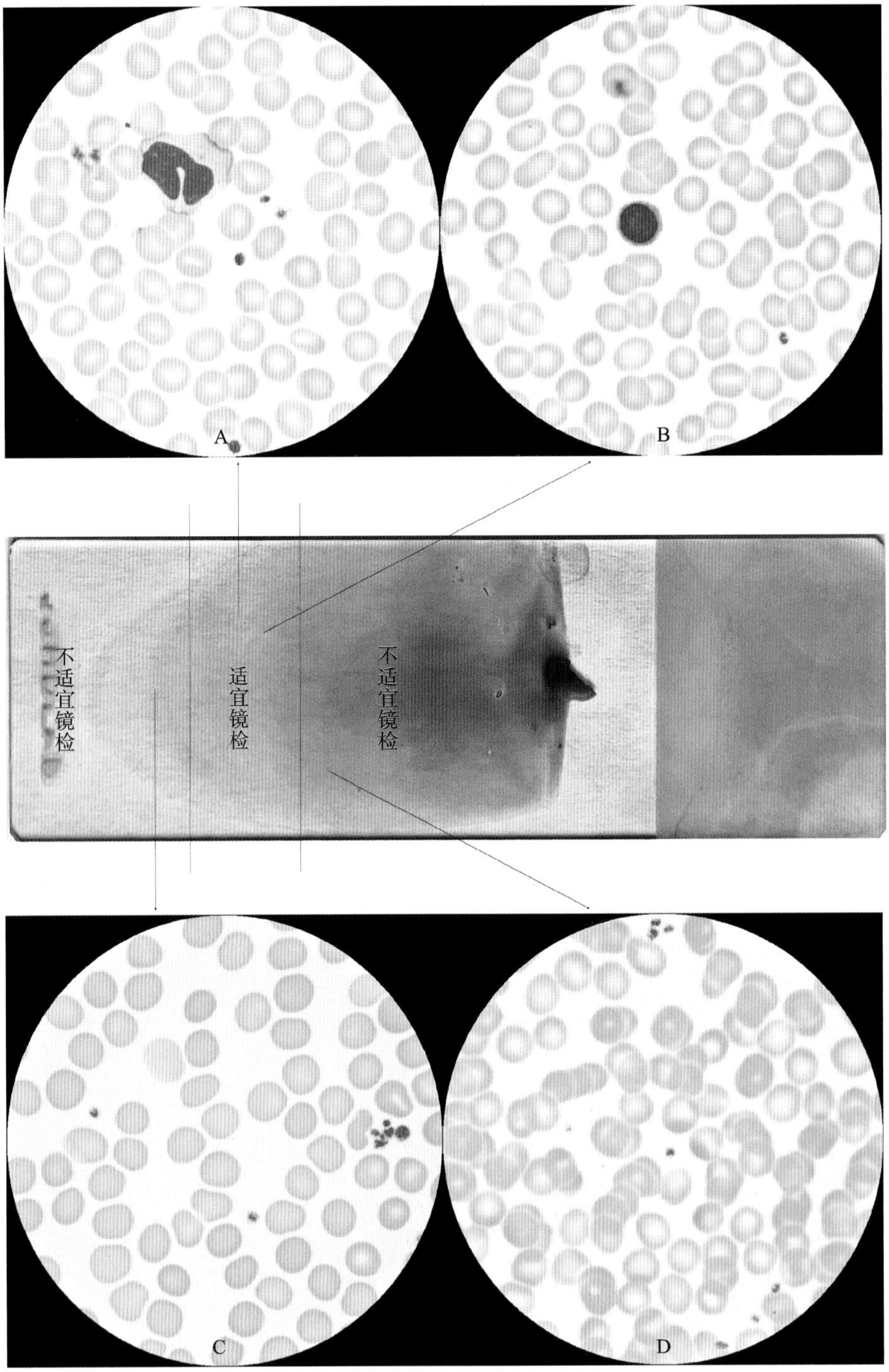

图 6-10 末梢血涂片及其不同部位的血细胞形态

（A. 血涂片体部（较薄处）红细胞形态典型；B. 血涂片体部（较厚处）红细胞形态典型；C. 血涂片尾部红细胞无淡染区；D. 血涂片体部（偏向头部方向）红细胞聚集且淡染区扩大）

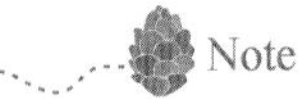

Note

2. 镜检方法 为准确进行白细胞分类计数，镜检时务必采用城垛式连续移动方式(图 6-11)，同时需特别注意血膜两侧和尾部的大型白细胞；在红细胞形态观察时，应能寻找到具有红细胞淡染区的最佳镜检区域(位于血膜体尾交界处，但并非全部区域)。

3. 镜检内容 肉眼观察血涂片的外观和染色情况，正面向上置于显微镜载物台上，并调试好显微镜。

(1) 低倍镜观察：采用 10×目镜观察血涂片的质量以及有无红细胞、白细胞和血小板聚集，同时注意血膜两侧和尾部有无异常细胞，选择没有染料沉渣、含有淡染区且分布均匀的红细胞区域以进一步镜检。

(2) 高倍镜观察：转换 40×目镜，进行白细胞数量估计和形态观察。

(3) 油镜观察：在选定的观察区域，滴加香柏油后转换油镜，进行白细胞分类计数，出现有核红细胞时尚需修正白细胞数量；评价红细胞形态，包括红细胞的大小、形态是否正常，尤其是红细胞内有无内容物，以及血红蛋白的充盈度和着色是否正常；估计血小板的数量，评价其形态及分布情况。

(二) 疟疾病原学检查血涂片镜检

疟原虫检测以厚血膜为主，虫种鉴别以薄血膜为主。看片路线顺序为薄血膜从舌尖部分开始，厚血膜从上端或下端开始(图 6-12)。疟原虫计数的具体方法如下。

1. 厚血膜的疟原虫计数法 镜检厚血膜时，计数每个视野中的疟原虫数和白细胞数，白细胞需计数 200 个以上，疟原虫密度很低时计数 1000 个。疟原虫密度即疟原虫数/微升血＝疟原虫数÷白细胞数×每微升血中白细胞数。如果无法进行白细胞计数，则以 8000 个/微升血计算。

2. 薄血膜的疟原虫计数法 薄血膜的疟原虫计数法适用于疟原虫密度很高时(每微升血中疟原虫数＞16000 个)的疟原虫计数。镜检薄血膜时，计数每个视野中的疟原虫数和红细胞数，红细胞需计数 1000 个以上。疟原虫密度即疟原虫数/微升血＝疟原虫数÷红细胞数×每微升血中红细胞数。如果无法进行红细胞计数，则以男性按 500 万个/微升血、女性按 450 万个/微升血计算。

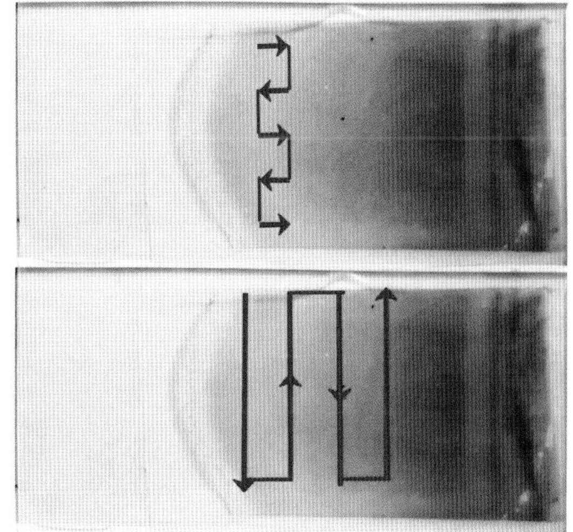

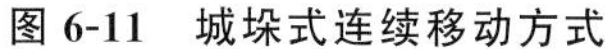

图 6-11 城垛式连续移动方式

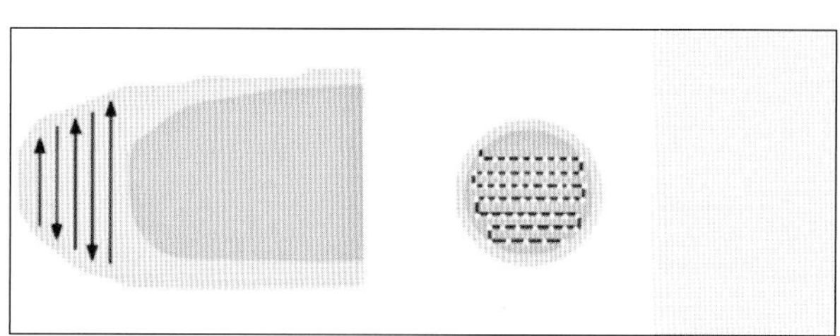

图 6-12 疟疾病原学检查血涂片镜检方法

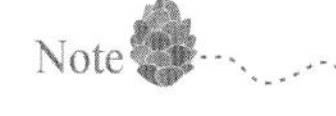

Note

四、结果报告

（一）常规血涂片

白细胞分类计数按百分比报告，有核红细胞、巨核细胞、血管内皮细胞、鳞状上皮细胞（图 6-13）等非白细胞以及涂抹细胞、不能识别的白细胞等均需按照每观察 100 个白细胞见到的具体数量 n 进行报告（如：n 个有核红细胞/100 个白细胞）。

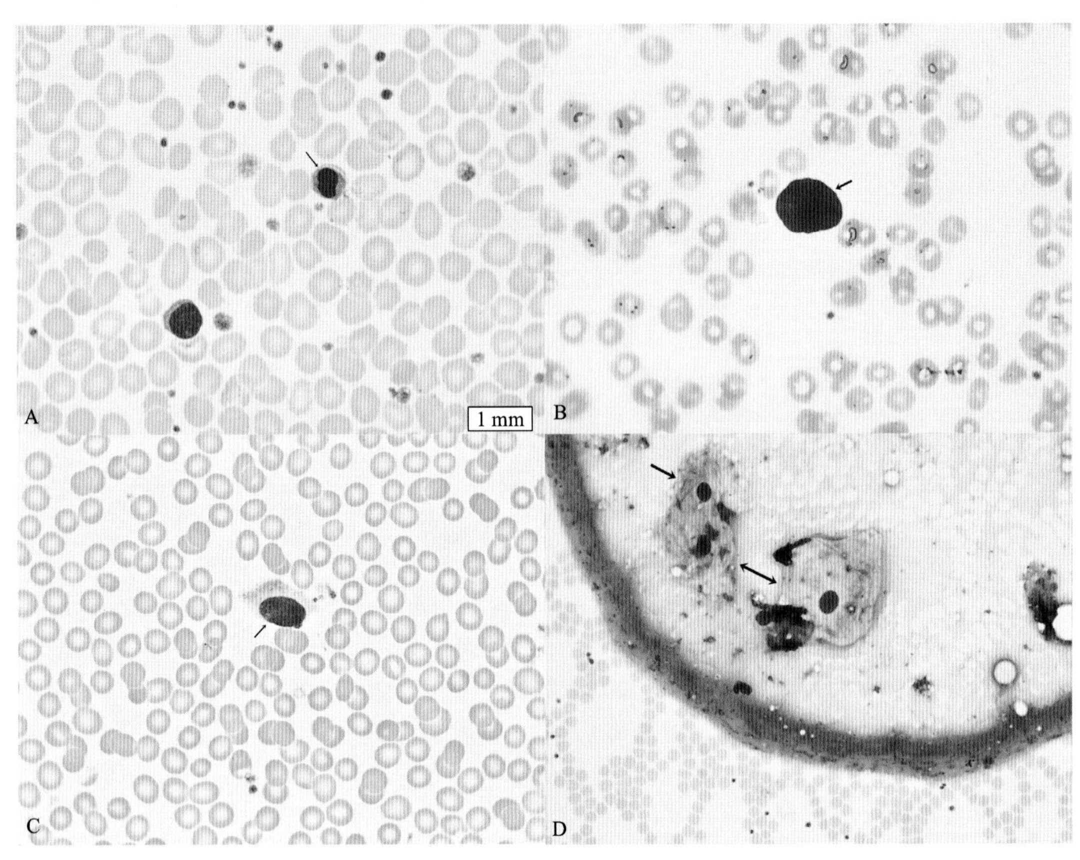

图 6-13　外周血常见的非白细胞

（A. 有核红细胞；B. 裸核型巨核细胞；C. 血管内皮细胞；D. 鳞状上皮细胞）

目前，评价外周血细胞形态异常的标准仍不尽一致，虽然 2015 年 ICSH 发布了血细胞形态分级系统（表 6-3 和表 6-4），但与临床普遍采用的数字化血细胞形态学图像分析仪器（如日本 Sysmex 公司的 DI-60 等）报告的红细胞形态分级标准仍有较大不同（表 6-5），此外在欧洲、美国医疗体系中也有采用其他分级评价系统（表 6-6 至表 6-8）。在日益受到重视的红细胞形态分级方面，除上述标准外，欧美及我国港台地区的临床检验实践中尚有其他应用标准（表 6-9 至表 6-12）。

表 6-3　2015 年 ICSH 血细胞形态分级（红细胞部分）

异常血细胞名称		分级系统（异常红细胞数量/1000 个红细胞）			
		报告“有”	轻度/1＋	中等度/2＋	重度/3＋
红细胞	大小不均	/	/	110～200	＞200
	大红细胞	/	/	110～200	＞200
	小红细胞	/	/	110～200	＞200

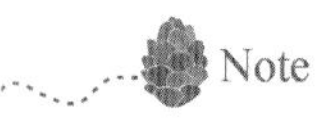

续表

异常血细胞名称		分级系统(异常红细胞数量/1000个红细胞)			
		报告“有”	轻度/1+	中等度/2+	重度/3+
红细胞	低色素性红细胞	/	/	110～200	>200
	嗜多色性红细胞	/	/	50～200	>200
	裂片红细胞	/	<10	10～20	>20
	咬痕红细胞	/	/	10～20	>20
	泡状红细胞	/	/	10～20	>20
	不规则皱缩红细胞	/	/	10～20	>20
	镰状红细胞	/	/	10～20	>20
	卵圆形大红细胞	/	/	20～50	>50
	棘形红细胞	/	/	50～200	>200
	锯齿状红细胞	/	/	50～200	>200
	椭圆形红细胞	/	/	50～200	>200
	卵圆形红细胞	/	/	50～200	>200
	球形红细胞	/	/	50～200	>200
	口形红细胞	/	/	50～200	>200
	靶形红细胞	/	/	50～200	>200
	泪滴状红细胞	/	/	50～200	>200
	Howell-Jolly 小体	/	/	20～30	>30
	帕彭海姆小体	/	/	20～30	>30
	嗜碱点彩红细胞	/	/	50～200	>200
	双相红细胞	如果可见	/	/	/
	红细胞缗钱状排列	如果可见	/	/	/
	红细胞凝集	如果可见	/	/	/
	疟原虫	如果可见	/	/	/

表 6-4　2015 年 ICSH 血细胞形态分级(白细胞和血小板部分)

异常血细胞名称		分级系统		
		轻度/1+	中等度/2+,%	重度/3+,%
白细胞	杜勒小体	/	2～4	>4
	空泡形成中性粒细胞	/	4～8	>8
	多颗粒中性粒细胞	/	4～8	>8
	少颗粒中性粒细胞	/	4～8	>8
血小板	巨大血小板	/	11～20	>20

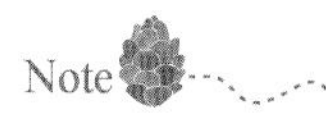

表 6-5 DI-60 红细胞形态分级

异常红细胞名称	分级系统(异常红细胞数量/1000 个红细胞)			
	正常/0	轻度/1+	中等度/2+	重度/3+
大小不均	/	RDW>15%	RDW>20%	RDW>25%
大红细胞	/	>60	>250	>500
小红细胞	/	>60	>250	>500
低色素性红细胞	/	>60	>250	>500
嗜多色性红细胞	/	>10	>50	>100
异形红细胞	/	>100	>250	>500
靶形红细胞	/	>50	>100	>300
裂片红细胞	/	>10	>30	>60
盔形红细胞	/	>10	>30	>60
镰状红细胞	/	>50	>100	>300
球形红细胞	/	>10	>30	>60
椭圆形红细胞	/	>60	>200	>500
卵圆形红细胞	/	>60	>200	>500
泪滴状红细胞	/	>10	>30	>60
口形红细胞	/	>50	>100	>300
棘形红细胞	/	>50	>100	>300
锯齿状红细胞	/	>100	>250	>500
Howell-Jolly 小体	/	>10	>30	>60
帕彭海姆小体	/	>10	>30	>60
嗜碱点彩红细胞	/	>10	>30	>60
疟原虫	/	>10	>30	>60

表 6-6 比利时鲁汶大学医院(Uz leuven)血细胞形态分级(红细胞部分)

异常血细胞名称		分级系统(异常红细胞数量/1000 个红细胞)				
		正常	轻度/1+	中等度/2+	重度/3+	报告“有”
红细胞	大红细胞	/	10～40	40～125	>125	/
	小红细胞	/	10～40	40～125	>125	/
	低色素性红细胞	/	10～40	40～125	>125	/
	嗜多色性红细胞	/	3～10	11～20	>20	/
	裂片红细胞	/	3～10	11～20	>20	/
	镰状红细胞	/	1～3	3～7	>7	/
	棘形红细胞	1～3	3～10	11～20	>20	/
	锯齿状红细胞	/	6～20	20～40	>40	/
	椭圆形红细胞	/	3～10	11～20	>20	/
	卵圆形红细胞	/	6～20	20～40	>40	/
	球形红细胞	1～3	3～10	11～20	>20	/

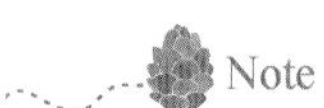

续表

异常血细胞名称		分级系统（异常红细胞数量/1000 个红细胞）				
		正常	轻度/1＋	中等度/2＋	重度/3＋	报告“有”
红细胞	口形红细胞	/	3～10	11～20	＞20	/
	靶形红细胞	/	6～20	20～40	＞40	/
	泪滴状红细胞	/	3～10	11～20	＞20	/
	Howell-Jolly 小体	/	1～3	3～7	＞7	/
	帕彭海姆小体	/	1～3	3～7	＞7	/
	嗜碱点彩红细胞	/	1～3	3～7	＞7	/
	Cabot 环	/	1～3	3～7	＞7	/
	环形红细胞	1～3	3～10	11～20	＞20	/
	铅笔形红细胞	1～3	3～10	11～20	＞20	/
	巨红细胞	1～3	3～10	11～20	＞20	/
	红细胞缗钱状排列	/	/	/	/	如果可见
	红细胞凝集	/	/	/	/	如果可见
	疟原虫	/	/	/	/	如果可见

表 6-7 比利时鲁汶大学医院（Uz leuven）血细胞形态分级（白细胞和血小板部分）

异常血细胞名称		分级系统				
		正常	轻度/1＋，%	中等度/2＋，%	重度/3＋，%	报告“有”
白细胞	杜勒小体	/	6～20	20～50	＞50	/
	空泡形成中性粒细胞	/	6～20	20～50	＞50	/
	多颗粒中性粒细胞	/	6～20	20～50	＞50	/
	少颗粒中性粒细胞	/	6～20	20～50	＞50	/
	核畸形中性粒细胞	/	6～20	20～50	＞50	/
	假性 Pelger-Huët 畸形	/	6～20	20～50	＞50	/
	Alder-Reilly 畸形	/	6～20	20～50	＞50	/
	假性 Chediak-Higashi 畸形	/	6～20	20～50	＞50	/
	May-Hegglin 畸形	/	6～20	20～50	＞50	/
	Auer 小体	/	/	/	/	如果可见
	巨大中性粒细胞	/	/	/	/	如果可见
	环形核中性粒细胞	/	/	/	/	如果可见
	粒细胞核左移	/	/	/	/	如果可见
	多分叶中性粒细胞	/	/	/	/	如果可见
	少分叶中性粒细胞（Pelger-Huët 畸形）	/	/	/	/	如果可见
	幼粒/幼红细胞血象	/	/	/	/	如果可见
	含双染性颗粒的嗜酸性粒细胞	/	/	/	/	如果可见
	大颗粒淋巴细胞	/	/	20～50	＞50	/

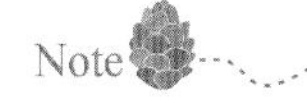

续表

异常血细胞名称		分级系统				
		正常	轻度/1+,%	中等度/2+,%	重度/3+,%	报告"有"
白细胞	异型淋巴细胞	/	10～20	20～50	>50	/
	异常淋巴细胞(CLL细胞、毛细胞、幼淋巴细胞、浆细胞样淋巴细胞、Sézary细胞等淋巴瘤细胞)	/	≤20	20～50	>50	/
血小板	(巨)大血小板	/	6～20	20～50	>50	/
	畸形血小板	/	/	/	/	如果可见
	少颗粒血小板	/	/	/	/	如果可见
	血小板聚集	/	/	/	/	如果可见
	无血小板聚集	/	/	/	/	/

表6-8 美国冈德森医疗系统(Gundersen Health System)血细胞形态分级

异常血细胞名称		分级系统(异常红细胞数量均值/油镜视野)				
		正常	轻度/1+	中等度/2+	重度/3+	报告"有"
红细胞	大红细胞	0～4	5～14	15～30	>30	/
	小红细胞	0～4	5～14	15～30	>30	/
	锯齿状红细胞	0～4	5～14	15～30	>30	/
	卵圆形红细胞	0～4	5～14	15～30	>30	/
	椭圆形红细胞	0～4	5～14	15～30	>30	/
	口形红细胞	0～4	5～14	15～30	>30	/
	低色素性红细胞	/	0～2	3～5	>5	/
	嗜多色性红细胞	/	0～2	3～5	>5	/
	棘形红细胞	/	0～2	3～5	>5	/
	裂片红细胞	/	0～2	3～5	>5	/
	镰状红细胞	/	0～2	3～5	>5	/
	球形红细胞	/	0～2	3～5	>5	/
	泪滴状红细胞	/	0～2	3～5	>5	/
	靶形红细胞	/	0～2	3～5	>5	/
	嗜碱点彩红细胞	/	/	/	/	如果可见
	帕彭海姆小体	/	/	/	/	如果可见
	Howell-Jolly小体	/	/	/	/	如果可见
	卡伯特环	/	/	/	/	如果可见
	红细胞缗钱状排列	/	/	/	/	如果可见

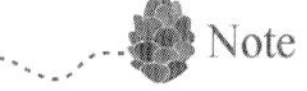

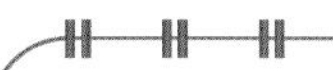

续表

异常血细胞名称		分级系统（异常红细胞数量均值/油镜视野）				
		正常	轻度/1+	中等度/2+	重度/3+	报告“有”
白细胞	Auer 小体	/	/	/	/	如果可见
	杜勒小体	/	/	/	/	如果可见
	多颗粒中性粒细胞	/	/	/	/	如果可见
	空泡形成中性粒细胞	/	/	/	/	如果可见
	多分叶中性粒细胞	/	/	/	/	如果可见
	双叶核中性粒细胞（Pelger-Huët 畸形）	/	/	/	/	如果可见
	少颗粒中性粒细胞	/	/	/	/	如果可见
血小板	巨大血小板	/	/	/	/	如果可见
	少颗粒血小板	/	/	/	/	如果可见

表 6-9　比利时 AZ Delta 医院红细胞形态分级

异常红细胞名称	分级系统（异常红细胞数量/1000 个红细胞）				
	正常	轻度/1+	中等度/2+	重度/3+	报告“有”
大小不均	/	/	/	/	>3
大红细胞	/	/	/	/	>3
小红细胞	/	/	/	/	>3
低色素性红细胞					>3
环形红细胞	/	/	/	/	>3
嗜多色性红细胞	/	/	/	/	>3
双相红细胞	/	/	/	/	>3
口形红细胞	/	/	/	/	>3
棘形红细胞	/	/	/	/	>3
锯齿状红细胞	/	/	/	/	>3
椭圆形红细胞	/	/	/	/	>3
卵圆形红细胞	/	/	/	/	>3
靶形红细胞	/	/	/	/	>3
镰状红细胞	/	/	/	/	>3
异形红细胞	/	/	/	/	>3
嗜碱点彩红细胞	/	/	/	/	>1
Howell-Jolly 小体	/	/	/	/	>1
帕彭海姆小体	/	/	/	/	>1
裂片红细胞	1～3	4～10	11～20	>20	/
泪滴状红细胞	1～3	4～10	11～20	>20	/
球形红细胞	1～3	4～10	11～20	>20	/
红细胞缗钱状排列	/	/	/	/	如果可见

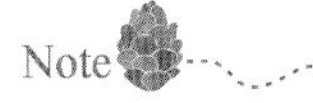

续表

异常红细胞名称	分级系统(异常红细胞数量/1000个红细胞)				
	正常	轻度/1+	中等度/2+	重度/3+	报告"有"
红细胞凝集	/	/	/	/	如果可见
疟原虫	/	/	/	/	如果可见

表 6-10　美国加利福尼亚大学医学中心红细胞形态分级

异常红细胞名称	分级系统(异常红细胞数量均值/油镜视野)				
	正常	轻度/1+	中等度/2+	重度/3+	极重度/4+
大红细胞(≥9 μm)	0～5	5～10	10～20	20～50	＞50
小红细胞(≤6 μm)	0～5	5～10	10～20	20～50	＞50
低色素性红细胞	0～2	3～10	10～50	50～75	＞75
嗜多色性红细胞(成人)	＜1	2～5	5～10	10～20	＞20
嗜多色性红细胞(新生儿)	1～6	7～15	15～20	20～50	＞50
异形红细胞	0～2	3～10	10～20	20～50	＞50
棘形红细胞	＜1	2～5	5～10	10～20	＞20
裂片红细胞	＜1	2～5	5～10	10～20	＞20
口形红细胞	0～2	2～10	10～20	20～50	＞50
锯齿状红细胞	0～2	2～10	10～20	20～50	＞50
靶形红细胞	0～2	2～10	10～20	20～50	＞50
球形红细胞	0～2	2～10	10～20	20～50	＞50
卵圆形红细胞	0～2	2～10	10～20	20～50	＞50
泪滴状红细胞	0～2	2～5	5～10	10～20	＞20
镰状红细胞	无	如果可见,则定性报告"1+",表示有			
嗜碱性点彩红细胞	0～1	1～5	5～10	10～20	＞20
Howell-Jolly 小体	无	1～2	3～5	5～10	＞10
帕彭海姆小体	无	1～2	3～5	5～10	＞10

表 6-11　香港医务化验学会有限公司红细胞形态分级

异常红细胞名称	分级系统(异常红细胞数量/1000个红细胞)			
	正常	轻度/1+	中等度/2+	重度/3+
大小不均	/	RDW 16～18	RDW 18～22	RDW＞22
小红细胞	/	MCV 70～79	MCV 60～69	MCV＜60
大红细胞	/	MCV 100～115	MCV 115～125	MCV＞125
低色素性红细胞	/	MCH 23～26	MCH 21～23	MCH＜20
嗜多色性红细胞	/	30～50	50～250	＞250
球形红细胞	/	10～50	50～250	＞250
裂片红细胞	/	≤20	20～250	＞250
靶形红细胞	/	≤30	30～250	＞250
泪滴状红细胞	/	≤20	20～250	＞250

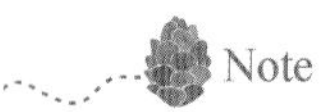

续表

异常红细胞名称	分级系统(异常红细胞数量/1000 个红细胞)			
	正常	轻度/1+	中等度/2+	重度/3+
锯齿状红细胞	/	10～30	30～100	>100
镰状红细胞	/	30～50	50～250	>250
椭圆形红细胞	/	10～50	50～250	>250
嗜碱性点彩红细胞	/	≤20	20～250	>250
Howell-Jolly 小体	/	≤10	20～30	>30
MCV:80～99 fL;MCH:27～34 pg;MCHC:320～360 g/L;RDW:11%～15%				

表 6-12 台湾嘉義基督教医院检验医学科红细胞形态分级

异常红细胞名称	分级系统(异常红细胞数量范围/油镜视野)				
	正常	轻度/1+	中等度/2+	重度/3+	极重度/4+
大红细胞(≥9 μm)	0～5	5～10	10～20	20～50	>50
小红细胞(≤6 μm)	0～5	5～10	10～20	20～50	>50
低色素性红细胞	MCH<27,MCHC<320				
高色素性红细胞	MCH>27,MCHC>320				
嗜多色性红细胞(成人)	≤1	2～5	5～10	10～20	>20
嗜多色性红细胞(新生儿)	1～6	7～15	15～20	20～50	>50
环形红细胞	0～2	3～10	10～50	50～75	>75
棘形红细胞	≤1	2～5	5～10	10～20	>20
咬痕红细胞	≤1	2～5	5～10	10～20	>20
裂片红细胞	≤1	2～5	5～10	10～20	>20
泡状红细胞	≤1	2～5	5～10	10～20	>20
异形红细胞	≤1	2～5	5～10	10～20	>20
口形红细胞	≤2	2～10	10～20	20～50	>50
锯齿状红细胞	≤2	2～10	10～20	20～50	>50
靶形红细胞	≤2	2～10	10～20	20～50	>50
球形红细胞	≤2	2～10	10～20	20～50	>50
椭圆形/卵圆形红细胞	≤2	2～10	10～20	20～50	>50
泪滴状红细胞	≤2	2～5	5～10	10～20	>20
镰状红细胞	无	如果可见,则报告"有"			
红细胞缗钱状排列	无	如果可见,则报告"有"			
嗜碱性点彩红细胞	0～1	1～5	5～10	10～20	>20
Howell-Jolly 小体	无	1～2	3～5	5～10	>10
卡伯特环	无	1～2	3～5	5～10	>10
帕彭海姆小体	无	1～2	3～5	5～10	>10
MCH:27～33 pg;MCHC:320～360 g/L					

Note

（二）疟疾病原学检查血涂片

1. 疟原虫检测阴性　厚血膜在油镜下，最少检查100个视野或整个厚血膜未查见疟原虫方可判定为阴性。

2. 疟原虫检测阳性　血膜中查到疟原虫判定为阳性，并根据疟原虫形态确定诊断为恶性疟原虫、间日疟原虫、三日疟原虫、卵形疟原虫或混合感染。

第三节　正常血象

一、血细胞数量

扫码看视频：正常血象（一）

正常血象是指外周血液中的血细胞数量在正常范围内且形态和功能正常。生理状态下，各种血细胞数量及功能见表6-13，各种正常血细胞形态见图6-14。

表6-13　正常成人血细胞正常值及生理功能

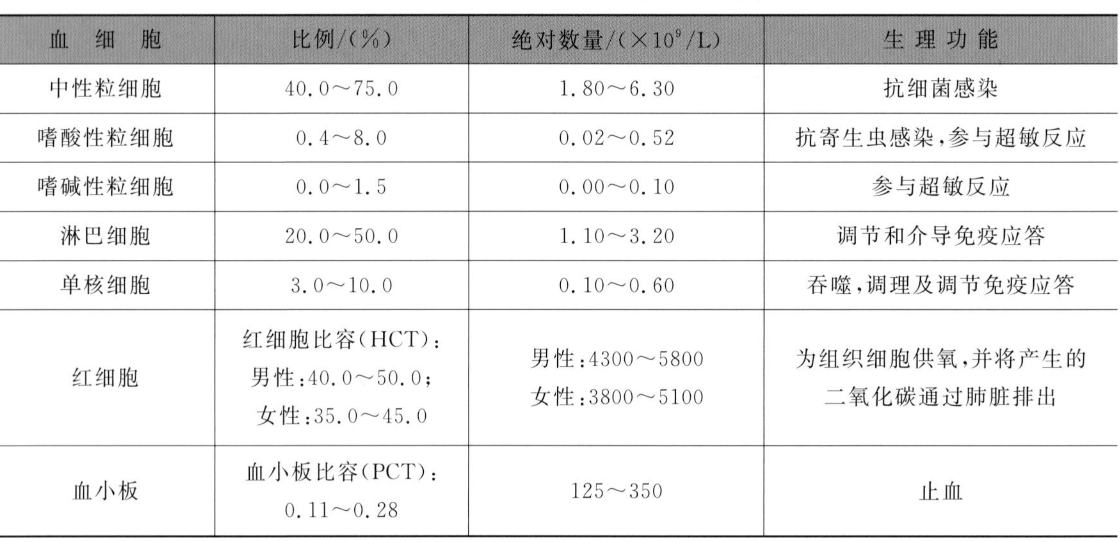

血　细　胞	比例/(%)	绝对数量/(×10^9/L)	生 理 功 能
中性粒细胞	40.0～75.0	1.80～6.30	抗细菌感染
嗜酸性粒细胞	0.4～8.0	0.02～0.52	抗寄生虫感染，参与超敏反应
嗜碱性粒细胞	0.0～1.5	0.00～0.10	参与超敏反应
淋巴细胞	20.0～50.0	1.10～3.20	调节和介导免疫应答
单核细胞	3.0～10.0	0.10～0.60	吞噬，调理及调节免疫应答
红细胞	红细胞比容(HCT)： 男性：40.0～50.0； 女性：35.0～45.0	男性：4300～5800 女性：3800～5100	为组织细胞供氧，并将产生的二氧化碳通过肺脏排出
血小板	血小板比容(PCT)： 0.11～0.28	125～350	止血

二、血细胞形态

1. 中性粒细胞　中性粒细胞胞体呈圆形，直径10～15 μm，细胞核呈分叶和单个杆状两种形态（图6-14）。细胞核染色质疏密不均，部分聚集成块状，DNA和组蛋白分别被亚甲蓝和伊红着色染成深紫红色。细胞质内因充满大量细腻均匀的紫红色中性颗粒，染色后呈均一的粉红色。一般以核径最窄处小于最宽处1/3即为分叶核；核径最窄处大于最宽处1/3即为杆状核。中性杆状核粒细胞的细胞核核形多样，细胞核细长、弯曲，可呈C形、S形、V形或不规则形。中性分叶核粒细胞的细胞核分为2～5叶，甚至5叶以上，各叶间以核丝或核桥相连。

2. 嗜酸性粒细胞　嗜酸性粒细胞胞体呈圆形，直径13～15 μm，略大于中性粒细胞（图6-14）。细胞核多分为2叶，中间以细丝相连呈"眼镜"状，偶见分为3～4叶者。细胞核染色质粗糙，染成紫红色。胞质中充满粗大、均匀的橘红色嗜酸性颗粒，嗜酸性颗粒富有立体感，排列整齐、紧密。

3. 嗜碱性粒细胞　嗜碱性粒细胞胞体呈圆形，直径10～12 μm，略小于中性粒细胞（图6-14）。细胞核着色较浅，呈淡红色，分叶不明显，形态不规则。细胞质较少，含有少量粗大的紫黑色嗜碱性颗粒，嗜碱性颗粒大小不均、排列不整齐，常覆盖于细胞核上而使细胞核外形及细胞核染色质结构不易观察。

4. 单核细胞 单核细胞为外周血中最大的白细胞。胞体呈圆形或不规则形，直径 15～25 μm（图 6-14）。细胞核大且不规则，为肾形、马蹄形、蚕蛹状或不规则形，扭曲折叠；细胞核染色质纤细、疏松如网状，染成淡紫红色。细胞质丰富，染成淡蓝或灰蓝色，半透明，偶可出现空泡。部分细胞含有弥散分布、数量不等的嗜天青颗粒，嗜天青颗粒呈紫红色、细小灰尘样。

5. 淋巴细胞 淋巴细胞胞体呈圆形或椭圆形，小淋巴细胞直径 6～10 μm，大淋巴细胞直径 10～15 μm（图 6-14）。细胞核外形规则，呈圆形或椭圆形，偶见凹陷，多偏向一侧。细胞核染色质呈深紫红色、板块状排列。细胞核膜较厚，偶见核仁。小淋巴细胞胞质很少，有的仅在细胞核的一侧出现一线天蓝色或深蓝色胞质，有的甚至完全不见，一般无颗粒；大淋巴细胞胞质较小淋巴细胞丰富，呈透明蓝色，常有少量粗大、稀疏、大小不等的紫红色嗜天青颗粒。

6. 红细胞 正常红细胞是指正细胞正素色性的红细胞，具有以下特征：呈双凹圆盘形（图 6-14 和图 6-15），细胞大小均一（RDW＜15%），平均直径约 7.2 μm（直径范围为 6～9 μm，约相当于小淋巴细胞细胞核直径），平均红细胞体积（MCV）为 80～100 fL；常规染色下为淡粉红色，周边充满血红蛋白（周边厚度 2～3 μm），有过渡平滑的向心性淡染，中央部位为生理性淡染区（中央厚度约 1 μm），其大小约为直径的 1/3；细胞内无异常结构及细胞核；无寄生虫；高倍镜下所有红细胞的颜色趋于一致。

7. 血小板 正常血小板直径 2～4 μm（平均直径约 2.5 μm），平均血小板体积（MPV）8～10 fL，呈圆形或不规则形，无细胞核，中央充满紫红色嗜天青颗粒（图 6-14 和图 6-16）。此外，正常血液中可见少量（＜10%）大血小板或巨大血小板，直径在 6 μm 以上，MPV 为 12～14 fL，胞浆含丰富 RNA，经手工活体染色或者流式荧光染色染成网织血小板（图 6-17）。

扫码看视频：正常血象（二）

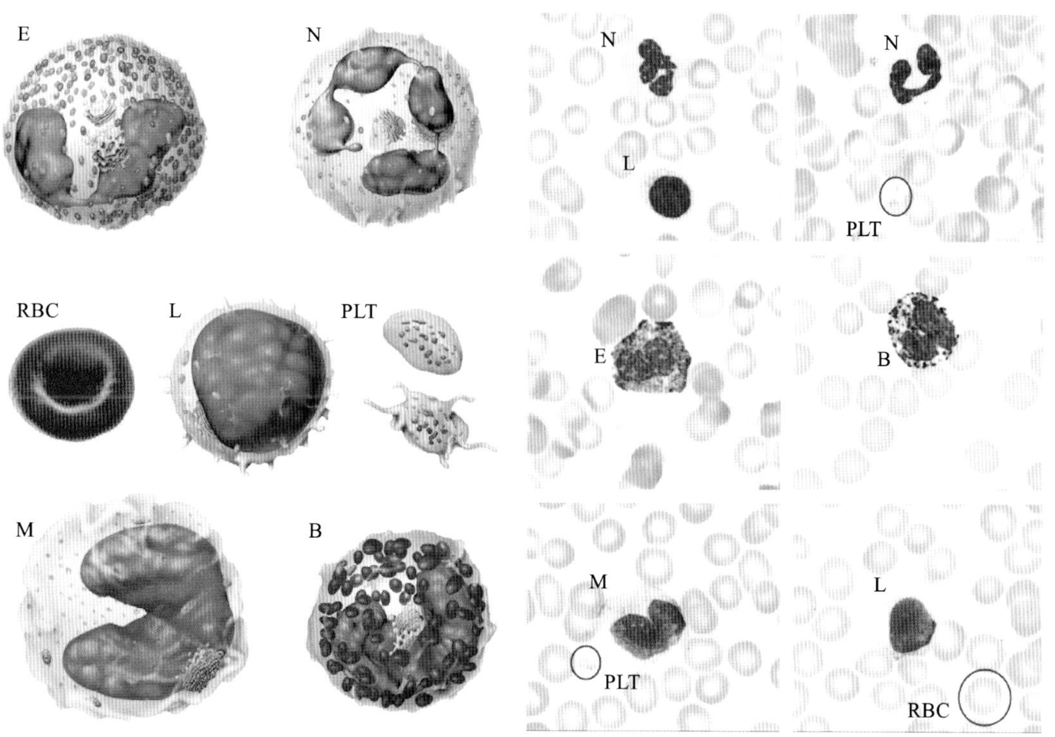

图 6-14 正常血细胞形态

（N，中性粒细胞；E，嗜酸性粒细胞；B，嗜碱性粒细胞；L，淋巴细胞；M，单核细胞；RBC，红细胞；PLT，血小板）

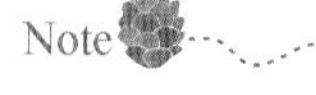

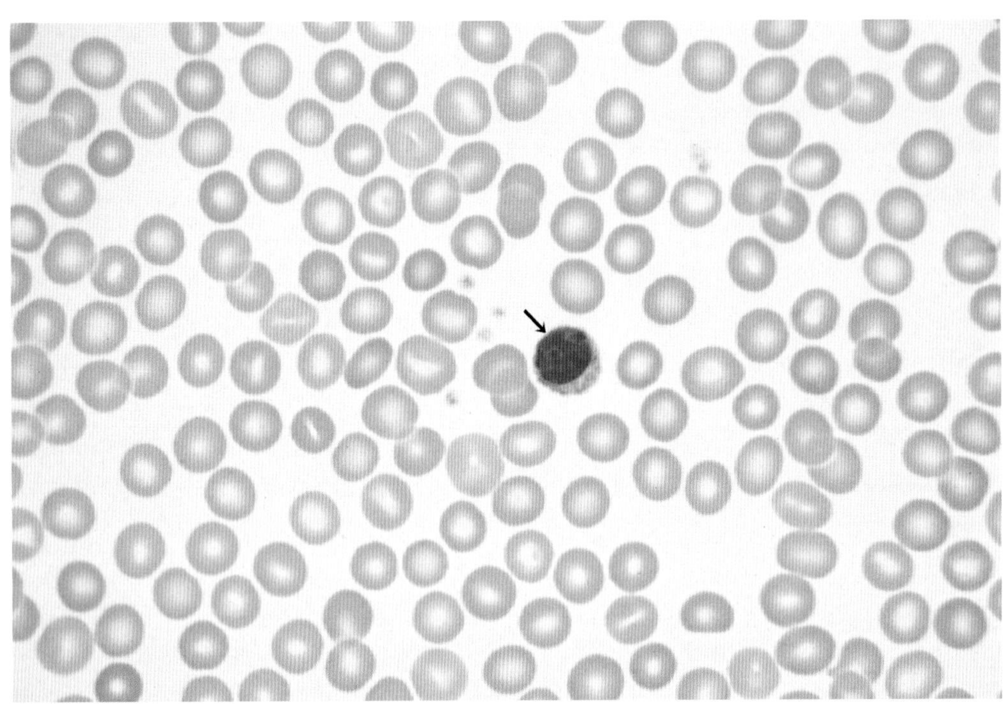

图 6-15　正常红细胞形态

（正常红细胞直径约相当于小淋巴细胞的细胞核直径）

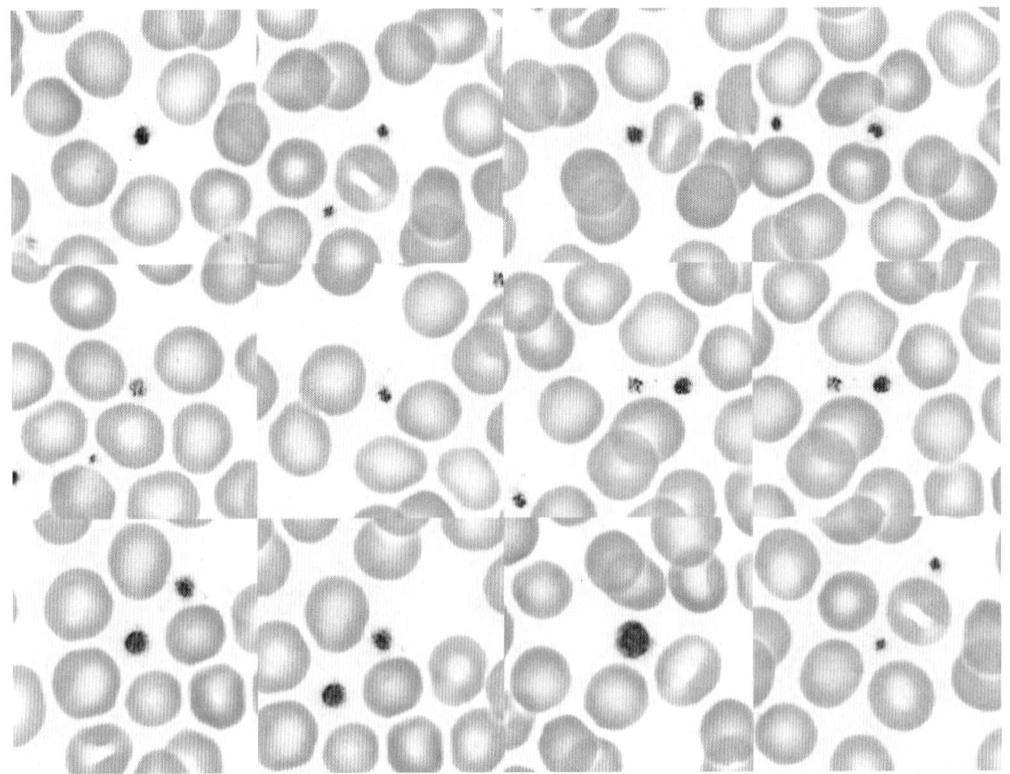

图 6-16　正常血小板形态

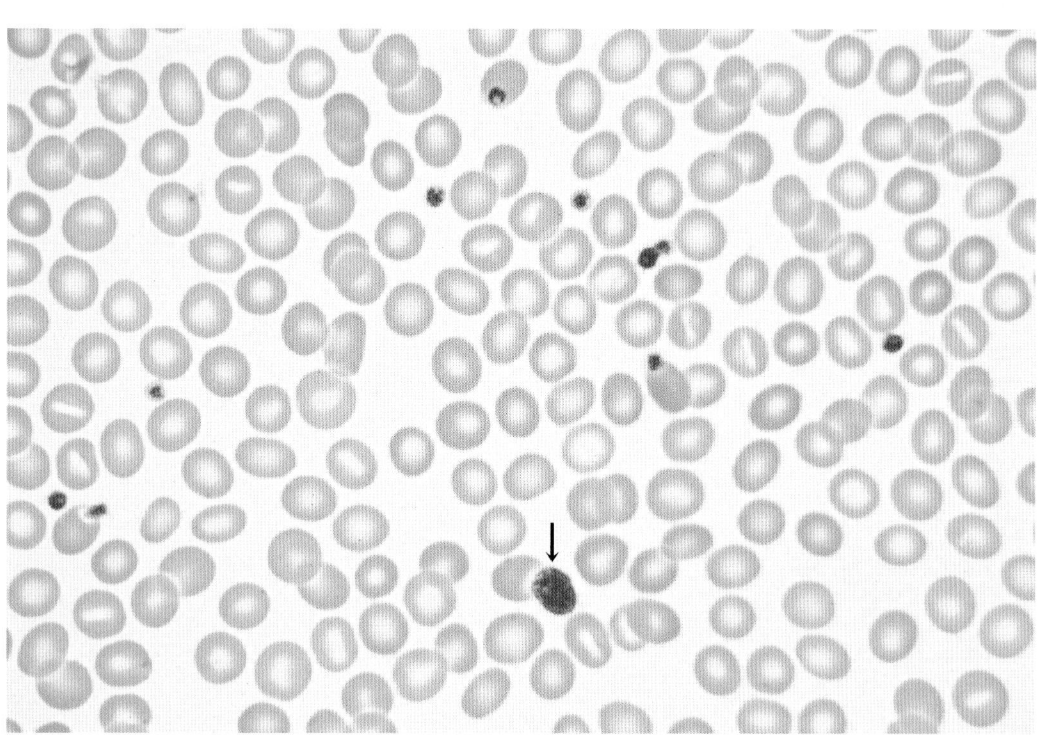

图 6-17　网织血小板

第四节　异常血象

异常血象是指外周血液中出现异常成分(原幼细胞、病原微生物、实体肿瘤细胞等)和(或)一种以上正常血细胞的绝对数量高于或低于正常范围,并常伴有形态特征改变。

一、异常白细胞

(一) 白细胞的数量变化

临床上,白细胞数量异常涉及众多疾病(表 6-14),常需要结合白细胞分类计数及其他相关检查进行鉴别诊断。

表 6-14　白细胞数量异常相关疾病

白细胞数量	临床疾病	白细胞数量	临床疾病
中性粒细胞增多($>7.0\times10^9/L$)	急性细菌感染		嗜酸性淋巴结肿大
	中毒:尿毒症、烧伤、化学中毒		急性感染恢复期
	急性出血后		恶性肿瘤
	心肌梗死		CML
	恶性肿瘤	嗜碱性粒细胞增多($>0.15\times10^9/L$)	过敏性疾病
	溶血发作		甲状腺功能减退症
	类白血病反应		CML
	白血病		急性白血病

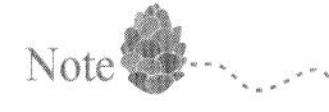

续表

白细胞数量	临床疾病	白细胞数量	临床疾病
中性粒细胞减少 （成人＜2.0×10^9/L；儿童＜1.5×10^9/L）	传染病：伤寒、病毒感染	淋巴细胞增多 （＞3.5×10^9/L）	病毒感染：风疹，麻疹，传染性单核细胞增多症，腮腺炎，水痘
	重症感染：败血症，粟粒性结核		百日咳
	血液病：粒细胞减少症，AA，脾功能亢进		慢性感染：梅毒，结核
	抗肿瘤药物治疗，放射治疗		内分泌疾病：甲状腺功能亢进症，Addison 病
	恶病质		急性感染恢复期
	急性白血病		CLL/SLL
	慢性特发性中性粒细胞减少症	淋巴细胞减少 （＜1.5×10^9/L）	获得性免疫缺陷综合征
	系统性红斑狼疮（SLE）		霍奇金淋巴瘤，淋巴肉瘤
嗜酸性粒细胞增多 （＞0.7×10^9/L）	过敏性疾病：支气管哮喘，药疹		肾上腺皮质激素，抗肿瘤药物治疗，放射治疗
	皮肤病：天疱疮，湿疹，荨麻疹	单核细胞增多 （＞0.7×10^9/L）	骨髓功能恢复期
	寄生虫病		酒精性肝病
	某些传染病：猩红热		慢性感染
	霍奇金淋巴瘤		单核细胞白血病
	结节病		CMML

扫码看视频：百日咳血象

扫码看视频：嗜酸性粒细胞增多症血象

1. 中性粒细胞增多 指外周血中性粒细胞＞70％、绝对值＞7.0×10^9/L。中性粒细胞增多根据其绝对值高低可分为轻度增多、中度增多、重度增多三级。①轻度增多：10.0×10^9/L～20.0×10^9/L；②中度增多：20.0×10^9/L～50.0×10^9/L；③重度增多：＞50.0×10^9/L。常见于急性细菌感染（图 6-18），也可见于炎症、组织损伤、溶血发作、急性出血后、血液肿瘤、实体肿瘤及急性中毒等。中性粒细胞增多的鉴别诊断见图 6-19。

2. 中性粒细胞减少 指外周血中性粒细胞＜35％、绝对值成人＜2.0×10^9/L（儿童＜1.5×10^9/L），当中性粒细胞绝对值＜0.5×10^9/L 时称为粒细胞缺乏症。常见于重症感染、血液病、理化损伤、抗肿瘤药物治疗及自身免疫性疾病等。中性粒细胞减少的鉴别诊断见图 6-20。

3. 淋巴细胞增多 指外周血淋巴细胞＞55％、绝对值＞3.5×10^9/L，常见于病毒感染、百日咳（图 6-21）、CLL/SLL、器官移植术后等。淋巴细胞增多的鉴别诊断见图 6-22。

4. 淋巴细胞减少 指外周血淋巴细胞＜20％、绝对值＜1.5×10^9/L，常见于流感恢复期、人类免疫缺陷病毒（HIV）感染、结核病早期、烷化剂和放射治疗、先天性重症联合免疫缺陷病、自身免疫性疾病等。

5. 单核细胞增多 指外周血单核细胞＞10％、绝对值＞0.7×10^9/L，常见于急性感染恢复期、慢性感染、自身免疫性疾病、血液病（图 6-23）、实体肿瘤及胃肠疾病等。单核细胞增多的鉴别诊断见图 6-24。

6. 嗜酸性粒细胞增多 指外周血嗜酸性粒细胞＞7％、绝对值＞0.7×10^9/L。嗜酸性粒细胞增多根据其绝对值高低可分为轻度增多、中度增多、重度增多三级。①轻度增多：0.7×10^9/L～1.0×10^9/L；②中度增多：1.0×10^9/L～4.0×10^9/L；③重度增多：＞4.0×10^9/L。常见于过敏性疾病、寄生虫病、皮肤病、感染性疾病、血液病、实体肿瘤、高嗜酸性粒细胞增多综合征（图 6-25）等。嗜酸性粒细胞增多的鉴别诊断见图 6-26。

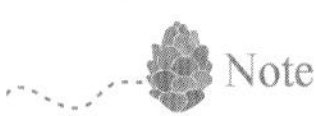

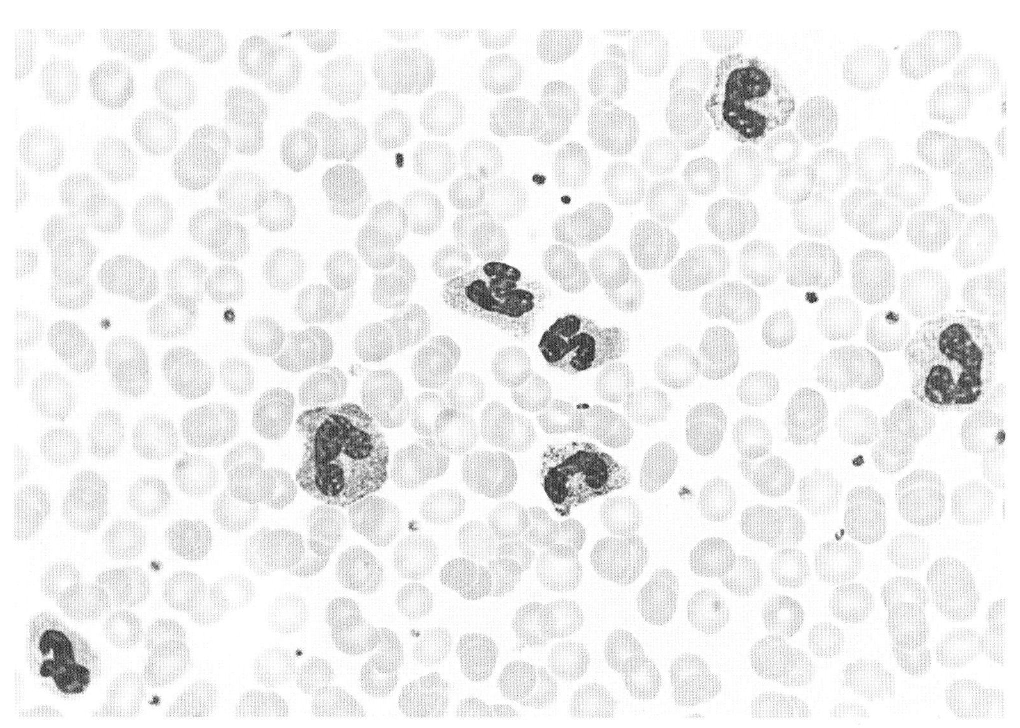

图 6-18 中性粒细胞增多

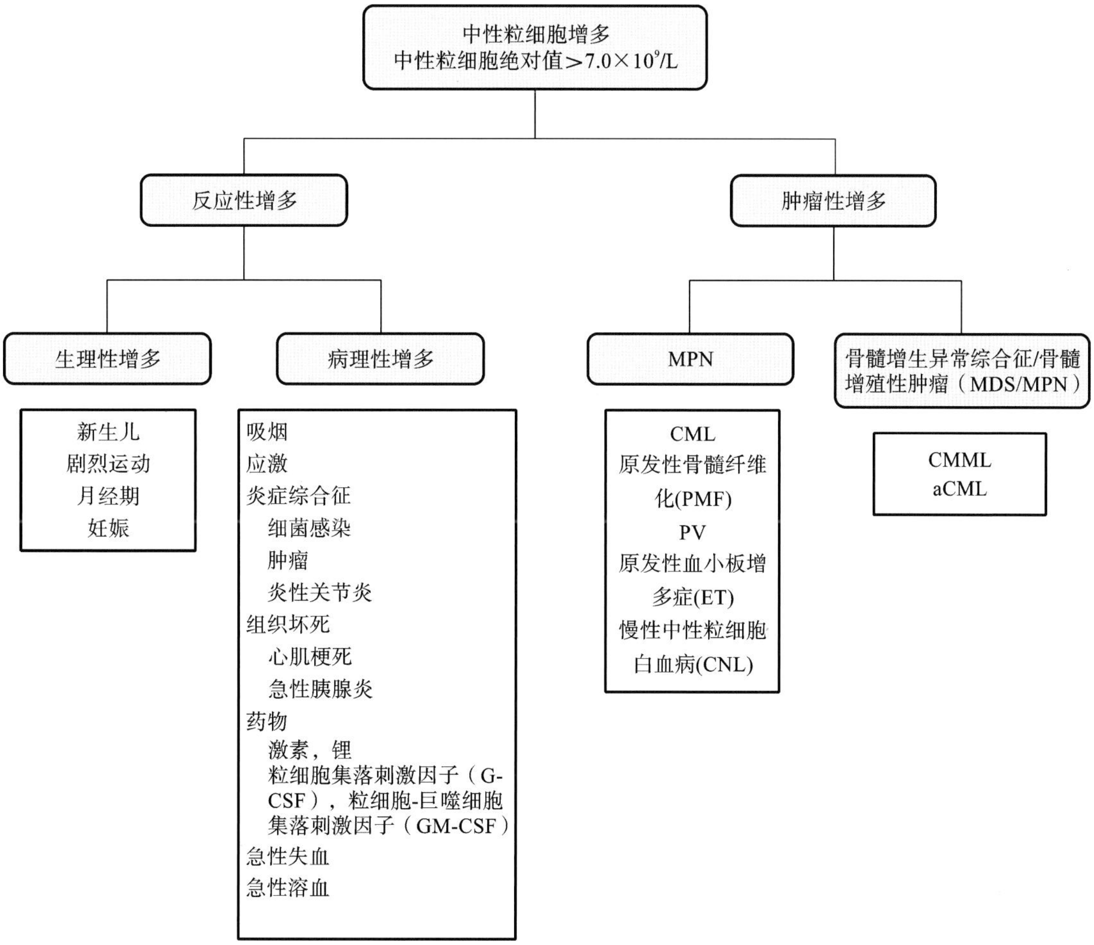

- 中性粒细胞增多
中性粒细胞绝对值>7.0×10^9/L
  - 反应性增多
    - 生理性增多
      - 新生儿
      - 剧烈运动
      - 月经期
      - 妊娠
    - 病理性增多
      - 吸烟
      - 应激
      - 炎症综合征
        - 细菌感染
        - 肿瘤
        - 炎性关节炎
      - 组织坏死
        - 心肌梗死
        - 急性胰腺炎
      - 药物
        - 激素，锂
        - 粒细胞集落刺激因子（G-CSF），粒细胞-巨噬细胞集落刺激因子（GM-CSF）
      - 急性失血
      - 急性溶血
  - 肿瘤性增多
    - MPN
      - CML
      - 原发性骨髓纤维化(PMF)
      - PV
      - 原发性血小板增多症(ET)
      - 慢性中性粒细胞白血病(CNL)
    - 骨髓增生异常综合征/骨髓增殖性肿瘤（MDS/MPN）
      - CMML
      - aCML

图 6-19 中性粒细胞增多的鉴别诊断

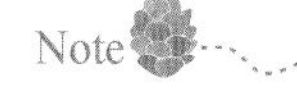

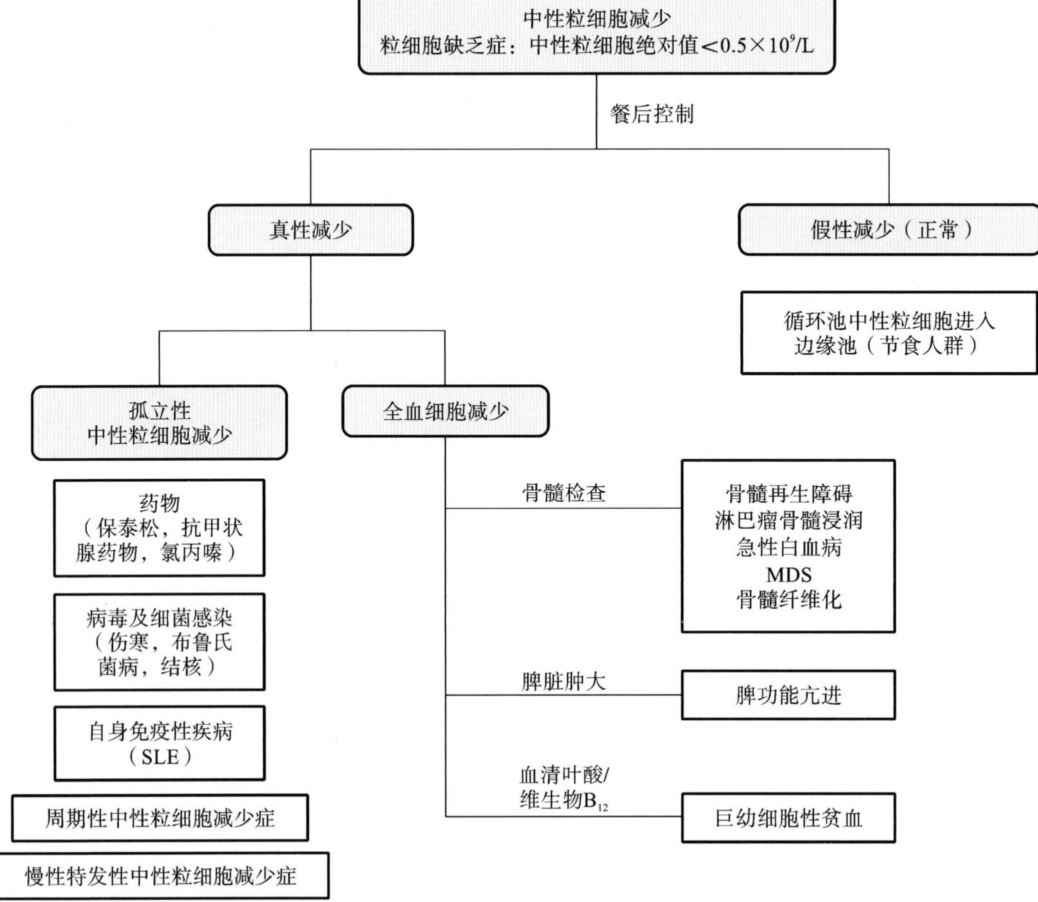

图 6-20 中性粒细胞减少的鉴别诊断

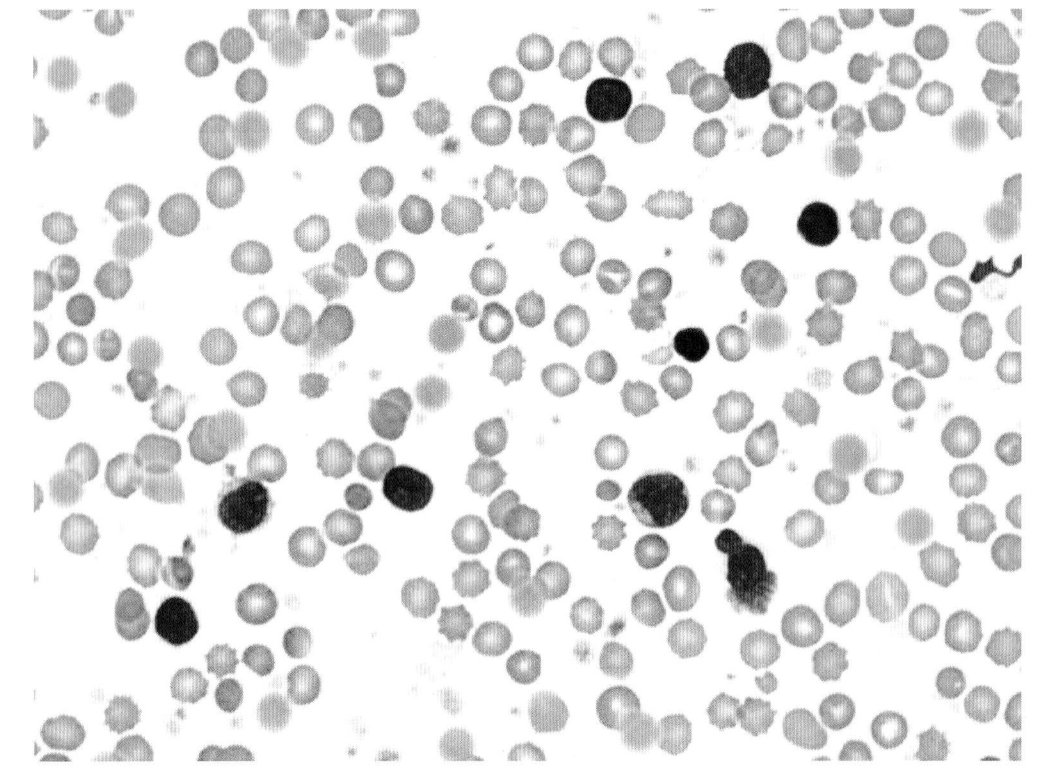

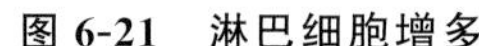
图 6-21 淋巴细胞增多

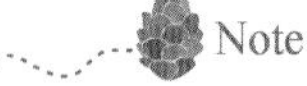

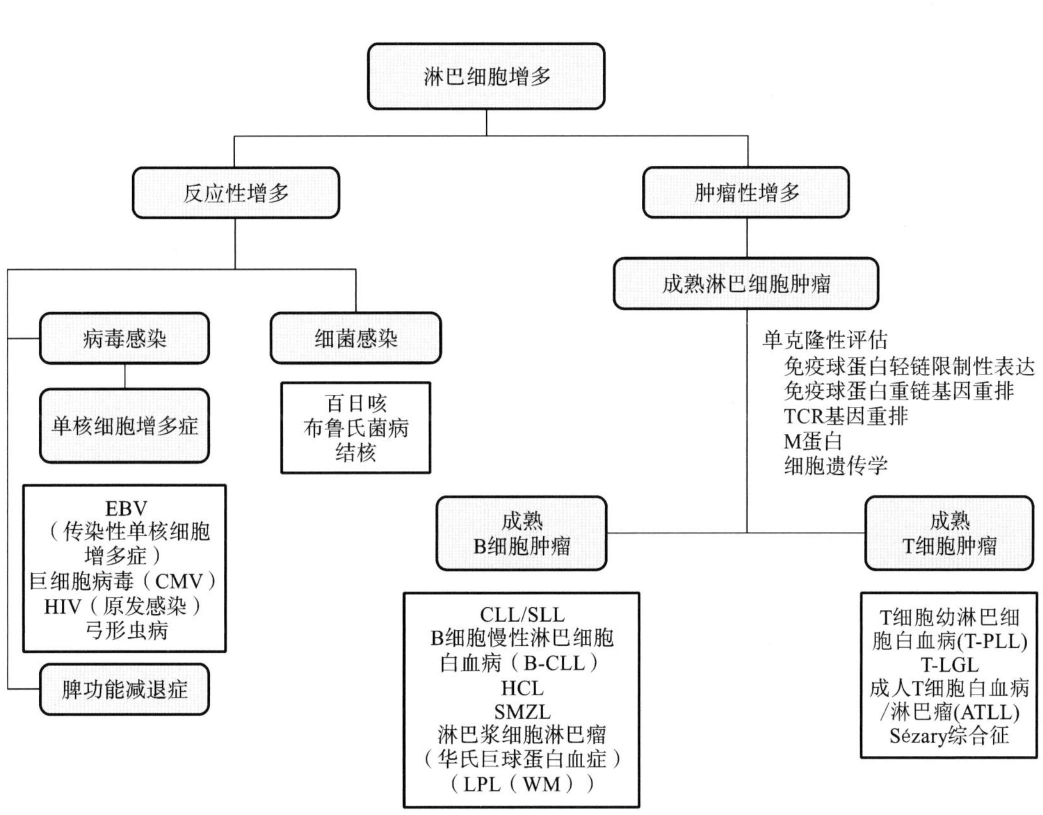

图 6-22 淋巴细胞增多的鉴别诊断

图 6-23 单核细胞增多

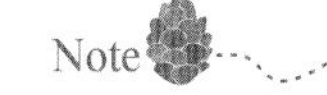

- 单核细胞增多
  - 反应性增多
    - 细菌感染
      - 结核
      - 伤寒
      - 布鲁氏菌病
      - 细菌性心内膜炎
    - 寄生虫病
      - 疟疾
    - 感染恢复期
    - 粒细胞缺乏症恢复期
    - 酒精性肝病
    - 霍奇金淋巴瘤
    - G-CSF/GM-CSF治疗
  - 肿瘤性增多
    - 急性白血病
      - AML伴t（9；11）
      - 急性粒单核细胞白血病
      - 急性单核细胞白血病
    - MDS/MPN
      - CMML

图 6-24　单核细胞增多的鉴别诊断

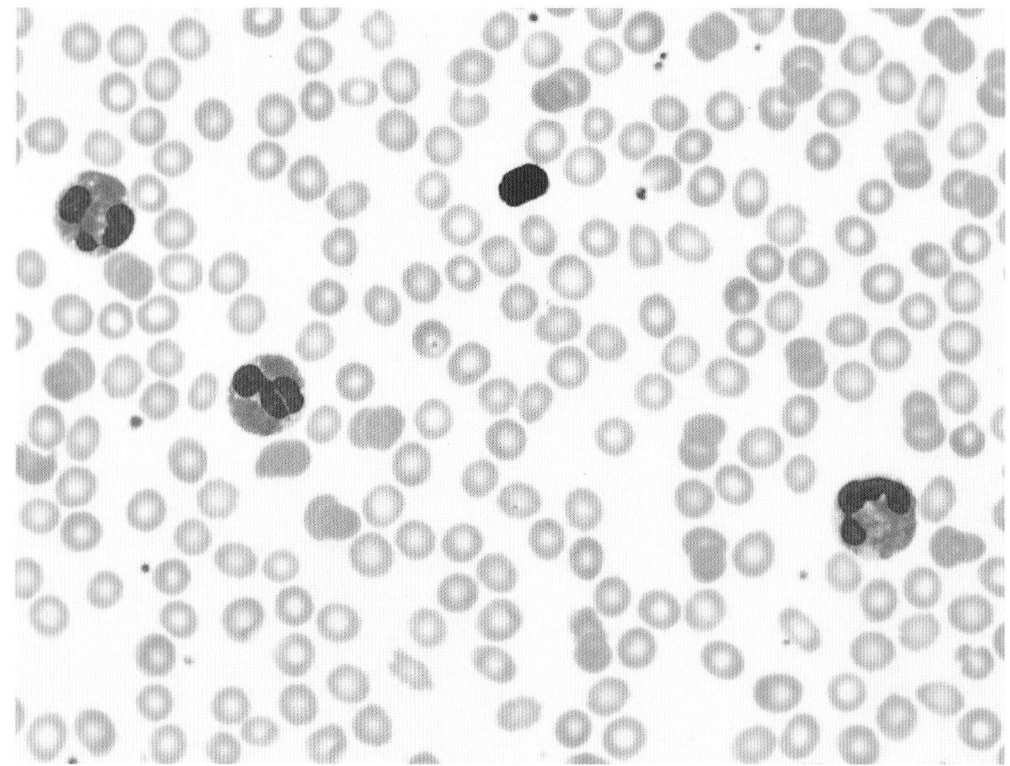

图 6-25　嗜酸性粒细胞增多

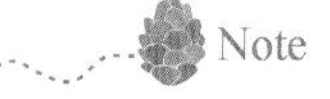
Note

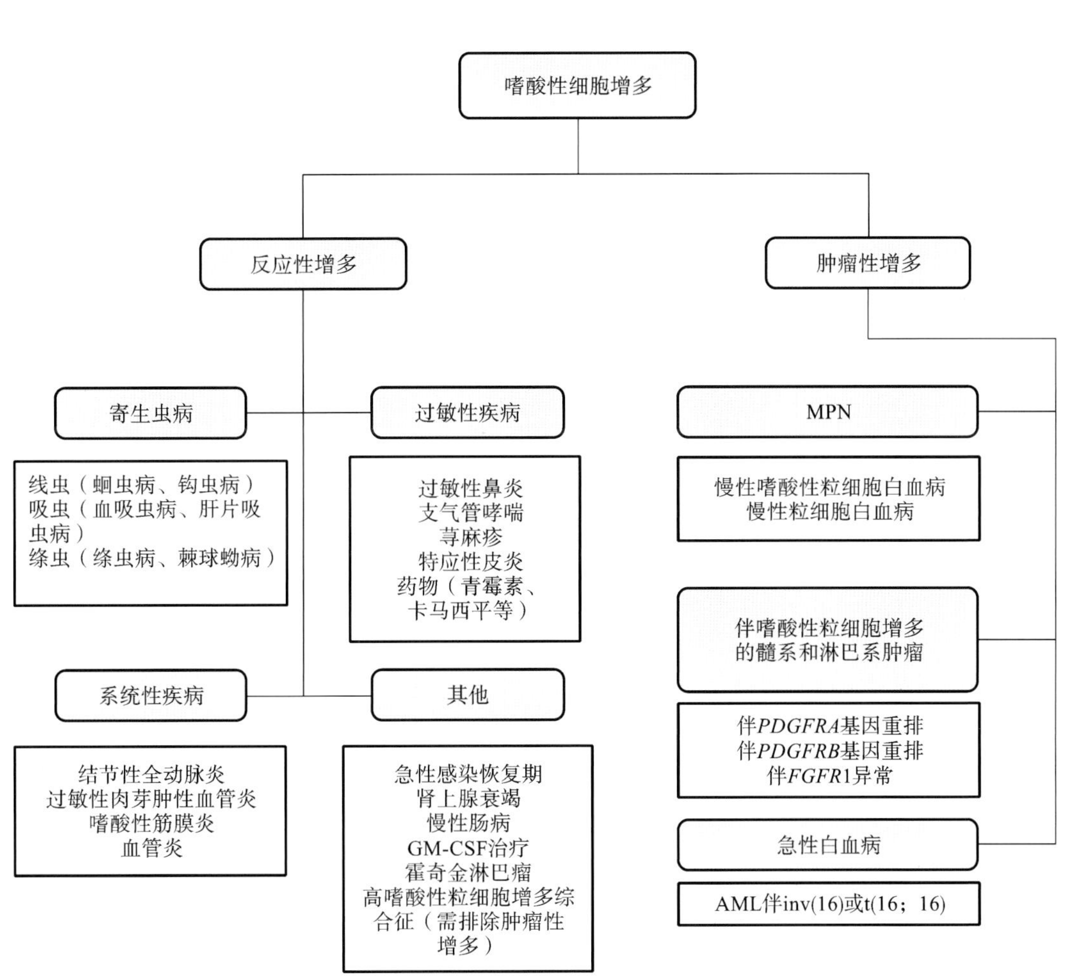

图 6-26 嗜酸性粒细胞增多的鉴别诊断

7. 嗜碱性粒细胞增多 指外周血嗜碱性粒细胞>3%、绝对值>0.15×10^9/L，常见于过敏性疾病、炎症性疾病、急性嗜碱性粒细胞白血病(图 6-27)、骨髓增殖性肿瘤、内分泌疾病等。嗜碱性粒细胞增多的鉴别诊断见图 6-28。

(二) 中性粒细胞的毒性变化

中性粒细胞的毒性变化多见于严重感染及中毒，密切观察白细胞数量及中性粒细胞的毒性变化对判断感染的程度、患者抵抗能力和预后具有重要的临床提示价值。

(1) 大小不均：中性粒细胞体积大小悬殊。

(2) 中毒颗粒：中毒颗粒常出现在中毒性粒细胞胞浆内，较中性粒细胞颗粒粗大，大小不等、分布不均，呈蓝紫色或紫黑色(图 6-29)。

(3) 空泡形成：中性粒细胞胞质中出现一个或数个空泡(图 6-30)，多因胞质发生脂肪变性而被染液中的甲醇溶解所致，常与中毒颗粒并存出现。

(4) 杜勒小体(Döhle body)：是中性粒细胞胞质因毒性变化而保留的局部嗜碱性区域，直径 1～2 μm，呈圆形、梨形或云雾状，呈天蓝色或灰蓝色(图 6-31)。

(5) 核变性：可有核固缩、核溶解和核碎裂等现象(图 6-32)。细胞核发生固缩时，细胞核染色质凝集成深紫色粗大凝块。细胞核发生溶解时，常伴有核膜破碎，进而生成一个至多个大小不一的浓染炭核。

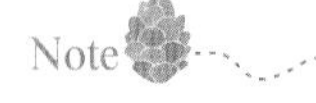

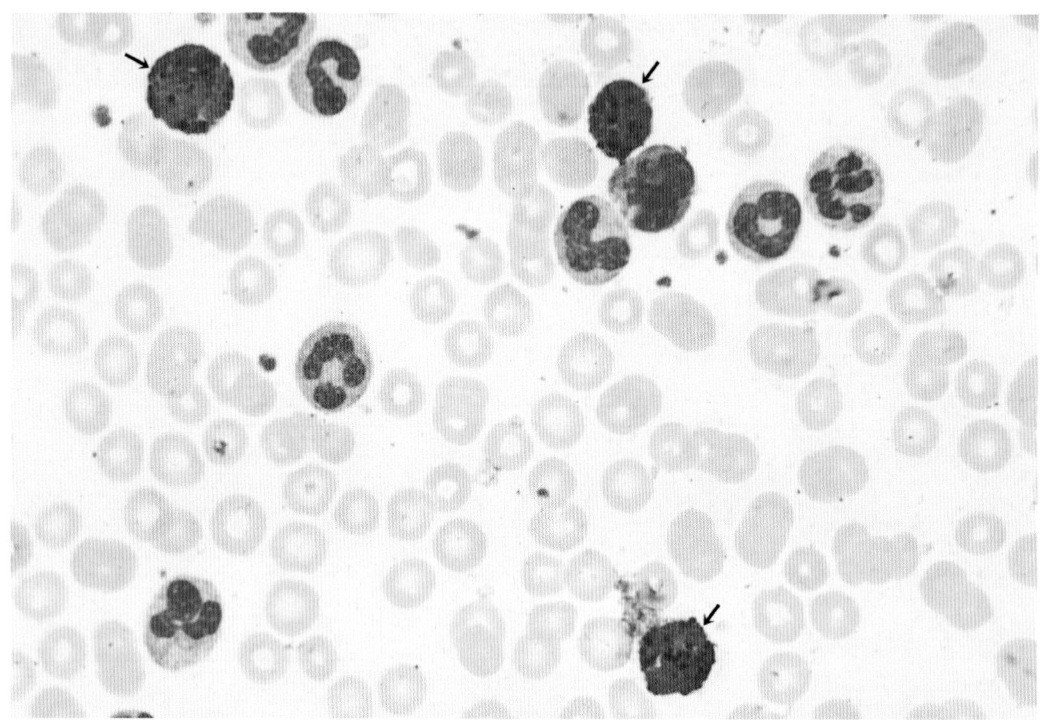
图 6-27　嗜碱性粒细胞增多

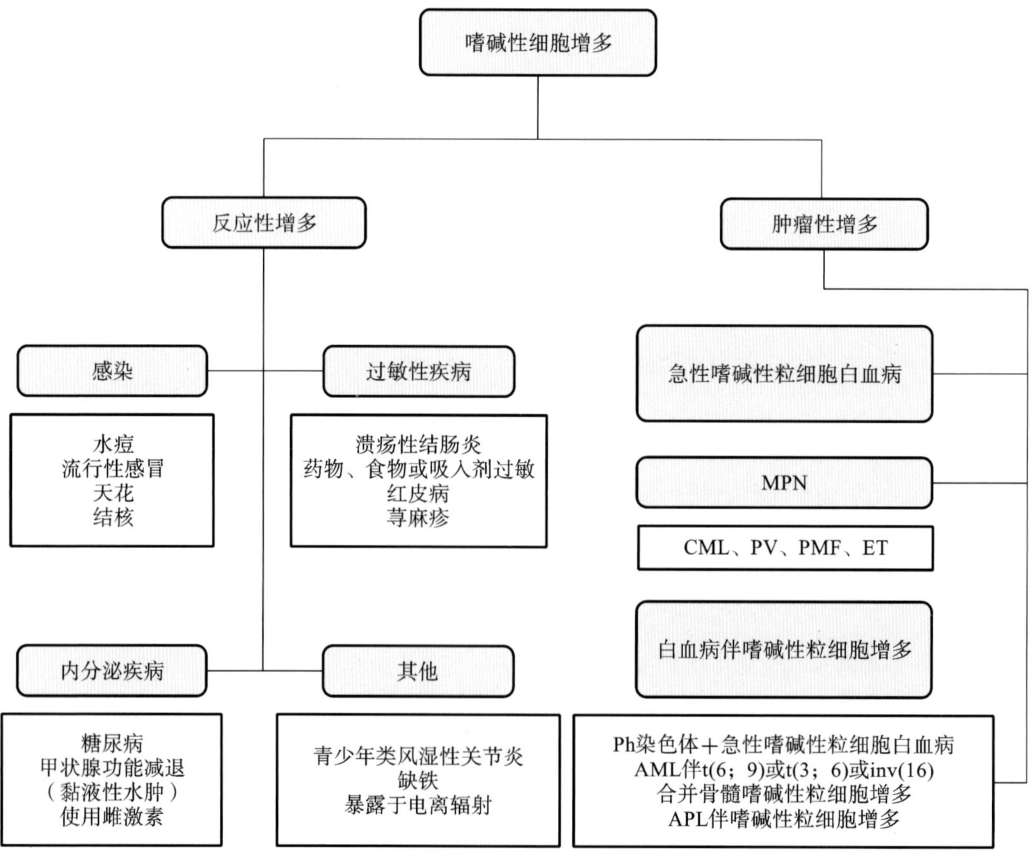

图 6-28　嗜碱性粒细胞增多的鉴别诊断

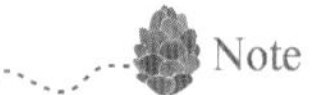
Note

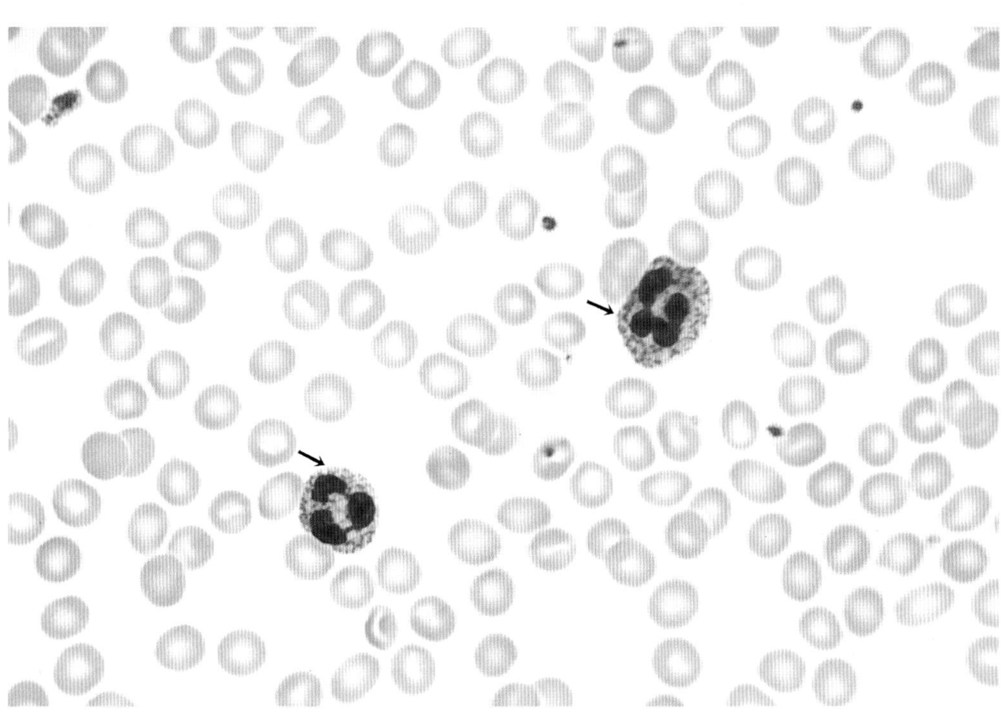

图 6-29 中毒颗粒

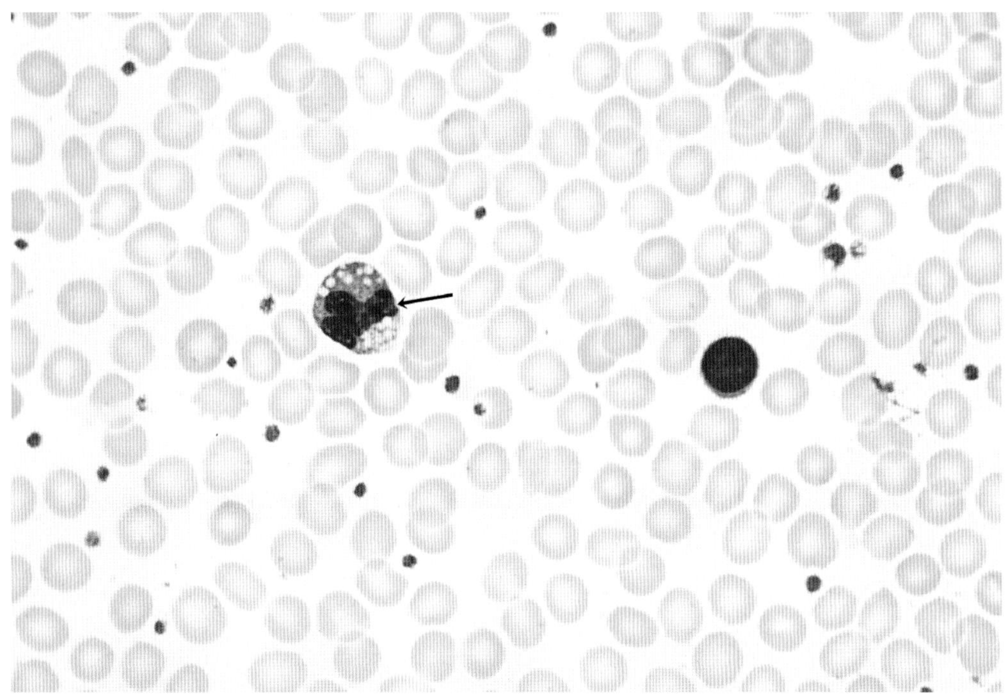

图 6-30 空泡和中毒颗粒

(三) 中性粒细胞的核象变化

正常情况下，外周血中的中性粒细胞以分叶核为主，常分为 2～5 叶。Joseph Arneth 于 1904 年提出了正常中性粒细胞的细胞核分叶情况，见表 6-15。病理情况下，中性粒细胞的核象可发生变化，出现核左移或核右移(图 6-33)。

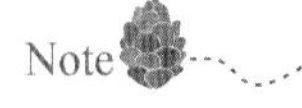

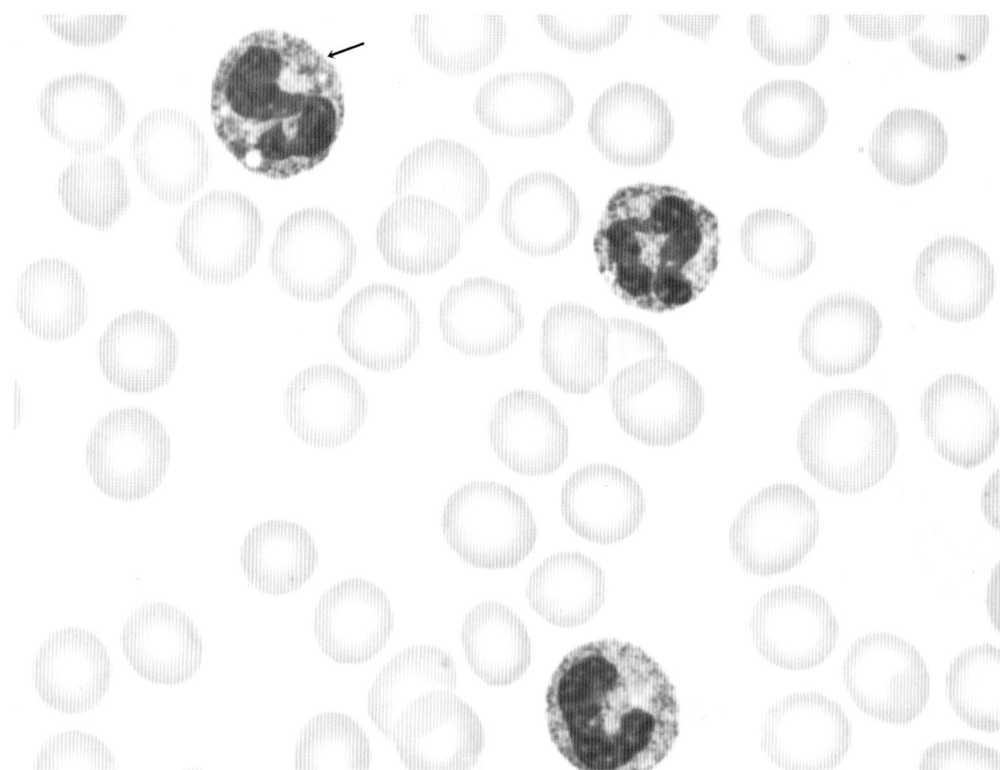

图 6-31　杜勒小体

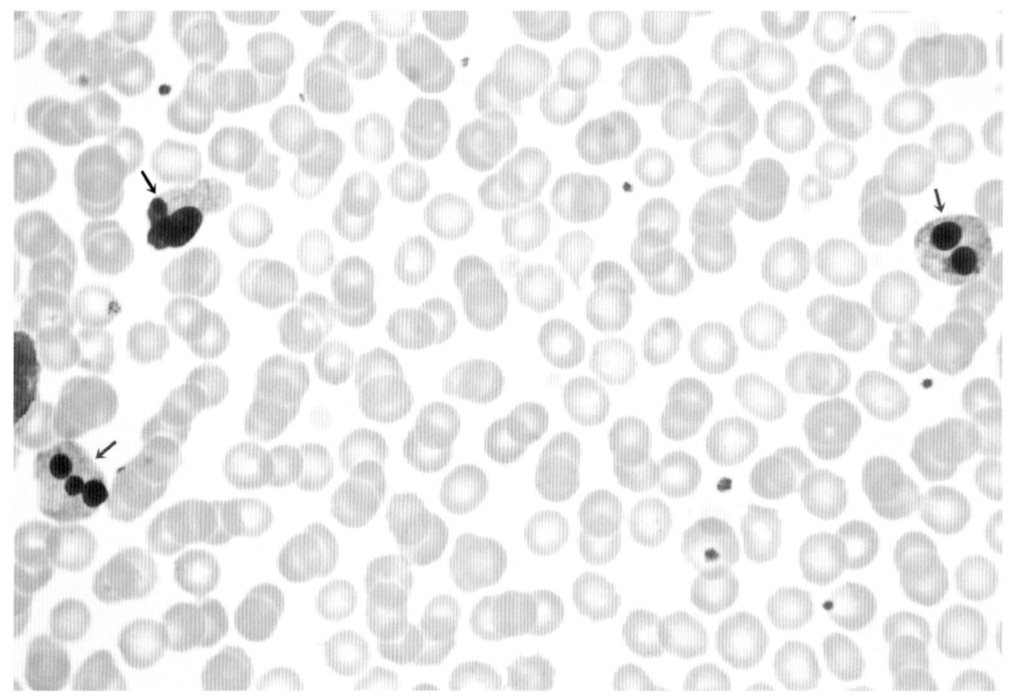

图 6-32　核变性

（核固缩↑，核溶解↑）

表 6-15　正常中性粒细胞核分叶情况

核叶数量	1	2	3	4	5
%	0～5	10～30	40～50	1～20	0～5

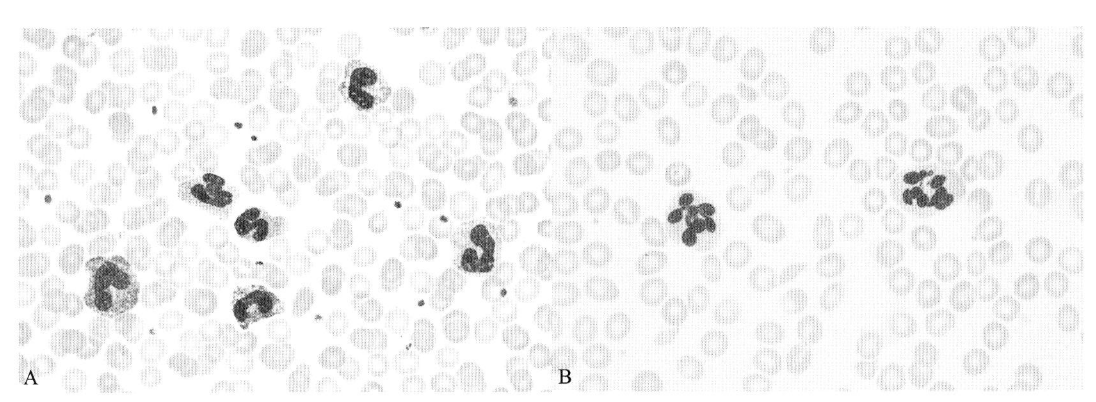

图 6-33　中性粒细胞的核象变化

（A. 核左移；B. 核右移）

1. 核左移　外周血中杆状核粒细胞增多甚至出现晚幼粒细胞、中幼粒细胞和(或)早幼粒细胞、原始粒细胞时称为核左移(左向偏移)。核左移根据其程度可分为轻度核左移、中度核左移、重度核左移三级。①轻度核左移：仅见杆状核粒细胞＞6%；②中度核左移：杆状核粒细胞＞10%并有少数晚幼粒、中幼粒细胞；③重度核左移：杆状核粒细胞＞25%，出现早幼粒细胞和(或)原始粒细胞，常伴有明显的中毒颗粒、空泡、核变性等形态学特征。

核左移常见于急性感染、炎症、中毒、出血、溶血和恶性肿瘤等。核左移伴白细胞总数增高，提示骨髓造血旺盛，机体抵抗力强；核左移伴白细胞总数不增高或降低，提示骨髓增生受抑制，机体抵抗力弱。

2. 核右移　外周血中 5 叶核以上的中性粒细胞＞3%时称为核右移(右向偏移)，提示衰老的粒细胞增多，常见于巨幼细胞性贫血、MDS、白血病、慢性饥饿状态等。

(四) 中性粒细胞的其他异常改变

1. 巨多分叶核中性粒细胞　成熟中性粒细胞的体积增大，直径 16～25 μm，核分叶常在 5 叶以上，甚至达到 10 叶以上，细胞核染色质疏松，多见于巨幼细胞性贫血(图 6-34)。

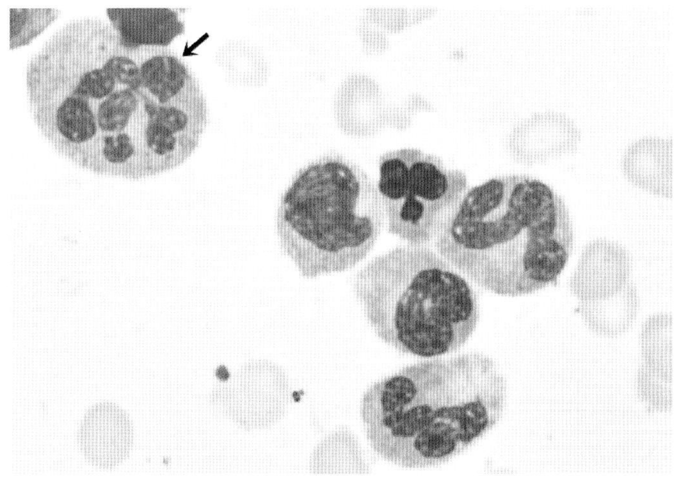

图 6-34　巨多分叶核中性粒细胞

2. Auer 小体(Auer body)　也称奥氏小体或棒状小体，是指在 Wright 或 Giemsa 染色的血涂片或骨髓涂片中，白细胞胞质出现的呈紫红色细杆状物质，长 1～6 μm，1 条或数条不定(图 6-35A 和图 6-35B)。除了常见的细杆状形态，Auer 小体也可呈圆形或椭圆形(图 6-35C)。Auer 小体不仅可出现在 AML、MDS 伴原始细胞增多-2(MDS-EB-2)、CMML-2 初诊患者中，也可在化

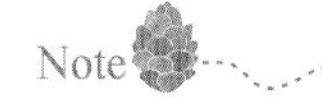

扫码看视频：Auer 小体的发现、形态、化学组成及临床意义

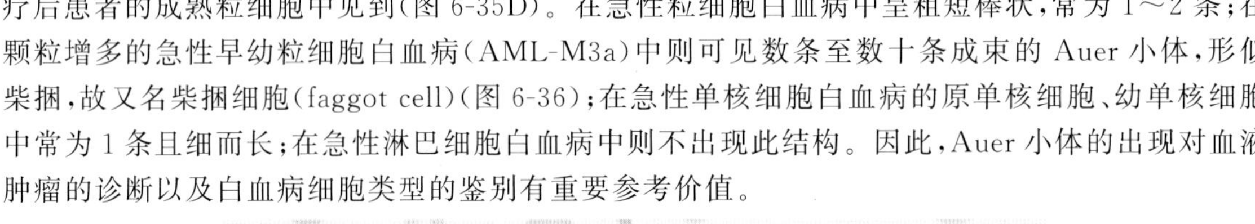

疗后患者的成熟粒细胞中见到(图 6-35D)。在急性粒细胞白血病中呈粗短棒状，常为 1～2 条；在颗粒增多的急性早幼粒细胞白血病(AML-M3a)中则可见数条至数十条成束的 Auer 小体，形似柴捆，故又名柴捆细胞(faggot cell)(图 6-36)；在急性单核细胞白血病的原单核细胞、幼单核细胞中常为 1 条且细而长；在急性淋巴细胞白血病中则不出现此结构。因此，Auer 小体的出现对血液肿瘤的诊断以及白血病细胞类型的鉴别有重要参考价值。

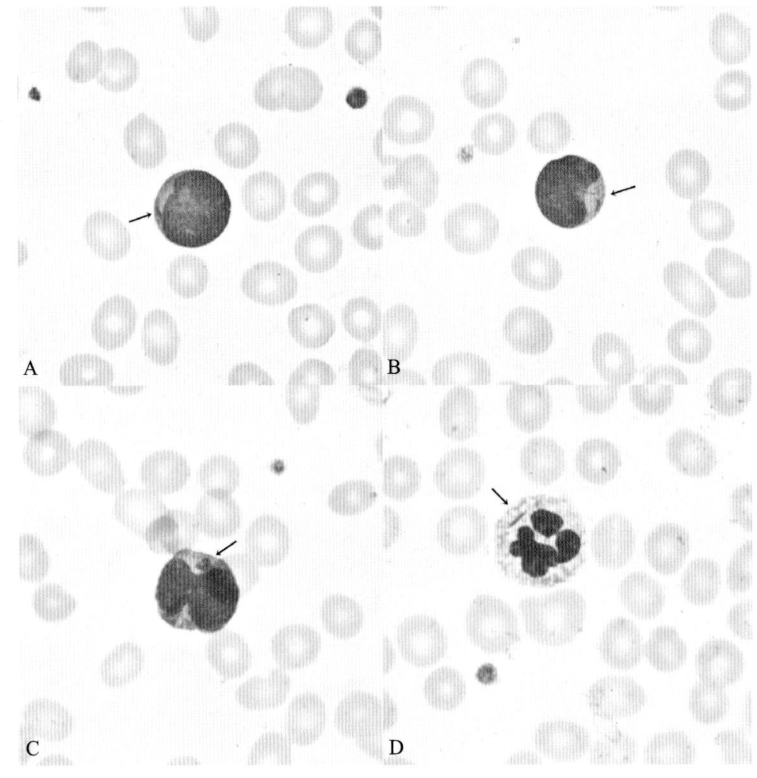

图 6-35 Auer 小体

(A. 髓系原始细胞，含 1 条细杆状的 Auer 小体；B. 髓系原始细胞，含 3 条粗细、长短不一的 Auer 小体；C. 髓系原始细胞，含 1 个椭圆形 Auer 小体；D. MDS-EB-2 患者化疗后的成熟粒细胞，含 1 条细杆状的 Auer 小体)

扫码看视频：AML 血象

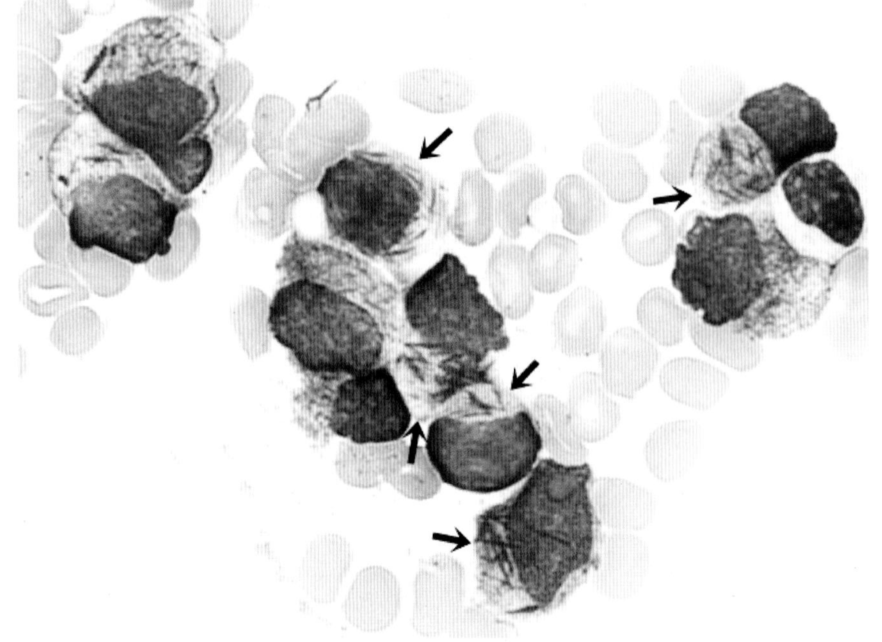

图 6-36 柴捆细胞

3. 其他异常粒细胞(多是与遗传有关的异常形态改变) ①Pelger-Huët畸形:与中性粒细胞核分叶能力减退有关,细胞核为杆状或分成孤立的两个叶、肾形或哑铃形,此现象需要与感染、类白血病反应等出现的核左移进行鉴别(图6-37)。同时,Pelger-Huët畸形为常染色体显性遗传,临床实践中还需要与继发于某些严重感染、白血病、骨髓增生异常综合征、肿瘤转移和某些药物治疗后的类Pelger-Huët核畸形进行鉴别。②Alder-Reilly畸形:中性粒细胞内出现粗大深染的嗜天青颗粒,染成深紫色,较中毒颗粒粗大,不伴有白细胞数量增高及其他毒性变化(图6-38)。Alder-Reilly畸形患者常伴有脂肪、软骨营养不良或遗传性黏多糖代谢障碍。③May-Hegglin畸形:中性粒细胞内含有淡蓝色包涵体(蓝斑)并伴有大血小板存在(图6-39)。蓝斑的化学本质类似于杜勒小体,但直径大而圆,其还可见于其他粒细胞乃至巨核细胞。④Chédiak-Higashi畸形:患者易感染,常伴白化病。为常染色体隐性遗传。异常粒细胞内含有数个至数十个2～5 μm的紫蓝色或紫红色或棕黄色包涵体颗粒(图6-40),其实质为异常溶酶体,此包涵体颗粒存在于各发育阶段的粒细胞中,偶见于单核细胞和淋巴细胞。需要注意的是,Chédiak-Higashi畸形的包涵体颗粒需要与MDS、急性白血病等疾病中出现的假性Chédiak-Higashi包涵体颗粒进行鉴别(图6-41)。上述常见遗传性白细胞异常疾病的特征见表6-16。

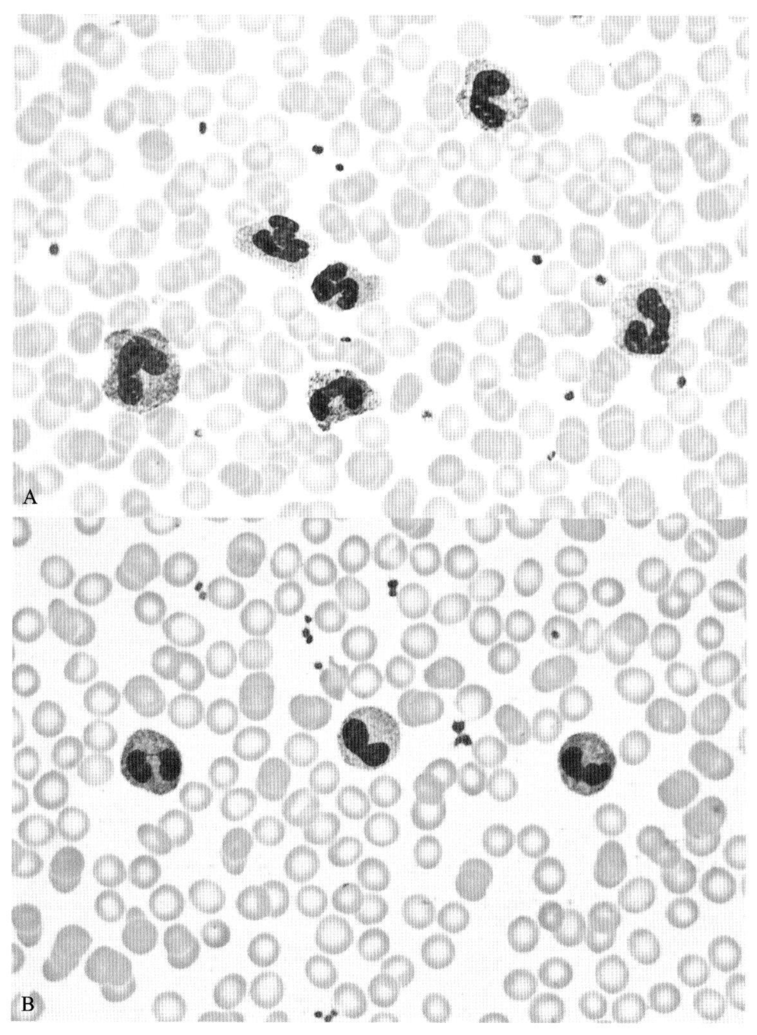

图6-37 核左移与遗传性Pelger-Huët畸形

(A. 中性粒细胞可见中毒颗粒和空泡;B. 中性粒细胞胞核为杆状或分成孤立的两个叶且核质浓集深染)

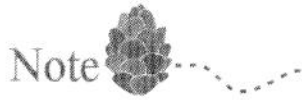

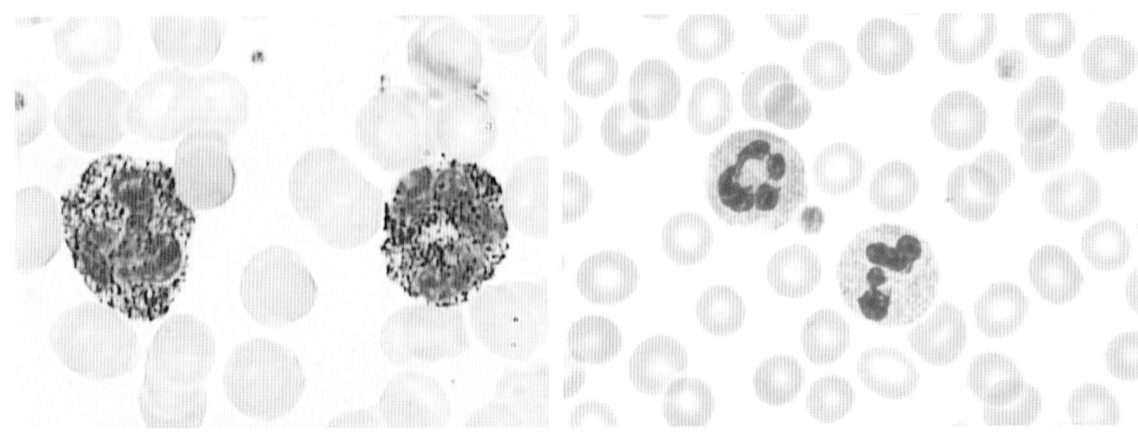

图 6-38 Alder-Reilly 畸形

图 6-39 May-Hegglin 畸形

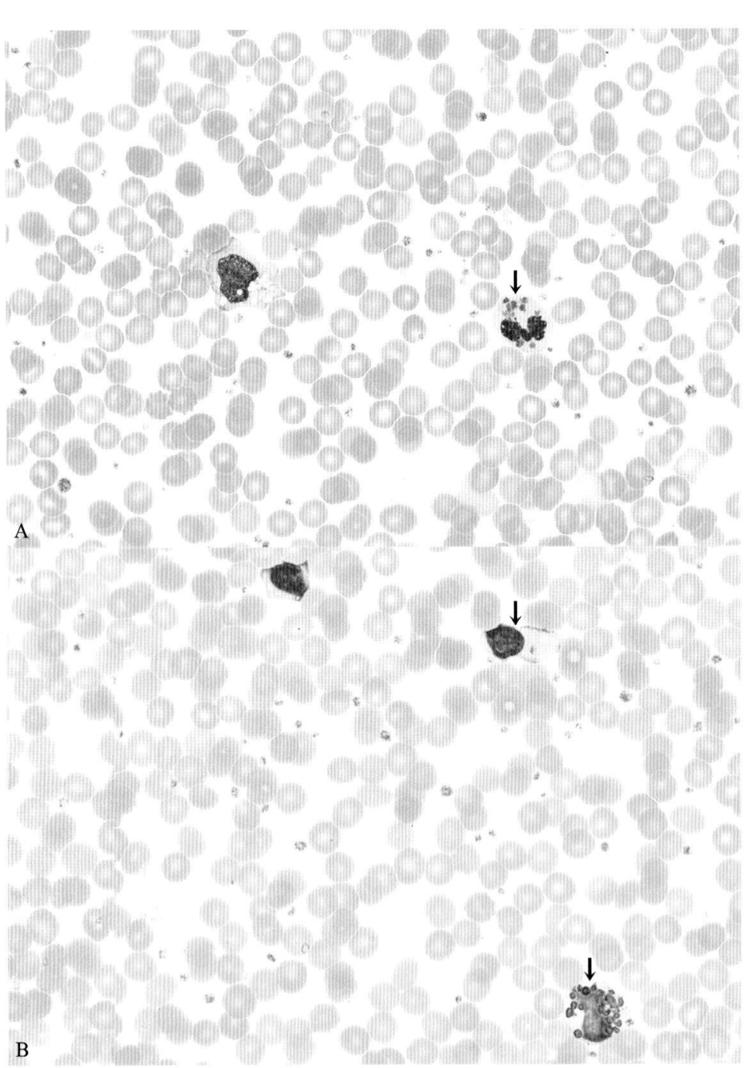

图 6-40 Chédiak-Higashi 畸形

（A. 中性粒细胞胞质中可见大量棕黄色包涵体颗粒；B. 上方的淋巴细胞胞质中可见 1 个大的棕黄色包涵体颗粒，下方的单核细胞胞核上及胞质中可见大量棕黄色包涵体颗粒）

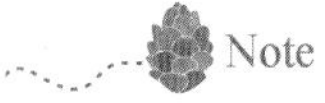

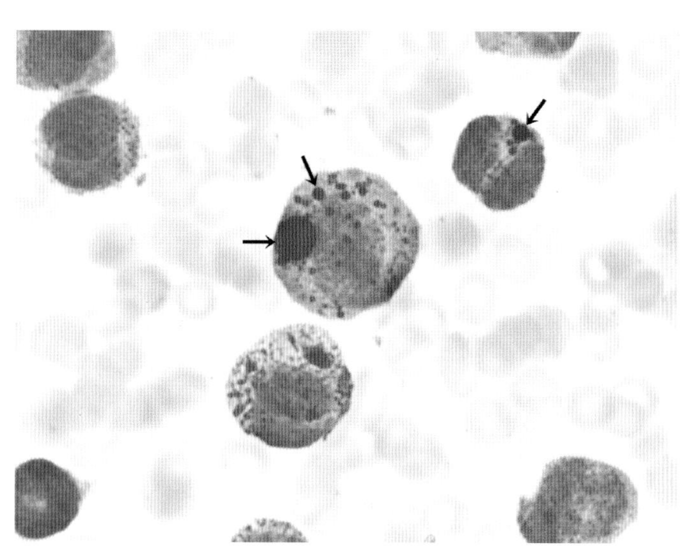

图 6-41　急性早幼粒细胞白血病细胞中出现假性 Chédiak-Higashi 包涵体颗粒

表 6-16　常见遗传性白细胞异常疾病

异常疾病	遗传方式	形态学特征	机体功能状态
Pelger-Huët 畸形	常染色体显性遗传	中性粒细胞核分叶(大于 2 叶)异常	正常
Alder-Reilly 畸形	常染色体隐性遗传	白细胞胞浆中出现大的淡紫色包涵体	正常
May-Hegglin 畸形	常染色体显性遗传	白细胞胞浆中可见大的嗜碱性包涵体；巨大血小板以及血小板减少	血小板减少可致出血
Chédiak-Higashi 畸形	常染色体隐性遗传	单核细胞和粒细胞胞浆中可见大的紫蓝色或紫红色或棕黄色包涵体颗粒；溶酶体颗粒缺陷	细胞趋化性差；易发生化脓性感染；有出血倾向

(五)异型淋巴细胞

外周血中的淋巴细胞可分为大、中、小淋巴细胞，其形态一般不难辨认。临床上，由于各种刺激因素常出现异型淋巴细胞(图 6-42 和图 6-43)，该细胞常出现于病毒感染性疾病中，如传染性单核细胞增多症，传染性淋巴细胞增多症，传染性肝炎、水痘、风疹、流感、结核病，药物过敏，慢性感染，放射病，应激状态及免疫异常等。在形态特征上，异型淋巴细胞胞体增大，呈圆形、椭圆形或不规则形状；胞浆丰富，可呈不同程度嗜碱性色调，为深蓝色、蓝色或淡蓝色，周边着色加深，可见空泡或少许紫红色嗜天青颗粒；细胞核呈圆形、椭圆形或不规则形，细胞核染色质聚集，或细致疏松，核仁可出现。现已证实，异型淋巴细胞主要是 $CD8^{+}$ T 细胞(细胞毒性 T 细胞/抑制性 T 细胞，CTL/Ts)，少数为 B 细胞或浆细胞。

Downey 按形态特征将异型淋巴细胞分为三型：

Ⅰ型(空泡型)　又称泡沫型或浆细胞型(图 6-43↑)。胞体较淋巴细胞稍大，呈圆形或椭圆形，少数不规则形。细胞核偏位，呈圆形、肾形或不规则形，细胞核染色质呈粗网状或小块状，无核仁。最大特点：胞质呈深蓝色、暗蓝色，不透明，含大小不等的空泡使细胞质呈海绵状、泡沫状。

Ⅱ型(不规则型)　又称单核细胞型(图 6-43↑)，此型最多见。胞体较Ⅰ型大，直径 15～20 μm，外形多不规则。细胞核呈圆形或不规则形，细胞核染色质较Ⅰ型细致，亦呈网状，核仁不明显。细胞质丰富，多为浅蓝色或淡蓝灰色，边缘较深，可有少量嗜天青颗粒，一般无空泡。

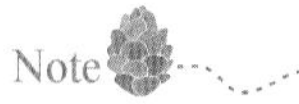

Ⅲ型(幼稚型)　又称未成熟细胞型(图 6-43↑)，体积较大，直径 15～18 μm，呈圆形或椭圆

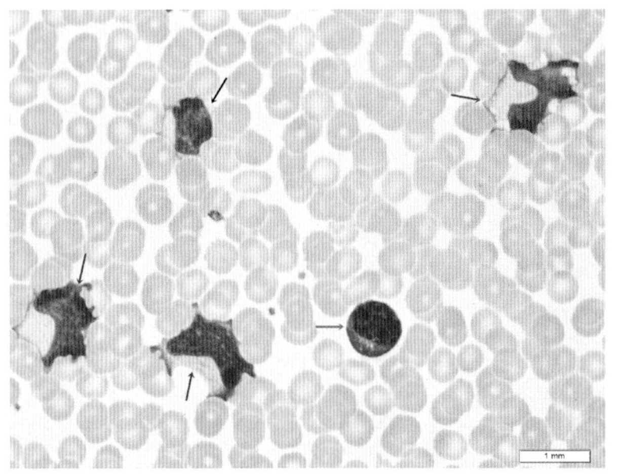

图 6-42 异型淋巴细胞(一)

(Ⅰ型↑和Ⅱ型↑,注意与淋巴细胞↑和单核细胞↑的区别)

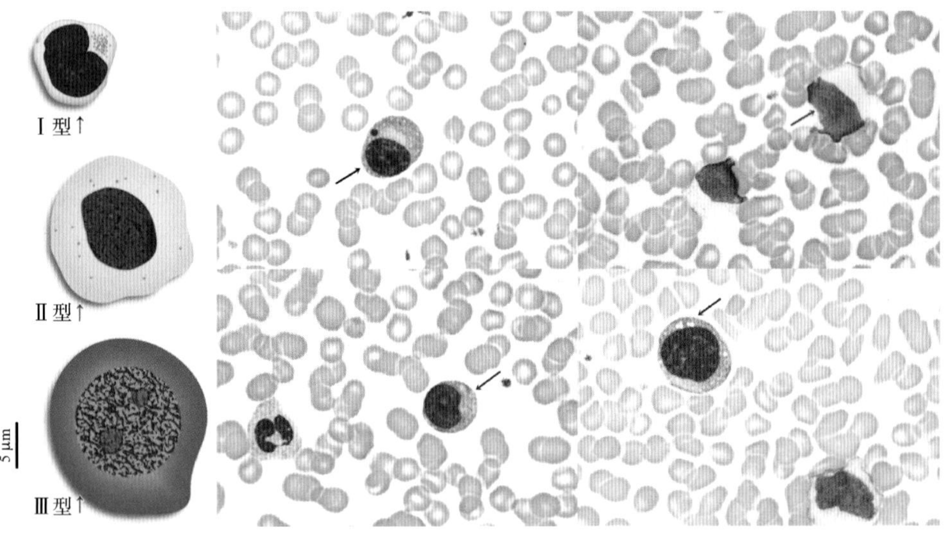

图 6-43 异型淋巴细胞(二)

(Ⅰ型↑,Ⅱ型↑,Ⅲ型↑)

扫码看视频:异型淋巴细胞形态特征

形。细胞核呈圆形、椭圆形,细胞核染色质为纤细网状,核仁 1～2 个。细胞质较多,为深蓝色,不透明,一般无颗粒,有时有少许小空泡。该型逐渐向Ⅰ型过渡。

在异型淋巴细胞增多的疾病中,若患者出现发热、颌下及颈部多处淋巴结肿大、咽峡炎以及白细胞增加、异型淋巴细胞超过 10%,此时可诊断为传染性单核细胞增多症。正常人血象中偶见异型淋巴细胞,但不超过 3%,一般无临床诊断价值。

(六) 异常淋巴细胞

异常淋巴细胞不是正常淋巴细胞,也不是异型淋巴细胞。在临床工作中,异常淋巴细胞在很多时候是淋巴瘤细胞的代名词,其是一类恶性淋巴细胞的概念或属性。异常淋巴细胞既可以来源于 B 细胞,又可以来源于 T 细胞,形态学特征丰富多样。常见的异常淋巴细胞有 ALL 之原幼淋巴细胞、CLL 之成熟淋巴细胞、套细胞淋巴瘤(MCL)细胞、幼淋巴细胞白血病(PLL)细胞、毛细胞白血病(HCL)之毛细胞、脾边缘区淋巴瘤(SMZL)之绒毛状淋巴细胞以及淋巴浆细胞淋巴瘤(LPL)细胞、滤泡性淋巴瘤(FL)细胞(图 6-44),此外还有 Burkitt 淋巴瘤细胞、成人 T 细胞白血病/淋巴瘤(ATLL)之花细胞(图 6-45)、Sézary 氏综合征之 Sézary 细胞(图 3-18)等。

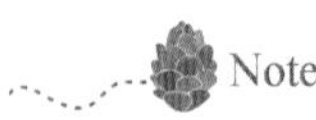

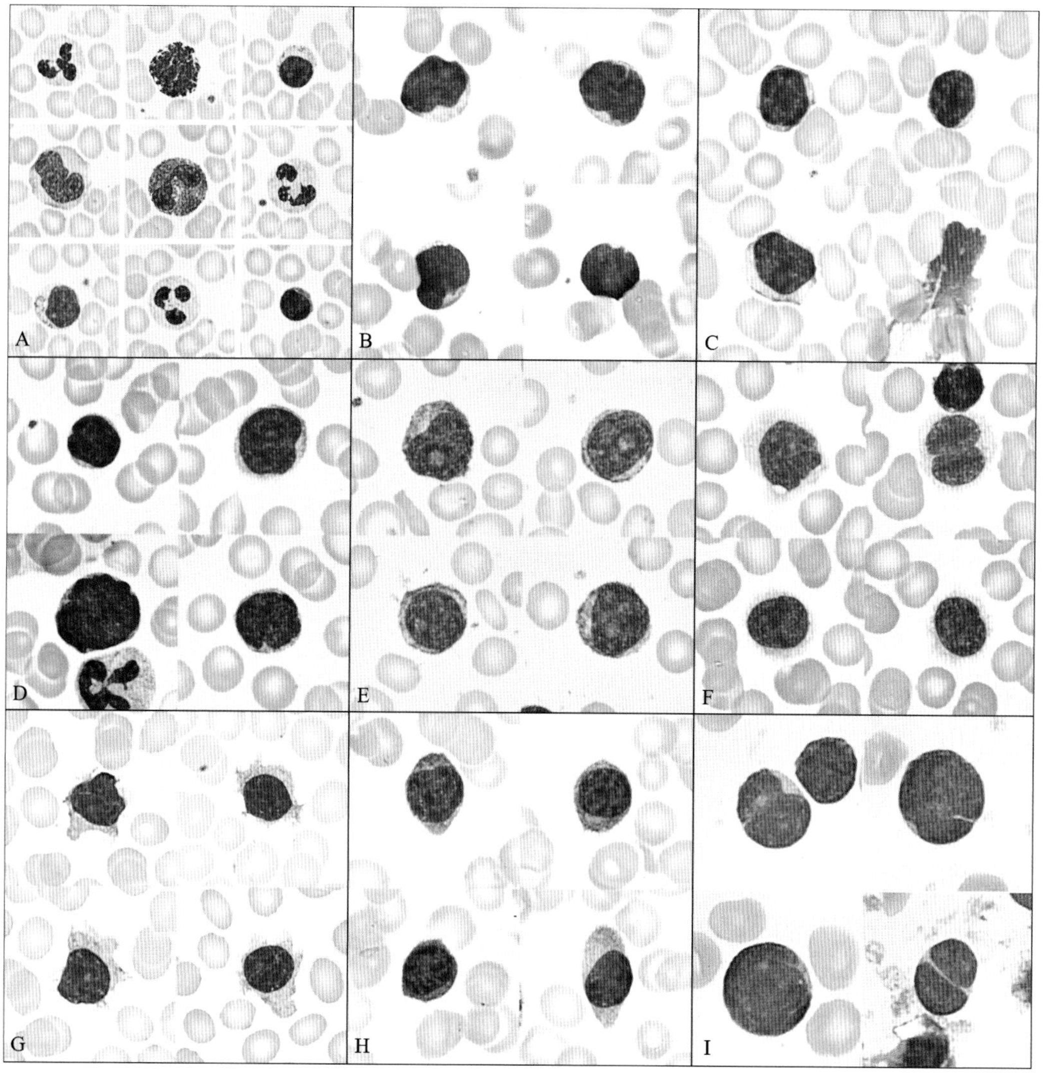

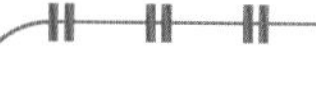

图 6-44 异常淋巴细胞(一)

(A. 正常白细胞;B. 原幼淋巴细胞;C. CLL/SLL 细胞;D. MCL 细胞;E. PLL 细胞;F. HCL 细胞(毛细胞);G. SMZL(绒毛状淋巴细胞);H. LPL 细胞;I. FL 细胞)

扫码看视频:多毛细胞白血病血象

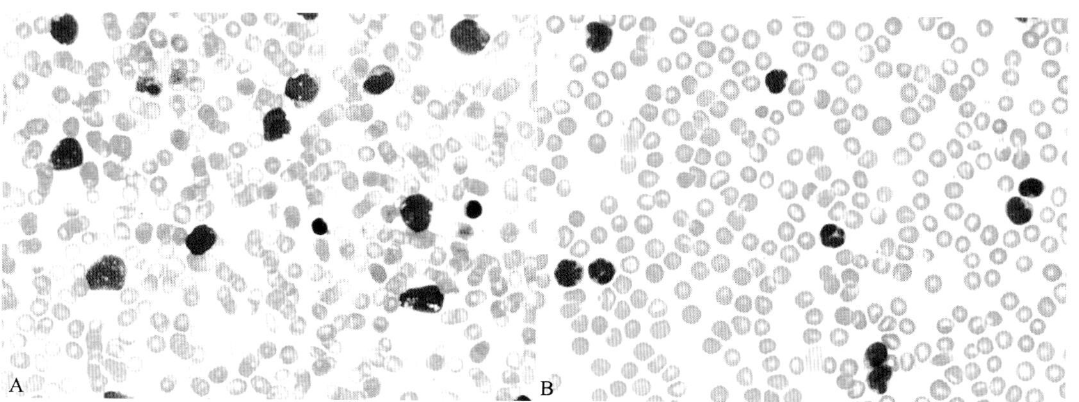

图 6-45 异常淋巴细胞(二)

(A. Burkitt 淋巴瘤细胞;B. ATLL 细胞(花细胞))

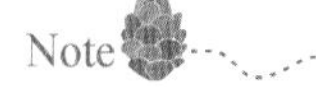

（七）涂抹细胞（篮细胞）

属于淋巴细胞的一种异常改变。细胞体积增大数倍，外形不规则，细胞核与细胞质分界不清或消失，呈疏松的紫红色，因类似涂抹了染料或形似“花篮”而命名（图 6-46），见于急、慢性淋巴细胞白血病。

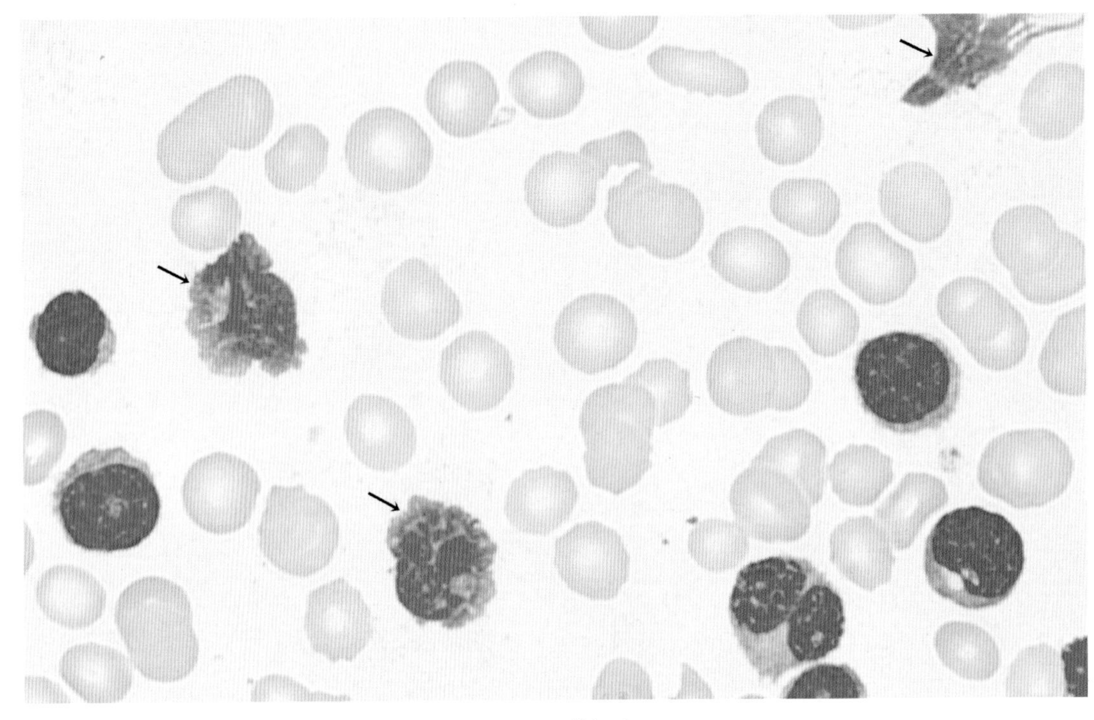

图 6-46 篮细胞

（八）破碎细胞

与涂抹细胞形态有所不同（图 3-26），此种细胞一般兼有细胞核和细胞质，但是细胞核有退化或破碎，部分可以区分单个核和多个核，同时细胞质破损、颗粒散落。此种细胞见于陈旧性标本，或者因制备时用力过大造成血细胞破碎。如果可以识别，则需要计数（图 6-47）。临床实践中，当破碎细胞（或涂抹细胞）数量多时应重新制片或者优化制备方法。

（九）其他细胞及病原微生物

在各种病理状态下，外周血涂片中除白细胞和非白细胞外，尚可出现血管内皮细胞和鳞状上皮细胞、甚至肿瘤细胞等有核细胞。

1. 血管内皮细胞 外周血涂片中见到的血管内皮细胞（vascular endothelial cell，VEC）胞体形态多不规则，20～30 μm 或更大，具有中等大小核质比（2：1～1：1）；细胞核 10～15 μm，多偏位，呈圆形或卵圆形，细胞核染色质呈网状、细致或致密，核仁隐约可见；细胞质丰富，常沿细胞核一端逐渐减少，嗜天青颗粒较少见到（图 6-13C）。镜检发现，外周血中 VEC 可出现于血涂片的不同部位，血涂片头部、体尾交界部、尾部均可出现；在分布方式上，VEC 可单个散在或多个簇状聚集分布（图 6-48）。

除常规染色外，笔者在实验中发现 NAP 染色也可用于识别 VEC。在 NAP 染色下，VEC 较易识别，虽然其在血涂片不同部位的形态变化较大，但与常规染色下的形态特征一致。与成熟中性粒细胞相同，VEC 胞质 NAP 染色呈弥漫阳性，且在胞质边缘、皱褶、折叠及拖尾处呈强阳性（图 6-49），而形态较为相似的单核细胞胞质 NAP 染色呈阴性。

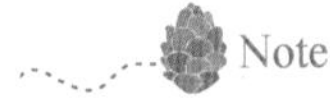

综上，外周血涂片中 VEC 作为一种少见的非白细胞，在日常临床检验工作中应当引起注意，

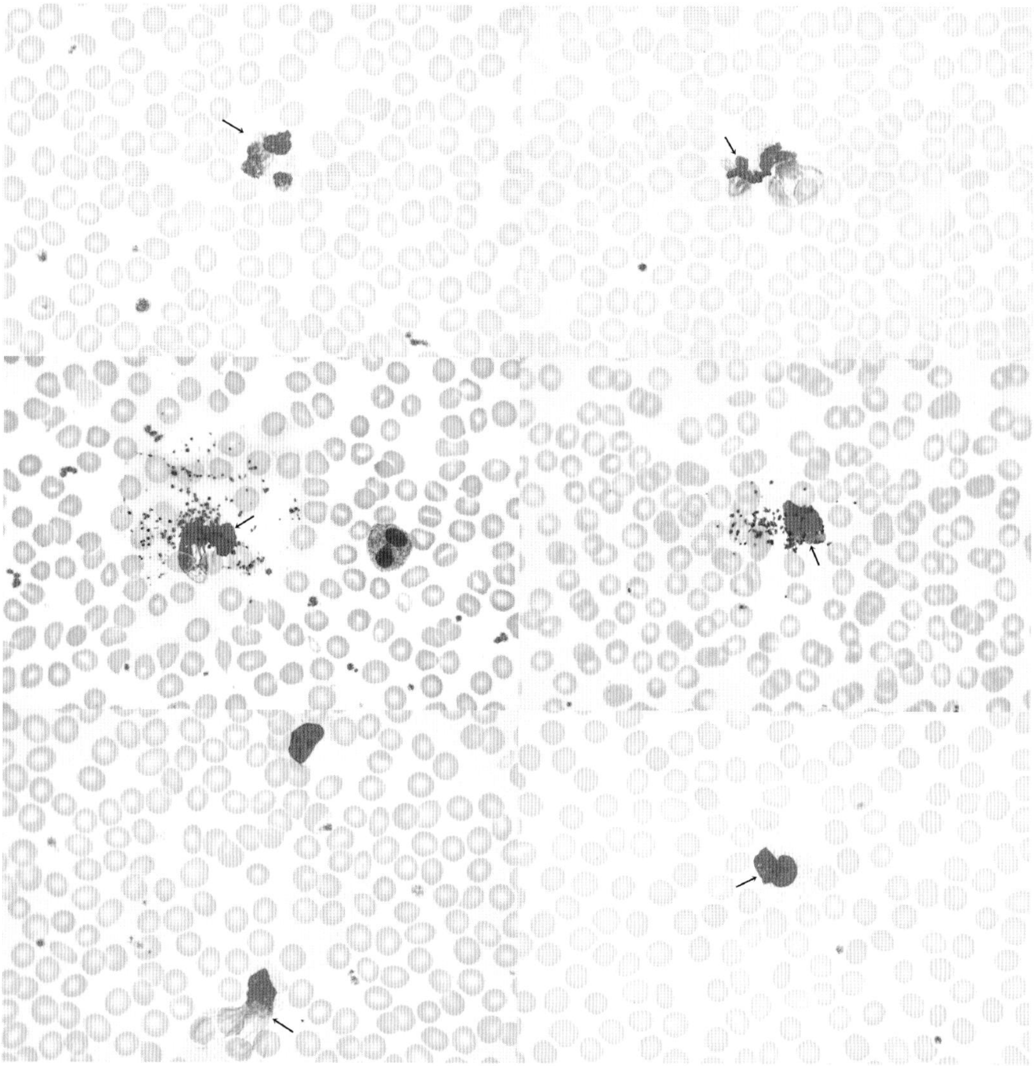

图 6-47　可识别的破碎细胞

（上排：均为中性分叶核粒细胞；中排：左为嗜酸性粒细胞，右为嗜碱性粒细胞；下排：左为淋巴细胞，右为单核细胞）

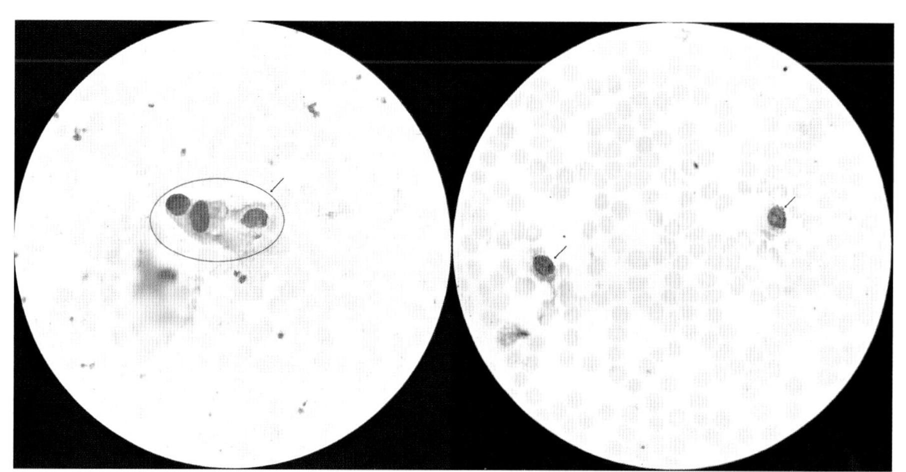

图 6-48　血管内皮细胞（一）

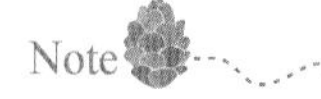

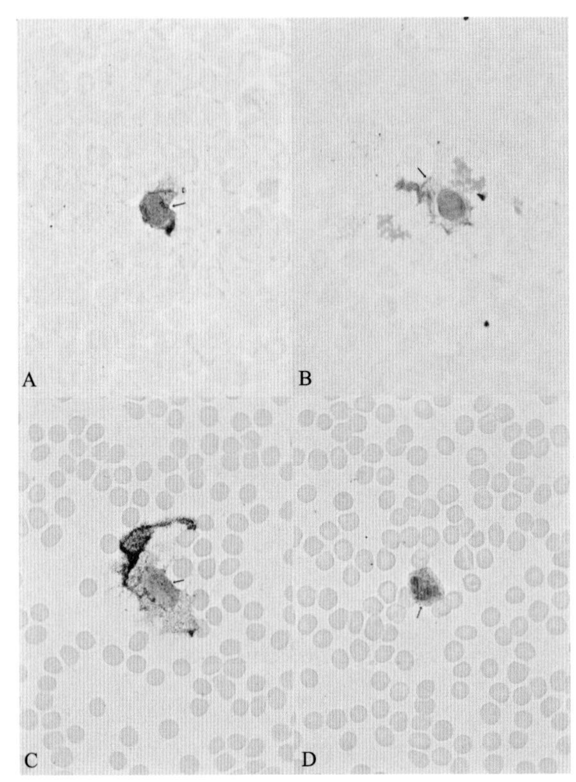

图 6-49 血管内皮细胞(二)

(血管内皮细胞 NAP 染色呈强阳性↑;A. 近血涂片头部 VEC,B. 血涂片体尾交界部 VEC,C. 血涂片尾部 VEC;D. 中性粒细胞 NAP 染色呈阳性↑)

以免发生该细胞的错误识别或疾病误诊。

2. 表层鳞状上皮细胞 在血液标本采集过程中,常会导致皮肤的鳞状上皮细胞脱落在血涂片中(图 6-13D 和图 6-50),该细胞有一圆形或椭圆形胞核(图 6-13D),有时胞核也可不见(图 6-50),胞质呈淡蓝色或淡红色,较透明,有时可见空泡,胞质边缘多折叠,应注意辨认。

3. 细菌、真菌及异染颗粒 血液中的常见致病菌有大肠埃希菌、金黄色葡萄球菌、肺炎克雷伯菌等,这些致病菌常见于医院各科患者血液中。此外,血液在采集过程中若无菌操作不当,也可污染表皮葡萄球菌、枯草杆菌等细菌。血涂片中见到细菌,多数情况下是污染所致。笔者曾在实践中发现一贫血患者血涂片中偶见中性粒细胞吞噬细菌现象(图 6-51),经询问得知该患者当时咽喉存在炎症。因此,尽管菌血症患者的血涂片中细菌检出率很低,但若在排除污染的前提下发现中性粒细胞、单核细胞等吞噬细菌现象,应高度怀疑菌血症等病理情况。

除细菌外,有时也可在血涂片中见到吞噬细胞吞噬真菌(图 6-52)、色素颗粒(图 6-53)甚至衰老细胞等现象。血液中的真菌以念珠菌、隐球菌常见,而荚膜组织胞浆菌、马尔尼菲青霉菌等少见。与血涂片中的污染菌类似,偶见孤立的真菌孢子和(或)菌丝也多为污染所致,但如果见到中性粒细胞、单核细胞吞噬真菌现象,则说明存在真菌血症。值得注意的是,血涂片中发现的吞噬细菌或吞噬真菌是不能确定其具体类型的,如果怀疑患者存在菌血症或真菌血症,应当建议及时进行细菌和真菌培养。

4. 微丝蚴 机体感染丝虫后可导致丝虫病。微丝蚴为丝虫的幼虫,临床上常见班氏丝虫微丝蚴和马来丝虫微丝蚴。通过血涂片检查,若发现微丝蚴存在则可确定患者感染了丝虫病(图 6-54)。

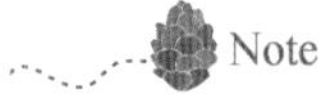

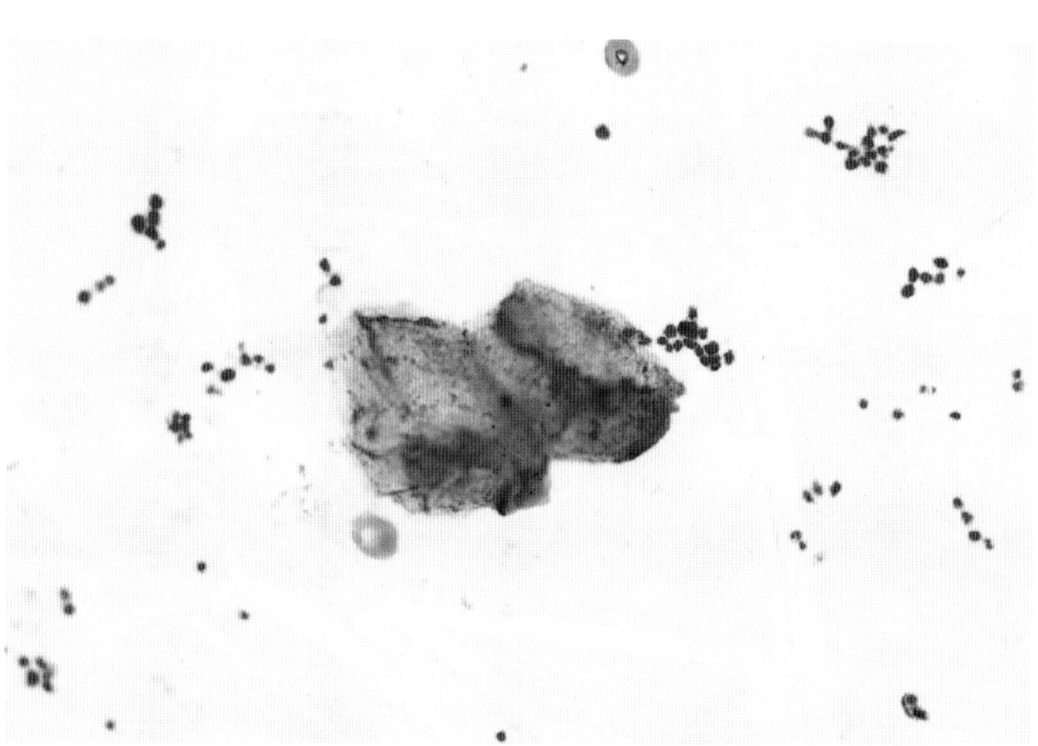

图 6-50 表层鳞状上皮细胞

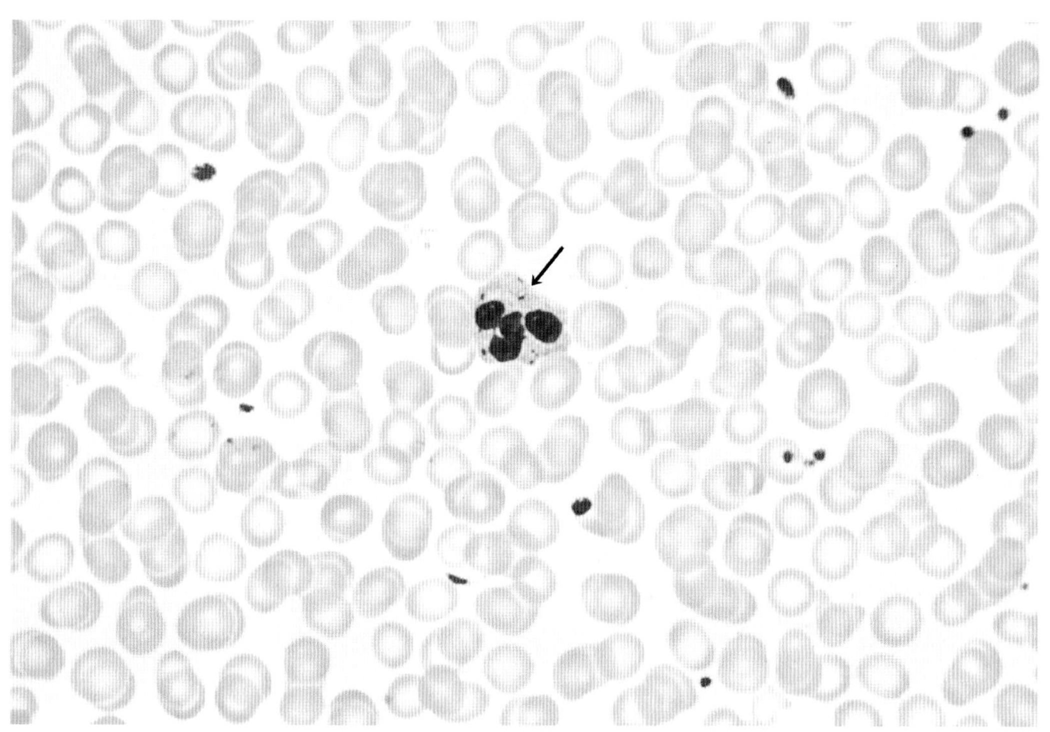

图 6-51 吞噬细菌的中性粒细胞

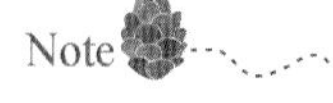

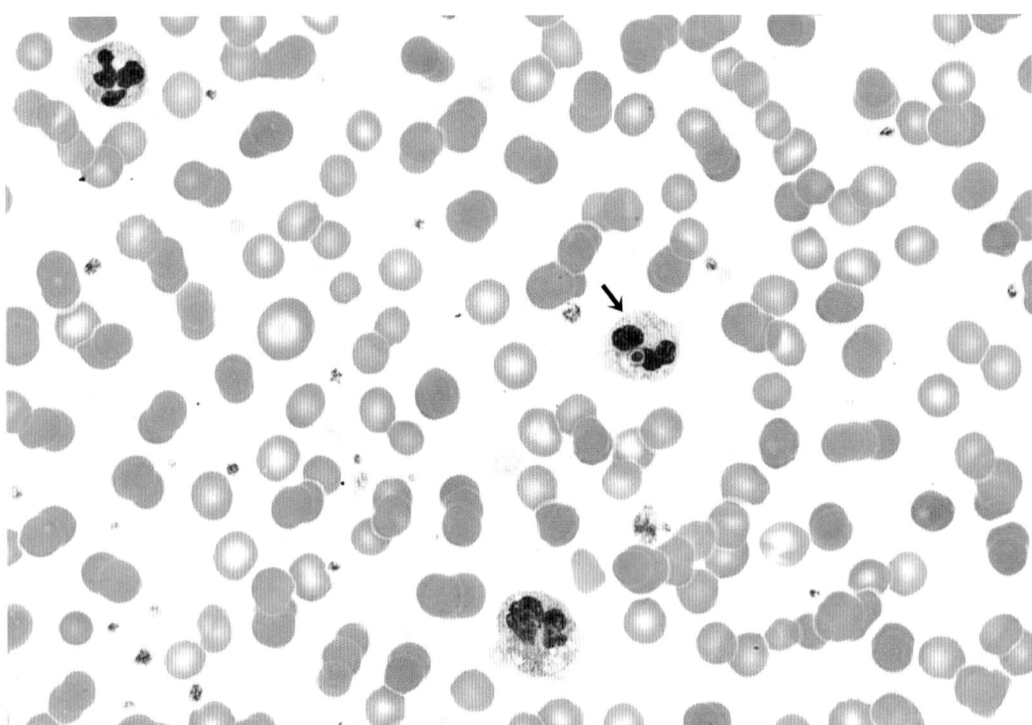

图 6-52　吞噬真菌的中性粒细胞

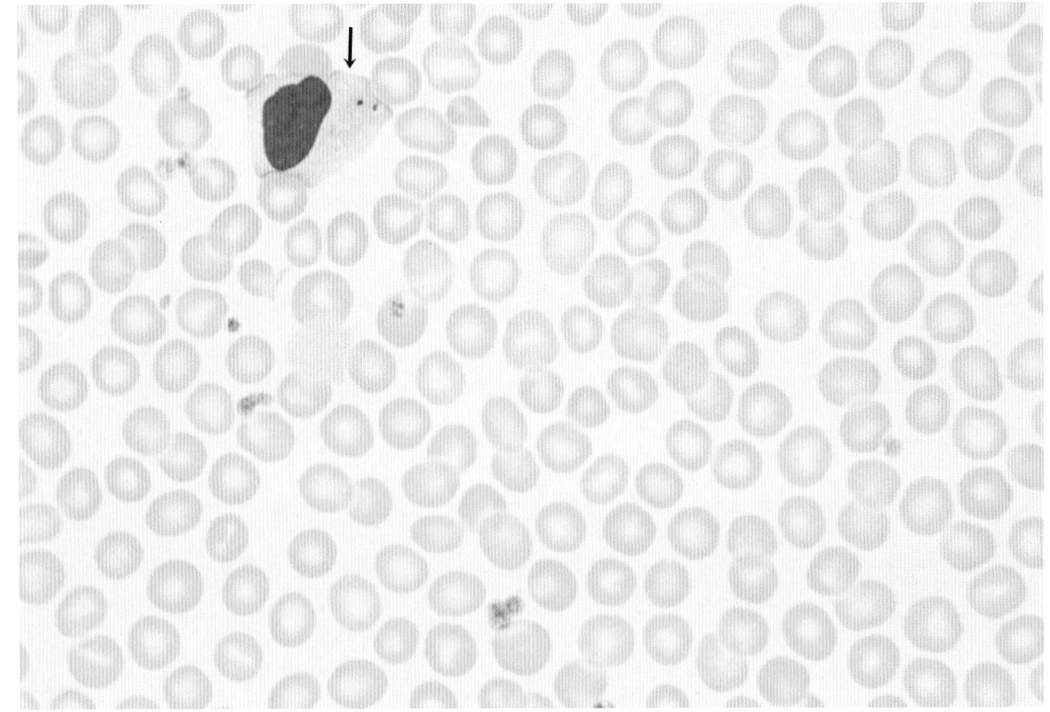

图 6-53　吞噬色素颗粒的单核细胞

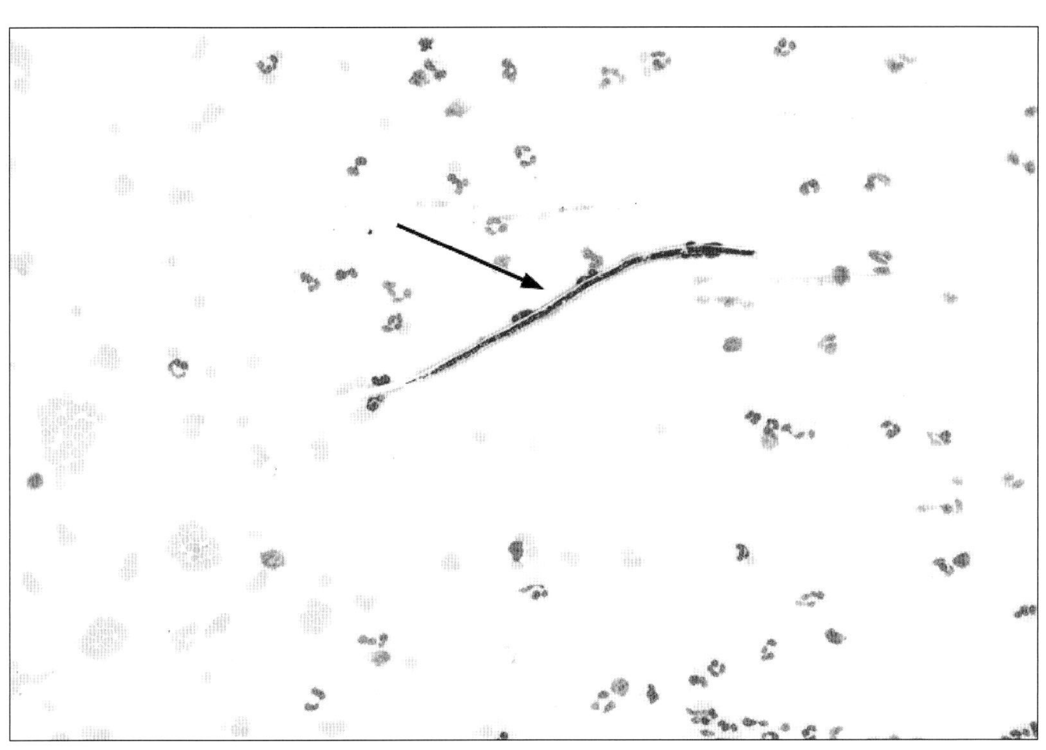

图 6-54 班氏丝虫微丝蚴

二、异常红细胞

血液系统疾病可影响到红细胞的质量，特别是贫血患者，不仅其红细胞数量和血红蛋白浓度降低，而且会发生相应特异的红细胞形态改变，表现在红细胞大小、形状、染色、内含物以及排列分布的异常(图 6-55)。贫血的鉴别诊断思路见图 6-56。

扫码看视频：异常红细胞形态及其在贫血诊断中的价值

大小	色素含量	形态改变		内含物	排列分布
正常红细胞	低色素性 1+	靶形红细胞	棘形红细胞	帕彭海姆小体（铁颗粒）	凝集
小红细胞	2+	球形红细胞	盔形红细胞	卡伯特环	
大红细胞	3+	椭圆形红细胞	裂片红细胞	嗜碱性点彩颗粒	缗钱状排列
卵圆形红细胞	4+	口形红细胞	泪滴状红细胞	豪-焦小体	
低色素性红细胞	嗜多色性（网织红细胞）	镰状红细胞	皱缩红细胞	血红蛋白结晶体 HbSC HbC	

图 6-55 异常红细胞形态

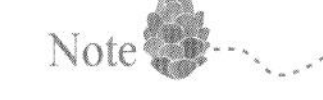

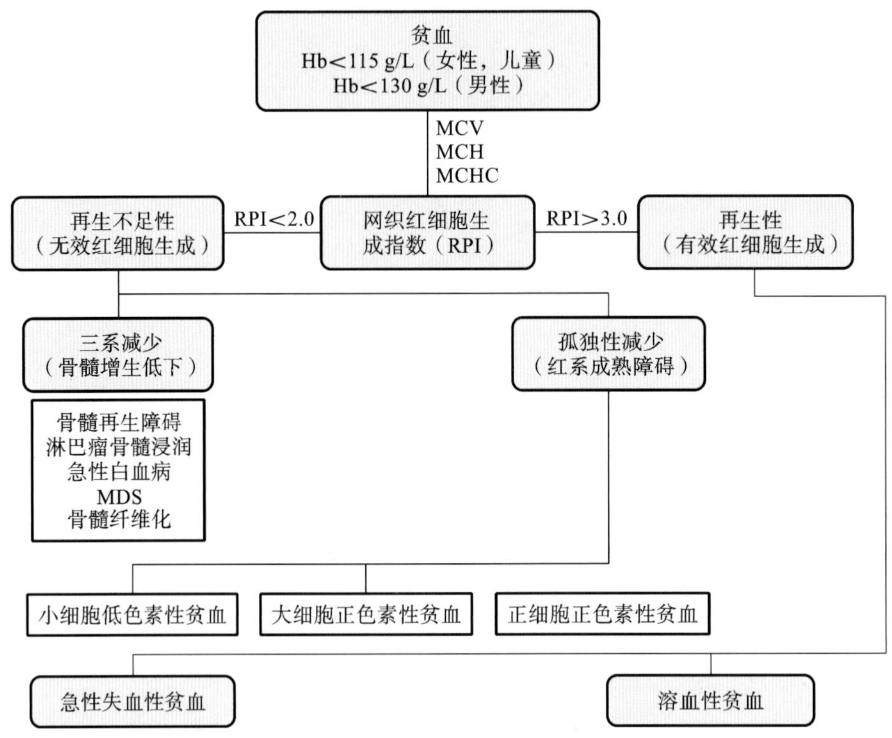

图 6-56　贫血的鉴别诊断思路

临床上，当红细胞数量和血红蛋白浓度增高时则属于红细胞增多症（多血症），其鉴别诊断思路见图 6-57。

1．大小和染色异常

（1）红细胞大小不均症（anisocytosis）：指红细胞大小悬殊、直径相差 1 倍以上的异常现象，常见于严重的增生性贫血，尤其以重症巨幼细胞性贫血最为显著。当存在红细胞大小不均时，不仅可以通过血细胞分析仪测定的 RDW 增高得以反应，而且可以在血涂片中观察到（严重贫血容易判断，轻度贫血常不甚明显），其中前者相对来说更加准确。

（2）小细胞低色素性红细胞（microcytic hypochromic cell）：红细胞直径<6 μm，MCV<80 fL，中心淡染区扩大（>红细胞直径的 1/3），有些甚至呈环状（图 6-58），多见于缺铁性贫血等小细胞低色素性贫血，此类贫血的鉴别诊断见图 6-59。

（3）大细胞正色素性红细胞（macrocytic normochromic cell）：红细胞直径>9 μm，MCV>100 fL，部分红细胞中心淡染区消失（图 6-60）。多见于巨幼细胞性贫血和 MDS 等大细胞正色素性贫血，此类贫血的鉴别诊断见图 6-61。

（4）嗜多色性红细胞（polychromatic cell）：红细胞全部或局部染为蓝色、灰蓝色、紫蓝色或灰红色，体积较正常红细胞略大，是一种刚脱核而未完全成熟的红细胞（图 6-62）。常见于急性出血和溶血性贫血等再生性贫血（增生性贫血），此类贫血的鉴别诊断见图 6-63。

（5）红细胞色素不均（anisochromasia）：也称双相红细胞（dimorphism），指同一血涂片的红细胞中出现色素不一致，即血红蛋白充盈度偏离较大，如同时出现低色素性及正常色素性和高色素性红细胞（图 6-64），由此导致的贫血称为双相性贫血。常见于铁粒幼细胞性贫血及贫血症治疗期间。

（6）正细胞正色素性红细胞（normocytic normochromic cell）：此类红细胞是正常红细胞，除见于正常人以外，尚可见于再生障碍性贫血（骨髓再生障碍）等正细胞正色素性贫血患者，此类贫血的鉴别诊断见图 6-65。

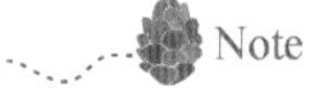

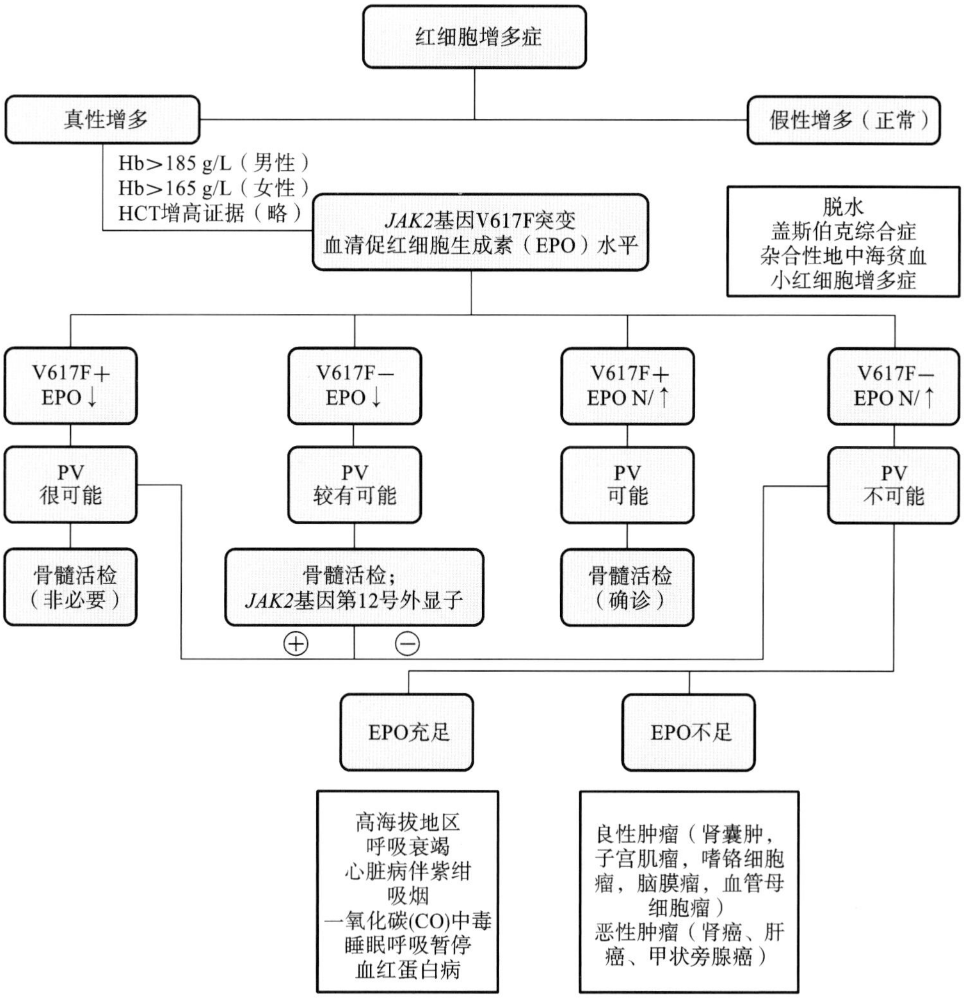

红细胞增多症

- 真性增多
  - Hb>185 g/L（男性）
  - Hb>165 g/L（女性）
  - HCT增高证据（略）
- 假性增多（正常）
  - 脱水
  - 盖斯伯克综合症
  - 杂合性地中海贫血
  - 小红细胞增多症

*JAK2*基因V617F突变
血清促红细胞生成素（EPO）水平

V617F+ EPO↓	V617F− EPO↓	V617F+ EPO N/↑	V617F− EPO N/↑
PV 很可能	PV 较有可能	PV 可能	PV 不可能
骨髓活检 （非必要）	骨髓活检； *JAK2*基因第12号外显子	骨髓活检 （确诊）	

⊕ ⊖

EPO充足	EPO不足
高海拔地区 呼吸衰竭 心脏病伴紫绀 吸烟 一氧化碳(CO)中毒 睡眠呼吸暂停 血红蛋白病	良性肿瘤（肾囊肿，子宫肌瘤，嗜铬细胞瘤，脑膜瘤，血管母细胞瘤） 恶性肿瘤（肾癌、肝癌、甲状旁腺癌）

图 6-57 红细胞增多症的鉴别诊断思路

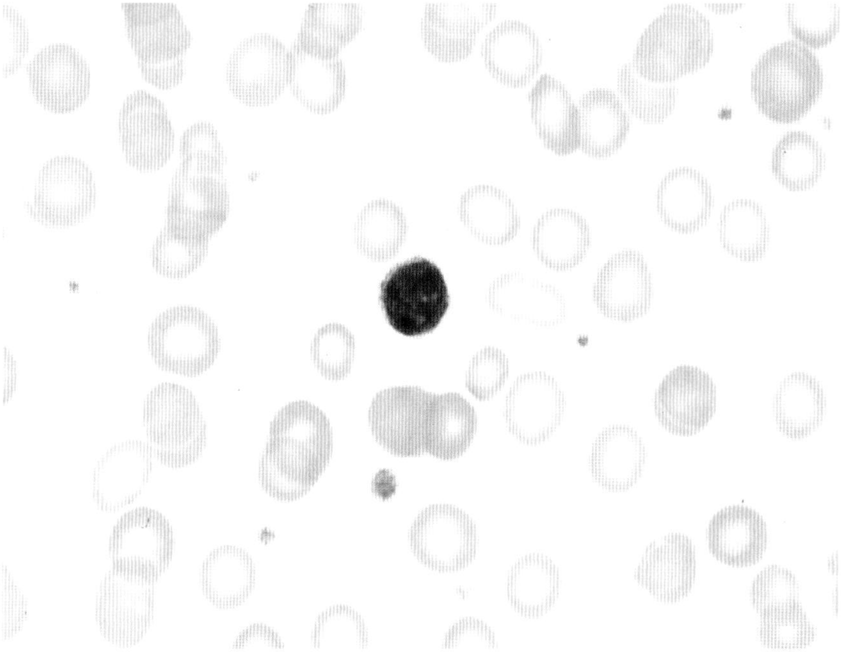

扫码看视频：真性红细胞增多症血象

图 6-58 小细胞低色素性红细胞

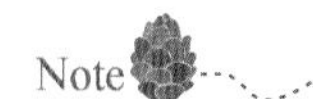

小细胞低色素性贫血

血清铁↓
转铁蛋白↑
血清铁蛋白↓

IDA

慢性失血
需求量增加
吸收障碍
供应减少

血清铁↑
血清转铁蛋白N/↓
血清铁蛋白↑

铁利用障碍

骨髓检查
（环形铁粒幼红细胞）

铁粒幼细胞
贫血

铅中毒
药物

血红蛋白电泳
基因检查

血红蛋白病

地中海贫血
血红蛋白E（HbE）
病，HbC病

血清铁↓
转铁蛋白↓
血清铁蛋白↑

C反应蛋白（CRP）↑
红细胞沉降率（ESR）↑
纤维蛋白原↑
α2-球蛋白↑
铁调素↑

炎症性贫血

急性和慢性炎症
癌症
炎性关节炎

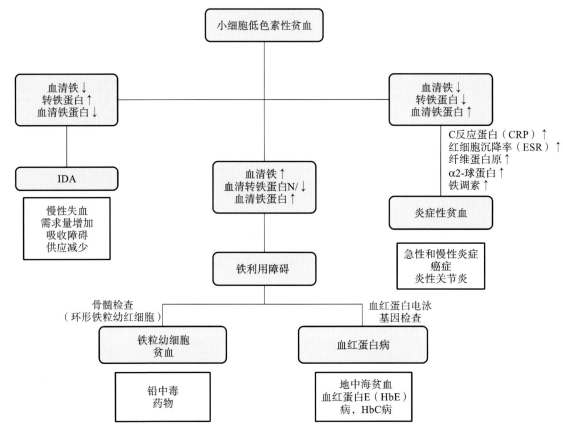

图 6-59　小细胞低色素性贫血的鉴别诊断思路

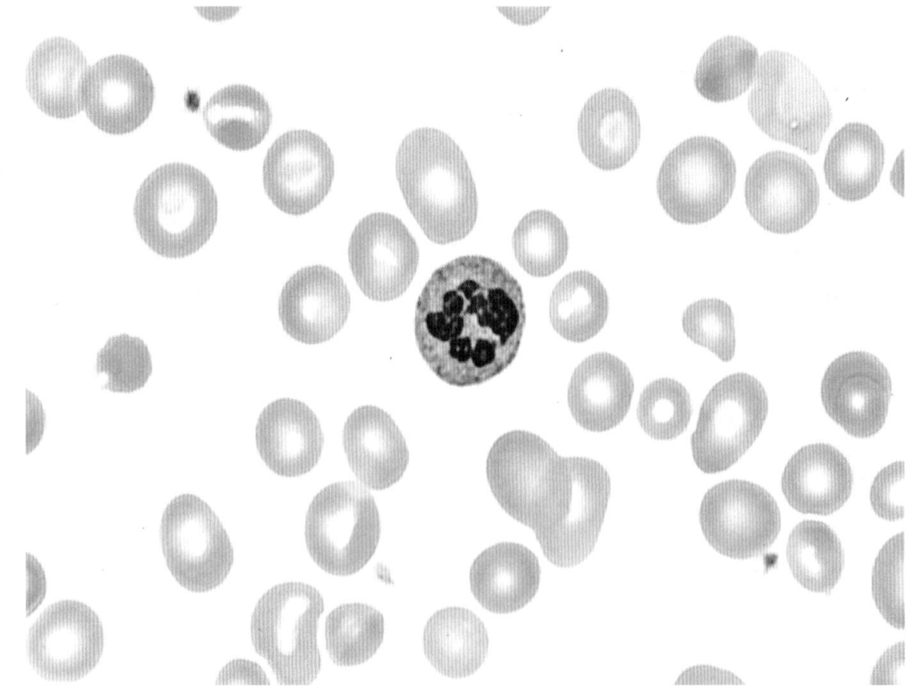

图 6-60　大细胞正色素性红细胞

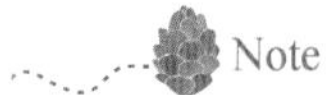
Note

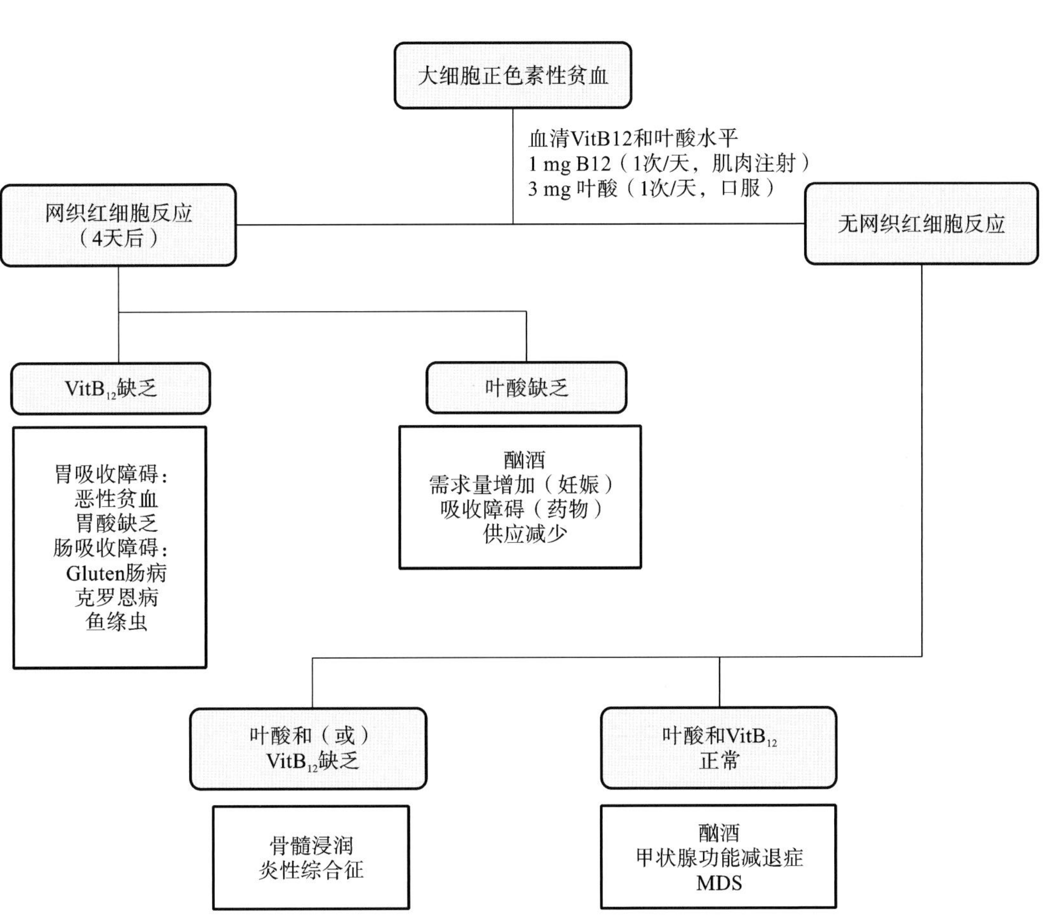

图 6-61　大细胞正色素性贫血的鉴别诊断思路

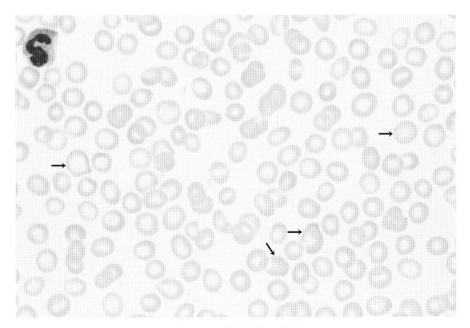

图 6-62　嗜多色性红细胞

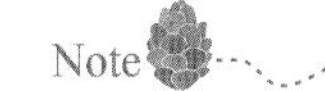

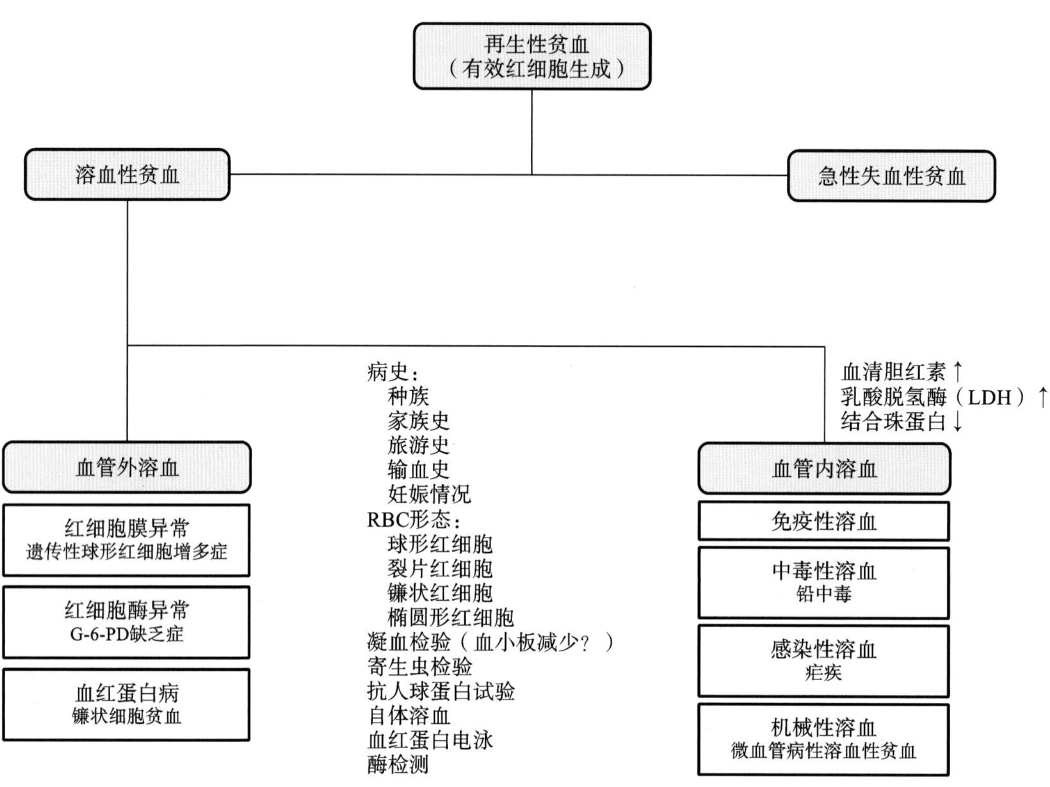

图 6-63　再生性贫血的鉴别诊断思路

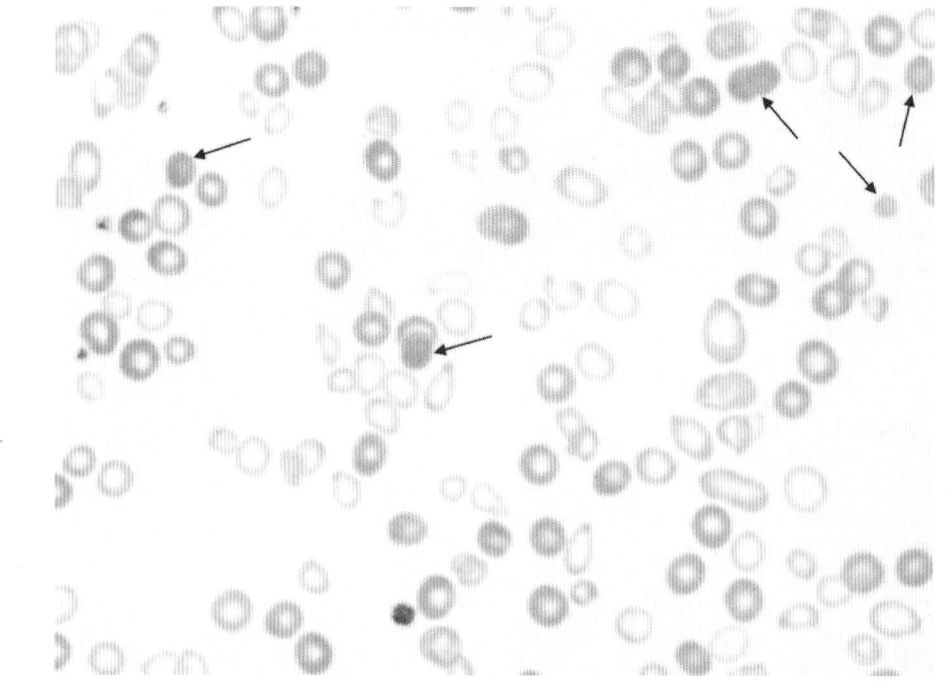

图 6-64　红细胞色素不均

（低色素性及正常色素性和高色素性红细胞↑同时出现）

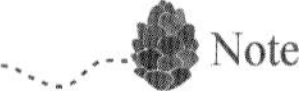
Note

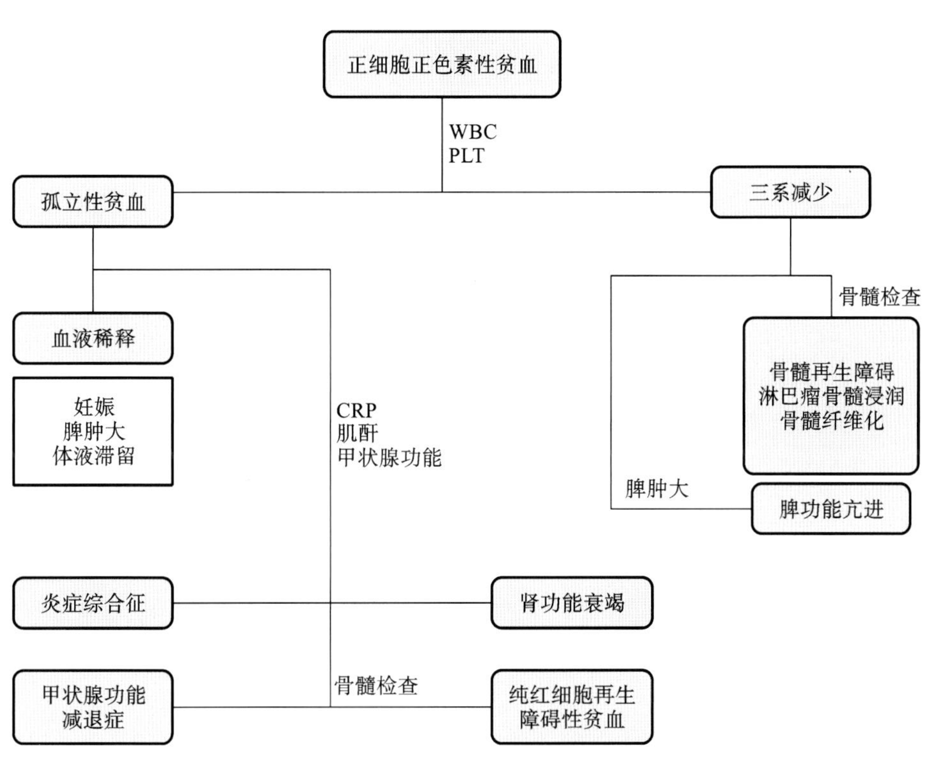

图 6-65　正细胞正色素性贫血的鉴别诊断思路

2. 形态异常　疾病状态下，红细胞呈现多种不规则的外观即各种畸形红细胞，如球形、椭圆形或卵圆形、口形、靶形、镰刀形、盔甲形等，常见于多种贫血或血液肿瘤等。

(1) 球形红细胞(spherocyte)：直径<6 μm，中央淡染区消失，着色较深的圆球形红细胞。含有大量球形红细胞的血涂片在高倍镜下更易于观察，可明显表现为球形红细胞染色深浅不一。主要见于遗传性球形红细胞增多症和自身免疫性溶血性贫血(AIHA)(图 6-66)等，超过 25%有诊断价值。

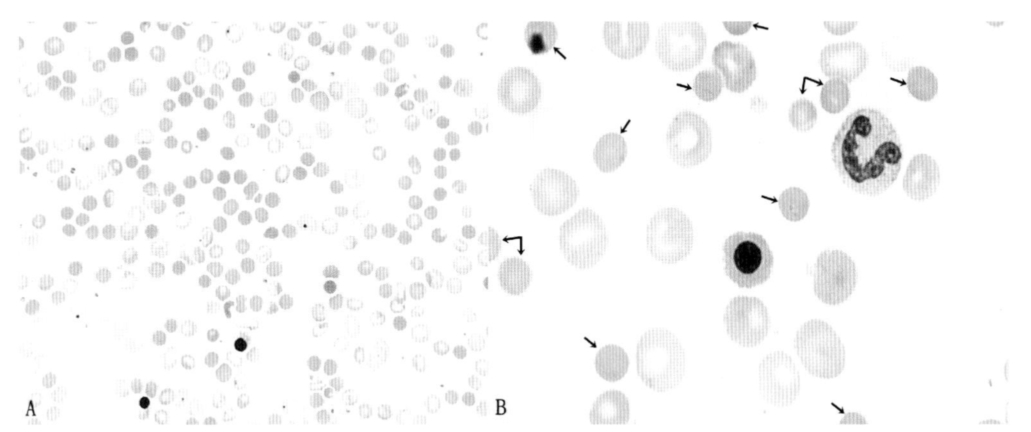

图 6-66　球形红细胞增多性疾病

(A. 遗传性球形红细胞增多症血象；B. AIHA 血象)

(2) 椭圆形红细胞(elliptocyte)：红细胞呈椭圆形、杆形或卵圆形，两端钝圆，长轴增长、短轴缩短(图 6-67)。长度可大于宽度 2 倍以上，最大长径可达 12.5 μm，横径可为 2.5 μm。遗传性椭圆形红细胞增多症时常超过 25%，甚至高达 75%。巨幼细胞性贫血也易见椭圆形红细胞，偶见于缺铁性贫血、骨髓纤维化、镰状细胞贫血等。

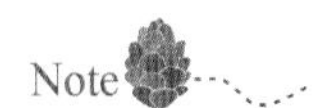

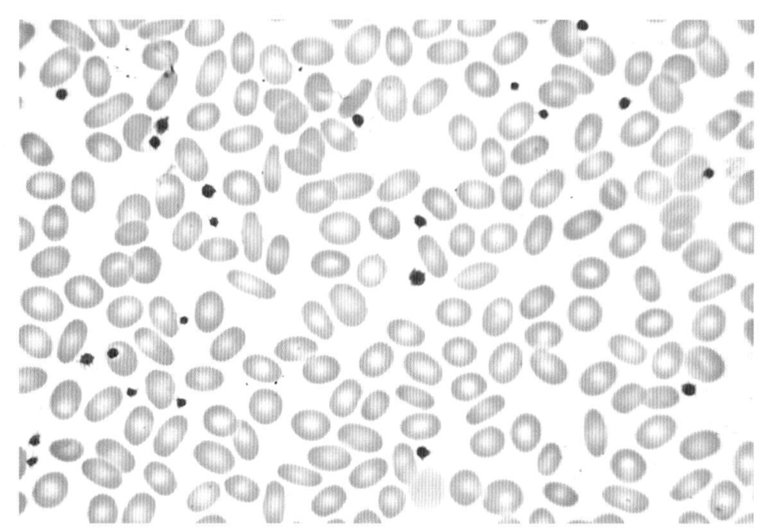

图 6-67　椭圆形红细胞

(3) 口形红细胞(stomatocyte):红细胞中心苍白区呈扁平状,形似张开的嘴巴或鱼口(图 6-68)。遗传性口形红细胞增多症时口形红细胞增多,常大于 10%。也可见于小儿消化系统疾病引起的贫血、酒精中毒、某些溶血性贫血及肝病患者等。

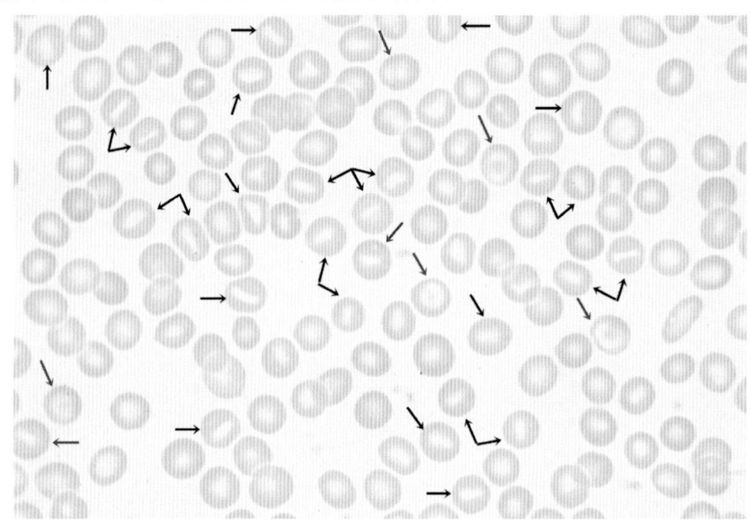

图 6-68　口形红细胞(正色素性↑,嗜多色性↑)和靶形红细胞(↑)

扫码看视频:
Hb S 病血象

(4) 靶形红细胞(target cell):细胞中央淡染区扩大,中心部位又有部分色素存留而深染,形似射击之靶标(图 6-68)。有的中心深染区未与边缘的血红蛋白带完全分离,形似延伸出的半岛。见于珠蛋白生成障碍性贫血、缺铁性贫血等。也可见于梗阻性黄疸、脾切除术后等。另外血涂片制作中未及时干燥固定也可出现此种形态红细胞。

(5) 镰状红细胞(sickle cell):红细胞形如镰刀或月牙(图 6-69),常见于遗传性镰状细胞贫血(Hb S病)。由于红细胞内存在 Hb S,在缺氧时形成结晶沉淀而使红细胞变形,并失去载氧能力。因此在检测镰状红细胞时需制备湿片,加入还原剂(如偏亚硫酸钠)而造成缺氧环境,才便于观察。

(6) 棘形红细胞(acanthocyte):红细胞表面有长短、宽度不一,尾端钝圆、间距不等的针状或指状突起(图 6-70)。多见于遗传性或获得性 β-脂蛋白缺乏症,棘形红细胞可高达 70%~80%;也可见于脾切除术后、酒精中毒性肝脏疾病、尿毒症等。

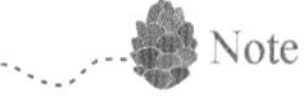

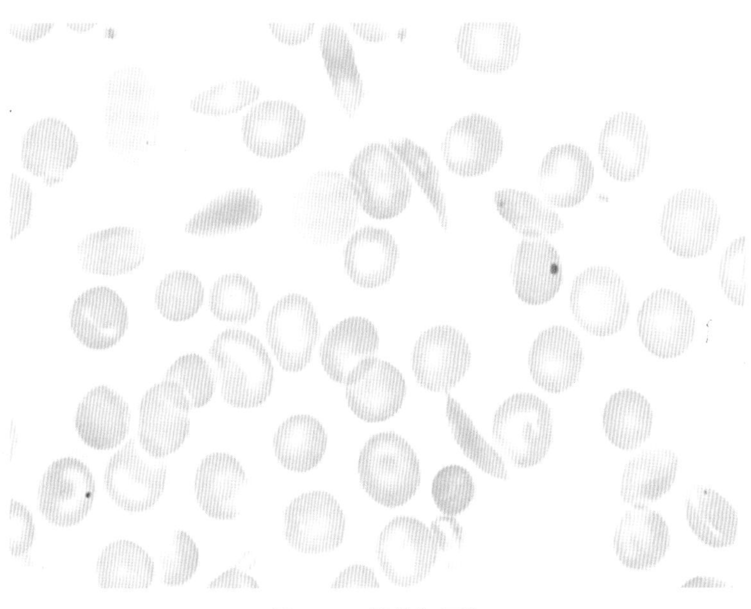

图 6-69　镰状红细胞

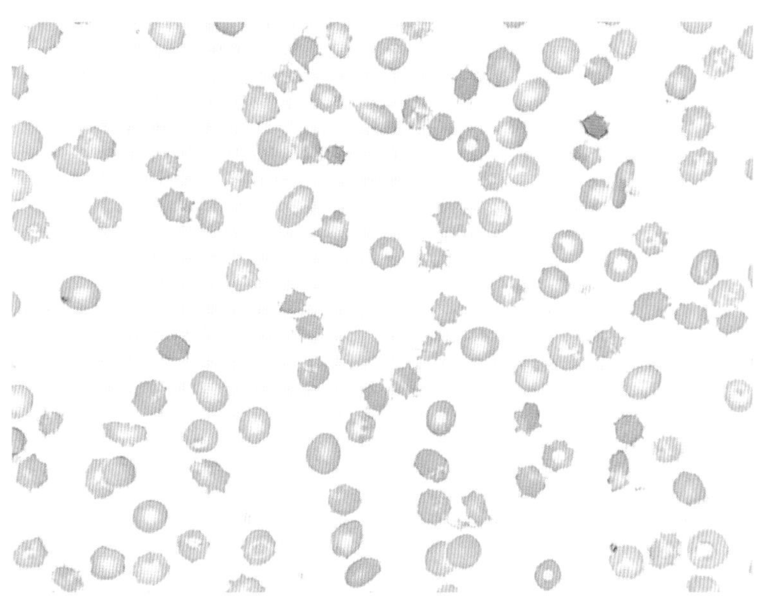

图 6-70　棘形红细胞

(7) 皱缩红细胞(echinocyte):也称锯齿形红细胞,可由制备血涂片不当(图 6-71)、高渗等原因引起,红细胞周边呈钝锯齿形,突起排列均匀、大小一致、外端锐利,此特征可区别于棘形红细胞。

(8) 泪滴状红细胞(teardrop poikilocyte):成熟红细胞形如泪滴形或梨形,可长可短(图 6-72)。正常人偶见,多见于骨髓纤维化,其他贫血时也可见到。

(9) 裂片红细胞(schistocyte):红细胞碎片或不完整的红细胞,大小不一,形态各异,外形不规则(图 6-73)。该种红细胞比正常红细胞小,常有尖锐的角或刺,根据 2011 年 ICSH 裂片红细胞工作组的建议,三角形红细胞(triangle)、盔形红细胞(helmet)、小球形红细胞(microspherocyte)和有角红细胞(keratocyte)均属于此种细胞(图 6-74)。正常成人血涂片中裂片红细胞常可偶见,其精确的参考值仍不清楚,但正常新生儿和早产儿可见到较多的裂片红细胞,分别可高达 1.4%～1.9%和 4.9%～5.5%。

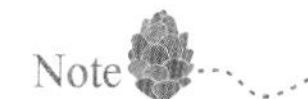

裂片红细胞可见于以下多种情况:①地中海贫血,G-6-PD 缺乏症等遗传性疾病;②巨幼细胞性贫血,原发性骨髓纤维化等获得性红细胞生成障碍性疾病;③红细胞受热损伤(严重烧伤)或机

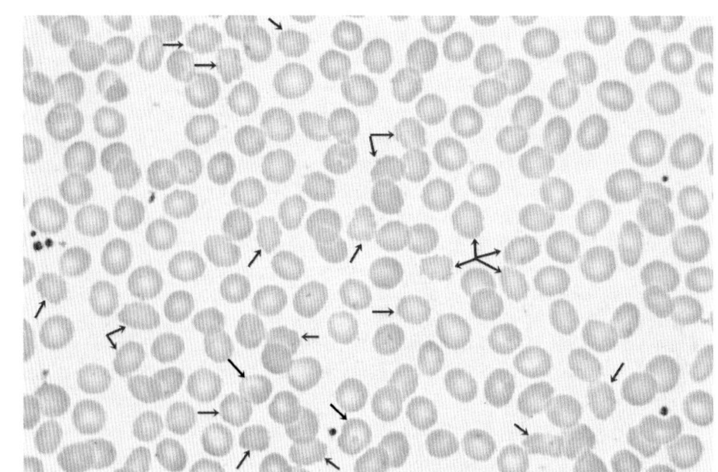

图 6-71　制片不良导致的假性异常红细胞

（皱缩红细胞↑，靶形红细胞↑）

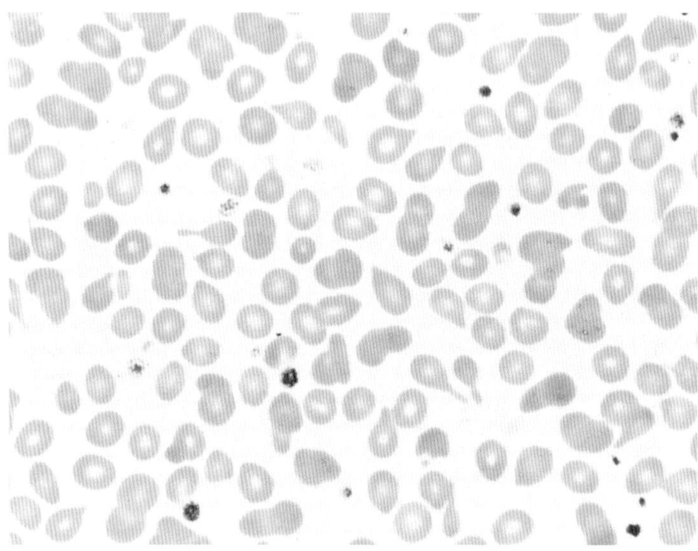

图 6-72　泪滴状红细胞

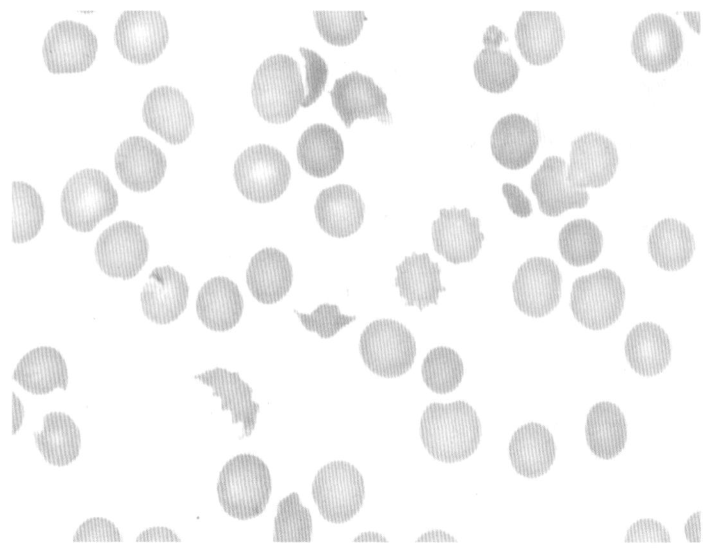

图 6-73　裂片红细胞

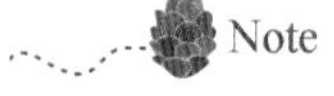

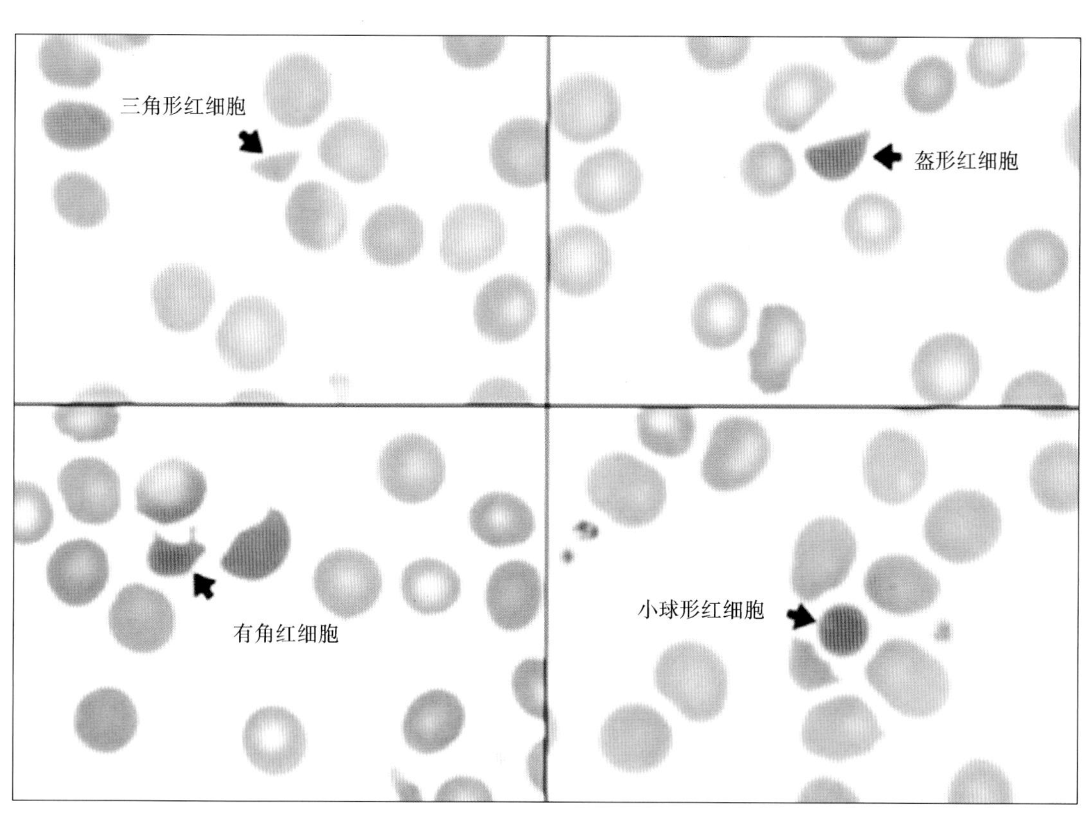

图 6-74 ICSH 定义的裂片红细胞形态

械损伤(血红蛋白尿);④微血管病性溶血性贫血(包括 DIC, TTP, HUS 等),心脏瓣膜功能障碍和心脏辅助装置,HELLP 综合征,先兆子痫,转移性恶性肿瘤,恶性高血压以及卡萨巴赫-梅里特综合征等。在上述①～③的各种情况下,裂片红细胞计数很少具有特定的临床诊断价值。然而,在上述④的情况下,尤其是临床怀疑某种微血管病性溶血性贫血时,准确的裂片红细胞计数至关重要,早期诊断和治疗可及时挽救患者生命。因此,ICSH 建议通过整体考虑红细胞形态来进行区分。在地中海贫血、G-6-PD 缺乏症、巨幼细胞性贫血、原发性骨髓纤维化等情况下,裂片红细胞表现出高度可变的形态异常,并与明显的红细胞大小不均和多种形态异常相伴随,而在微血管病性溶血性贫血时,裂片红细胞则常是主要的异常红细胞形态(图 6-75),可与反映红系增生的红细胞形态(如嗜多色性红细胞、嗜碱性点彩红细胞和有核红细胞等)伴随存在。

基于上述不同情况的红细胞形态特点,ICSH 小组建议对于在多种异常红细胞存在的标本中观察到裂片红细胞时,可提供定性(描述性)报告;对于裂片红细胞是血涂片中主要的异常红细胞时,应定量评估该裂片红细胞的准确数量(以百分比表示且至少计数 100 个红细胞)。

(10) 水泡红细胞(blister cell):由血红蛋白收缩后形成,其胞体一半为致密团块状,剩余部分呈镂空状的红细胞(图 6-76)。其在正常人数量<1%,当数量为 1%～2%时有临床意义,多见于氧化性溶血和 G-6-PD 缺乏症患者的外周血中。

(11) 咬痕红细胞(bite cell):红细胞外沿有 1 个或多个弓形缺损(图 6-77),似被咬了一口,实则是由于脾脏清除 Heinz 小体(变性珠蛋白小体)所致,是氧化性溶血的特征。微血管病性溶血性贫血和机械损伤可产生形态相似的有角细胞,因红细胞边缘假空泡破裂所致,最终红细胞溶解。

(12) 不规则收缩红细胞(irregularly contracted cell):小而深染的红细胞,无中央淡染区,且形状没有球形红细胞规则(图 6-78),常见于 G-6-PD 缺乏症和血红蛋白病等。

(13) 卵圆形红细胞(ovalocyte):形态呈卵圆形、长轴小于短轴 2 倍的红细胞,一般认为其等同于椭圆形红细胞(图 6-67)。

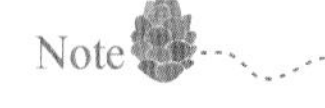

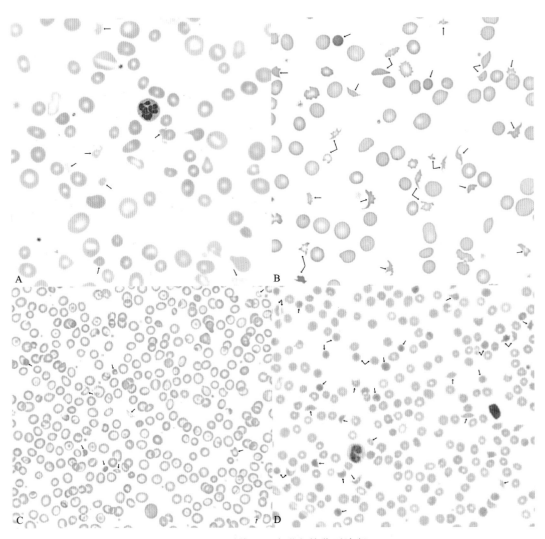

图 6-75　裂片红细胞增多的鉴别诊断

（A. 巨幼细胞性贫血，大红细胞、巨大红细胞、椭圆形红细胞、泪滴状红细胞、明显的红细胞大小不均是主要的异常红细胞表现，可见少量嗜多色性红细胞、泪滴状红细胞和裂片红细胞以及多分叶核中性粒细胞，伴有血小板减少；B. 人工心脏瓣性溶血性贫血，裂片红细胞是主要的异常红细胞表现，可见少量嗜多色性红细胞，血小板正常；C. α 地中海贫血，靶形红细胞、低色素性红细胞和红细胞大小不均是主要的异常红细胞表现，可见少量裂片红细胞，血小板正常；D. HUS，裂片红细胞是主要的异常红细胞表现，可见血小板减少以及大血小板）

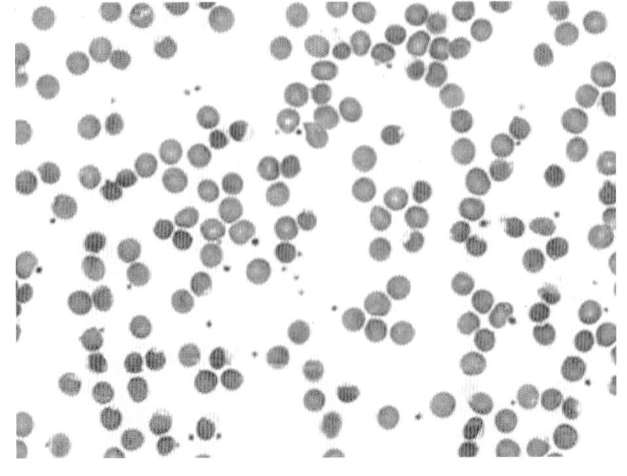

图 6-76　水泡红细胞

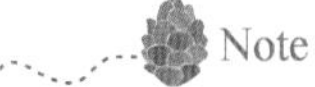

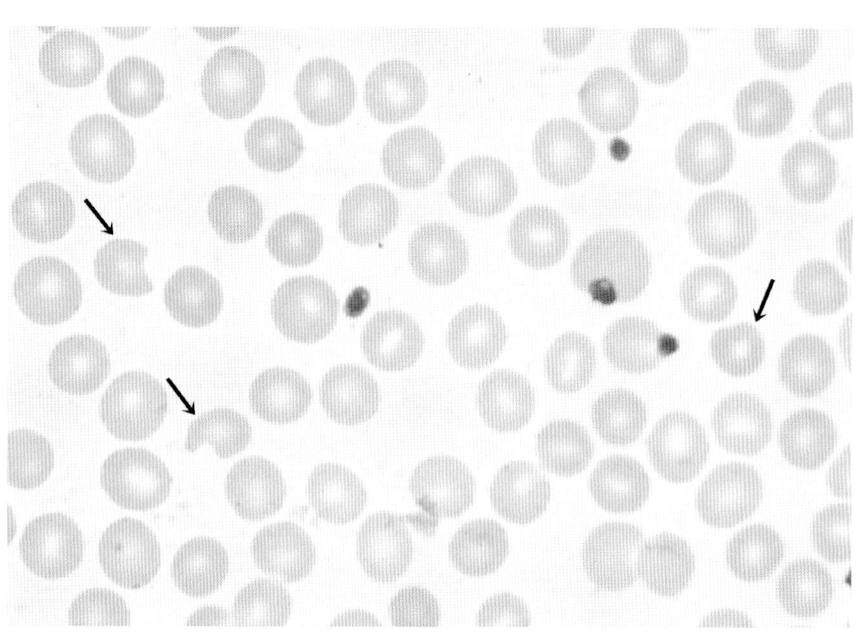

图 6-77 咬痕红细胞

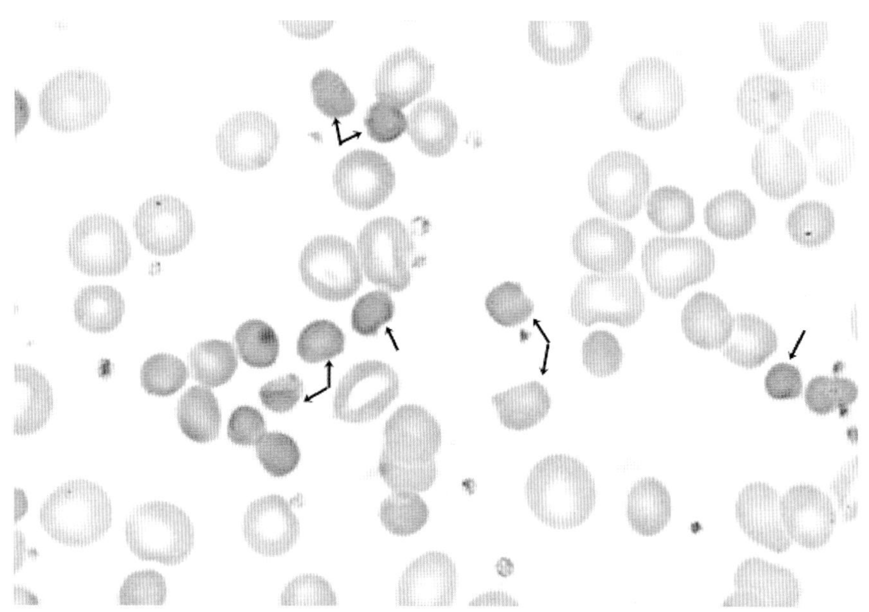

图 6-78 不规则收缩红细胞

3. 红细胞内出现异常结构

(1) 嗜碱性点彩红细胞：经常规染色后，胞质内出现散在的、大小不一、数量不等的蓝色或深蓝色嗜碱性颗粒的红细胞(图 6-79)，该红细胞在正常人血涂片中罕见(正常值<0.3%)。其形成原因可能是：①重金属损伤红细胞膜使嗜碱性物质凝集。②红细胞内嗜碱性物质变性。③某些原因造成血红蛋白合成过程中原卟啉与亚铁结合受阻，其中以铅的作用最为明显。铅中毒时，此种细胞可明显增加，因此嗜碱点彩红细胞计数常作为铅中毒诊断的筛选指标。在巨幼细胞性贫血或溶血性贫血中也可见到嗜碱点彩红细胞，其增加常表示骨髓造血功能旺盛。此外，高嗜碱性点彩红细胞也见于β地中海贫血、铁粒幼细胞性贫血、肝豆状核变性以及遗传性嘧啶 5′-核苷酸酶(P5′N)缺乏症等。

(2) Howell-Jolly 小体：紫红色圆形小体，直径 1～2 μm，位于成熟或幼稚红细胞的胞质中，

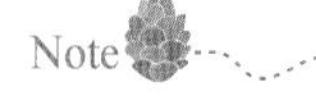

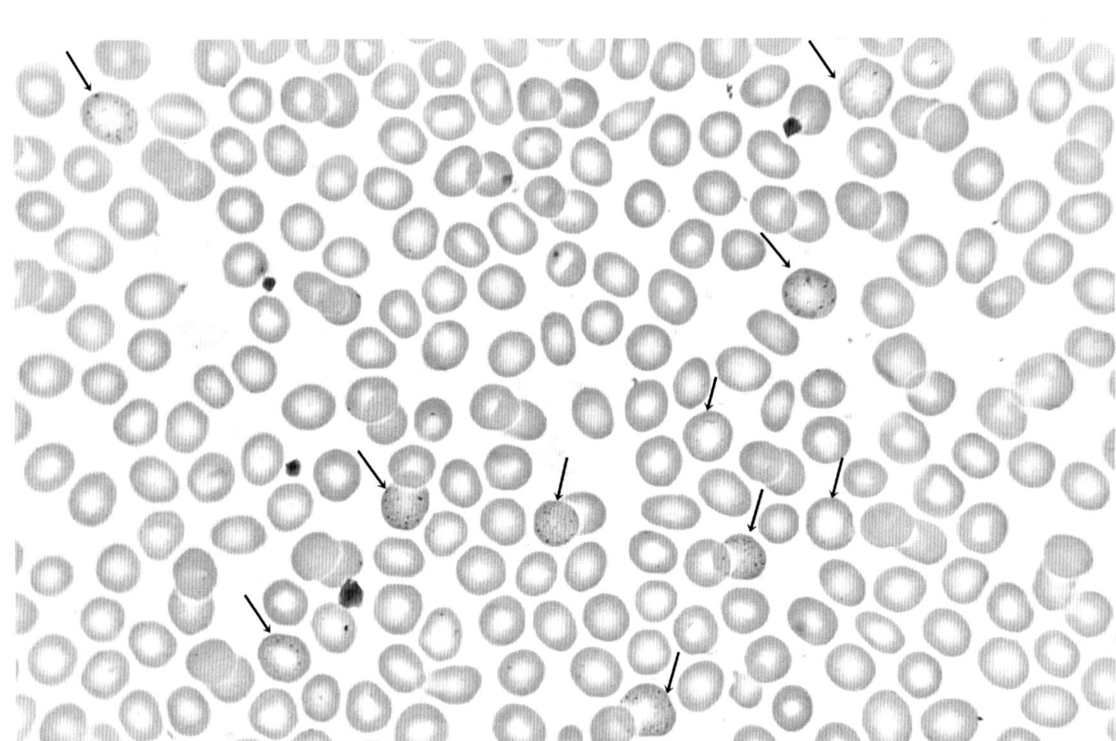

图 6-79　嗜碱性点彩红细胞

可 1 个或多个(图 6-80)。为核碎裂或核溶解后所剩残余部分。可见于脾切除术后、无脾症、脾萎缩、脾功能低下、红白血病和某些贫血患者,在巨幼细胞性贫血时更易见到。

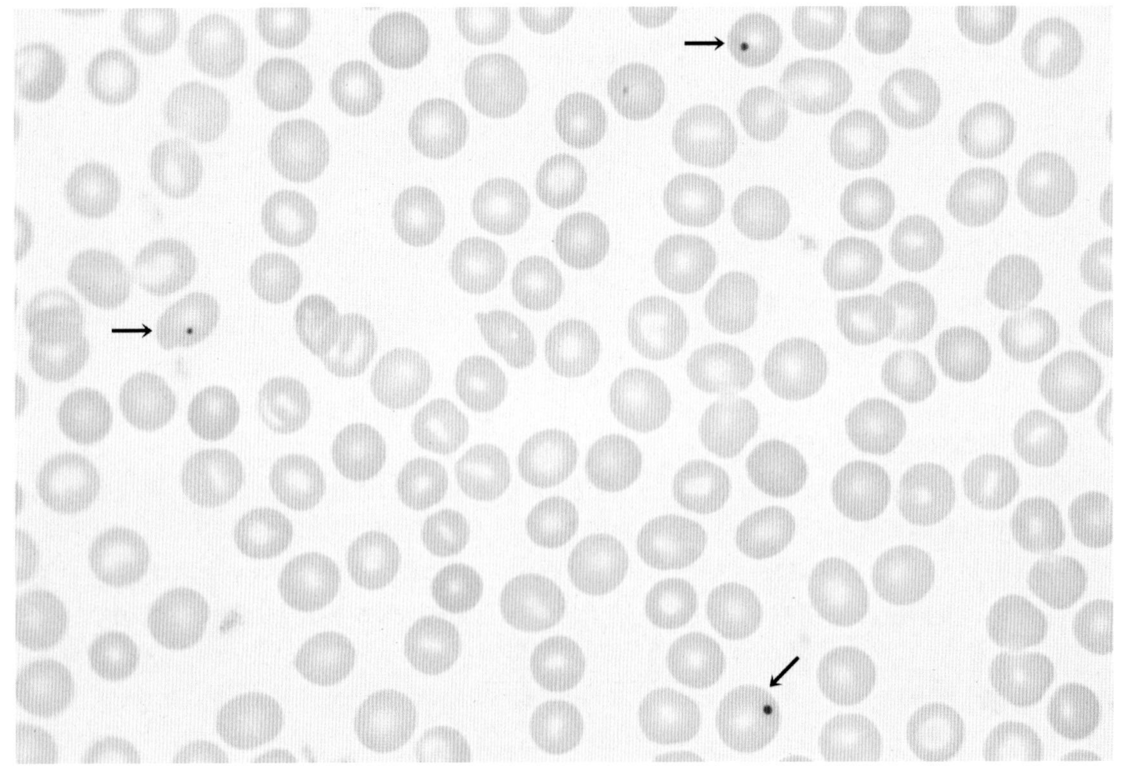

图 6-80　Howell-Jolly 小体

(3) 卡伯特环(Cabot ring):一种紫红色细线围成的圆圈状、8字形或近似于圆的环状结构,位于成熟或幼稚红细胞的胞质中,可1个或多个(图6-81),常伴随嗜碱性点彩颗粒或紫红色的嗜苯胺蓝颗粒同时出现。有时可观察到卡伯特环由紫红色小粒连缀而成的现象。其产生的原因可能是:①核膜的残余物,卡伯特环表示核分裂异常。②纺锤体的残余物(电镜下可见此时形成纺锤体的微细管着色点异常)。③胞质中脂蛋白变性所致。卡伯特环常与Howell-Jolly小体同时存在,可见于白血病、巨幼细胞性贫血和脾切除术后等。

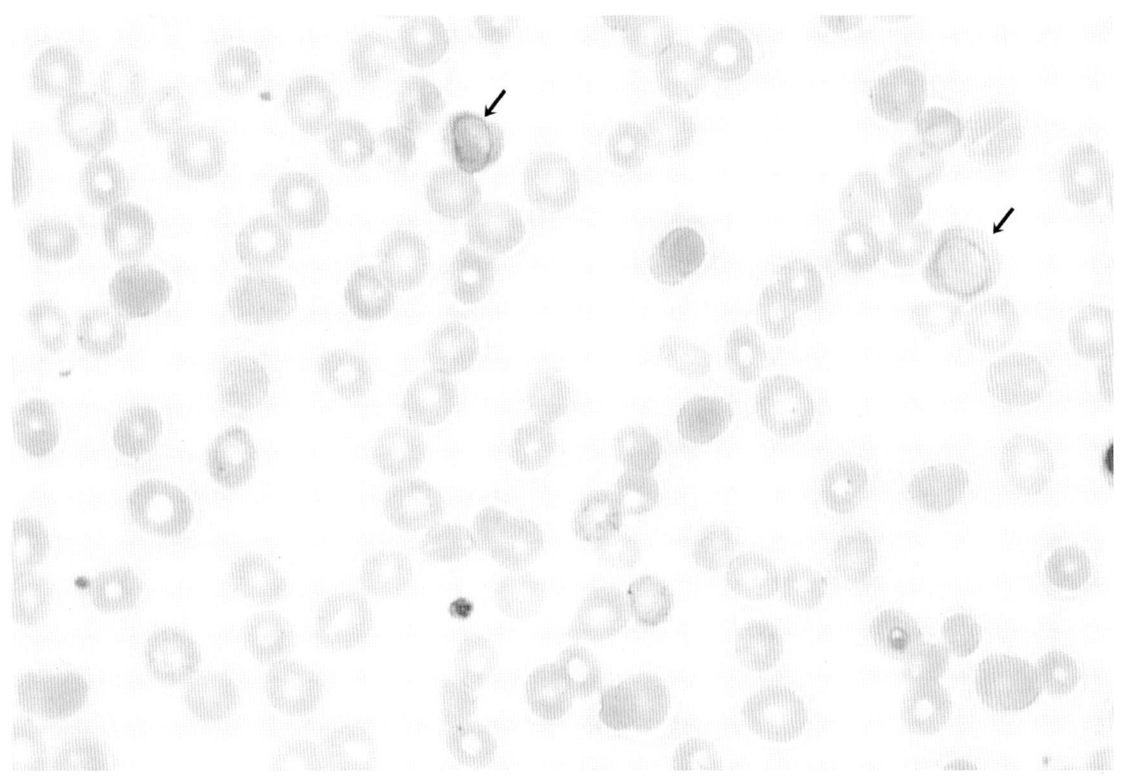

图6-81 Cabot环

(4) 帕彭海姆小体(Pappenheimer body):1945年,Pappenheimer等人描述了三名脾切除术后患者红细胞,用瑞氏或吉姆萨染色时显示出红细胞中有内含物,他们将这些小体描述为圆形、紫红色小体,贴近细胞膜,并通过铁染色(普鲁士蓝反应)将其与嗜碱性点彩颗粒、Howell-Jolly小体、血小板等进行了鉴别。

帕彭海姆小体系红细胞内铁蛋白的聚集体,血涂片中可见多个大小、形态不等,分布不均的嗜碱性内含物,经铁染色呈蓝绿色铁颗粒(图6-82)。帕彭海姆小体多见于铁粒幼细胞性贫血,也见于地中海贫血和镰状细胞贫血等血红蛋白病,酗酒,铅中毒以及脾切除术后(图6-83)等。

(5) 有核红细胞:各阶段的幼稚红细胞(图6-84),异常血象中易见中、晚幼红细胞。有核红细胞识别时应尤其注意与淋巴细胞等相似细胞鉴别。

(6) 疟原虫:当患者感染疟原虫时,可见红细胞内有相应的病原体。根据其生理周期分别见到恶性疟原虫(P. f)、三日疟原虫(P. m)、卵形疟原虫(P. o)和间日疟原虫(P. v)的环状体(小滋养体)、大滋养体、成熟和(或)未成熟裂殖体以及雌配子体(大配子体)和雄配子体(小配子体)。常见疟原虫的形态见图6-85至图6-89。四种疟原虫红细胞内期各阶段的形态特征见图6-90、图6-91和表6-17。

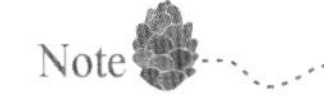

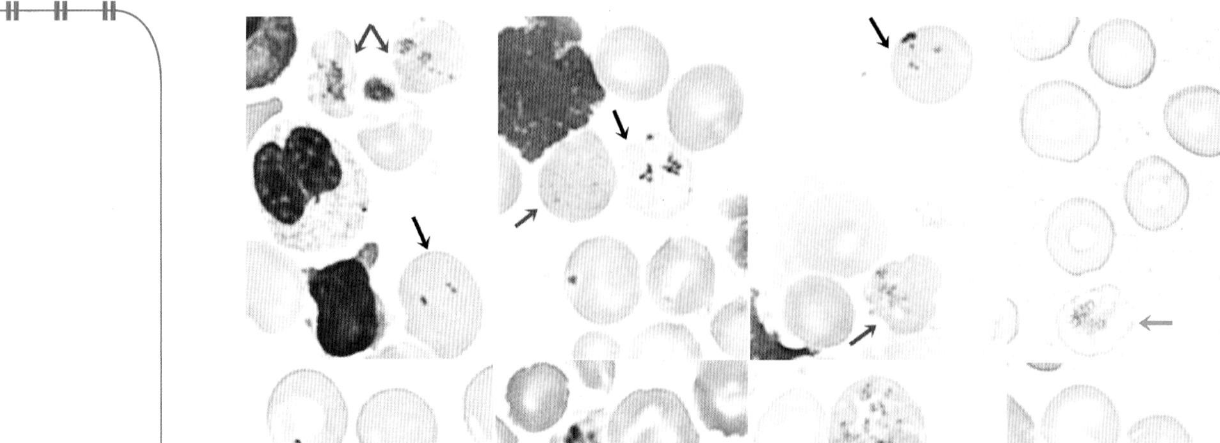

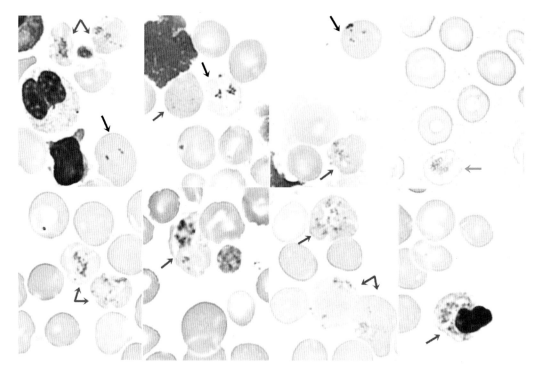

图 6-82　帕彭海姆小体(一)

(本案例来自一例 MDS-SLD-RS 患者,帕彭海姆小体↑,帕彭海姆小体经铁染色显示为蓝绿色铁颗粒↑,嗜碱性点彩颗粒↑)

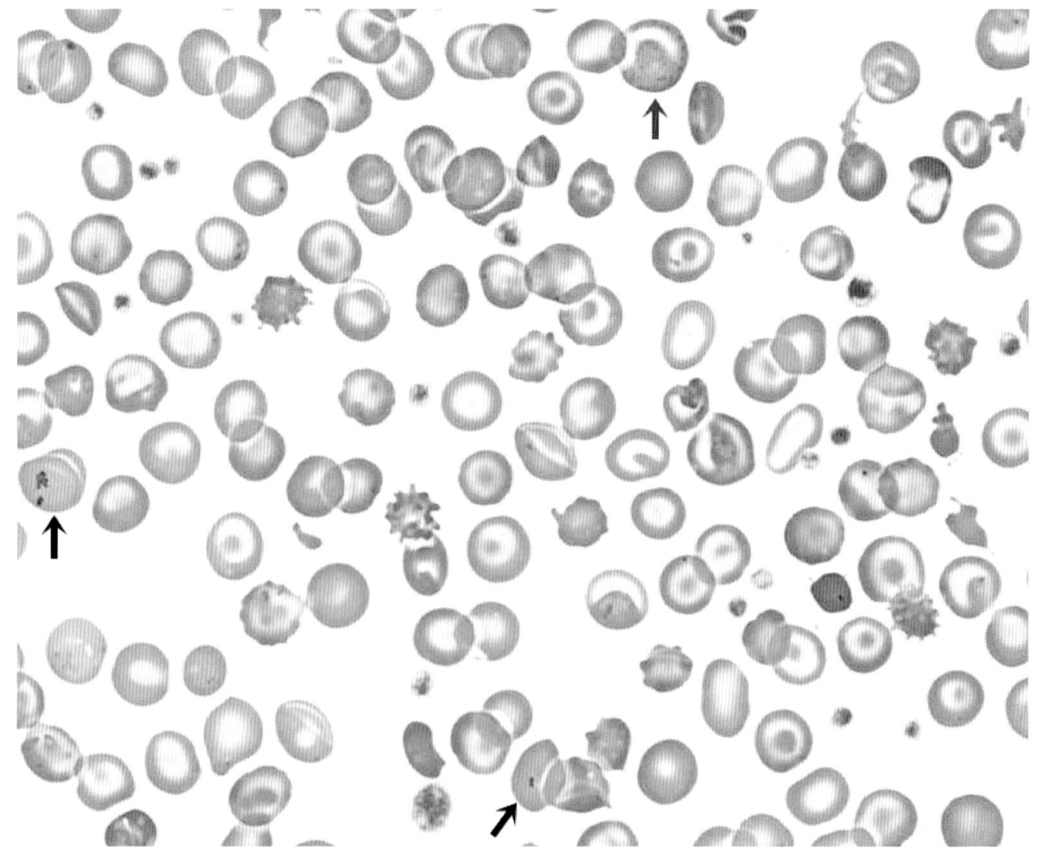

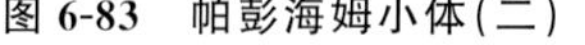

图 6-83　帕彭海姆小体(二)

(本案例来自一例地中海贫血脾切除术后患者,帕彭海姆小体↑,嗜碱性点彩颗粒↑)

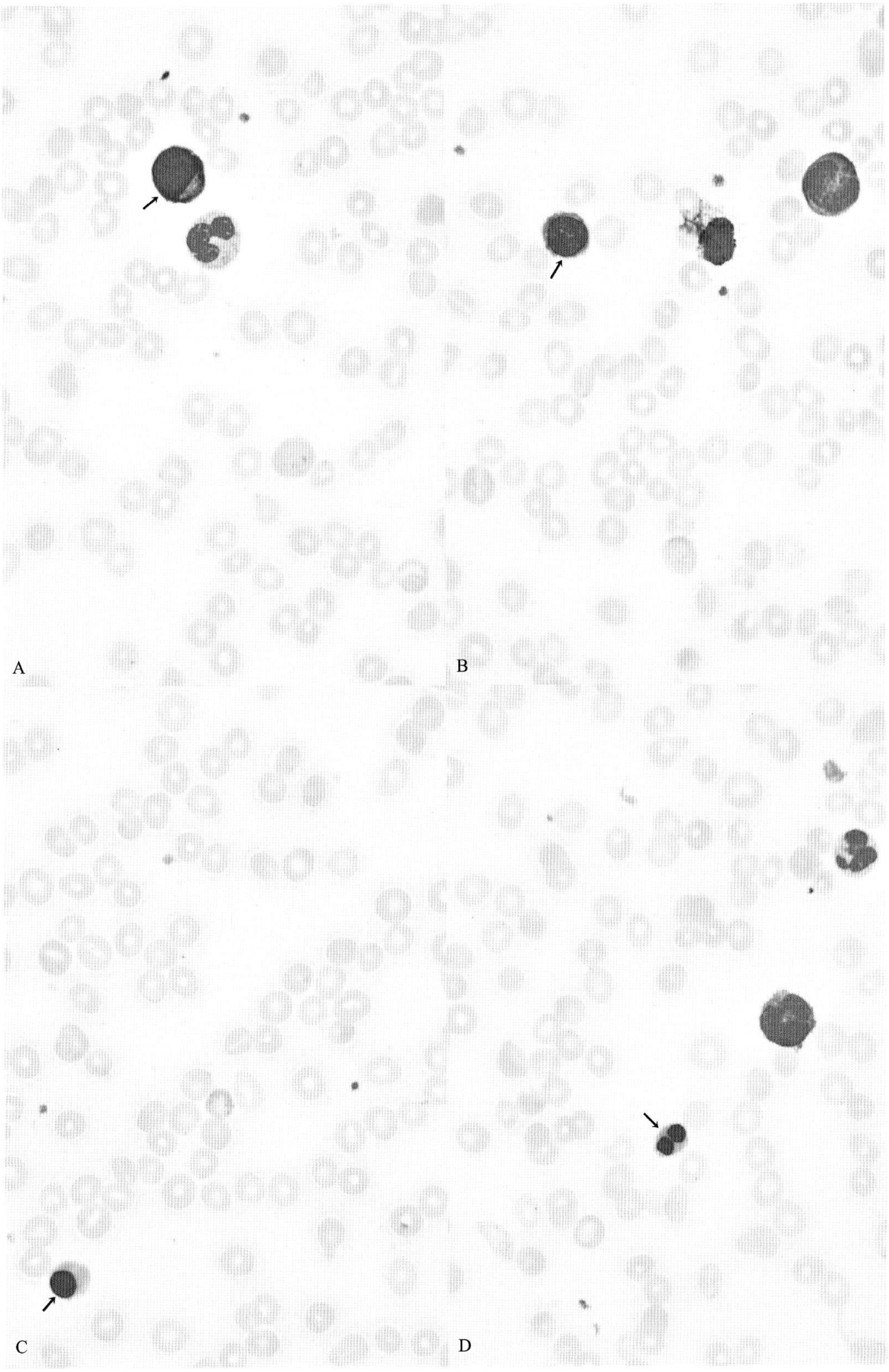

A B C D

图 6-84 有核红细胞

（A. 早幼红细胞；B. 中幼红细胞；C. 晚幼红细胞；D. 双核晚幼红细胞）

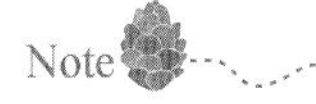

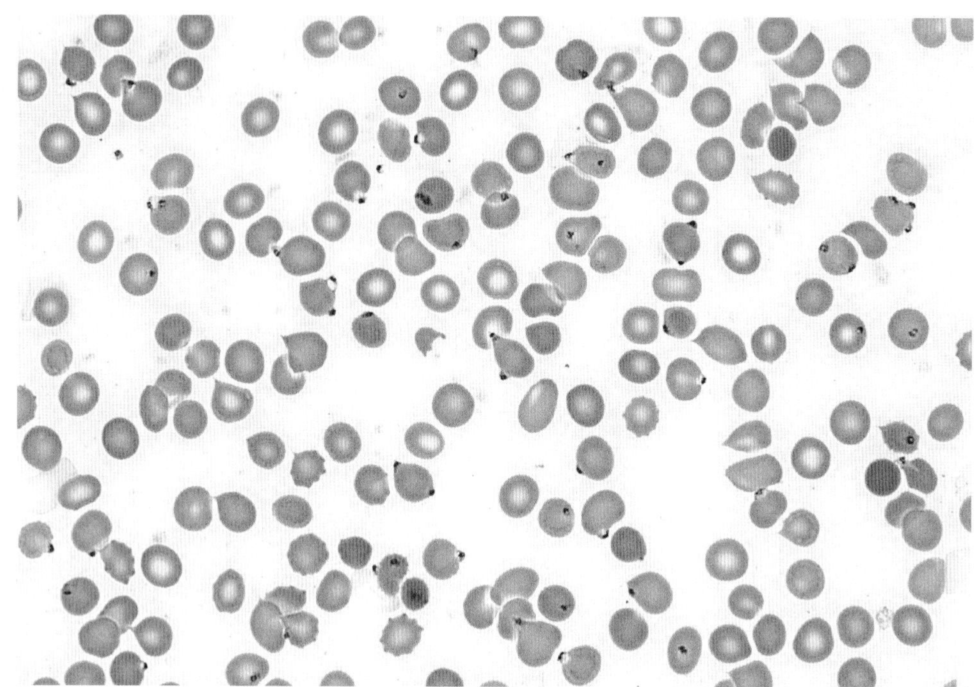

图 6-85　恶性疟原虫环状体(小滋养体)

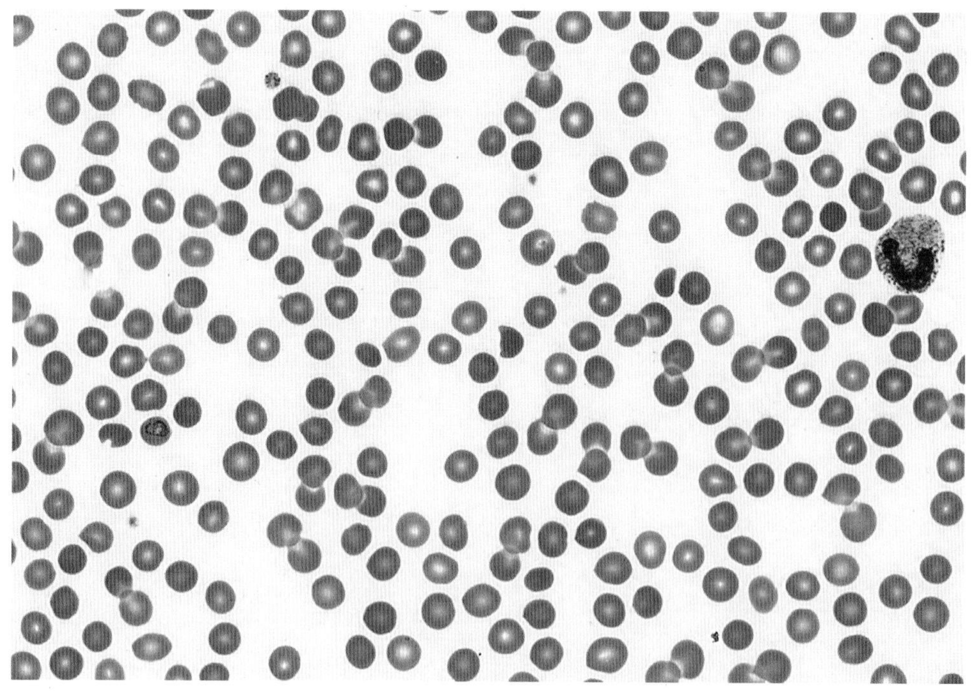

图 6-86　三日疟原虫带状大滋养体

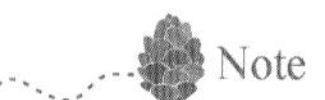
Note

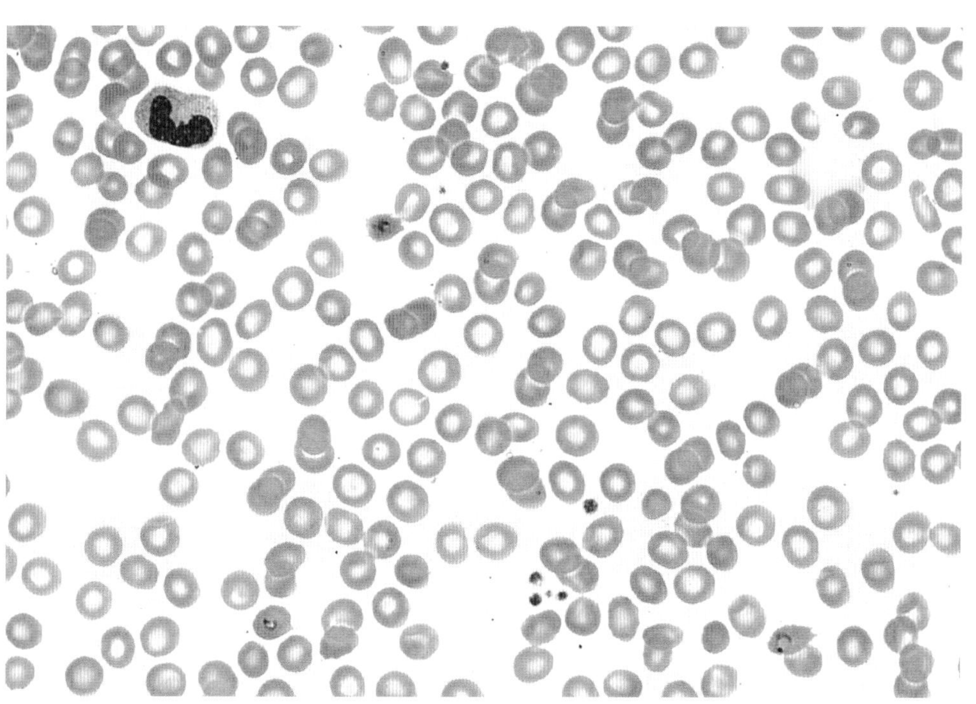

图 6-87　卵形疟原虫环状体(小滋养体)

扫码看视频：间日疟原虫感染血象

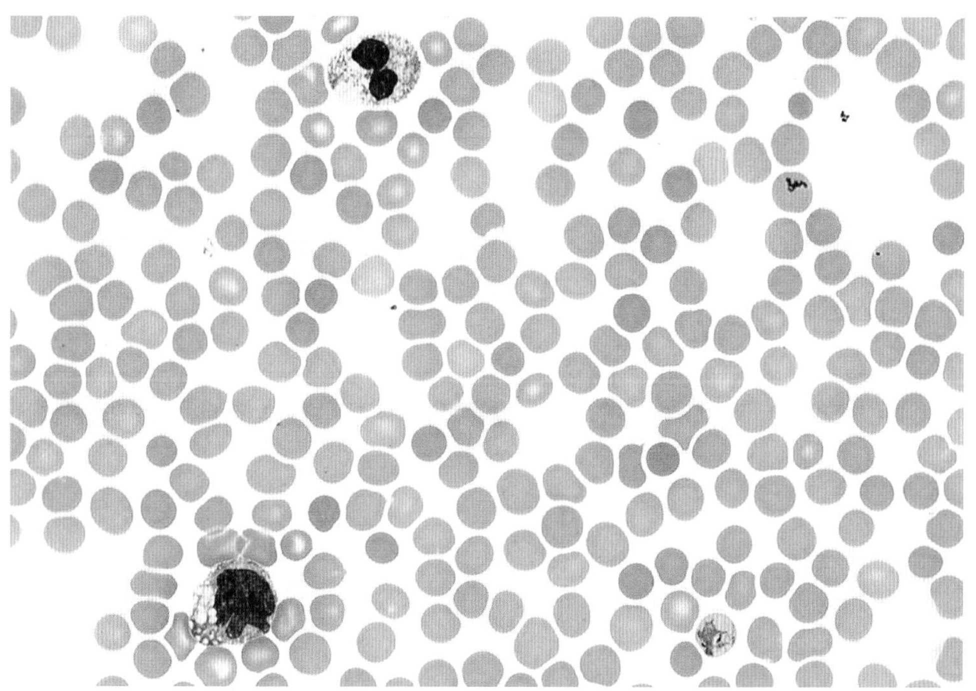

图 6-88　间日疟原虫阿米巴样大滋养体

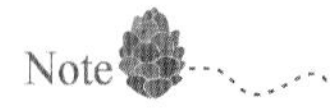

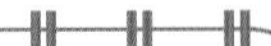

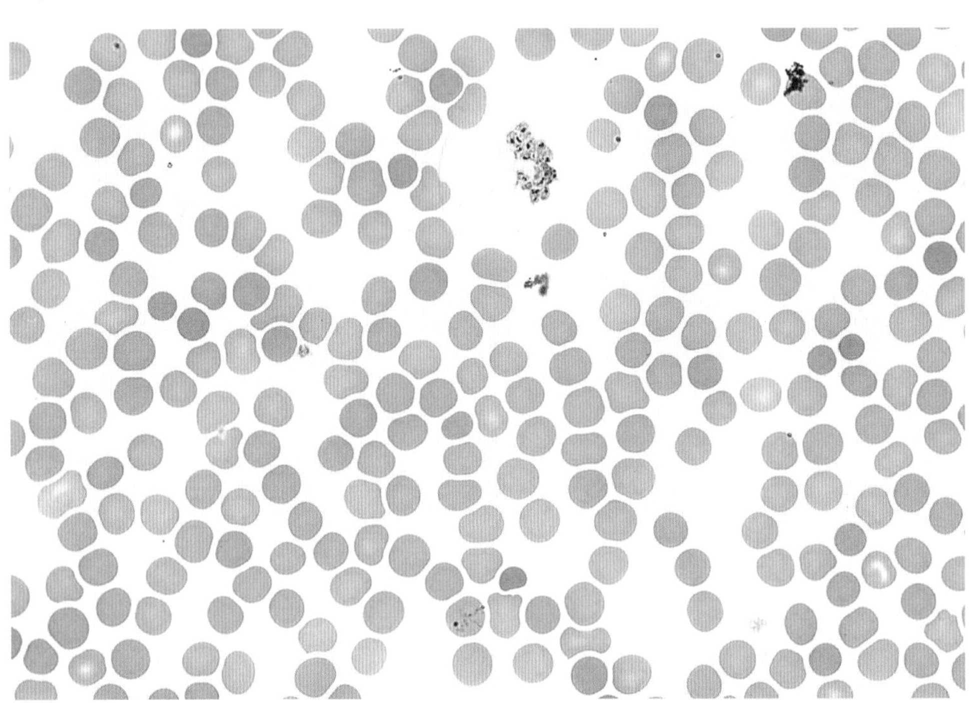

图 6-89　间日疟原虫已破裂的成熟裂殖体

	滋养体 小(环状体)	大	裂殖体 未成熟	成熟	配子体 雄(小)	雌(大)
P.f						
P.v						
P.m						
P.o						

图 6-90　四种疟原虫红细胞内期各阶段的形态特征(一)

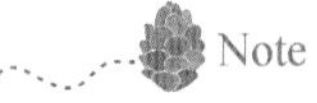

Note

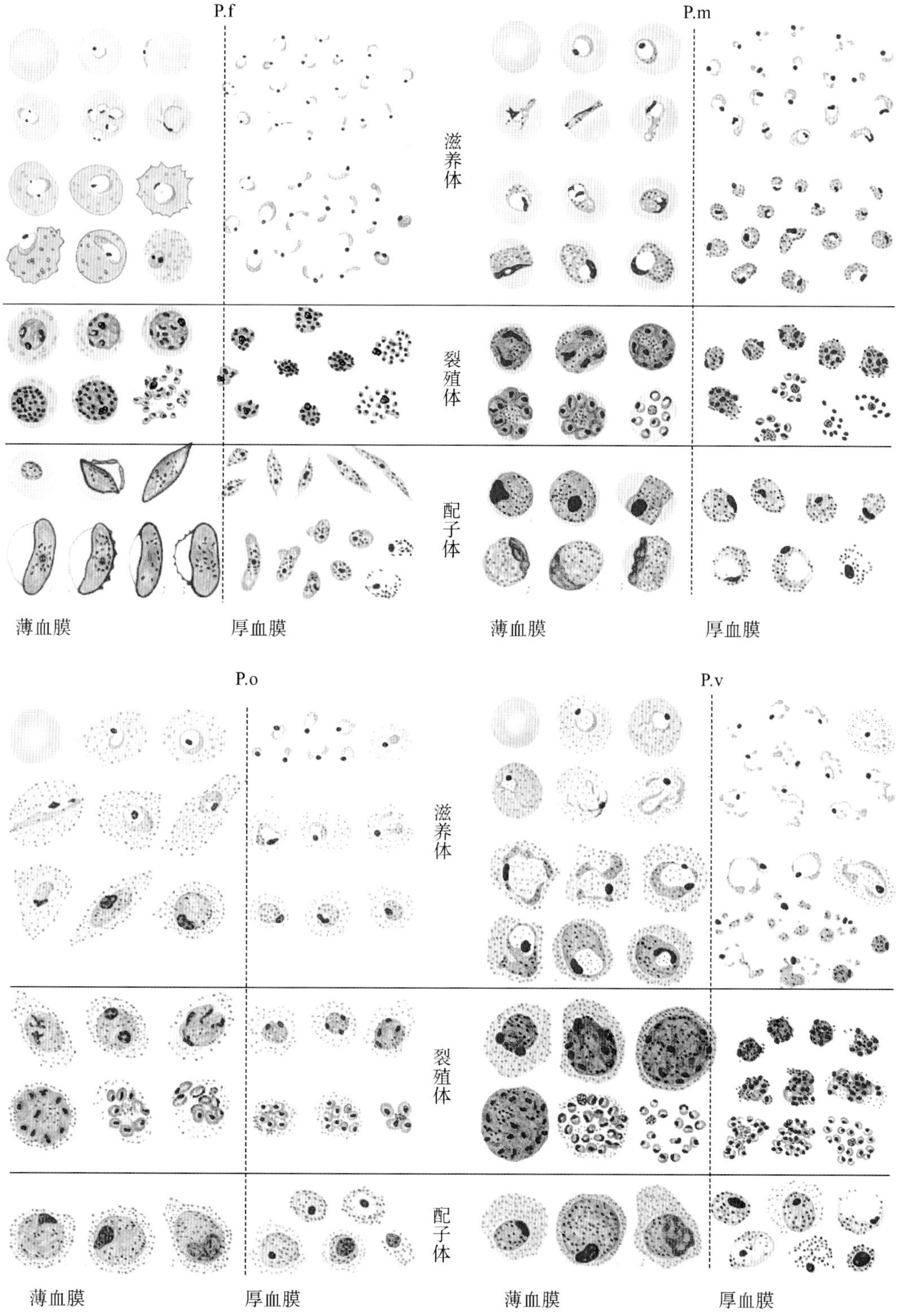

P.f　　　　P.m

滋养体

裂殖体

配子体

薄血膜　　厚血膜　　薄血膜　　厚血膜

P.o　　　　P.v

滋养体

裂殖体

配子体

薄血膜　　厚血膜　　薄血膜　　厚血膜

图 6-91　四种疟原虫红细胞内期各阶段的形态特征(二)

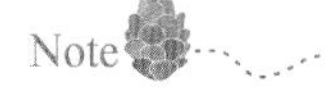

表 6-17　四种疟原虫红细胞内期各阶段的形态特征比较

种别			P.f	P.v	P.m	P.o
阶段	形态	结构				
繁殖体	环状体（小滋养体）	胞质	小于红细胞的1/3，非常纤细	大于红细胞的1/3	小于红细胞的1/3，致密浓染	大于红细胞的1/3，致密
		核	红色，1个或2个（常见）	红色，1个，位于环状体狭部	红色，1个，较大，常位于环状体环内	红色，1个
		色素	—	—	较早出现	—
		部位	常分布于胞膜边缘	胞膜边缘分布少	胞膜边缘分布少	胞膜边缘分布少
	大滋养体	胞质	小，很少出现于外周血中	大，呈阿米巴样，不规则，空泡明显	小，常呈带状，致密，空泡少见	圆形或卵圆形，致密浓染
		核	小点或线状	小点或线状	明显，常似带状	大而不规则团块
		色素	较明显，微细，黑色	棕黄色	大且多，暗棕色	暗棕黄色
	裂殖体	胞质	很少出现于外周血中，为红细胞2/3～3/4大小	完成分裂形，充满于膨大的红细胞	完全分裂，和正常红细胞等大或稍小	致密，比P.m大
		色素	凝集于中央（黑色）	凝集于中央，棕黄色	凝集于中央，暗棕色	凝集于中央，暗棕黄色
		裂殖子	小，8～24个（平均12个）	中等大小，12～24个（平均16个），色素块为中心，排列不规则	大，6～12个（平均8个），色素块为中心，排列呈菊花状	比P.m大，6～14个（平均8个）
配子体	总体特征		半月形	圆形或卵圆形，充满于膨大的红细胞，色素丰富	圆形或卵圆形，比P.v小，充满于正常红细胞	圆形，占膨大红细胞的3/4
	雌性♀		新月形，两端尖，胞质呈蓝色，核致密，呈深红色，小且居于中央	比♂大，胞质呈蓝色，核小致密，呈深红色，偏于一侧	比♂大，胞质呈蓝色，核致密，呈深红色，偏于一侧	类似P.m，但稍大；色素似P.v
	雄性♂		腊肠形，两端钝圆，胞质呈蓝红色，核疏松，呈淡红色，色素分布于核周	胞质薄，呈蓝红色，核大疏松，呈淡红色，常在中央，色素分散	比红细胞略小，胞质呈蓝色，核疏松，呈淡红色，色素多而分散	类似P.m，但稍大；色素似P.v
色素			配子体粗大，颗粒呈小块，暗褐色	细小颗粒状，呈棕黄色	颗粒粗大，呈黑褐色或黑色	颗粒细小或小块状，呈暗褐色

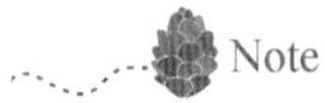

续表

种别 阶段 形态 结构	P.f	P.v	P.m	P.o
重复感染	常见	有时	较少	较少
被寄生的红细胞变化	正常或略小，有稀疏粗大的紫红色茂氏点	明显涨大，脱色，有较多鲜红色薛氏点	正常或略小，不变色，偶见少量蓝紫色西门氏点	略涨大，卵形，边缘锯齿状，薛氏点大，出现早
出现于外周血中的形态	通常只有环状体和成熟配子体	均可见	均可见	均可见
裂体增殖需要时间	36～48 h	48 h	72 h	48 h

4. 红细胞排列异常

(1) 红细胞缗钱状排列：红细胞彼此连接呈缗钱状排列(图 6-92)，通常由于血浆纤维蛋白原和球蛋白含量增高，使红细胞表面负电荷降低，红细胞之间的相互排斥力减弱所致。出现上述改变的标本所制成的血涂片，经瑞氏染色或瑞-吉染色后，常呈现蓝色背景。见于多发性骨髓瘤、异常蛋白血症等。

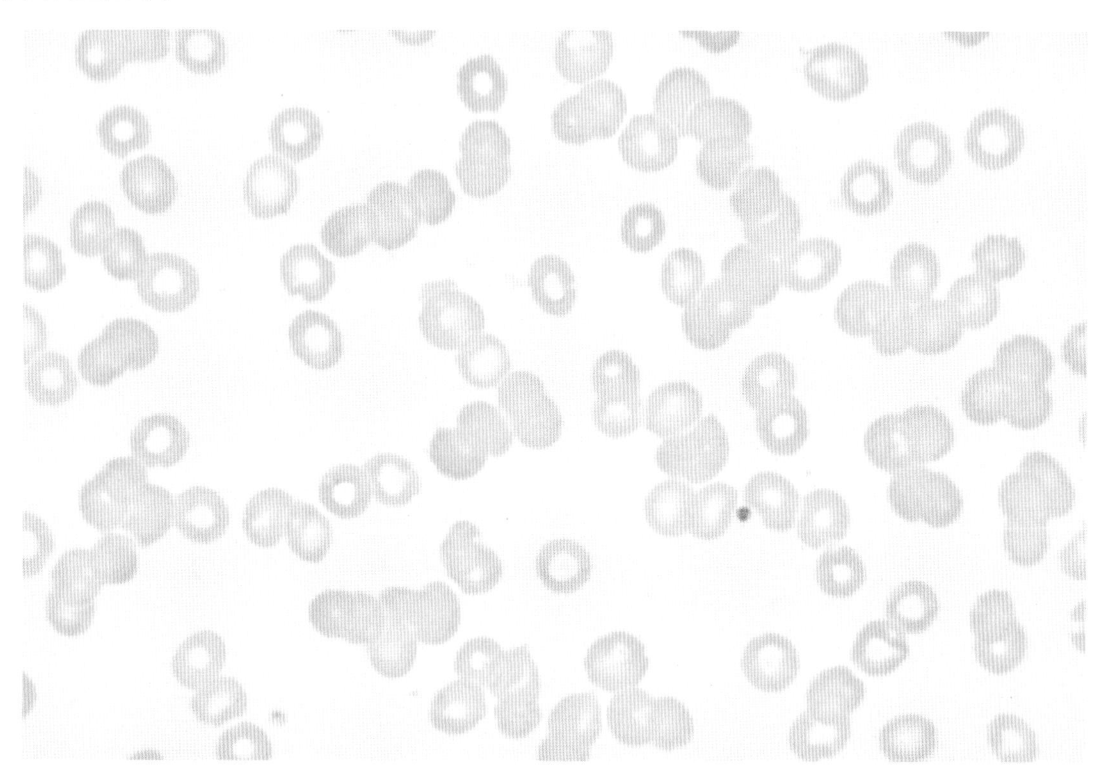

图 6-92 红细胞缗钱状排列

(2) 红细胞凝集：血涂片上红细胞出现聚集、凝集成堆或成团现象(图 6-93)，多见于冷凝集素综合征和自身免疫性溶血性贫血等。注意与血涂片较厚所引起的红细胞堆积相区别，真正的红细胞凝集在血涂片较薄处也可能存在。

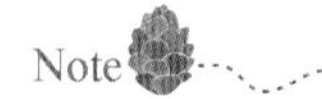

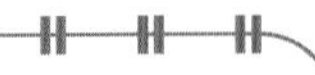

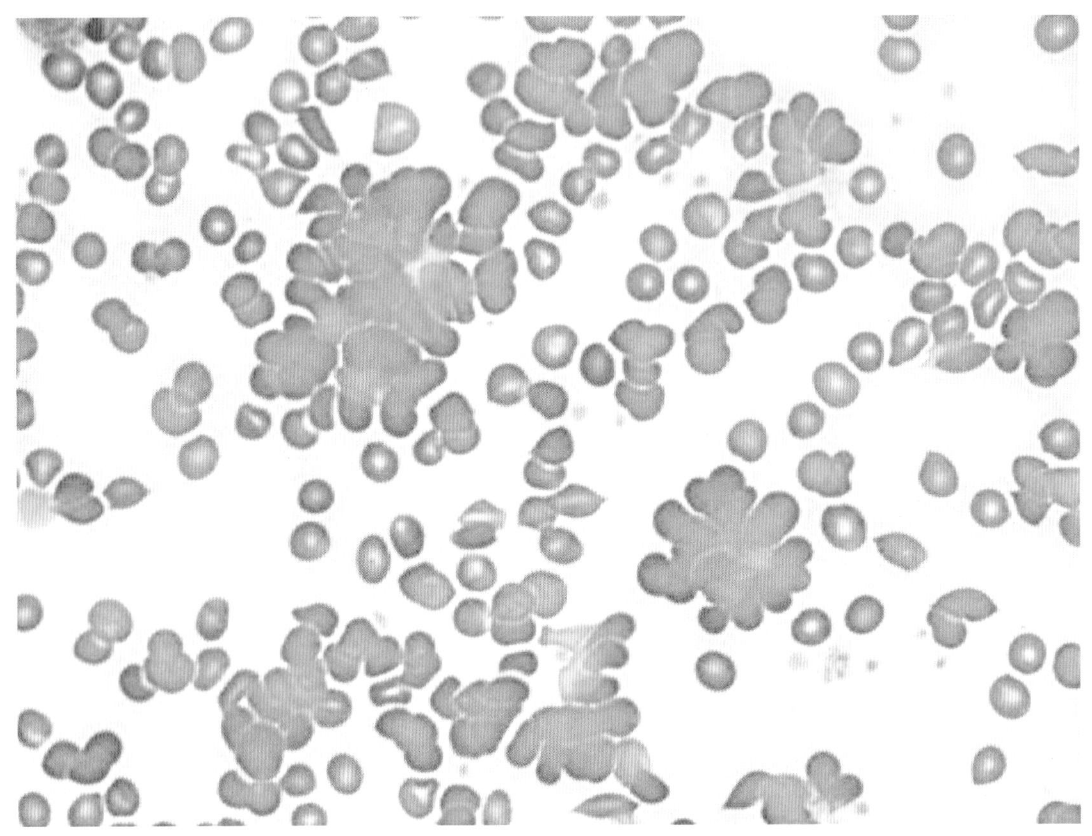

图 6-93　红细胞凝集

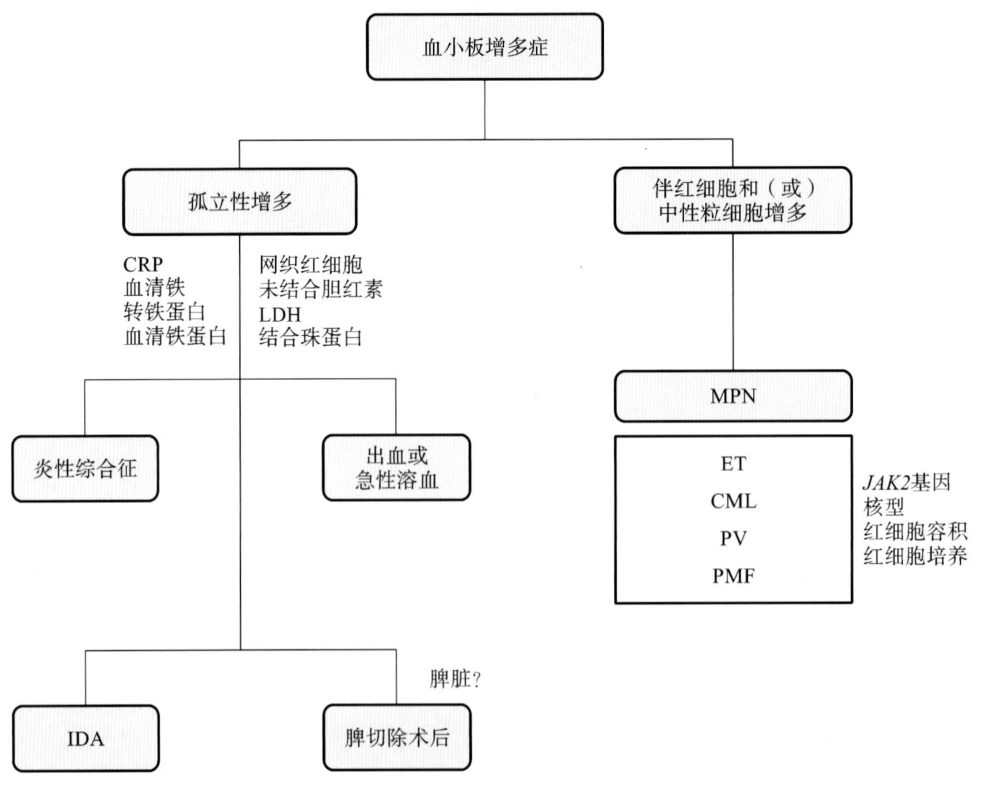

图 6-94　血小板增多症的鉴别诊断思路

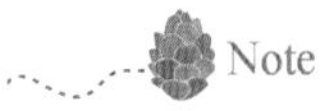

三、异常血小板

临床上，当血小板计数超过 400×10^9/L 时称为血小板增多症，常见于急性出血、慢性出血、IDA、溶血性贫血、癌症以及 MPN 等疾病(表 6-18)，其鉴别诊断思路见图 6-94。当血小板计数低于 100×10^9/L 时称为血小板减少症，可分为先天性血小板减少症和获得性血小板减少症，其中以后者为多见(表 6-18)。骨髓中巨核细胞生成血小板减少或成熟障碍以及血小板的破坏、分布异常等均会导致血小板减少，其鉴别诊断思路见图 6-95。一般来说，血小板在 $(20\sim50)\times10^9$/L 时，患者可有轻度出血或手术后出血；血小板低于 20×10^9/L 时，患者可有较严重出血；而血小板低于 5×10^9/L 时，患者可出现危及生命的严重出血。

扫码看视频：原发性血小板增多症血象

表 6-18　血小板异常相关疾病

血小板增多症	血小板减少症	血小板功能异常疾病
ET	ITP	巨大血小板综合征
MPN(除 ET)	TTP	血小板无力症
脾切除术后	AA	
急性出血后	急性白血病	
恶性肿瘤	恶性贫血	
感染	SLE	
	抗肿瘤药物治疗，放射治疗	
	药物过敏症	

血小板形态与其功能密切相关，异常血小板形态多反映其存在止血功能异常，包括黏附功能异常、聚集功能异常和血块收缩异常等。通过血小板形态的检验，对相关疾病的诊断、鉴别诊断以及发病机制的探讨有重要意义。异常血小板形态包括大小异常、形态异常、聚集性异常和分布异常。

正常血小板在非抗凝外周血涂片(末梢血涂片)中常可见 3～5 个聚集成簇或成团现象(图 6-96)，聚集与散在的血小板之比约 20∶1，临床上若因血小板聚集功能异常呈散在分布，不见聚集成簇或成团则属于病理现象，常见于血小板无力症。在抗凝血制备的血涂片中，血小板呈散在分布，若出现明显的血小板聚集现象多由于使用了 EDTA 盐抗凝剂、错误采血方式或者陈旧性标本所致。

1. 小血小板　是指直径小于 2 μm 或 MPV 低于 4 fL 的血小板，常见于肿瘤化疗后、巨幼细胞性贫血、再生障碍性贫血、骨髓浸润、脾功能亢进等。

2. 大血小板　是指直径超过 5 μm 或 MPV 超过 10 fL 的血小板(图 6-97)，正常血液中小于 10%，多见于巨大血小板综合征、ITP 患者，也可用于化疗后血小板再生的评估。

3. 巨大血小板　是指直径超过 8 μm 的血小板(图 6-98)，常见于原发性血小板增多症、AML-M7、骨髓纤维化、MDS、脾切除、巨大血小板综合征、灰色血小板综合征、ITP 以及 May-Hegglin 畸形等。

扫码看视频：巨大血小板综合征

4. 畸形血小板　如带状、星芒状等，正常人偶见(图 6-99)，多见于脾切除、AML-M7、骨髓纤维化等。

5. 颗粒减少血小板　α 颗粒减少或者缺乏时，血小板呈多空泡状，称为灰色血小板(图 6-100)，常见于灰色血小板综合征。含有巨大融合颗粒的血小板常见于 MDS 等疾病。

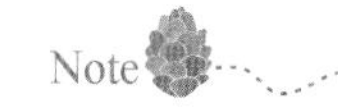

6. 血小板聚集和血小板卫星现象　在部分 EDTA 盐抗凝血涂片中，可见血小板黏附在中性粒细胞、单核细胞或淋巴细胞周围，形成的异常现象称之为血小板卫星现象(platelet

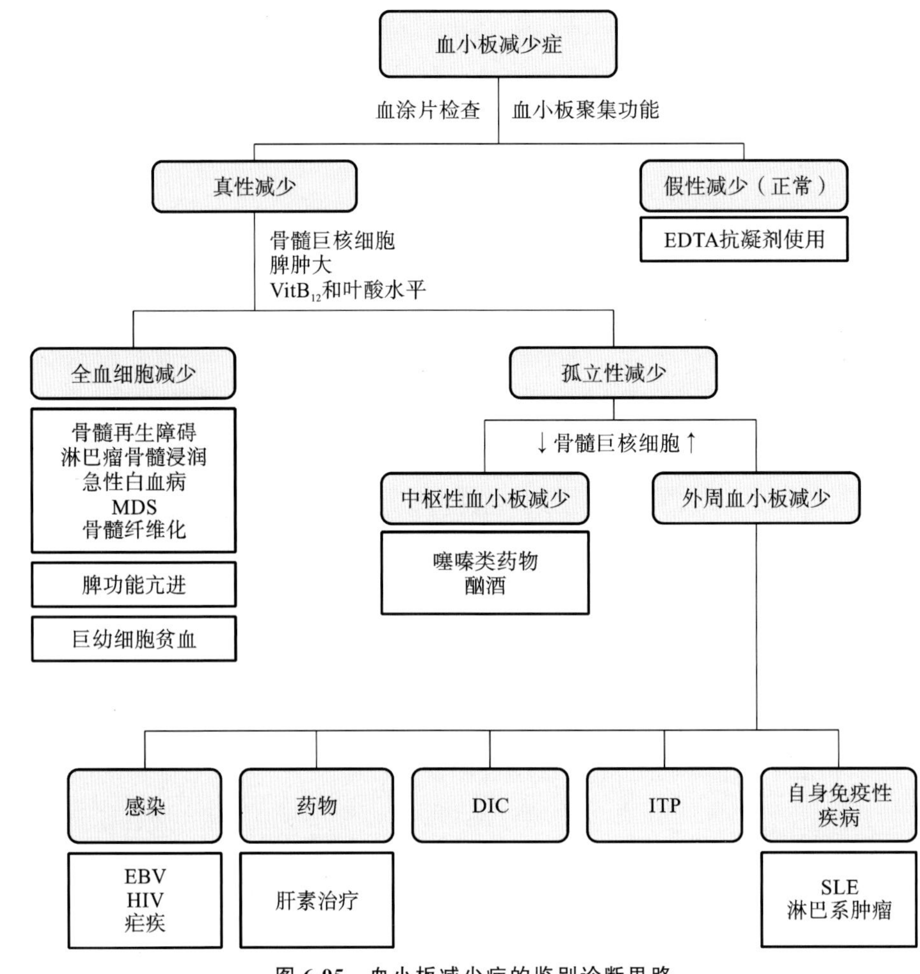

图 6-95　血小板减少症的鉴别诊断思路

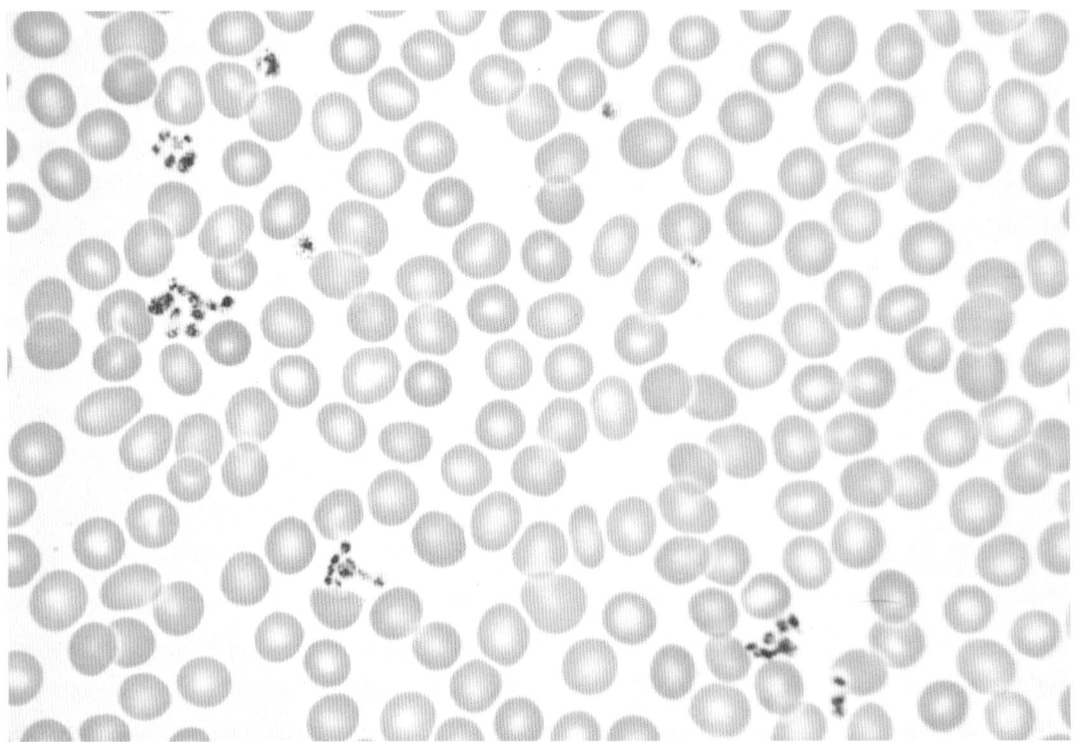

图 6-96　非抗凝外周血涂片中血小板聚集成簇或成团

Note

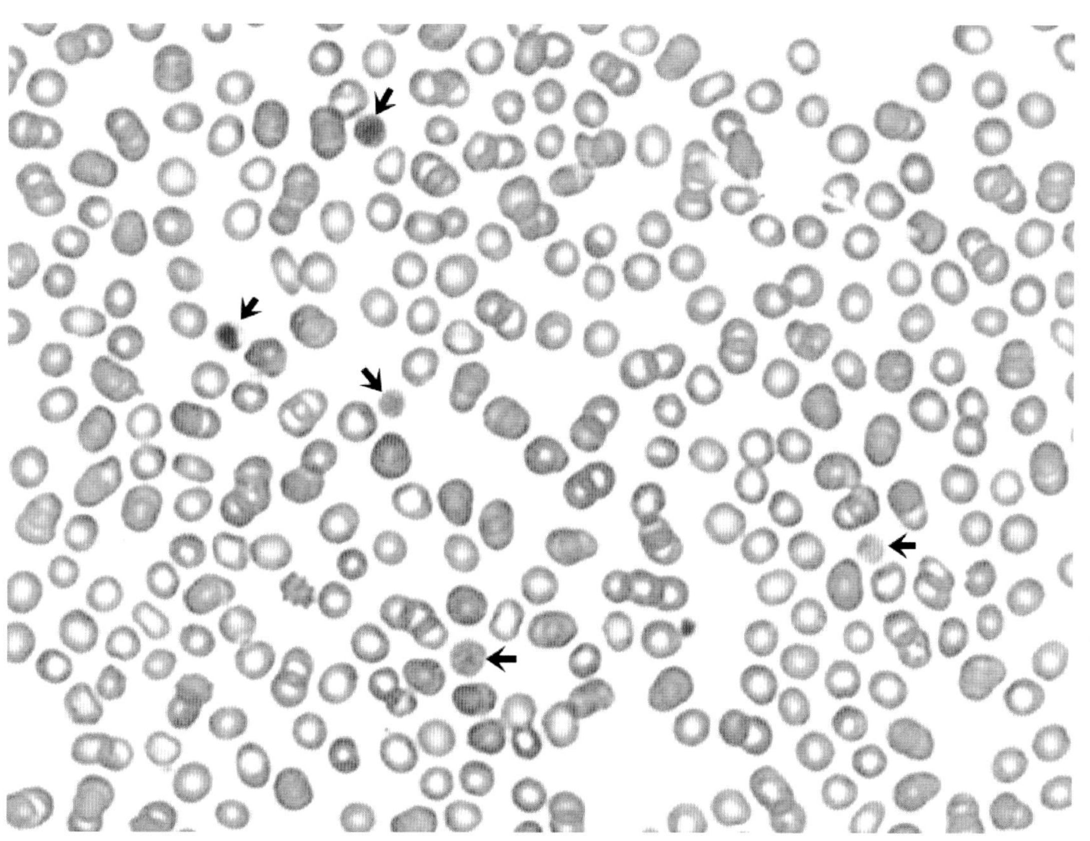

图 6-97 大血小板

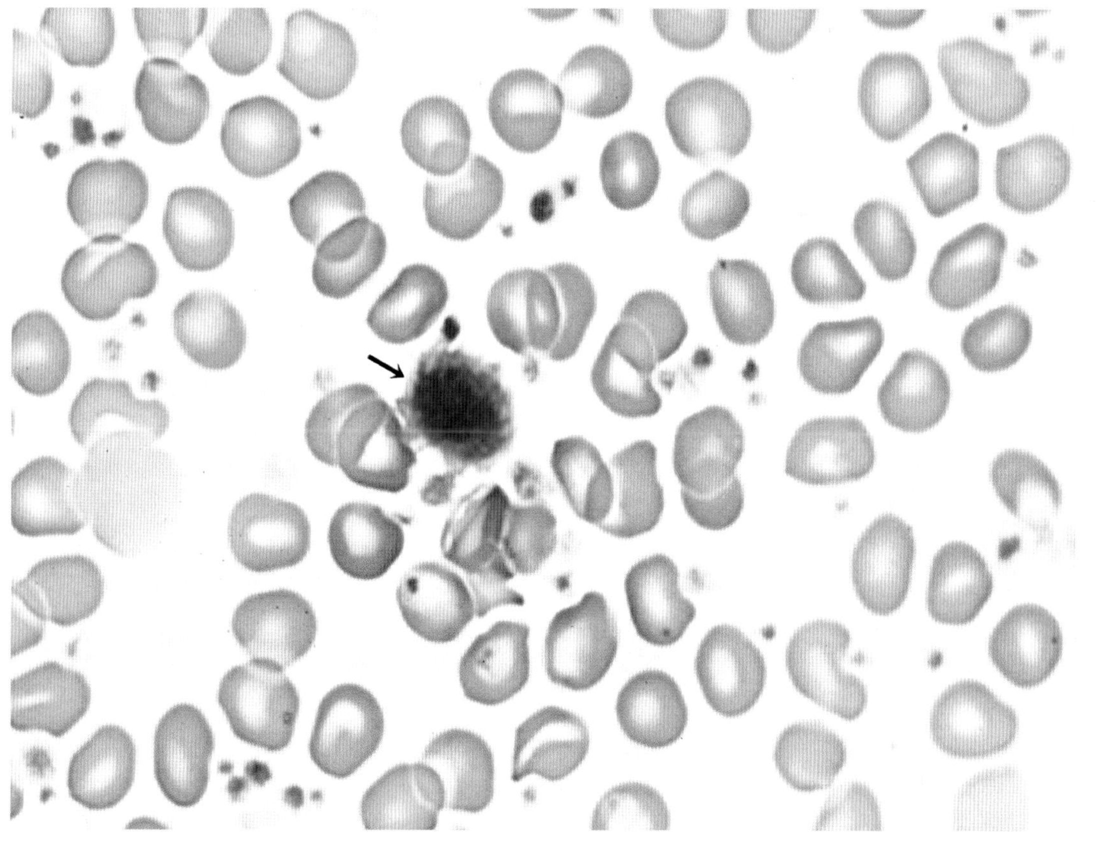

图 6-98 巨大血小板

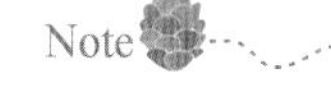

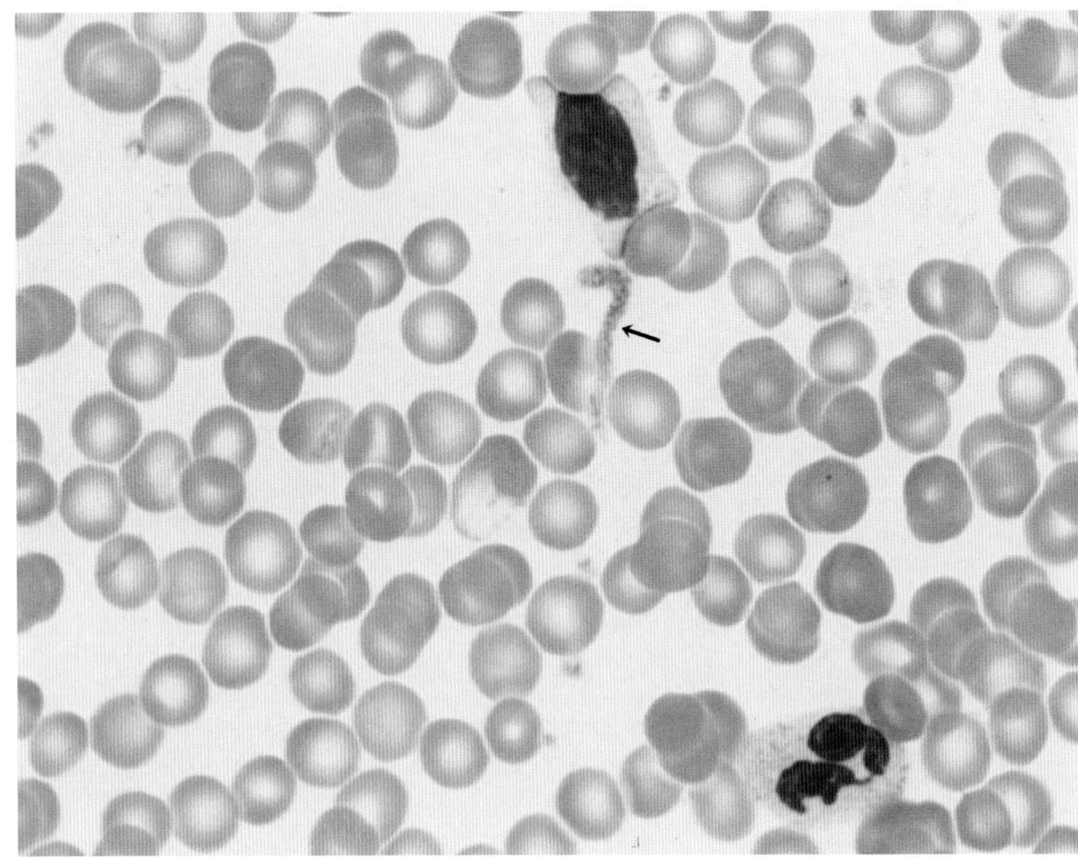

图 6-99　畸形血小板

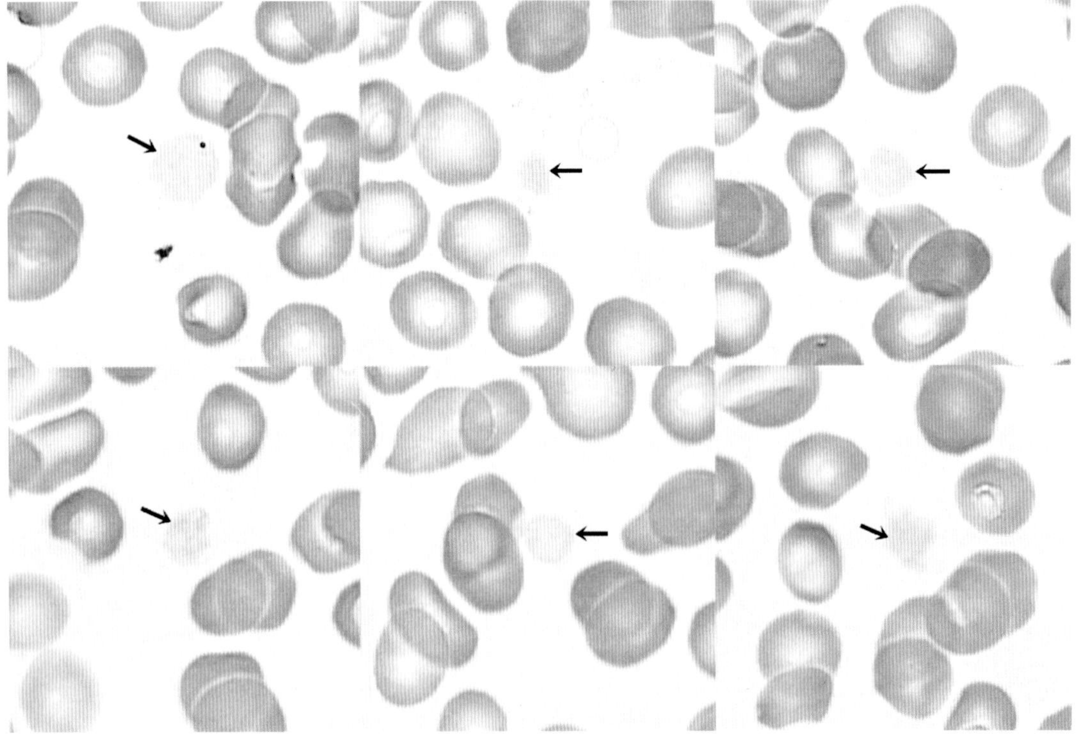

图 6-100　灰色血小板

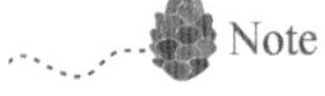

satellitism)。血小板聚集和血小板卫星现象可导致血液标本上机检测时出现血小板数量假性减少(图 6-101),可更换枸橼酸钠抗凝剂重新采血后得以纠正(图 6-102)。

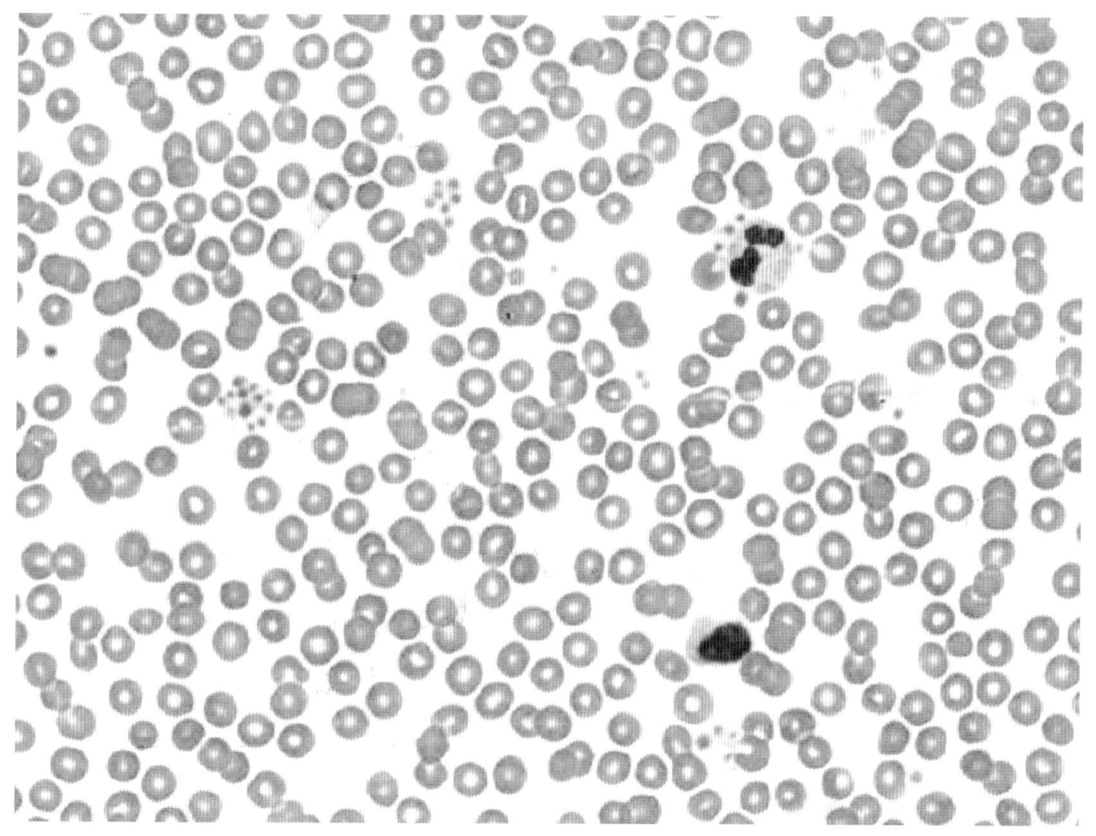

图 6-101　血小板聚集和血小板卫星现象

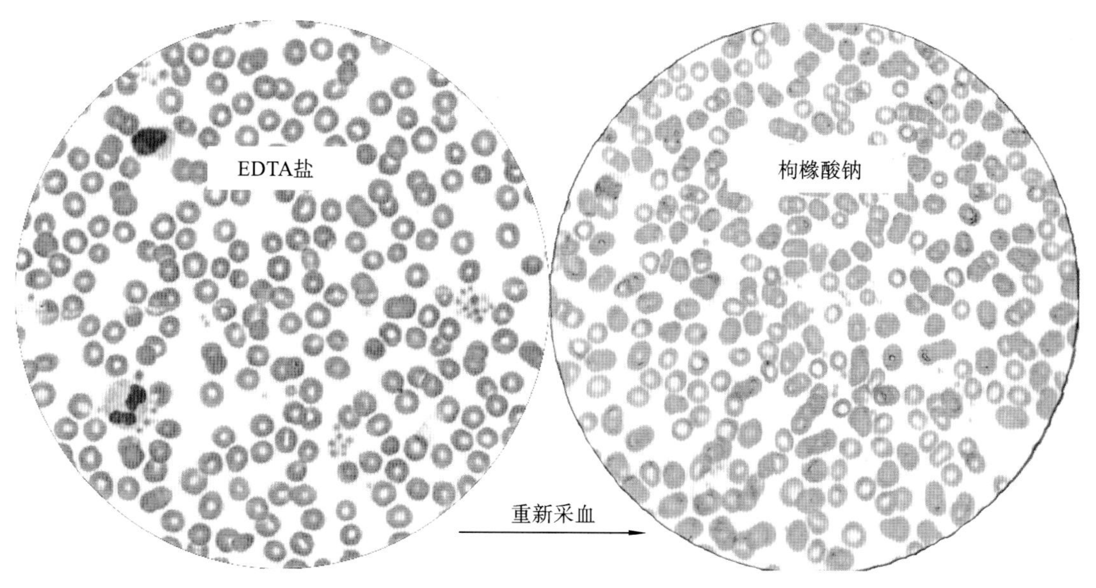

图 6-102　血小板假性减少的处理

思考与讨论

(1) 简述外周血细胞形态学检验的临床价值。

(2) 简述外周血红细胞形态检验的检验流程及临床价值。

(3) 简述外周血白细胞分类计数的检验流程及临床价值。

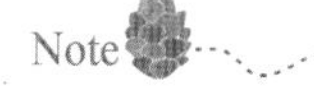

(4) 外周血细胞形态学检验的临床价值巨大。根据本章内容的学习，请设计一份科学、合理的外周血细胞形态学检验报告(模式)。

(5) 某老年男性患者的 CBC 和血细胞形态结果分别见图 6-103 和图 6-104，请说说你的理解和看法。

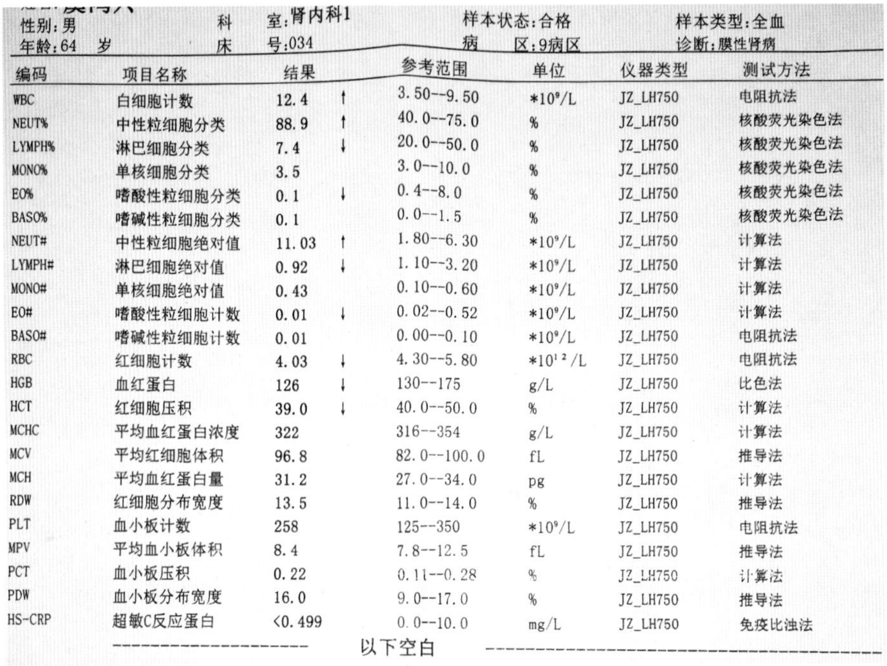

性别：男　　科　室：肾内科1　　样本状态：合格　　样本类型：全血

年龄：64　岁　　床　号：034　　病　区：9病区　　诊断：膜性肾病

编码	项目名称	结果		参考范围	单位	仪器类型	测试方法
WBC	白细胞计数	12.4	↑	3.50--9.50	*10⁹/L	JZ_LH750	电阻抗法
NEUT%	中性粒细胞分类	88.9	↑	40.0--75.0	%	JZ_LH750	核酸荧光染色法
LYMPH%	淋巴细胞分类	7.4	↓	20.0--50.0	%	JZ_LH750	核酸荧光染色法
MONO%	单核细胞分类	3.5		3.0--10.0	%	JZ_LH750	核酸荧光染色法
EO%	嗜酸性粒细胞分类	0.1	↓	0.4--8.0	%	JZ_LH750	核酸荧光染色法
BASO%	嗜碱性粒细胞分类	0.1		0.0--1.5	%	JZ_LH750	核酸荧光染色法
NEUT#	中性粒细胞绝对值	11.03	↑	1.80--6.30	*10⁹/L	JZ_LH750	计算法
LYMPH#	淋巴细胞绝对值	0.92	↓	1.10--3.20	*10⁹/L	JZ_LH750	计算法
MONO#	单核细胞绝对值	0.43		0.10--0.60	*10⁹/L	JZ_LH750	计算法
EO#	嗜酸性粒细胞计数	0.01	↓	0.02--0.52	*10⁹/L	JZ_LH750	计算法
BASO#	嗜碱性粒细胞计数	0.01		0.00--0.10	*10⁹/L	JZ_LH750	电阻抗法
RBC	红细胞计数	4.03	↓	4.30--5.80	*10¹²/L	JZ_LH750	电阻抗法
HGB	血红蛋白	126	↓	130--175	g/L	JZ_LH750	比色法
HCT	红细胞压积	39.0	↓	40.0--50.0	%	JZ_LH750	计算法
MCHC	平均血红蛋白浓度	322		316--354	g/L	JZ_LH750	计算法
MCV	平均红细胞体积	96.8		82.0--100.0	fL	JZ_LH750	推导法
MCH	平均血红蛋白量	31.2		27.0--34.0	pg	JZ_LH750	计算法
RDW	红细胞分布宽度	13.5		11.0--14.0	%	JZ_LH750	推导法
PLT	血小板计数	258		125--350	*10⁹/L	JZ_LH750	电阻抗法
MPV	平均血小板体积	8.4		7.8--12.5	fL	JZ_LH750	推导法
PCT	血小板压积	0.22		0.11--0.28	%	JZ_LH750	计算法
PDW	血小板分布宽度	16.0		9.0--17.0	%	JZ_LH750	推导法
HS-CRP	超敏C反应蛋白	<0.499		0.0--10.0	mg/L	JZ_LH750	免疫比浊法

--------------------- 以下空白 ---------------------

图 6-103　患者 CBC 结果

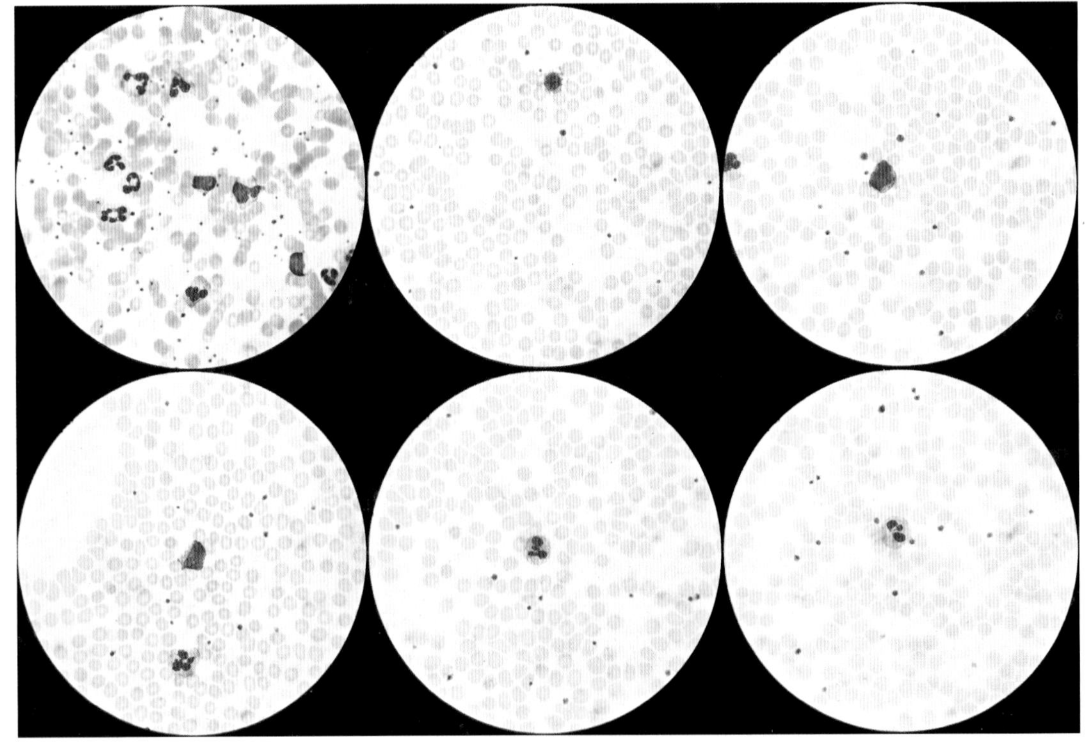

图 6-104　患者血细胞形态结果

(6) 患者，女，25岁。主诉：近一个月乏力、心悸、头晕、食欲不振。查体：面色苍白，睑结膜苍白，心率100次/分。血常规：RBC 3.1×10^{12}/L，网织红细胞5%，Hb 75 g/L，HCT 25%(0.25 L/L)，MCV 76 fL，MCHC 300 g/L。请回答以下问题。

① 计算该患者的MCH数值？初步考虑为何种疾病，依据是什么？

② 还应该做哪些实验室检查？

③ 应该与哪些疾病进行鉴别诊断？

(7) 患者，女性，68岁。一年前发现有贫血，此后有加重趋势，曾服用铁剂、叶酸和Vit B_{12}，但贫血症状无改善，现来本院就诊。血常规：WBC 2.3×10^{9}/L，Hb 70 g/L，MCV 105 fL，PLT 89×10^{9}/L。血涂片检查发现原始细胞比例为3%，无Auer小体。

① 临床上全血细胞减少的疾病有哪些？

② 解释棒状小体的概念及临床意义。

③ 该患者初步考虑为什么疾病？为了明确诊断，还需要做哪些进一步检查？

(8) 请谈谈你对图6-105案例的理解。

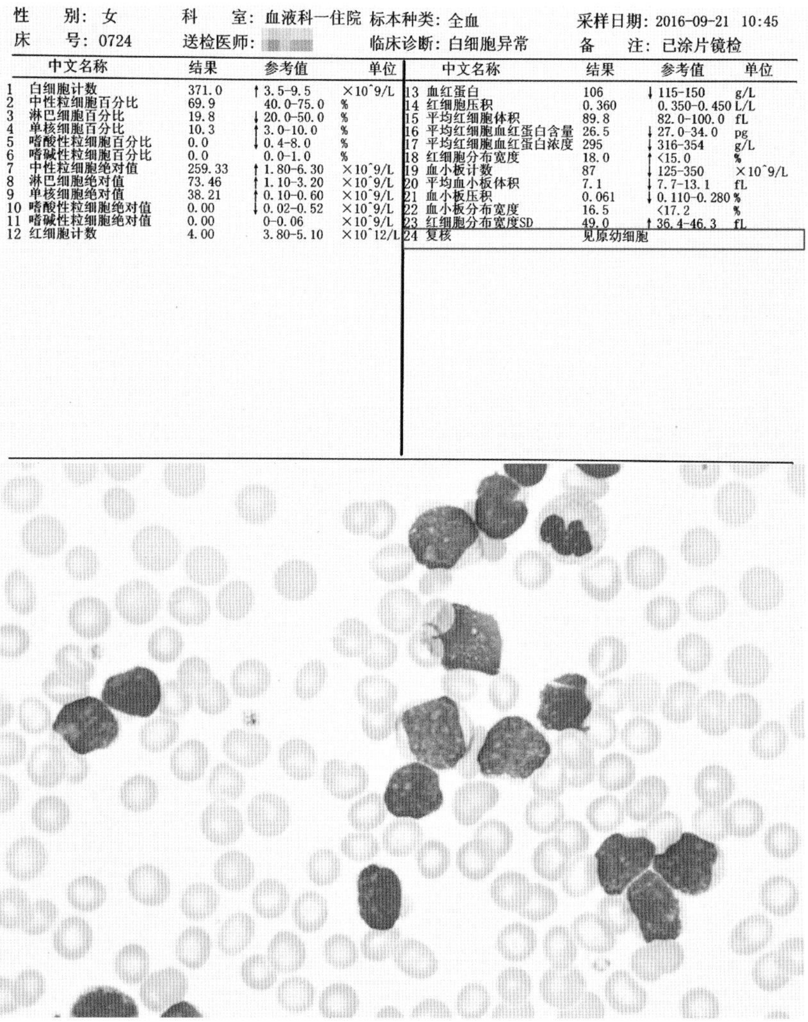

性　别：女　科　室：血液科一住院　标本种类：全血　采样日期：2016-09-21　10:45

床　号：0724　送检医师：　临床诊断：白细胞异常　备　注：已涂片镜检

	中文名称	结果	参考值	单位		中文名称	结果	参考值	单位
1	白细胞计数	371.0	↑ 3.5-9.5	×10ˆ9/L	13	血红蛋白	106	↓ 115-150	g/L
2	中性粒细胞百分比	69.9	40.0-75.0	%	14	红细胞压积	0.360	0.350-0.450	L/L
3	淋巴细胞百分比	19.8	↓ 20.0-50.0	%	15	平均红细胞体积	89.8	82.0-100.0	fL
4	单核细胞百分比	10.3	↑ 3.0-10.0	%	16	平均红细胞血红蛋白含量	26.5	↓ 27.0-34.0	pg
5	嗜酸性粒细胞百分比	0.0	↓ 0.4-8.0	%	17	平均红细胞血红蛋白浓度	295	↓ 316-354	g/L
6	嗜碱性粒细胞百分比	0.0	0.0-1.0	%	18	红细胞分布宽度	18.0	↑ <15.0	%
7	中性粒细胞绝对值	259.33	↑ 1.80-6.30	×10ˆ9/L	19	血小板计数	87	↓ 125-350	×10ˆ9/L
8	淋巴细胞绝对值	73.46	↑ 1.10-3.20	×10ˆ9/L	20	平均血小板体积	7.1	↓ 7.7-13.1	fL
9	单核细胞绝对值	38.21	↑ 0.10-0.60	×10ˆ9/L	21	血小板压积	0.061	↓ 0.110-0.280	%
10	嗜酸性粒细胞绝对值	0.00	↓ 0.02-0.52	×10ˆ9/L	22	血小板分布宽度	16.5	<17.2	%
11	嗜碱性粒细胞绝对值	0.00	0-0.06	×10ˆ9/L	23	红细胞分布宽度SD	49.0	↑ 36.4-46.3	fL
12	红细胞计数	4.00	3.80-5.10	×10ˆ12/L	24	复核	见原幼细胞		

图6-105　白细胞案例(一)

(9) 请谈谈你对图6-106案例的理解。

(10) 请谈谈你对图6-107案例的理解。

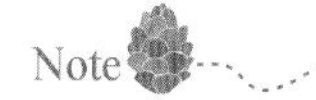

(11) 一名正常女性张某的红细胞形态见图6-108A，今有另一名女性叶某的红细胞形态见图6-108B。

性　别：女　　科　室：血液科一住院　标本种类：全血　　采样日期：2017-07-19 18:04
床　号：0745　　送检医师：　　临床诊断：急性髓系白血病　备　注：已涂片镜检

中文名称	结果	参考值	单位	中文名称	结果	参考值	单位
1 白细胞计数	8.2	3.5-9.5	×10^9/L	13 血红蛋白	73	↓115-150	g/L
2 中性粒细胞百分比	3.2	↓40.0-75.0	%	14 红细胞压积	0.215	↓0.350-0.450	L/L
3 淋巴细胞百分比	9.7	↓20.0-50.0	%	15 平均红细胞体积	91.1	82.0-100.0	fL
4 单核细胞百分比	86.7	↑3.0-10.0	%	16 平均红细胞血红蛋白含量	30.8	27.0-34.0	pg
5 嗜酸性粒细胞百分比	0.3	↓0.4-8.0	%	17 平均红细胞血红蛋白浓度	339	316-354	g/L
6 嗜碱性粒细胞百分比	0.1	0.0-1.0	%	18 红细胞分布宽度	17.2	↑<15.0	%
7 中性粒细胞绝对值	0.26	↓1.80-6.30	×10^9/L	19 血小板计数	46	↓125-350	×10^9/L
8 淋巴细胞绝对值	0.80	↓1.10-3.20	×10^9/L	20 平均血小板体积	7.9	7.7-13.1	fL
9 单核细胞绝对值	7.11	↑0.10-0.60	×10^9/L	21 血小板压积	0.036	↓0.110-0.280	%
10 嗜酸性粒细胞绝对值	0.02	0.02-0.52	×10^9/L	22 血小板分布宽度	18.2	↑<17.2	%
11 嗜碱性粒细胞绝对值	0.01	0-0.06	×10^9/L	23 红细胞分布宽度SD	53.4	↑36.4-46.3	fL
12 红细胞计数	2.36	↓3.80-5.10	×10^12/L	24 复核	见异常早幼粒细胞		

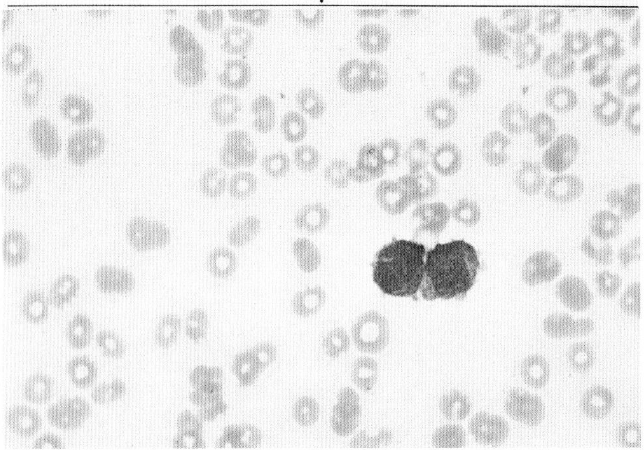

图 6-106　白细胞案例(二)

性　别：男　　科　室：血液科二住院　标本种类：全血　　采样日期：2021-05-17 15:29
床　号：3516　　送检医师：　　临床诊断：血小板减少　备　注：

中文名称	结果	参考值	单位	中文名称	结果	参考值	单位
1 白细胞计数	10.6	↑3.5-9.5	×10^9/L	13 血红蛋白	111	↓130-175	g/L
2 中性粒细胞百分比	10.5	↓40.0-75.0	%	14 红细胞压积	0.326	↓0.400-0.500	L/L
3 淋巴细胞百分比	1.9	↓20.0-50.0	%	15 平均红细胞体积	87.7	82.0-100.0	fL
4 单核细胞百分比	86.4	↑3.0-10.0	%	16 平均红细胞血红蛋白含量	29.8	27.0-34.0	pg
5 嗜酸性粒细胞百分比	0.1	↓0.4-8.0	%	17 平均红细胞血红蛋白浓度	340	316-354	g/L
6 嗜碱性粒细胞百分比	1.1	↑0.0-1.0	%	18 红细胞分布宽度	12.9	11.0-14.5	%
7 中性粒细胞绝对值	1.11	↓1.80-6.30	×10^9/L	19 血小板计数	9	↓125-350	×10^9/L
8 淋巴细胞绝对值	0.20	↓1.10-3.20	×10^9/L	20 平均血小板体积	10.9	6.5-13.0	fL
9 单核细胞绝对值	9.16	↑0.10-0.60	×10^9/L	21 血小板压积	0.010	↓0.110-0.280	%
10 嗜酸性粒细胞绝对值	0.01	↓0.02-0.52	×10^9/L	22 血小板分布宽度	15.5	15.0-18.0	%
11 嗜碱性粒细胞绝对值	0.12	↑0-0.06	×10^9/L	23 红细胞分布宽度SD	39.4	35.1-43.9	fL
12 红细胞计数	3.71	↓4.30-5.80	×10^12/L	24 复核	涂片见大量异常细胞，偶见幼粒，幼		

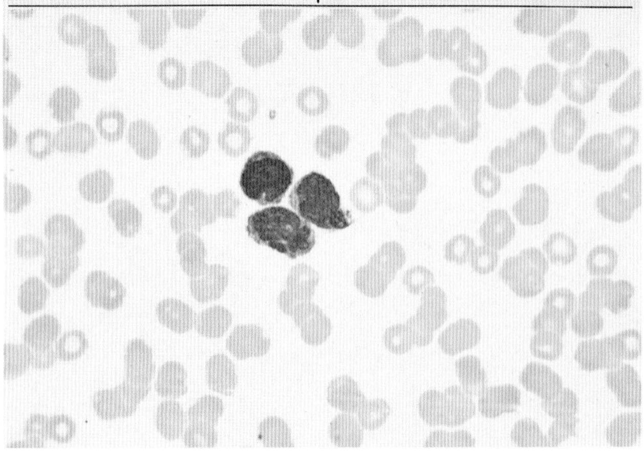

图 6-107　白细胞案例(三)

Note

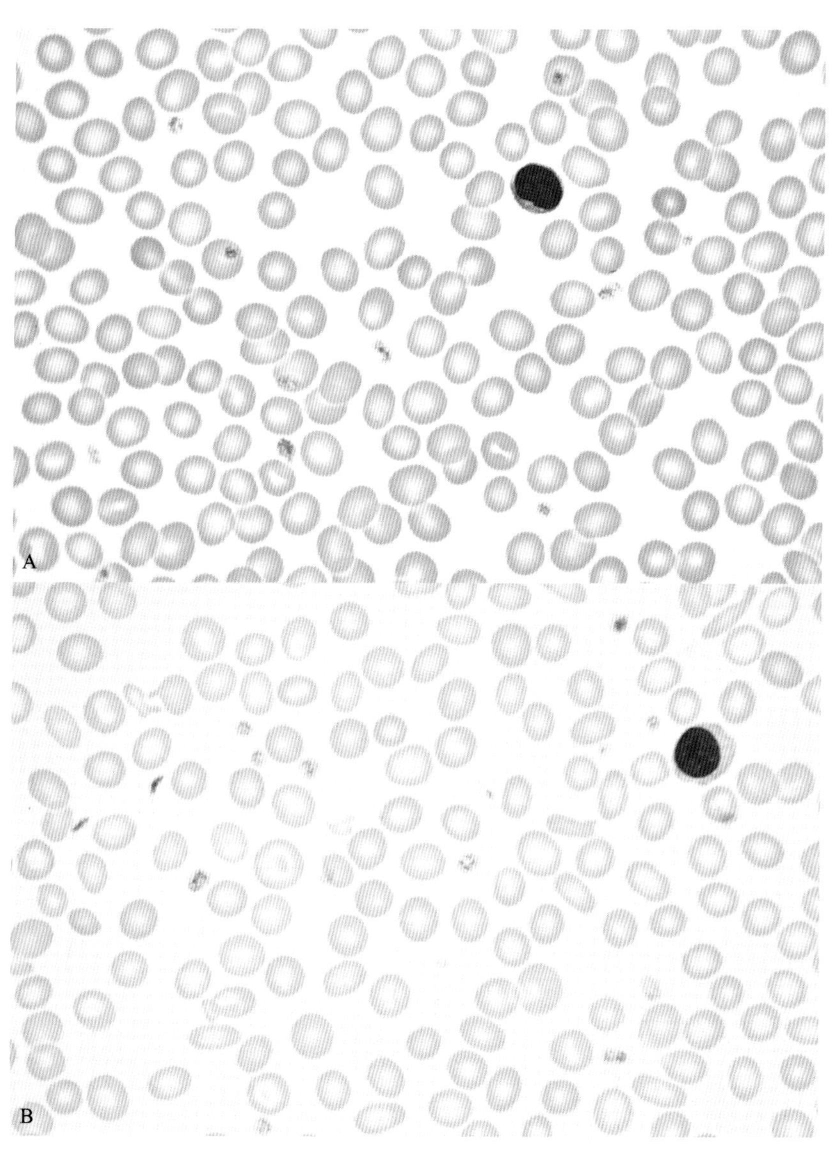

图 6-108　红细胞案例(一)

① 请根据本章内容的学习，对叶某的红细胞形态进行结果报告，并判断叶某有无贫血，若有贫血是何类型？

② 经测，叶某的血红蛋白 95 g/L↓(参考区间 115～150 g/L)，红细胞比容 29.8%↓(参考区间 35.0%～45.0%)，MCV 65.9 fL↓(参考区间 82.0～100.0 fL)，MCH 21.1 pg↓(参考区间 27.0～34.0 pg)，MCHC 321 g/L(参考区间 316～354 g/L)，红细胞体积分布宽度 16.9%(参考区间 11.5%～16.5%)，贫血四项结果如下：转铁蛋白 3.92 g/L↑(参考区间 2.00～3.60 g/L)；叶酸 7.29 ng/ml(参考区间 3.20～19.60 ng/ml)；铁蛋白 8.45 ng/ml↓(参考区间 13.00～318.00 ng/ml)；维生素 B_{12} 547.89 pg/ml(参考区间 180.00～916.00 pg/ml)。请判断叶某有无贫血，若有贫血是何类型？

(12) 一名正常女性张某的红细胞形态见图 6-109A，今有另一名女性金某的红细胞形态见图 6-109B。

① 请根据本章内容的学习，对金某的红细胞形态进行结果报告，并判断金某有无贫血，若有贫血是何类型？

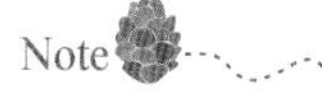

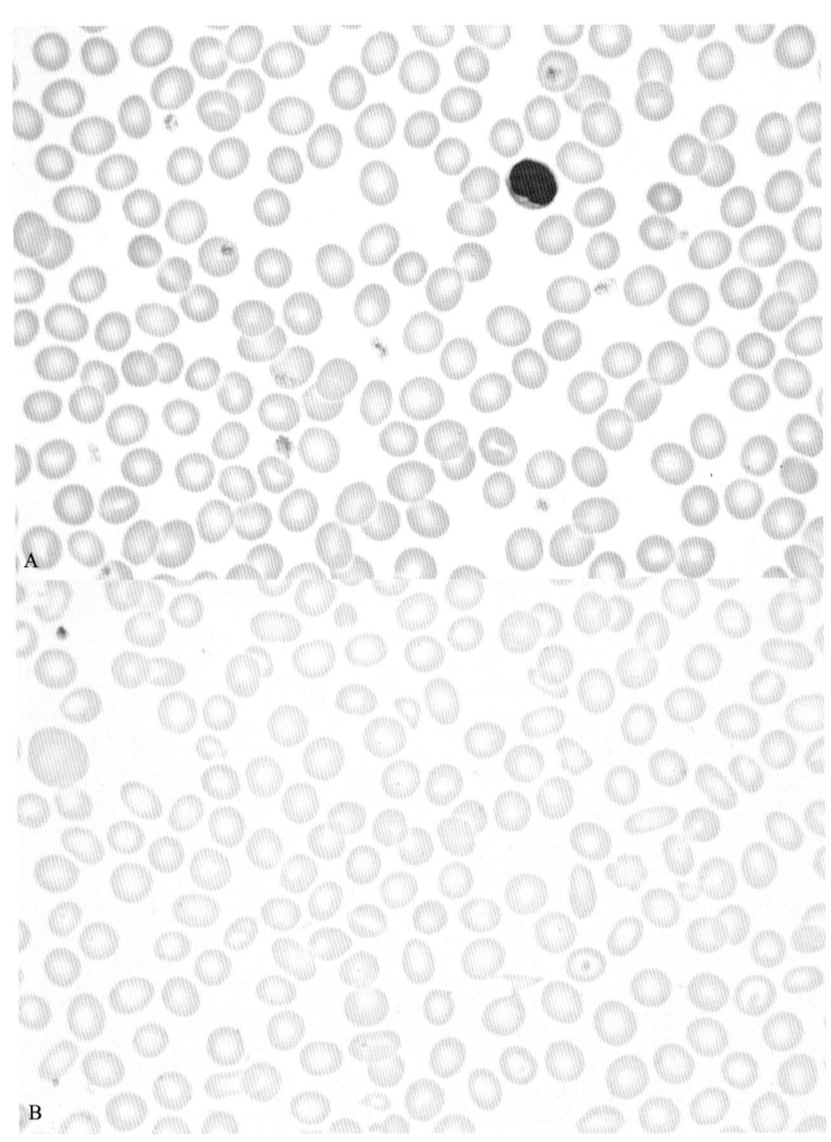

图 6-109　红细胞案例(二)

② 经测，金某的血红蛋白 108 g/l↓(参考区间 115～150 g/L)，红细胞比容 33.5%↓(参考区间 35.0%～45.0%)，MCV 69.6 fL↓(参考区间 82.0～100.0 fL)，MCH 22.4 pg↓(参考区间 27.0～34.0 pg)，MCHC 322 g/L(参考区间 316～354 g/L)，红细胞体积分布宽度 15.3%(参考区间 11.0%～16.0%)，贫血四项结果如下：转铁蛋白 2.66 g/L(参考区间 2.00～3.60 g/l)；叶酸 17.7 nmol/l(参考区间 7.0～45.1 nmol/l)；铁蛋白 34.9 ng/ml(参考区间 11.0～306.8 ng/ml)；维生素 B_{12} 177 pmol/l(参考区间 133～675 pmol/l)。请判断金某有无贫血，若有贫血是何类型？

(13) 一名正常女性张某的红细胞形态见图 6-110A，今有另一名男性谢某的红细胞形态见图 6-110B。

① 请根据本章内容的学习，对谢某的红细胞形态进行结果报告，并判断谢某有无贫血，若有贫血是何类型？

② 经测，谢某的白细胞计数 2.3×10^9/L↓(参考区间 3.5×10^9/L～9.5×10^9/L)，血小板计数 102×10^9/L↓(参考区间 125×10^9/L～350×10^9/L)，血红蛋白 74 g/L↓(参考区间 130～175 g/L)，红细胞比容 22.2%↓(参考区间 40.0%～50.0%)，MCV 147.1 fL↑(参考区间 82.0～100.0 fL)，MCH 49.2 pg↑(参考区间 27.0～34.0 pg)，MCHC 335 g/L(参考区间 316～354

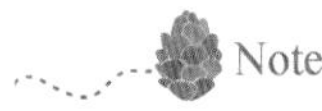

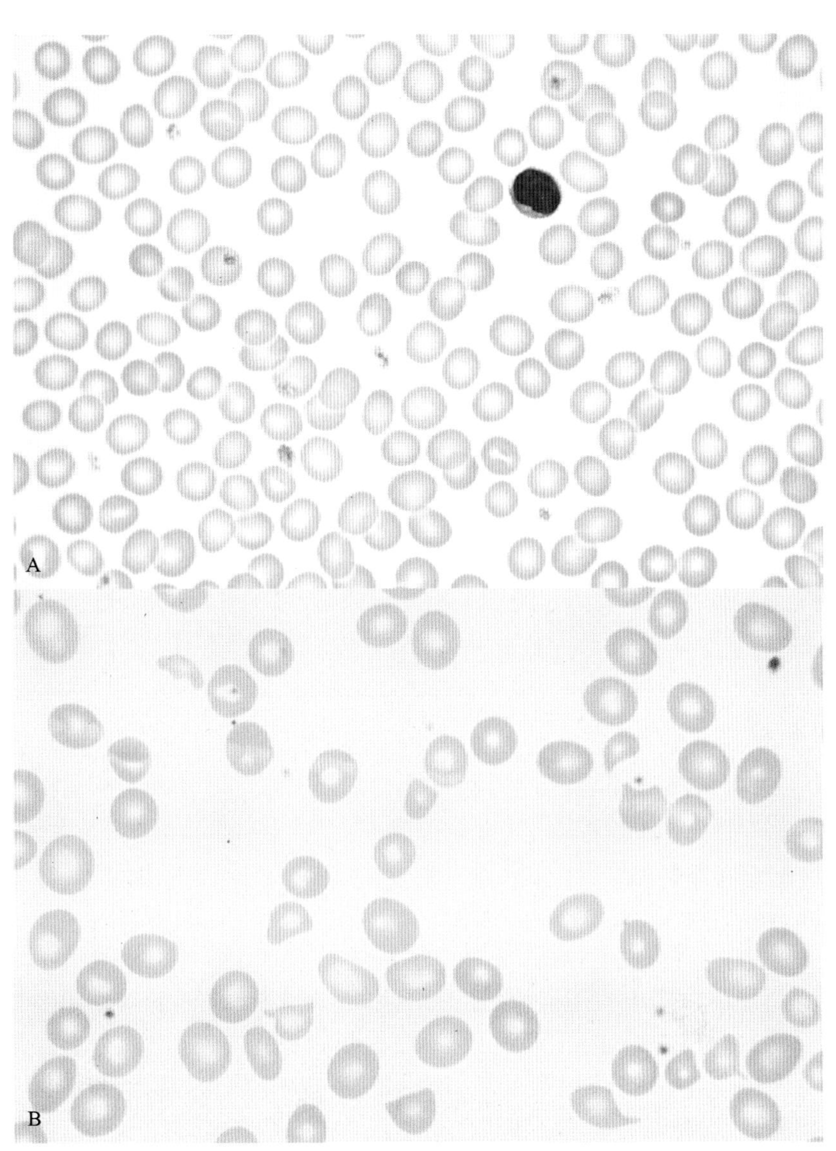

图 6-110 红细胞案例(三)

g/L),红细胞体积分布宽度 16.7%(参考区间 11.0%～14.5%),网织红细胞 1.8%↑(参考区间 0.5%～1.5%),贫血四项未知。请判断谢某有无贫血,若有贫血是何类型?

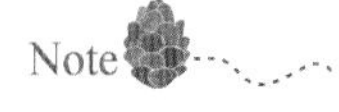

第七章
血细胞形态学检验技术临床应用

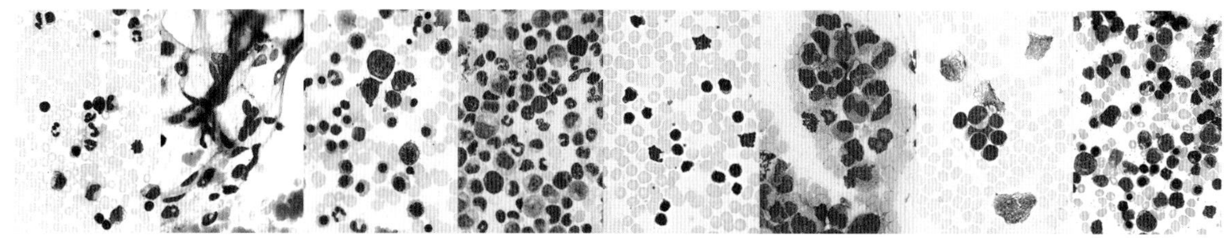

第一节　在红细胞疾病检验中的应用

一、贫血概述

临床上，贫血是指人体外周血红细胞数量和(或)血红蛋白(Hb)含量和(或)血细胞比容(HCT/PCV)低于正常参考范围下限的一种常见临床症状，常以Hb浓度为依据进行贫血诊断。WHO认为在海平面地区Hb低于下述水平诊断为贫血：6个月～6岁儿童<110 g/L，6～14岁儿童<120 g/L，成年男性<130 g/L，成年女性<120 g/L，孕妇<110 g/L。

当贫血出现后，其严重程度可根据Hb浓度高低进行大致判断，国内一般将Hb低于正常范围下限但高于90 g/L定义为轻度贫血，Hb 60～90 g/L定义为中度贫血，Hb 30～60 g/L定义为重度贫血，此时患者常需要输血治疗，Hb低于30 g/L定义为极重度贫血，此时常会危及患者生命。

值得注意的是，久居高原地区居民的血红蛋白正常值较海平面居民为高；发生妊娠、低蛋白血症、充血性心力衰竭、脾大及巨球蛋白血症时，血浆容量增加，此时即使红细胞容量正常，但由于血液被稀释，血红蛋白浓度降低，容易被误诊为贫血；在脱水或失血等循环血容量减少状态下时，由于血液被浓缩，即使红细胞容量偏低，但血红蛋白浓度增高，贫血则容易被漏诊。

(一)贫血的临床表现

1. 神经系统　可出现头昏、耳鸣、头痛、失眠、多梦、记忆减退、注意力不集中等，这是贫血缺氧导致神经组织损害所致的常见症状。小儿贫血时可表现为哭闹不安、躁动甚至影响智力发育。

2. 皮肤、黏膜　主要表现为皮肤、黏膜苍白。贫血时机体通过神经体液调节进行有效血容量重新分配，相对次要脏器如皮肤、黏膜则供血减少；另外，由于单位容积血液内红细胞和血红蛋白含量减少，也会引起皮肤、黏膜颜色变淡。粗糙、缺少光泽甚至形成溃疡是贫血时皮肤、黏膜的另一类表现，可能也与贫血的原发疾病有关。溶血性贫血，特别是血管外溶血性贫血，还可引起皮肤、黏膜黄染。

3. 呼吸循环系统　活动后可引起呼吸加快、加深并伴有心悸、心率加快。贫血越重、活动量越大，症状越明显。重度贫血时，即使平静状态下也可能出现气短甚至端坐呼吸。长期贫血，心脏超负荷工作且供氧不足，会导致贫血性心脏病，此时不仅发生心率变化，还可有心律失常和心功能不全。

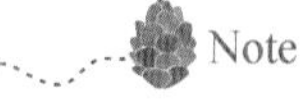

4. 消化系统 可出现消化功能水平降低，引起腹部胀满、食欲减退、大便规律和性状的改变等。长期慢性溶血可合并胆道结石和脾大；缺铁性贫血可有吞咽异物感或异嗜症；巨幼细胞性贫血或恶性贫血可引起舌炎、舌萎缩、牛肉舌、镜面舌等。

5. 泌尿生殖内分泌系统 血管外溶血出现无胆红素的高尿胆原尿；血管内溶血出现血红蛋白尿和含铁血黄素尿，重者甚至可发生游离血红蛋白堵塞肾小管，进而引起少尿、无尿、急性肾衰竭。长期贫血会影响睾酮的分泌，减弱男性特征；影响女性的激素分泌可能导致月经异常。长期贫血还会影响各内分泌腺体的功能和红细胞生成素的分泌。

（二）贫血的分类

基于不同的临床特点，贫血有不同的分类。如：按贫血进展速度分为急性贫血、慢性贫血；按血红蛋白浓度分为轻度贫血、中度贫血、重度贫血和极重度贫血；按红细胞形态分为大细胞性贫血（如巨幼细胞性贫血）、正常细胞性贫血（如失血性贫血）和小细胞低色素性贫血（如缺铁性贫血）（表 7-1）；按骨髓红系增生情况分为增生性贫血（如溶血性贫血、缺铁性贫血、巨幼细胞性贫血）和增生不良性贫血（如再生障碍性贫血）。

前述分类虽有助于贫血的诊治，但临床上还需要从贫血发病机制和病因的分类进行分析思考。一是造血细胞、骨髓造血微环境和造血原料的异常影响红细胞生成，可致红细胞生成减少性贫血；二是造血微环境（包括骨髓基质细胞和细胞因子等）异常所致贫血；三是造血原料不足或利用障碍所致贫血，造血原料是指造血细胞增殖、分化、代谢所必需的物质，如蛋白质、脂类、维生素（叶酸、维生素 B_{12} 等）、微量元素（铁、铜、锌等）等，任何一种造血原料不足或利用障碍都可能导致红细胞生成减少；四是红细胞破坏过多所致的溶血性贫血，如地中海贫血。此外，机体失血也可导致贫血，根据失血速度的快慢可分为急性失血和慢性失血。急性失血是指短时间内的大量失血，患者红细胞和血红蛋白大量减少，但红细胞形态常是正常的，而慢性失血一般持续时间较长，原因复杂，可能是出凝血性疾病（如 ITP、血友病和严重肝病等）所致，也可能是非出凝血性疾病（如外伤、肿瘤、结核、支气管扩张、消化性溃疡、痔疮和妇科疾病等）所致。长期的慢性失血所致贫血往往合并缺铁性贫血，此时红细胞形态明显异常，呈现红细胞体积缩小、中心淡染区扩大的变化。

（三）贫血的实验室检查、诊断与治疗

1. 血常规检查 血常规检查可了解机体有无贫血及贫血严重程度，是否伴白细胞或血小板数量的变化。根据红细胞参数（MCV、MCH 及 MCHC）可对贫血进行红细胞形态分类，为贫血诊断提供相关线索。网织红细胞计数间接反映骨髓红系增生及代偿情况；外周血涂片可观察红细胞、白细胞、血小板数量或形态改变，是否有疟原虫和异常细胞等。

2. 骨髓检查 骨髓检查可反映骨髓细胞的增生程度、细胞成分、比例和形态变化。骨髓检查对贫血，白血病，骨髓坏死、骨髓纤维化或大理石变，髓外肿瘤细胞浸润等具有诊断价值。必须注意骨髓取样的局限性，骨髓检查与血常规检查有矛盾时，应做多部位骨髓检查。

3. 其他检查 如缺铁性贫血的铁代谢及引起缺铁的原发病检查；巨幼细胞性贫血的血清叶酸和维生素 B_{12} 水平测定及导致此类造血原料缺乏的原发病检查；失血性贫血的原发病检查；溶血性贫血可发生游离血红蛋白增高、结合珠蛋白降低、血钾增高、间接胆红素增高等；红细胞膜、红细胞酶、珠蛋白、血红素、自身抗体、同种抗体或 PNH 克隆等检查；骨髓细胞核型、免疫表型及基因等检查。

4. 贫血诊断 综合分析贫血患者的病史、体格检查和实验室检查结果，即可明确贫血的病因或发病机制，从而做出贫血的疾病诊断。要注意了解贫血发生的时间、速度、程度、并发症、可能诱因、干预治疗的反应等，耐心寻找贫血的原发病线索或发生贫血的遗传背景。营养史、月经史和生育史对铁、叶酸或维生素 B_{12} 等造血原料缺乏所致的贫血有辅助诊断价值。射线、化学毒物、

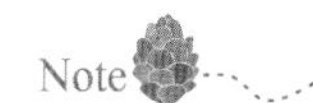

药物、病原微生物等暴露史对造血组织受损和感染相关性贫血的诊断至关重要。

表 7-1　贫血的形态学和病因学/发病机制分类、实验室检查及主要临床疾病

<table>
<tr><th colspan="3">病因学/发病机制分类</th><th>实验室检查</th><th>主要临床疾病</th><th>形态学分类</th></tr>
<tr><td rowspan="3">红细胞生成减少</td><td colspan="2">Hb 合成障碍</td><td rowspan="12">1. 外周血涂片检验；
2. 血清铁代谢指标检验；
3. 血清叶酸、红细胞叶酸检验；
4. 血清维生素 B_{12} 检验；
5. 骨髓象检验、骨髓活检；
6. 细胞免疫分型检验；
7. 染色体检验；
8. 分子生物学检验；
9. 溶血性贫血筛查试验（红细胞渗透脆性试验、蔗糖溶血试验、酸化血清溶血试验等）；
10. 抗人球蛋白试验；
11. 血红蛋白电泳；
12. 微生物培养、鉴定及药敏试验；
13. 尿液检查；
14. 肝肾功能检查；
15. 血铅检测</td><td>缺铁性贫血、铁粒幼细胞性贫血、铅中毒、维生素 B_6 缺乏</td><td>小细胞低色素性贫血</td></tr>
<tr><td colspan="2">DNA 合成障碍</td><td>巨幼细胞性贫血（维生素 B_{12}、叶酸缺乏）、恶性贫血、无胃性贫血（全胃切除术后）、肝病、营养不良、脂性腹泻</td><td>大细胞性贫血</td></tr>
<tr><td colspan="2">骨髓干细胞损伤，造血微环境缺陷，骨髓被异常组织侵犯</td><td>再生障碍性贫血（原发性、继发性、单纯红细胞性）、白血病、淋巴瘤、恶性肿瘤骨髓转移</td><td>正常细胞性贫血</td></tr>
<tr><td rowspan="7">红细胞破坏过多</td><td rowspan="3">红细胞内在异常</td><td>红细胞膜缺陷</td><td>遗传性球形/口形/椭圆形红细胞增多症、阵发性睡眠性血红蛋白尿症（PNH）</td><td rowspan="2">正常细胞性贫血</td></tr>
<tr><td>红细胞酶缺陷：葡萄糖-6-磷酸脱氢酶、己糖激酶等缺乏</td><td>伯氨喹啉型溶血性贫血、蚕豆病、遗传性非球形溶血性贫血</td></tr>
<tr><td>红细胞内异常 Hb</td><td>地中海贫血、血红蛋白病</td><td>小细胞低色素性贫血</td></tr>
<tr><td rowspan="4">红细胞外在异常</td><td>血中存在抗 RBC 抗体</td><td>自身免疫性或同种免疫性（ABO、Rh）溶血性贫血输血反应</td><td rowspan="4">正常细胞性贫血</td></tr>
<tr><td>物理、化学、机械等因素所致溶血</td><td>烧伤、药物性溶血、人造血管、心脏瓣膜置换、行军性血红蛋白尿</td></tr>
<tr><td>感染因素所致溶血</td><td>疟疾、病毒感染、溶血性链球菌感染、金黄色葡萄球菌感染</td></tr>
<tr><td>脾脏扣留破坏</td><td>脾功能亢进</td></tr>
<tr><td rowspan="2">失血</td><td colspan="2">急性失血</td><td>急性失血性贫血</td><td>正常细胞性贫血</td></tr>
<tr><td colspan="2">慢性失血</td><td>缺铁性贫血</td><td>小细胞低色素性贫血</td></tr>
</table>

5. 贫血治疗　首先，我们需要进行对症治疗。重度贫血患者、老年患者或合并心肺功能不全的贫血患者应输红细胞，纠正贫血，改善体内缺氧状态；大量急性失血患者应迅速恢复血容量并输红细胞，纠正贫血。对贫血合并的出血、感染、脏器功能不全应给予不同的支持治疗；多次输血并发血色病者应给予去铁治疗。

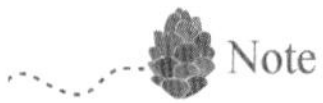

此外，为彻底消除贫血症状及其影响，还需对因治疗，即针对贫血发病机制进行治疗。如缺铁性贫血补铁及治疗导致缺铁的原发病；巨幼细胞性贫血补充叶酸或维生素 B_{12}；自身免疫性溶

血性贫血给予糖皮质激素或行脾切除术；范科尼贫血进行造血干细胞移植等。

二、常见贫血的形态学检验

（一）缺铁性贫血

缺铁性贫血（iron deficiency anemia，IDA）是最常见的贫血类型，系各种原因引起体内铁缺乏导致血红蛋白合成不足所致。常见于慢性失血（月经过多、痔疮、消化道肿瘤），需求过多（妊娠、哺乳期）或铁供应不足（营养不良、偏食、胃肠道吸收障碍等）。常见的临床表现有疲乏、困倦、乏力，皮肤、黏膜苍白以及口角炎，舌炎，舌乳头萎缩，吞咽困难，皮肤干燥，毛发无光泽，指甲脆薄，反甲。此外，也可表现为精神行为异常，如异食癖，情绪易激动，注意力不集中。

1. 骨髓象

（1）常规染色：骨髓增生活跃或明显活跃，粒/红比值减小。红细胞系明显增生，幼红细胞总百分率常大于30%，其中以中、晚幼红细胞增多为主，各阶段幼红细胞胞体常较小，胞质少，边缘不整齐，嗜碱性色调较强，胞核小而致密（图7-1）。成熟红细胞形态学变化同外周血，成熟红细胞呈典型小细胞低色素性改变，嗜多色性红细胞易见。粒系细胞总百分率常因红系增生而相对较低，各阶段百分率及细胞形态染色大致正常。巨核细胞系常无明显变化，血小板形态一般正常。

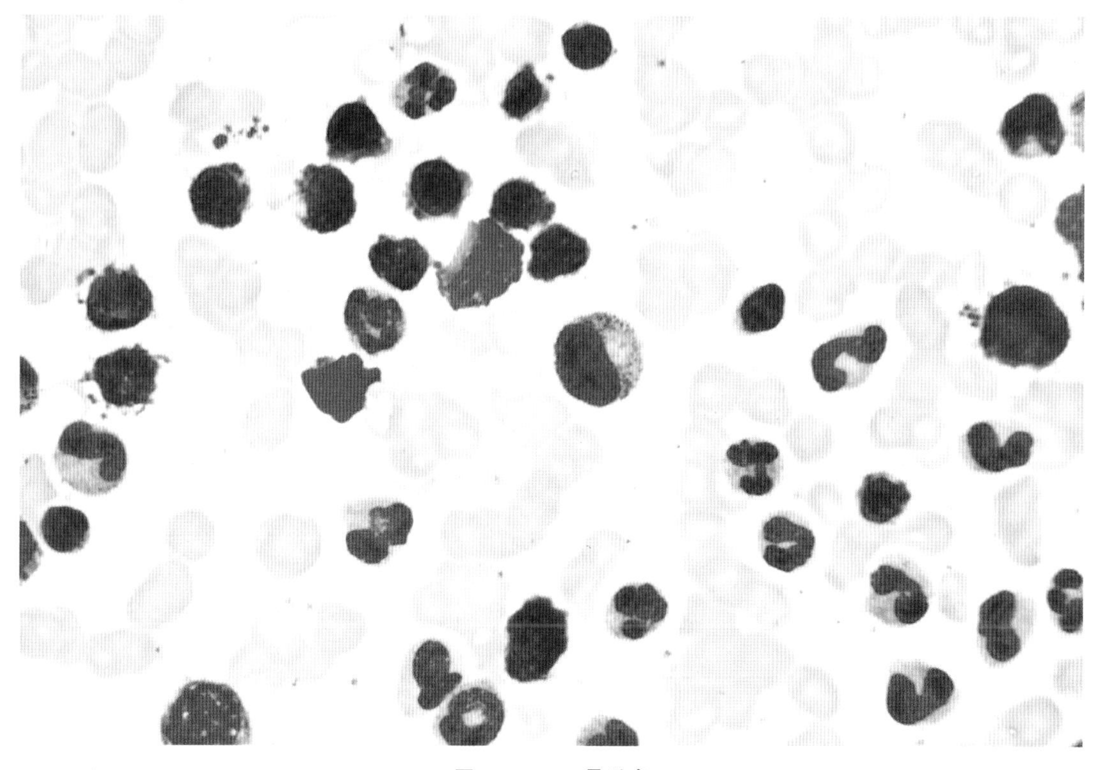

图7-1 IDA骨髓象

扫码看视频：IDA骨髓象

（2）细胞化学染色：骨髓小粒中可染铁消失（图7-2），铁粒幼红细胞减少或消失（图7-3）。

2. 血象 红细胞、血红蛋白减少，以后者的减少更为明显。贫血轻微时红细胞形态变化不大。重者则呈典型的小细胞低色素性改变（图7-4），此时平均红细胞体积（MCV）<82 fl、平均红细胞血红蛋白含量（MCH）<27 pg、平均红细胞血红蛋白浓度（MCHC）<320 g/L、红细胞体积分布宽度（RDW）>15%。网织红细胞常轻度增高。白细胞计数及分类一般正常。血小板计数多正常。

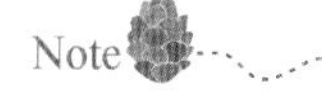

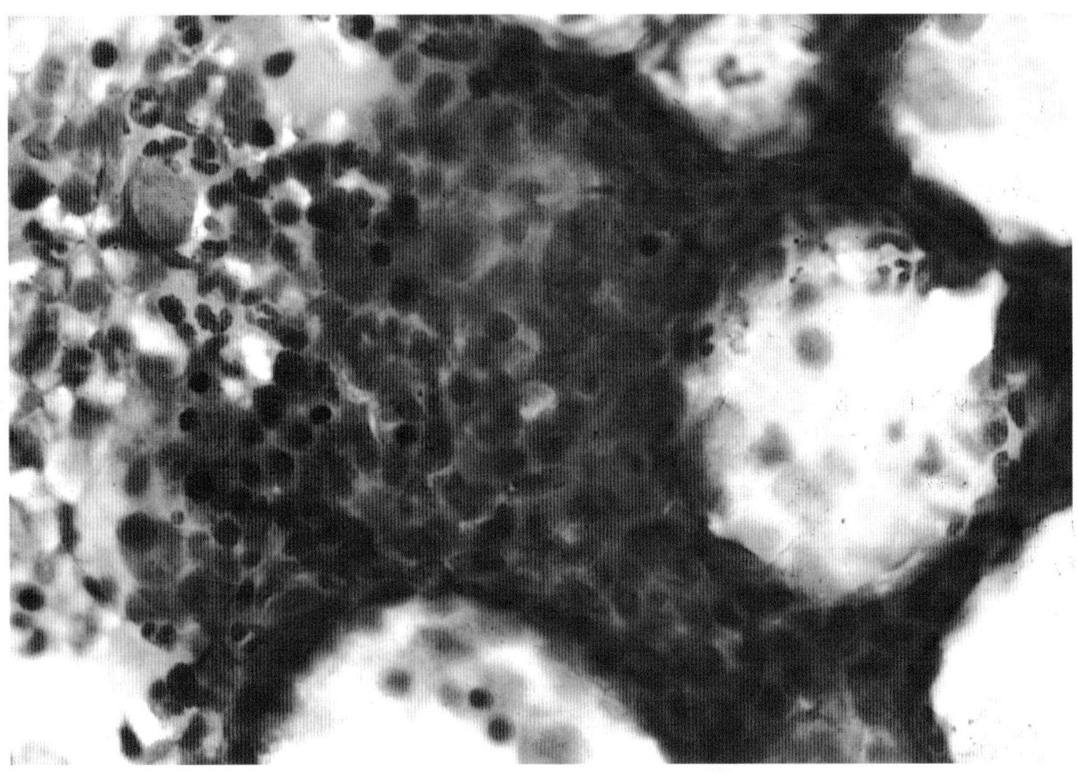

图 7-2　IDA 骨髓细胞外铁阴性

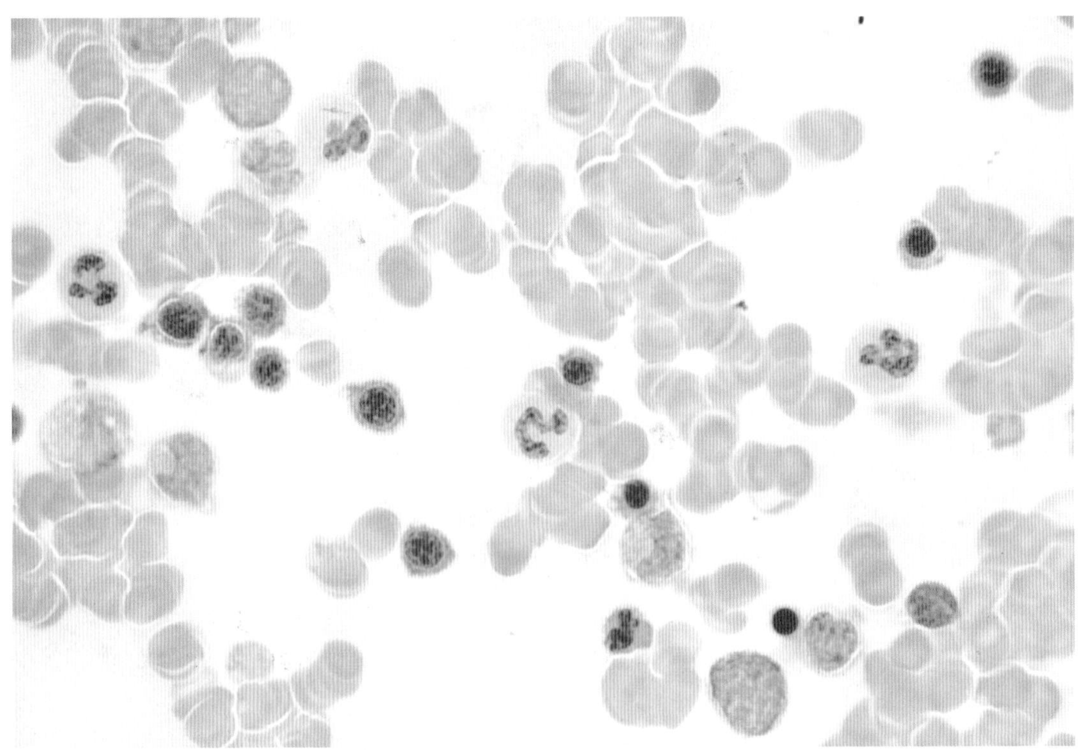

图 7-3　IDA 骨髓细胞内铁阳性率低

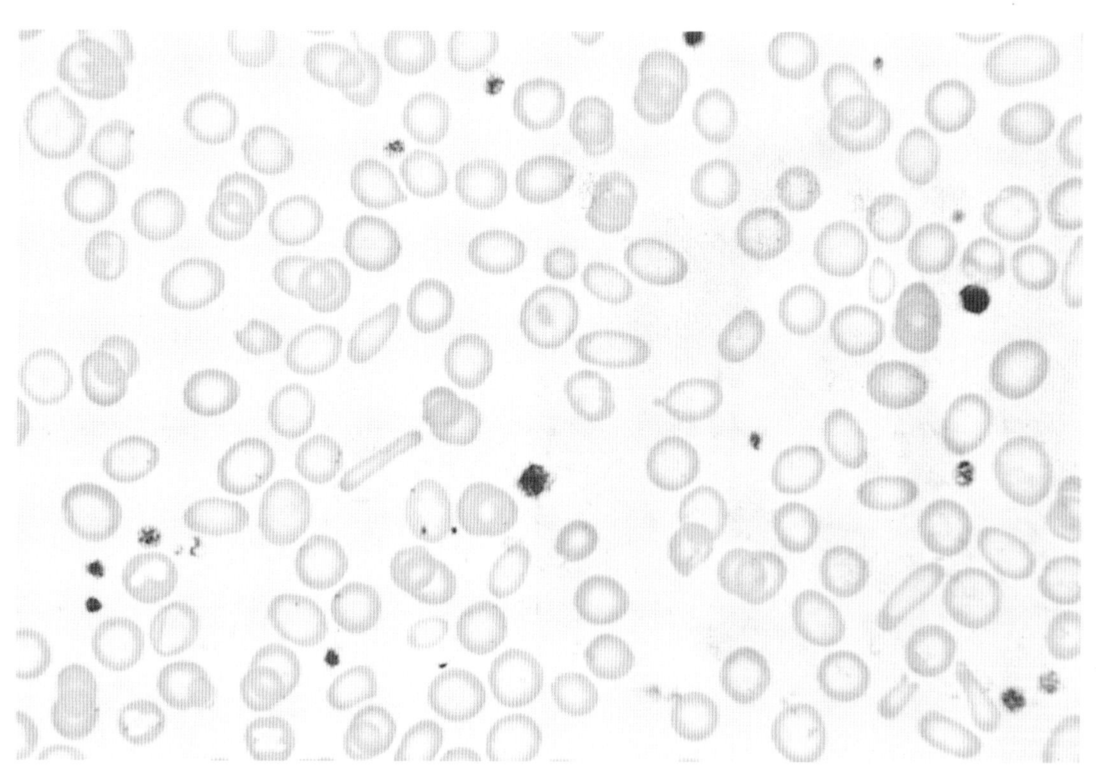

图 7-4 IDA 血象

扫码看视频：IDA 血象

（二）铁粒幼细胞性贫血

铁粒幼细胞性贫血（sideroblastic anemia，SA）是由多种原因引起血红素合成过程发生障碍，铁不能与原卟啉结合而积聚在线粒体内，铁利用障碍致使血红蛋白合成不足和无效造血而出现的贫血。SA 按病因可分为遗传性和获得性两大类，后者又分为原发性（原因不明，现已归入骨髓增生异常综合征）和继发性两类。引起继发性铁粒幼细胞性贫血的原因有药物和毒物的作用或者继发于其他疾病，如类风湿性关节炎、慢性感染和尿毒症等。铁粒幼细胞性贫血患者由于其临床类型的不同，临床表现也不完全一样。进行性贫血是其共同的突出表现，部分患者可有黄疸和肝脾肿大。

血红素合成过程中任何一个步骤发生障碍都会导致血红蛋白合成减少。血红素合成障碍时，铁的摄取增多，使体内铁的总含量增加。大量的铁沉积在单核巨噬细胞和各器官的实质细胞内，幼红细胞中铁沉积在其线粒体内。由于幼红细胞内的线粒体围绕核排列，故形成环形铁粒幼红细胞。铁过多又导致幼红细胞损伤，造成原位溶血，致无效红细胞生成。因此，SA 的实验室检查特征是：高铁血症，骨髓红系增生，细胞内铁和细胞外铁均明显增多并出现大量环形铁粒幼红细胞。

1. 骨髓象

（1）常规染色：骨髓有核细胞增生活跃，骨髓红系明显增生，以中幼红细胞为主，幼红细胞形态异常，可见巨幼样变、双核、核固缩，胞质常减少或有空泡；粒系细胞相对减少，原发性患者可见粒系细胞的病态造血；巨核细胞一般正常（图 7-5A）。

（2）细胞化学染色：骨髓铁染色对诊断非常重要，细胞外铁和细胞内铁均明显增加，有大量环形铁粒幼红细胞（图 7-5B），有时可高达 90%，并可见铁粒红细胞。

2. 血象 可表现为不同程度的贫血，典型的形态学特征是具有双形性的红细胞形态，即同时存在低色素和正色素两种红细胞群，红细胞大小不等，以小细胞低色素性红细胞多见（图 7-6）。此外，亦可见裂红细胞、靶形红细胞、有核红细胞和嗜碱性点彩红细胞增多。网织红细胞正常或稍高，白细胞和血小板数量多数正常，少数减少。

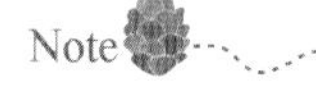

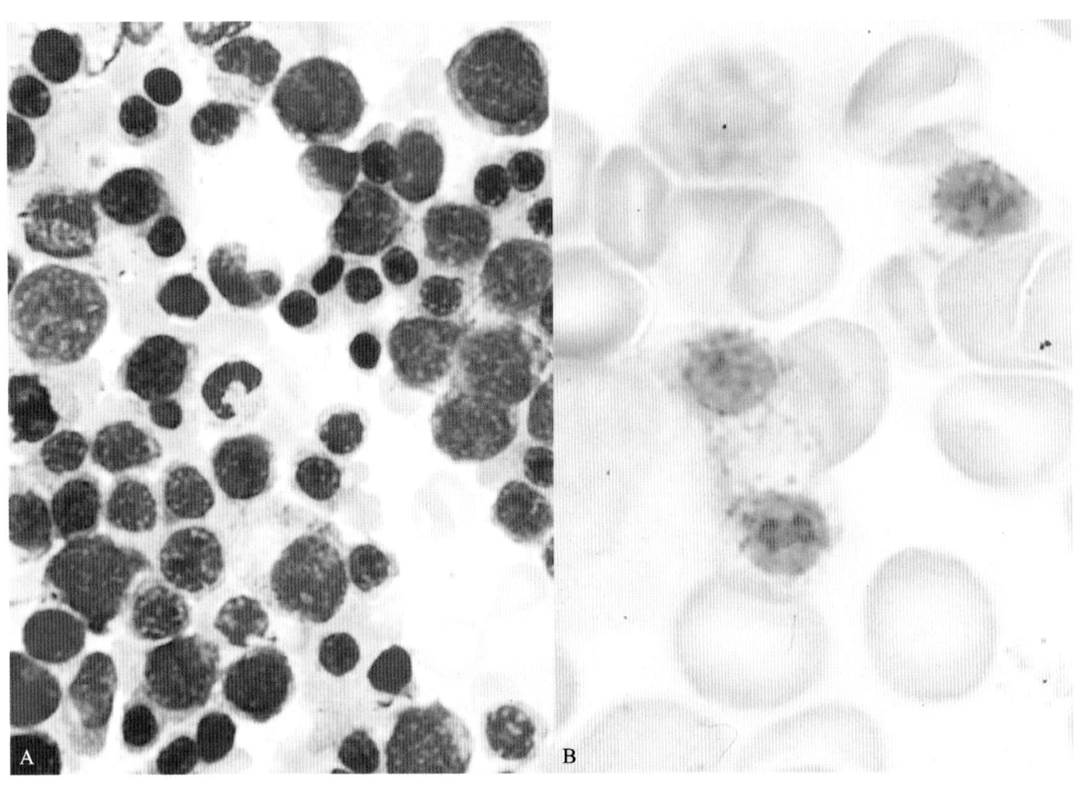

图 7-5　SA 骨髓象

（A. 常规染色显示骨髓红系明显增生；B. 铁染色显示大量环形铁粒幼红细胞）

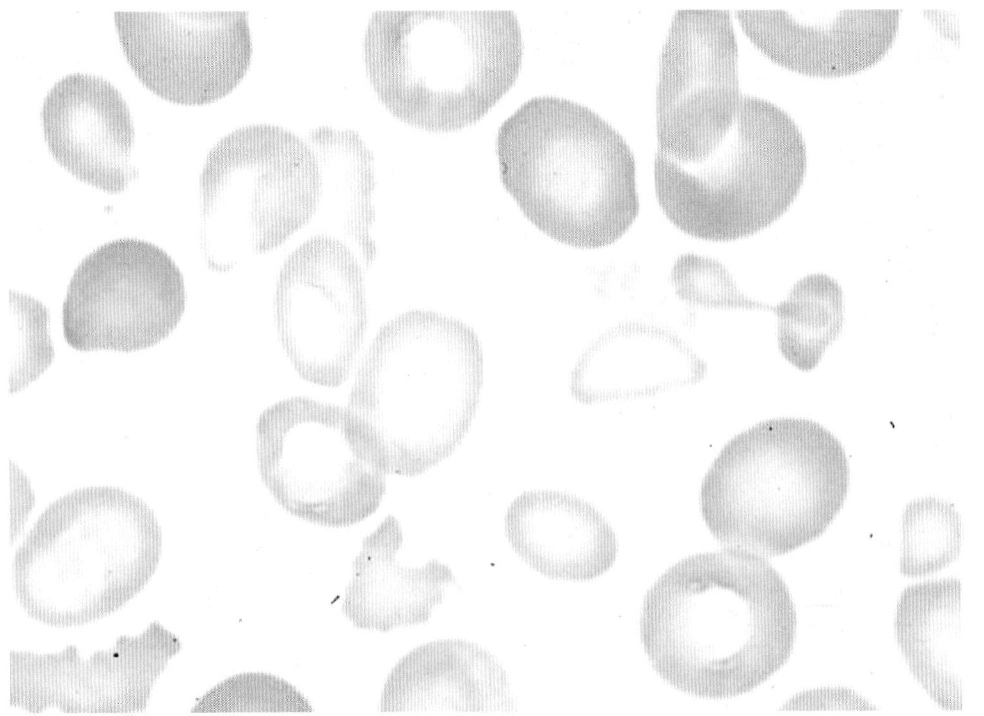

图 7-6　SA 血象

（三）巨幼细胞性贫血

巨幼细胞性贫血（megaloblastic anemia，MegA）是某些原因引起维生素 B_{12} 或叶酸缺乏使DNA合成障碍所致的一组贫血，包括恶性贫血、营养性巨幼细胞性贫血，以及因妊娠、胃癌、胃切除或小肠吸收不良等引起的巨幼细胞性贫血。

1. 骨髓象

（1）常规染色：骨髓增生活跃或明显活跃，红系、粒系和巨核系细胞均出现巨幼样变。红系明显增生，粒/红比值减小或倒置，正常形态的幼红细胞减少或未见，各阶段巨幼红细胞明显增多（图7-7至图7-9），其比例常大于10%。核分裂象和Howell-Jolly小体易见，可见核畸形、核碎裂和多核巨幼红细胞。巨幼红细胞的形态特征为：①胞体大，胞质丰富；②胞核大，排列呈疏松网状或点网状，随着细胞的成熟，染色质也逐渐密集，但不能形成明显的块状；副染色质明显，核着色较正常幼红细胞浅；③核质发育不平衡，胞质较胞核成熟，表现为“核幼质老”。粒系细胞比例相对降低，可见巨幼样变，以巨晚幼粒细胞和巨杆状核粒细胞多见。粒系细胞的形态特征为：①细胞体积增大；②胞核肿胀，粗大，可不规则，常见马蹄铁样，染色质疏松，可见染色不良现象；③可见部分分叶核细胞分叶过多，常为5～9叶，各叶大小差别悬殊，可为畸形，称为巨多叶核中性粒细胞；④胞质因特异性的颗粒减少，着色可呈灰蓝色，可见空泡。巨核细胞正常或减少，部分细胞可见胞体过大，分叶过多（图7-10），核碎裂，胞质内颗粒减少，血小板生成障碍。淋巴细胞形态一般无变化，单核细胞也可见巨幼样变。

扫码看视频：MegA骨髓象

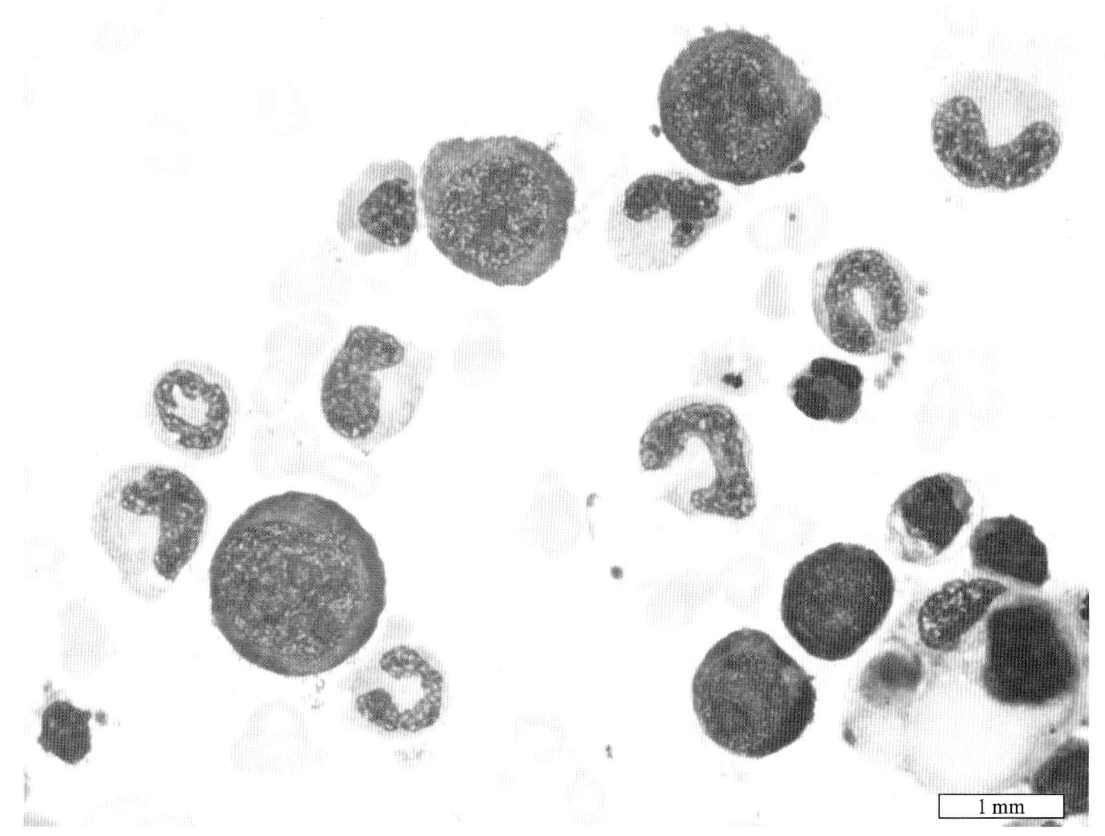

图7-7 MegA骨髓象（一）

（2）细胞化学染色：①铁染色。细胞外铁和细胞内铁均增高（注意：MDS的细胞外铁丰富，铁粒幼红细胞多在50%以上，少数病例可见环形铁粒幼红细胞）。②糖原染色。幼红细胞为阴性（注意：MDS和AML-M6的幼红细胞为阳性）。

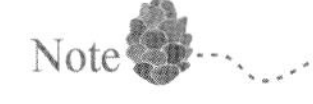

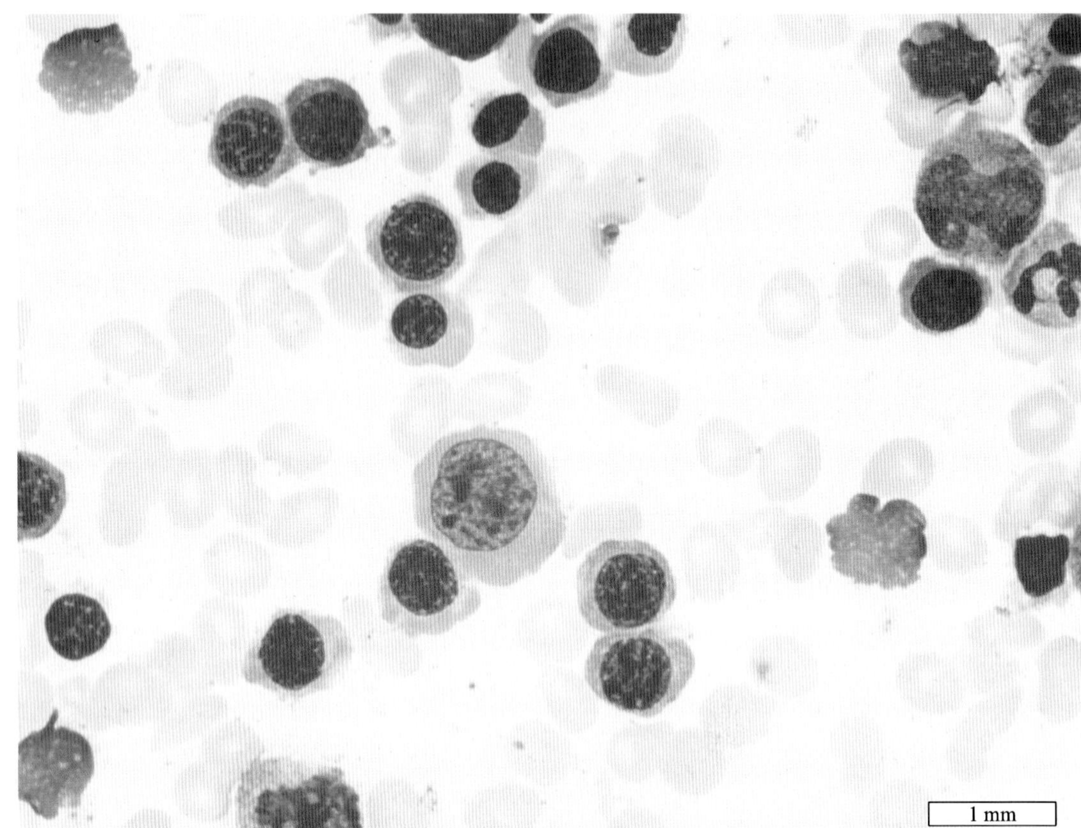

图 7-8　MegA 骨髓象(二)

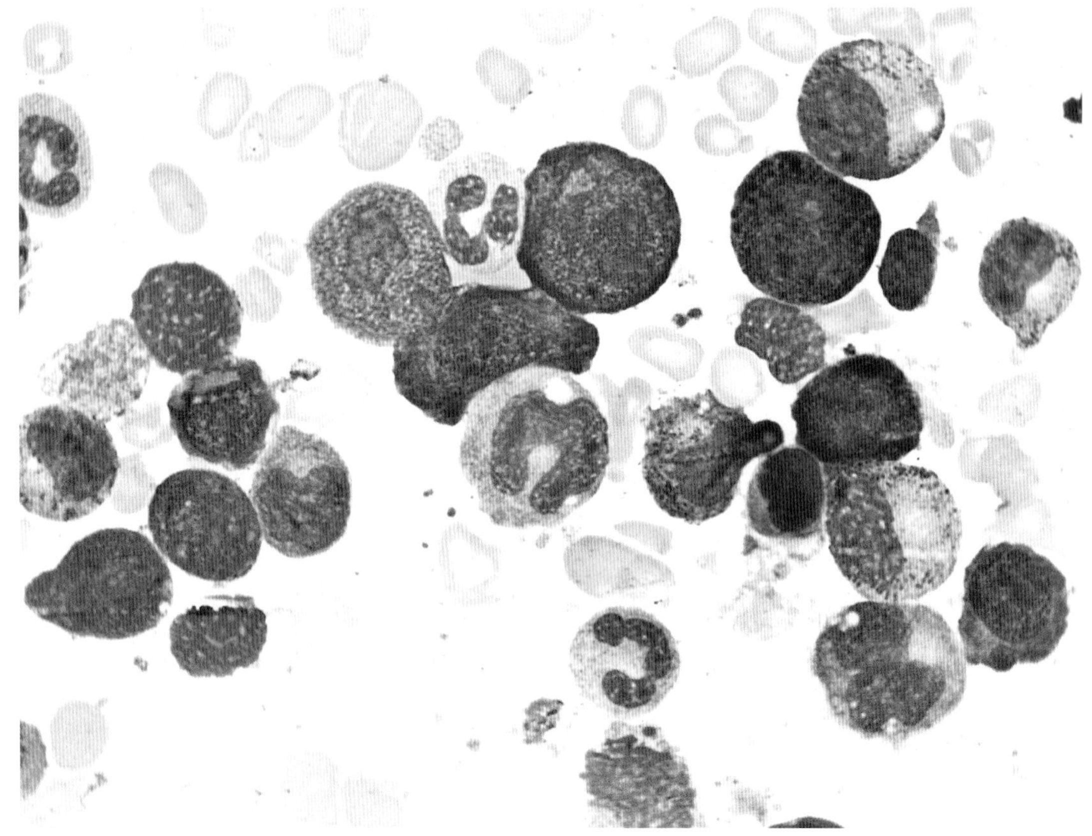

图 7-9　MegA 骨髓象(三)

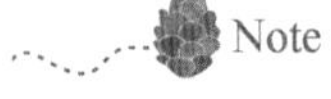
Note

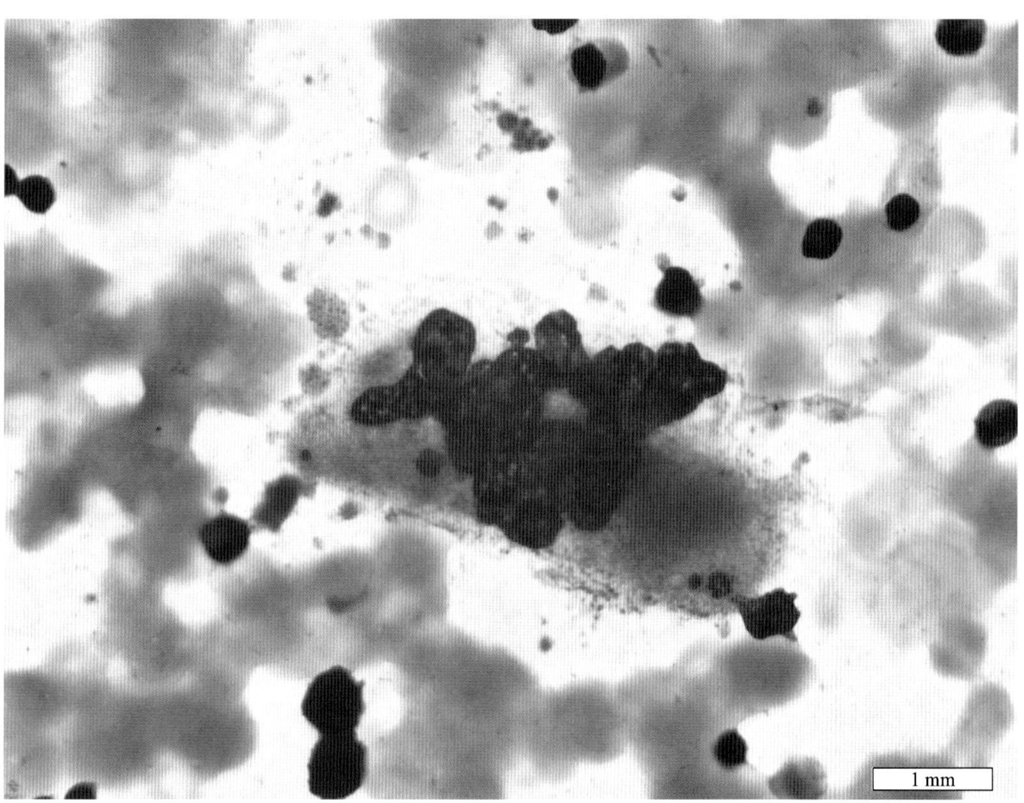

图 7-10 MegA 骨髓象(四)

2. 血象 大细胞正色素性贫血,红细胞明显大小不等,形态不规则,以椭圆形大红细胞多见,着色较深,异形红细胞增多,可见巨红细胞、嗜碱性点彩红细胞、有核红细胞及 Howell-Jolly 小体(图 7-11)。白细胞正常或减少,中性粒细胞胞体偏大,核分叶过多(≥6 叶)(图 7-12 至图 7-14),出现"核右移"(6 叶核以上中性粒细胞高于 3%),偶见中性中、晚幼粒细胞。血小板数正常或减低,可见巨大血小板。

扫码看视频:MegA 血象

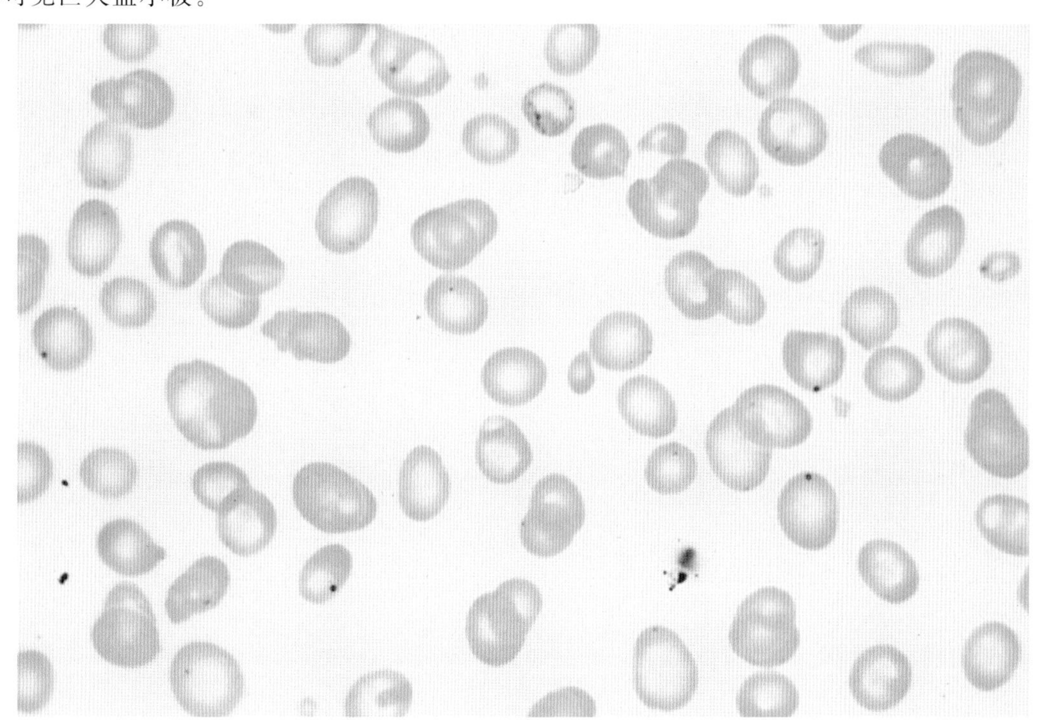

图 7-11 MegA 血象(一)

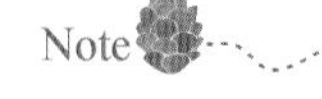

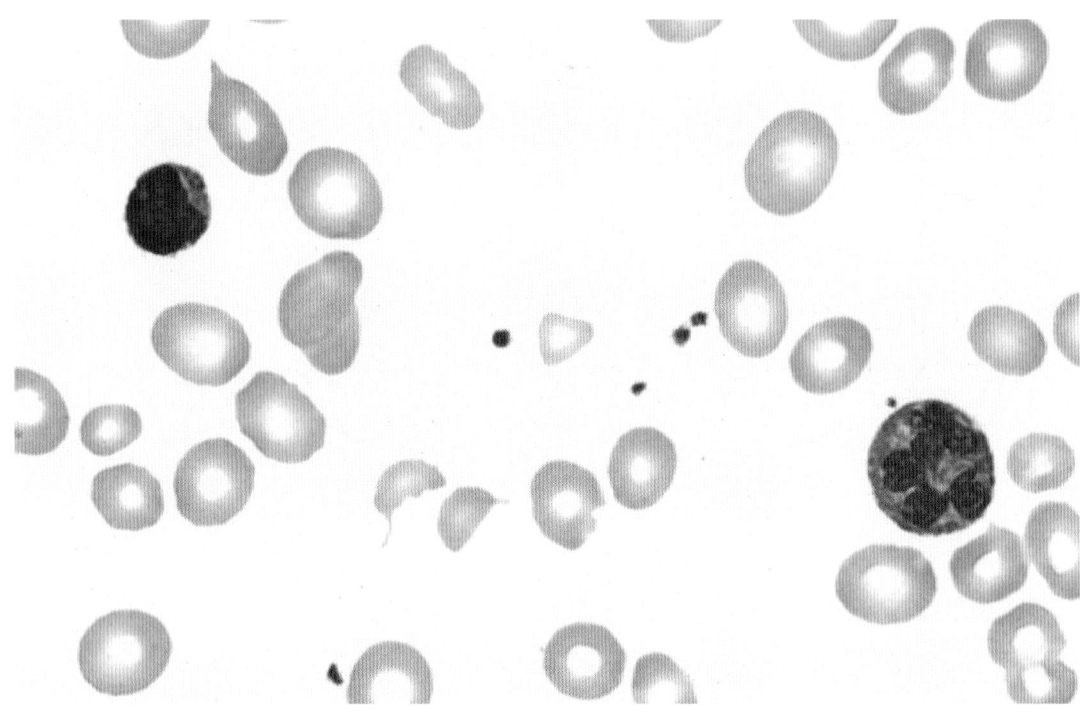

图 7-12 MegA 血象(二)

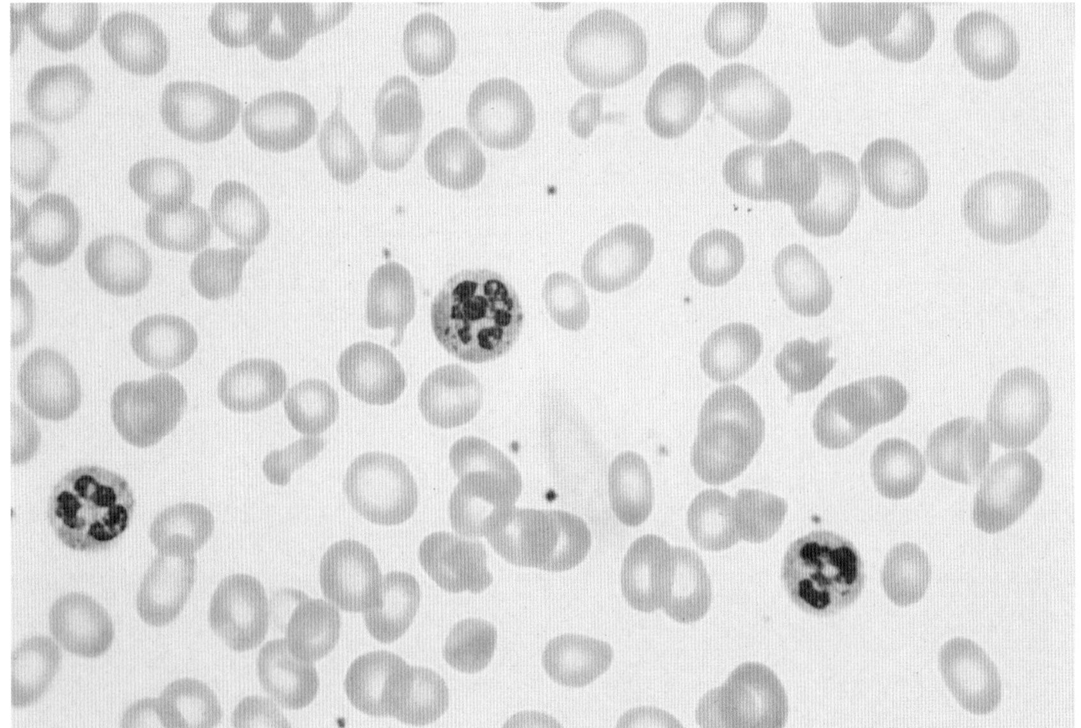

图 7-13 MegA 血象(三)

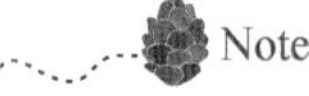
Note

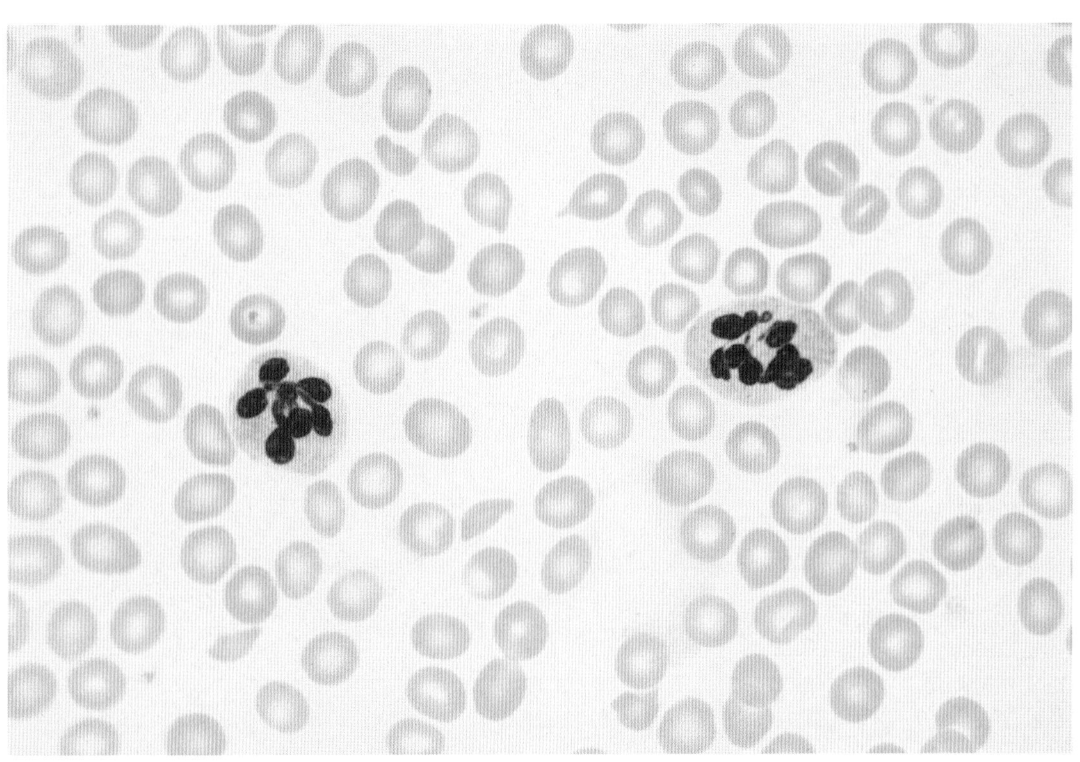

图 7-14 MegA 血象(四)

(四)溶血性贫血

溶血性贫血(hemolytic anemia,HA)是某些原因使红细胞寿命缩短,破坏增加并超过骨髓造血代偿能力引起的一类贫血。根据病因和发病机制,溶血性贫血可分为以下两类。

(1) 先天性溶血性贫血:多为遗传性红细胞内在缺陷,包括红细胞膜缺陷、红细胞酶缺陷、血红蛋白合成异常所致的溶血性贫血。

(2) 获得性溶血性贫血:多为红细胞外在因素异常,包括免疫因素、药物因素、生物因素、物理因素等所致的溶血性贫血。溶血性贫血疾病的病因分类具体见表 7-2。

表 7-2 溶血性贫血的病因分类

类型		疾病名称
先天性溶血性贫血	红细胞膜缺陷	遗传性球形红细胞增多症
		遗传性椭圆形红细胞增多症
		遗传性口形红细胞增多症
	红细胞酶缺陷	葡萄糖-6-磷酸脱氢酶缺乏症(G-6-PD 缺乏症)
		丙酮酸激酶缺乏症
		葡萄糖磷酸异构酶缺乏症
		嘧啶 5′-核苷酸酶缺乏症
	血红蛋白病	珠蛋白生成障碍性贫血
		镰状细胞贫血
		不稳定血红蛋白病

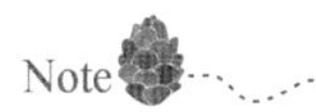

续表

类　型			疾 病 名 称
获得性溶血性贫血	非免疫因素	红细胞膜缺陷	阵发性睡眠性血红蛋白尿症(PNH)
		物理因素	微血管病性溶血性贫血
			心源性溶血性贫血
			行军性血红蛋白尿症
		化学因素	砷化物、硝基苯、苯肼、蛇毒等中毒
		生物因素	溶血性链球菌、疟原虫、产气荚膜杆菌等感染
	免疫因素		自身免疫性溶血性贫血
			冷凝集素综合征
			阵发性冷性血红蛋白尿症
			药物诱发的免疫性溶血性贫血
			新生儿同种免疫性溶血性贫血
			溶血性输血反应
其他			脾功能亢进

根据病因的不同,各种 HA 血象常具有不同的变化。红细胞和血红蛋白成比例减少,为正常细胞性贫血。成熟红细胞异形性明显,出现球形、椭圆形、靶形、镰状、畸形红细胞和嗜多色性红细胞(活体染色后网织红细胞明显增多)等(图 7-15 和图 7-16),易见有核红细胞(图 7-17)。白细胞和血小板呈反应性增多,且可有核左移现象。

在骨髓象方面,各种 HA 常具有一定的相似性。骨髓增生明显活跃,粒/红比值减小,甚至倒置。幼红细胞明显增多,通常在 40%以上,以中幼红细胞为主(图 7-18),核分裂象易见(图 7-19)。易见嗜多色性红细胞,常见 Howell-Jolly 小体,偶见 Cabot 环。粒细胞相对减少,形态、染色大致正常。巨核细胞正常或增多。

溶血性贫血病因复杂,病种较多,单靠骨髓象和血象不易鉴别诊断,还须依靠有关实验室检查才能确诊(表 7-3)。

表 7-3　溶血性贫血常用筛查试验

项 目 名 称	参　考　值	主要临床意义
血浆游离血红蛋白测定	＜40 mg/L	游离血红蛋白增高提示血管内溶血
红细胞渗透脆性试验	开始溶血:0.38%～0.46% NaCl 溶液; 完全溶血:0.28%～0.32% NaCl 溶液	增高:遗传性球形红细胞增多症、自身免疫性溶血性贫血; 减少:缺铁性贫血、地中海贫血及镰状细胞贫血
蔗糖溶血试验	阴性	阳性见于 PNH,MegA 和再生障碍性贫血等可为阳性
尿含铁血黄素试验(Rous 试验)	阴性	阳性提示慢性血管内溶血(如 PNH)
酸化血清溶血试验(Ham 试验)	阴性	阳性主要见于 PNH 患者
高铁血红蛋白(MHb)还原试验	MHb 还原率＞75%	减少见于 G-6-PD 缺乏症

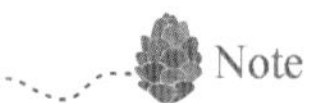

续表

项目名称	参考值	主要临床意义
血红蛋白电泳	HbA_2:正常成人 1.05%~3.12%	增高:β 地中海贫血; 减低:缺铁性贫血及其他血红蛋白合成障碍性疾病
抗碱血红蛋白检测	成人 1.0%~3.1% 新生儿 55%~85%	增高:地中海贫血、白血病、再生障碍性贫血等
异丙醇沉淀试验	阴性	阳性提示不稳定血红蛋白病或血红蛋白 H(HbH)病
抗人球蛋白试验 (Coombs 试验)	直接法:阴性 间接法:阴性	阳性见于自身免疫性溶血性贫血、新生儿溶血病等

1. 遗传性球形红细胞增多症 遗传性球形红细胞增多症(hereditary spherocytosis,HS)是一种红细胞膜蛋白基因异常所致的遗传性溶血病,其特点是外周血中可见较多小球形红细胞,多呈常染色体显性遗传。研究发现 HS 有第 8 号染色体短臂缺失,部分患者有阳性家族史。HS 分子病变主要涉及膜收缩蛋白缺陷、收缩蛋白与锚蛋白连接缺陷、区带 4.2 蛋白缺乏和收缩蛋白与 4.1 蛋白连接缺陷及其分子病变。临床上,HS 呈慢性溶血过程,可伴有急性发作,贫血、黄疸和脾大可同时存在,也可单独发生。感染或持久的重体力活动也可诱发溶血加重,甚至发生再生障碍危象。青少年患者生长发育和骨骼发育受影响。半数以上 HS 患者可并发胆红素性胆石症。

(1) 骨髓象。红系细胞增生明显,晚幼红细胞和中幼红细胞增生可占骨髓有核细胞的 25%~60%,核分裂象多见,成熟红细胞群体中可见胞体小、染色深、中心淡染区消失的(小)球形红细胞(图 7-20 和图 7-21),类似于血象。发生再生障碍危象时,骨髓中幼红细胞显著减少,粒系和巨核系细胞减少,同时骨髓和外周血中网织红细胞也显著减少。

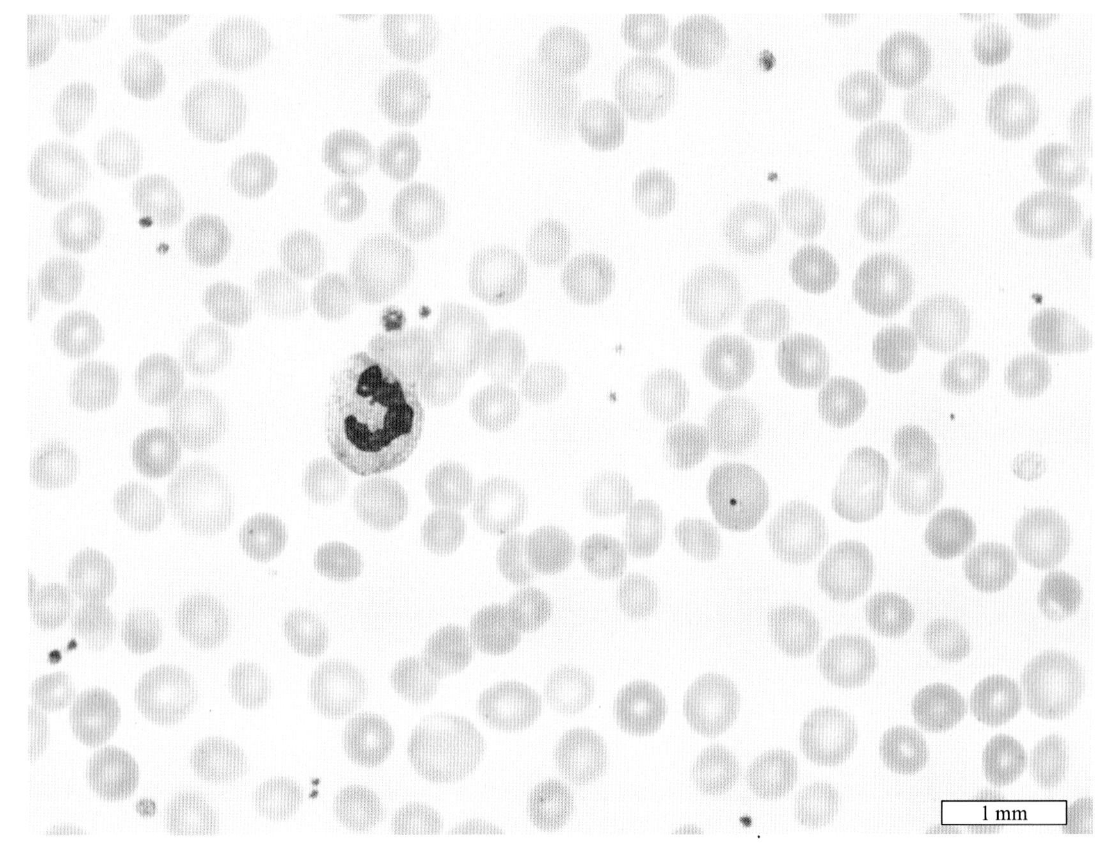

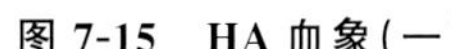
图 7-15 HA 血象(一)

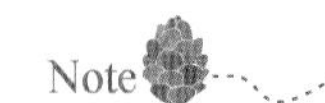

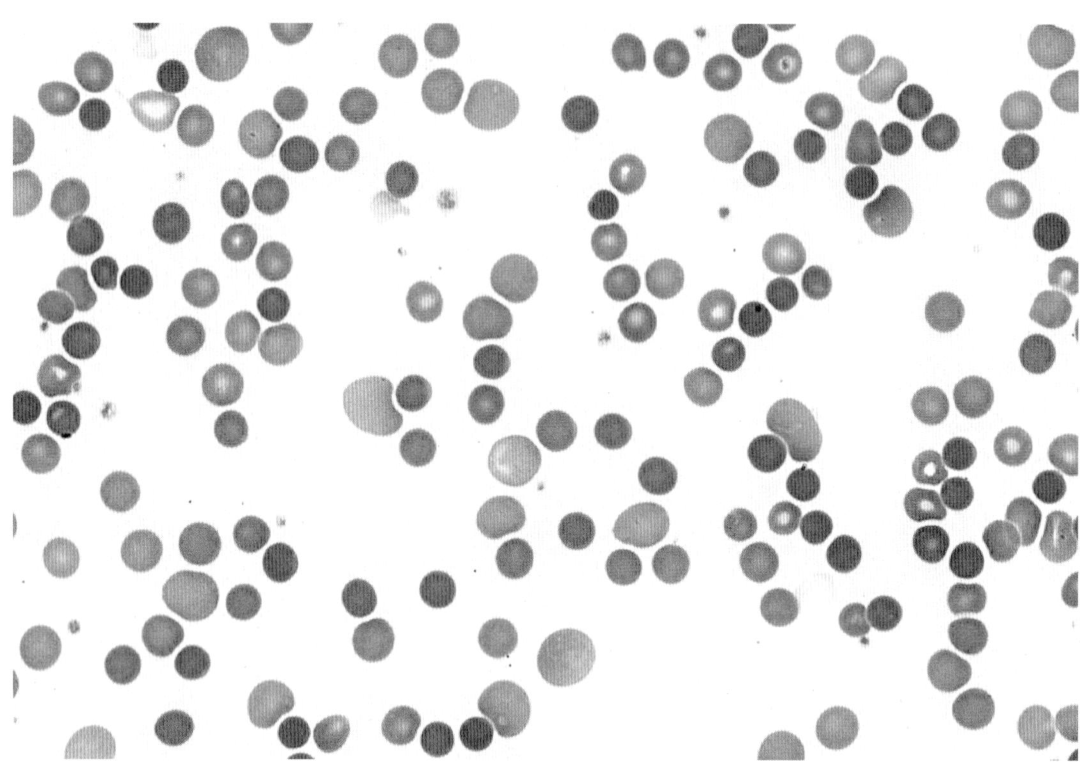

图 7-16　HA 血象(二)

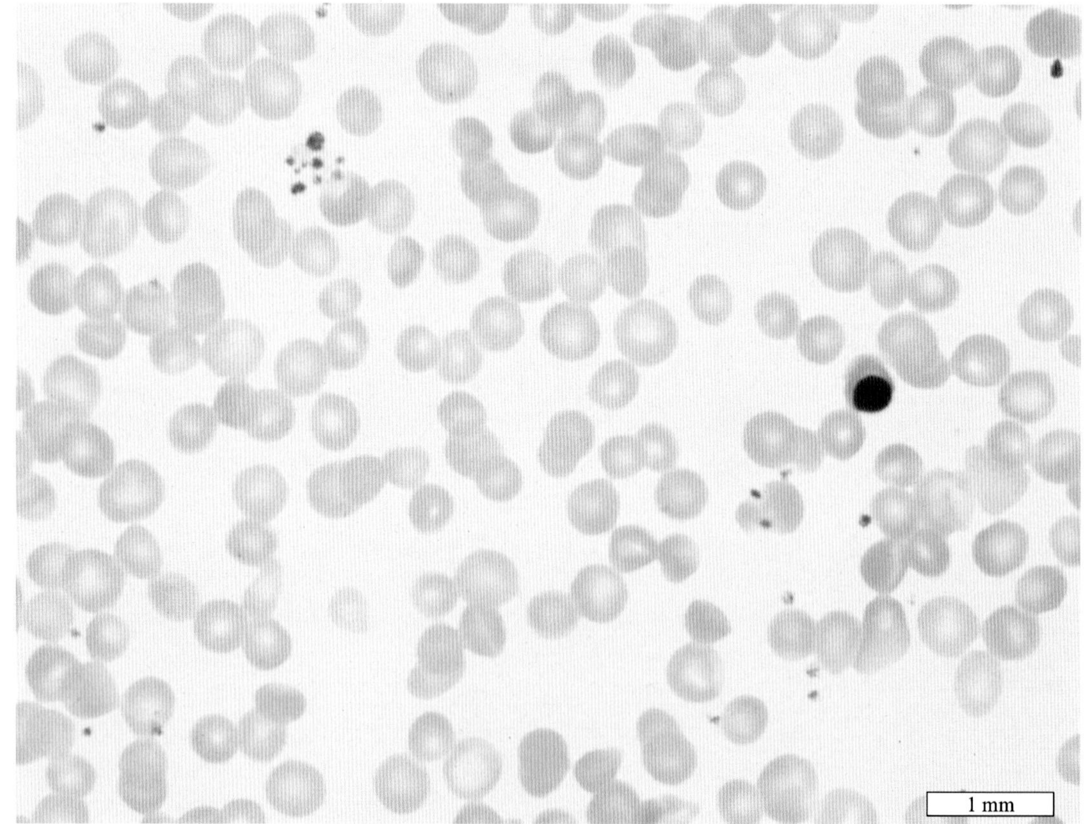

图 7-17　HA 血象(三)

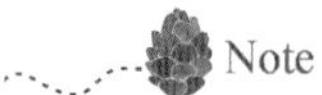
Note

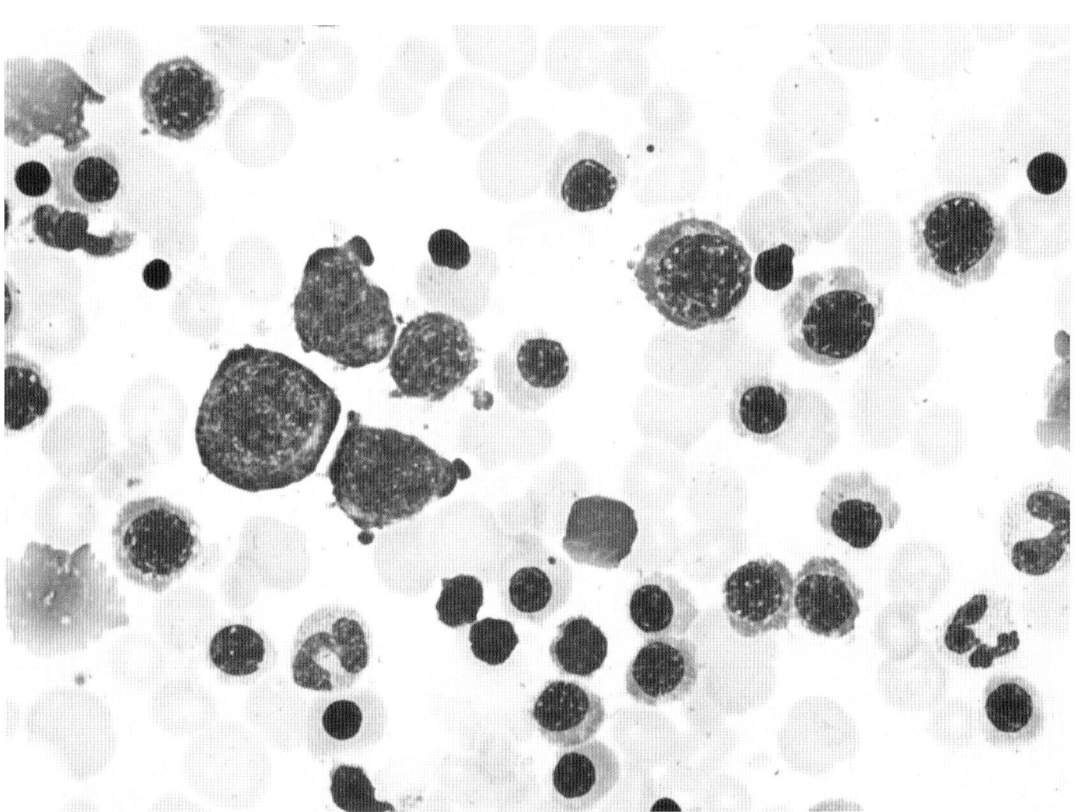

图 7-18 HA 骨髓象(一)

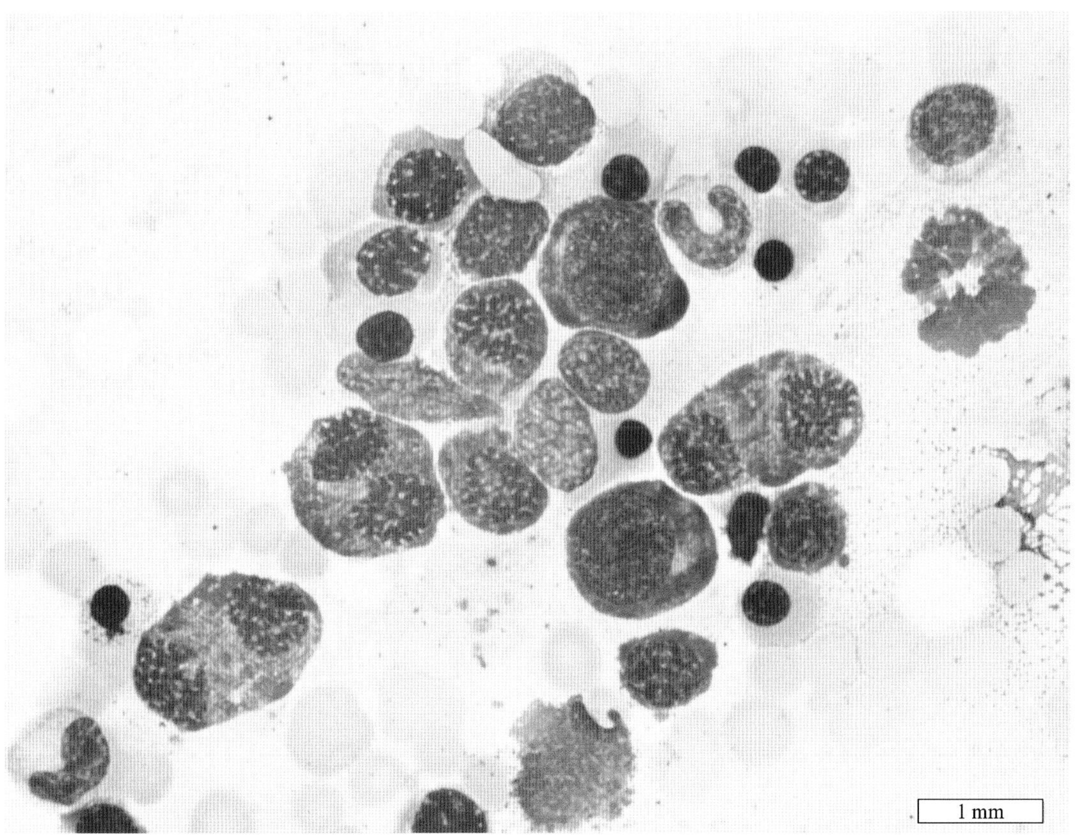

图 7-19 HA 骨髓象(二)

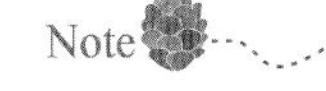

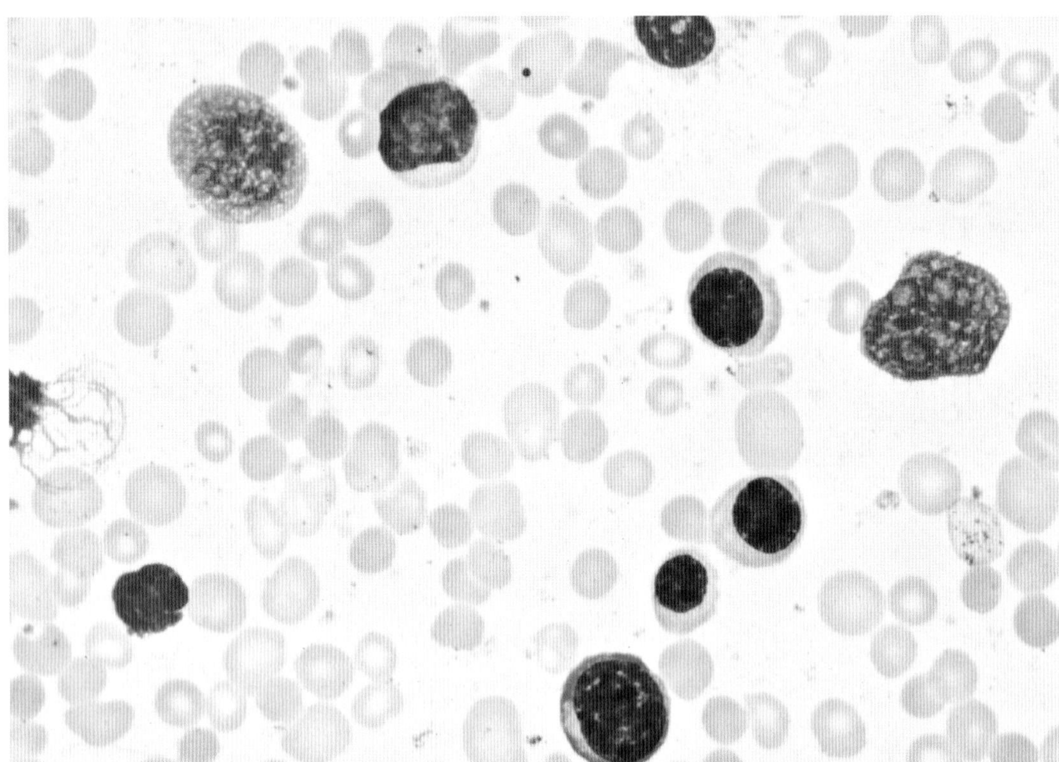

图 7-20　遗传性球形红细胞增多症骨髓象(一)

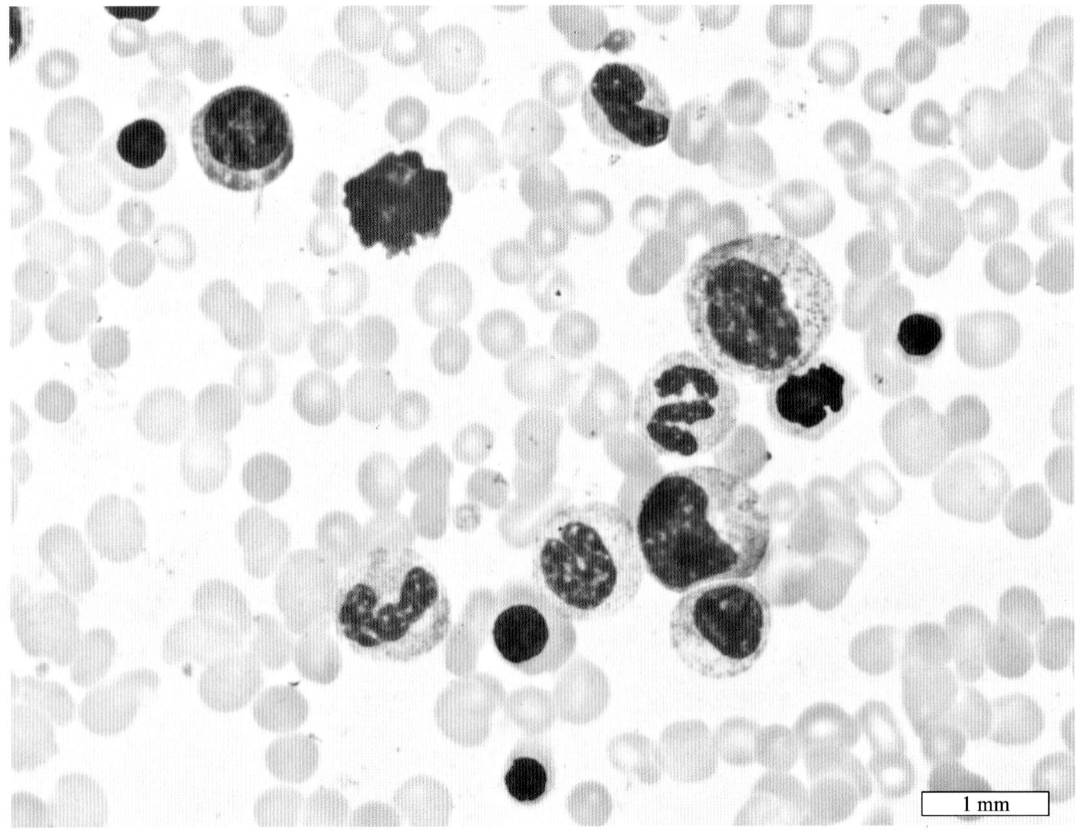

图 7-21　遗传性球形红细胞增多症骨髓象(二)

（2）血象。血红蛋白和红细胞正常或轻度降低，白细胞和血小板正常。网织红细胞计数增高。当发生再生障碍危象时，外周血三系均减少，网织红细胞计数降低。血涂片上可见红细胞胞体小、染色深、中心淡染区消失的（小）球形红细胞（图7-22）。

扫码看视频：遗传性球形红细胞增多症血象

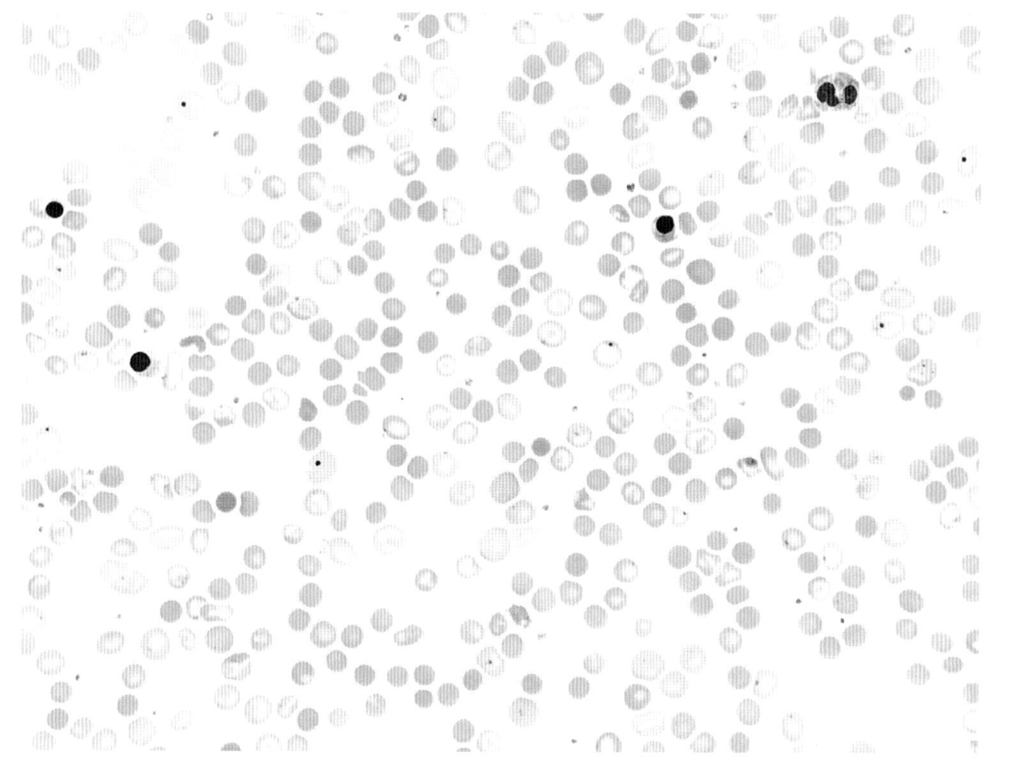

图7-22　遗传性球形红细胞增多症血象

2. 遗传性椭圆形红细胞增多症　遗传性椭圆形红细胞增多症是一组高度异质性疾病。各亚型之间的临床表现、红细胞形态、分子病理学等都有区别，但共同特点是外周血中出现大量椭圆形、卵圆形或棒状红细胞，其中以椭圆形红细胞为主，一般可高达50%～90%，国内有学者提出超过25%就具有诊断意义。

扫码看视频：溶血性贫血型椭圆形红细胞增多症血象

（1）临床表现和分型。该病临床表现差异很大，分型亦较复杂，一般按临床表现可分为：①隐匿型：无症状，无明显溶血证据，为杂合子。②溶血代偿型：有慢性溶血，但红细胞生成良好，无贫血，可能有轻度脾大。③溶血性贫血型：有轻度至中度贫血，间歇性黄疸和轻度至中度脾大，且在慢性溶血过程中可发生胆石症和再生障碍危象或溶血危象。轻重不等的溶血性贫血型还伴有外周血和骨髓象改变，隐匿型可完全正常。

（2）血象。典型表现为外周血涂片可见多数椭圆形红细胞，呈椭圆形、棒状或卵圆形等多种形态（图7-23），占红细胞的25%以上。可伴有少数球形红细胞或异形红细胞（图7-24）。

3. 阵发性睡眠性血红蛋白尿（PNH）　一种获得性造血干细胞克隆缺陷性疾病，其细胞膜对补体异常敏感而被破坏，导致慢性持续性血管内溶血。睡眠可诱发血红蛋白尿的发作，可伴有全血细胞的减少和反复血栓形成。该病的临床表现包括起病缓慢，病程迁延，贫血为首发症状，多数伴有黄疸，部分患者有发热及皮肤黏膜出血；多数患者出现血红蛋白尿，常与睡眠有关，感染、劳累、药物等因素均可诱发PNH。患者均有慢性血管内溶血和含铁血黄素尿；部分患者以再生障碍性贫血起病，随后出现PNH的特征性表现，亦有在出现PNH表现后发生再生障碍性贫血者；多数患者易继发感染，以呼吸道和泌尿道感染多见；极少数患者可发生血栓，以肢体静脉血栓为主；肝、脾可呈轻度至中度肿大，长期发作者可有胆石症。

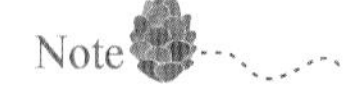

（1）骨髓象。增生多为活跃或明显活跃，少数减低或重度减低。粒系、红系、巨核系（三系）均

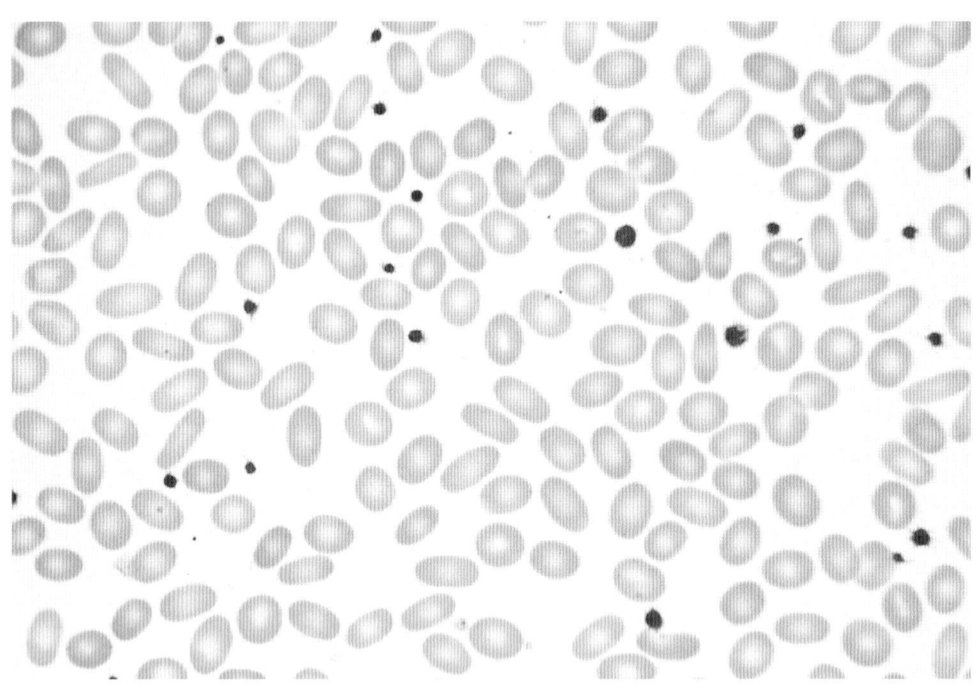

图 7-23　遗传性椭圆形红细胞增多症血象(一)

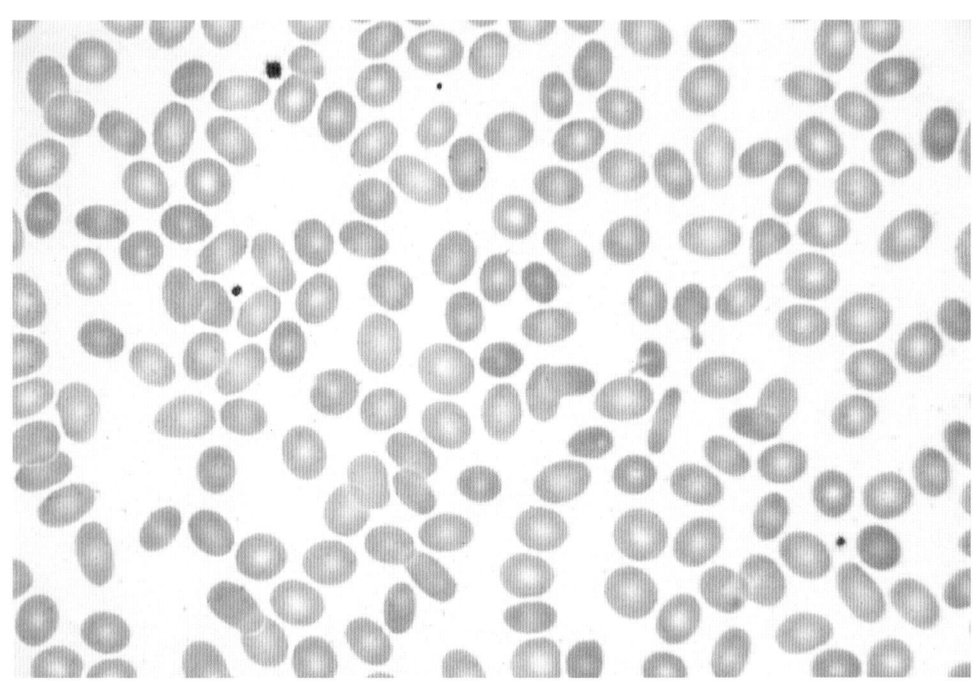

图 7-24　遗传性椭圆形红细胞增多症血象(二)

增生,或仅红系增生较好,粒系或巨核系增生低下。

(2) 血象。全血细胞减少,正色素性或低色素性贫血,嗜红细胞多增高,网织红细胞增高。血小板数常减少,也可正常。

4. 葡萄糖-6-磷酸脱氢酶缺乏症　由于葡萄糖-6-磷酸脱氢酶(G-6-PD)基因突变所致红细胞G-6-PD(参与红细胞糖代谢的磷酸戊糖旁路途径)活性降低和(或)酶的性质改变,进而引起溶血为主要表现的一类疾病。

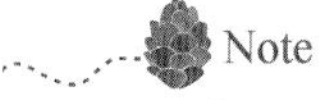

(1) 临床分型。

①药物性溶血:由于服用某些具有氧化特性的药物而引起的急性溶血。此类药物包括抗疟

药(伯氨喹啉、奎宁等),解热镇痛药(阿司匹林、安替比林等),硝基呋喃类药,磺胺类药,砜类药,萘苯胺,大剂量维生素 K,丙磺舒,川莲,腊梅花等,常于服药后 1～3 天出现急性血管内充血。有头晕、厌食、恶心、呕吐、疲乏等症状,继而出现黄疸、血红蛋白尿。溶血严重者可出现少尿、无尿、酸中毒和急性肾衰竭。溶血过程呈自限性是本病的重要特点。轻症溶血持续 1～2 天或 1 周左右,临床症状逐渐改善而自愈。

②蚕豆病:常见于 10 岁以下小儿,男孩多见。常在蚕豆成熟季节流行。进食蚕豆或蚕豆制品(如蚕豆粉丝)均可致病。母亲进食蚕豆后哺乳婴儿亦可使婴儿发病。通常于进食蚕豆或其制品后 24～48 h 发病,表现为急性血管内充血。其临床表现与药物性溶血相似。

③新生儿黄疸:在 G-6-PD 缺乏症高发地区由 G-6-PD 缺乏引起的新生儿黄疸并不少见。新生儿乳母服用氧化剂药物或新生儿穿戴有樟脑丸气味的衣服等均可诱发溶血,但也有不少病例无诱因可查。黄疸大多于出生后 2～4 天到达高峰。半数患儿可有肝脾肿大,贫血大多数为轻度或中度,重者可致胆红素脑病。

④感染诱发的溶血:细菌、病毒感染均可诱发 G-6-PD 缺乏者发生溶血。一般于感染后几天之内突然发生溶血,程度大多较轻,黄疸多不显著。

⑤先天性非球形细胞性溶血性贫血:在无诱因情况下出现慢性溶血。常于婴儿期发病。表现为贫血、黄疸、脾大,可因感染或某些药物而诱发急性溶血。约有半数病例在新生儿期以高胆红素血症起病。

(2)血象。血红蛋白减少。呈正细胞正色素性贫血,网织红细胞增高,可见幼红细胞,红细胞中可见 Heinz 小体(图 7-25),该结构需要与网织红细胞等相似物进行鉴别诊断(图 7-26 和表 7-4)。白细胞、血小板计数多增高。

扫码看视频:G-6-PD缺乏症血象

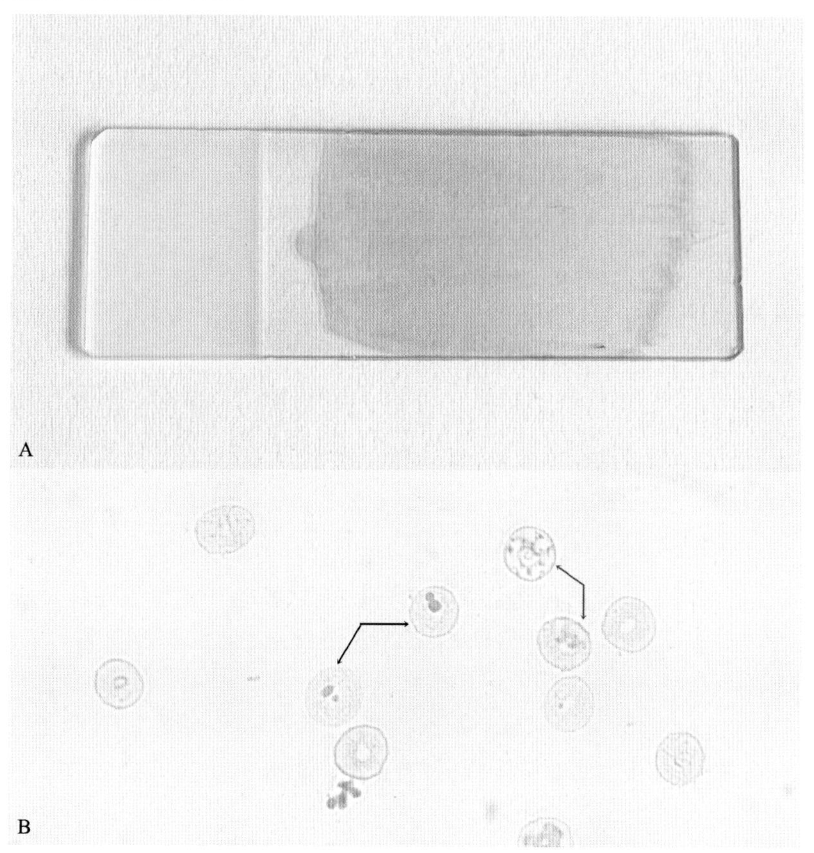

图 7-25 G-6-PD 缺乏症血象

(A. 活体染色后手工制作的血涂片;B. Heinz 小体↑和网织红细胞↑)

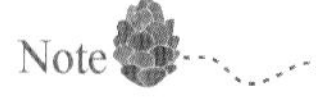

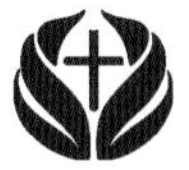

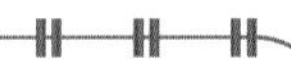

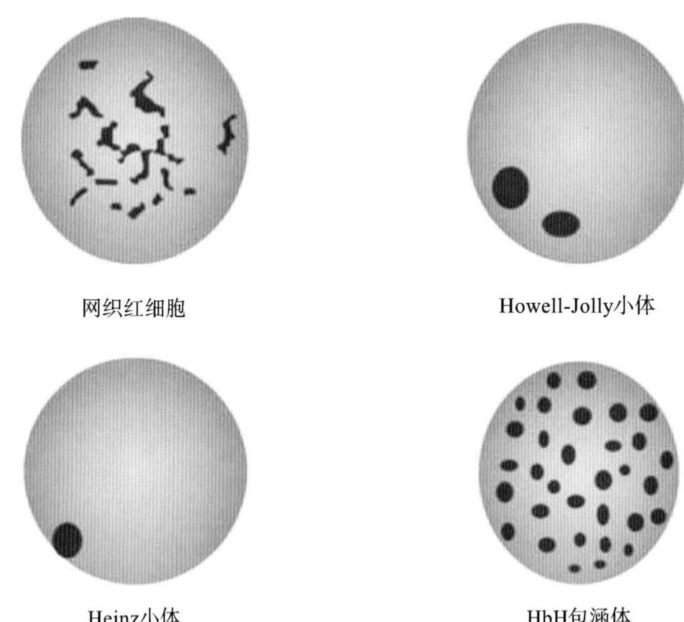

图 7-26 Heinz 小体及其相似结构模式图

表 7-4 Heinz 小体及其相似结构比较

包涵体	常规染色	活体染色	铁染色	化学成分	形态特点
Heinz 小体	−	+	−	变性血红蛋白	淡蓝色,球形小体
HbH 包涵体	−	+	−	异常血红蛋白（β 珠蛋白四聚体）	蓝绿色颗粒,球形,似高尔夫球样
网织红细胞	−（可显示嗜多色性红细胞）	+	−	核糖体 RNA	淡蓝色,网状物或散在细小颗粒
Howell-Jolly 小体	+	+	−	DNA	紫红色球形小体,直径 1～2 μm,常为 1 个
嗜碱性点彩颗粒	+	+	−	变性核糖体 RNA	蓝紫色小点,弥散分布
帕彭海姆小体	+	+	+	铁粒（铁蛋白聚合物）	胞质周围多个嗜碱性包涵体,铁染色呈蓝色

5. 珠蛋白生成障碍性贫血 也称地中海贫血或海洋性贫血,是一组遗传性小细胞性溶血性贫血。其特点是珠蛋白基因的缺陷使血红蛋白中的珠蛋白肽链有一种或几种合成减少或无法合成,导致血红蛋白的组成成分改变,本病的临床症状轻重不一,大多表现为慢性进行性溶血性贫血。

(1) 病因和发病机制:本病是由珠蛋白基因的缺失或点突变所致。组成珠蛋白的肽链主要有 4 种,即 α、β、γ、δ 链,分别由其相应的基因编码,这些基因的缺失或点突变可造成各种肽链合成障碍,致使血红蛋白的组成成分改变。通常将地中海贫血分为 α、β、δβ 和 δ 等 4 种类型,其中以 α 和 β 地中海贫血较为常见。

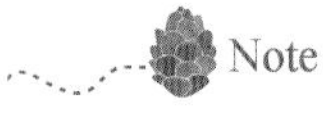

(2) β-珠蛋白生成障碍性贫血:11 号染色体上控制 β-珠蛋白链合成的基因突变成 β 地中海贫血基因,β-珠蛋白链合成受到抑制,HbA 合成不足,形成小细胞低色素性贫血。

①重型纯合子β-珠蛋白生成障碍性贫血（Cooley 贫血）：患儿出生时无症状，3～6 个月开始出现症状，呈慢性进行性贫血，面色苍白，肝脾肿大，发育不良，常有轻度黄疸，上述症状随年龄增长而日益明显。由于骨髓代偿性增生导致骨骼变大，首先发生于掌骨，以后为长骨和肋骨，1 岁后颅骨改变明显，表现为头颅变大、额部隆起、颧高、鼻梁塌陷、两眼距离增宽，形成海洋性贫血的特殊面容。患儿常并发支气管炎或肺炎。当并发含铁血黄素沉着时，过多的铁沉着于心肌和其他脏器如肝、胰腺、脑垂体等，引起相应脏器损害表现，其中最严重的是心力衰竭，它是贫血和铁沉着造成心肌损害的结果，是导致患儿死亡的重要原因之一。本病若不治疗，患儿多于 5 岁前死亡。

扫码看视频：重型地中海贫血血象

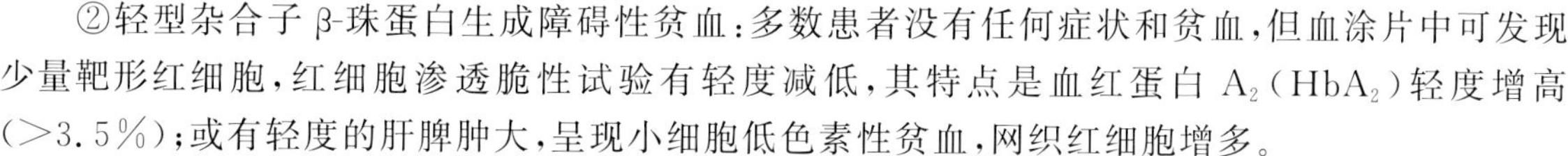

②轻型杂合子 β-珠蛋白生成障碍性贫血：多数患者没有任何症状和贫血，但血涂片中可发现少量靶形红细胞，红细胞渗透脆性试验有轻度减低，其特点是血红蛋白 A_2（HbA_2）轻度增高（＞3.5%）；或有轻度的肝脾肿大，呈现小细胞低色素性贫血，网织红细胞增多。

③中间型 β-珠蛋白生成障碍性贫血：多于幼童期出现症状，其临床表现介于轻型和重型之间，中度贫血，脾轻度或中度肿大，黄疸可有可无，骨骼改变较轻。

（3）α-珠蛋白生成障碍性贫血：正常人 α 链的合成是由第 16 对染色体上两对连锁的 α-珠蛋白基因所控制，若 1 个或 1 个以上的 α 基因缺失或缺陷会使 α-珠蛋白链合成受到限制，造成 α 链合成减少、HbA 不足的小细胞低色素性贫血。这种 α-珠蛋白链合成不足的结果称为 α-珠蛋白生成障碍性贫血。

①轻型 α-珠蛋白生成障碍性贫血：a. 静止型：由缺失 1 个 α 基因造成，患者无症状、红细胞形态正常，出生时脐带血中 Hb Bart 含量为 0.01～0.02，但 3 个月后即消失。b. 标准型：由缺失 2 个 α 基因造成，患者无症状或轻度贫血。血象可有血红蛋白轻度减低、MCV 降低，出现少量靶形红细胞、网织红细胞轻度减低等表现。

扫码看视频：HbH 病血象

②中间型 α-珠蛋白生成障碍性贫血（HbH 病）：患儿出生时无明显症状，婴儿期以后逐渐出现贫血、疲乏无力、肝脾肿大、轻度黄疸，年龄较大的患儿可出现类似重型 β-珠蛋白生成障碍性贫血的特殊面容。合并呼吸道感染或服用氧化性药物等可诱发急性溶血而加重贫血，甚至发生溶血危象。

③重型 α-珠蛋白生成障碍性贫血——巴氏（Bart）胎儿水肿综合征：胎儿常于 30～40 周时发生流产、死胎，或在娩出后半小时内死亡。胎儿表现出重度贫血、黄疸、水肿、肝脾肿大的症状，胎盘巨大且质脆。

（4）血象：贫血轻重不等，红细胞大小不均，靶形红细胞和异形红细胞呈不同程度增多（图 7-27 至图 7-29），红细胞脆性减低。

6. 免疫性溶血性贫血 机体免疫器官产生抗红细胞抗体，红细胞表面本身的抗原或红细胞与外来抗原结合，在有或无补体的参与下，与抗红细胞抗体发生反应，引起红细胞的凝集和溶解，出现溶血。这种由抗体参与的溶血称为免疫性溶血性贫血。临床上，将由于机体免疫功能异常，产生抗自身红细胞的抗体，导致红细胞破坏加速所致的溶血性贫血称为自身免疫性溶血性贫血（AIHA）。根据抗体作用的最适温度，AIHA 分为两类：一类是温抗体型，另一类是冷抗体型。后者又分为两种，即冷凝集素综合征和阵发性冷性血红蛋白尿症。

（1）温抗体型自身免疫性溶血性贫血：见于各年龄段，临床表现轻重不一，轻者可无症状，多数患者表现为慢性溶血，少数表现为急性溶血。主要表现有衰竭、面色苍白等贫血症状，半数左右的患者可出现黄疸、肝脾肿大，继发性患者有原发病的症状。慢性型患者可有淋巴结肿大、出血和血小板减少性紫癜。

扫码看视频：免疫性溶血性贫血血象

由温抗体引起，主要为 IgG，是不完全抗体，作用最适温度为 37 ℃。可发生于任何年龄，20%～30%病例原因未明为原发性，其余为继发性。此型占自身免疫性溶血性贫血的多数（80%以上）。

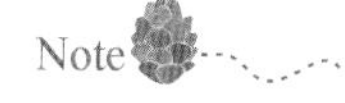

本病是温抗体和（或）补体导致的 AIHA，少数患者病因不确定，诊断为特发性，多数患者检

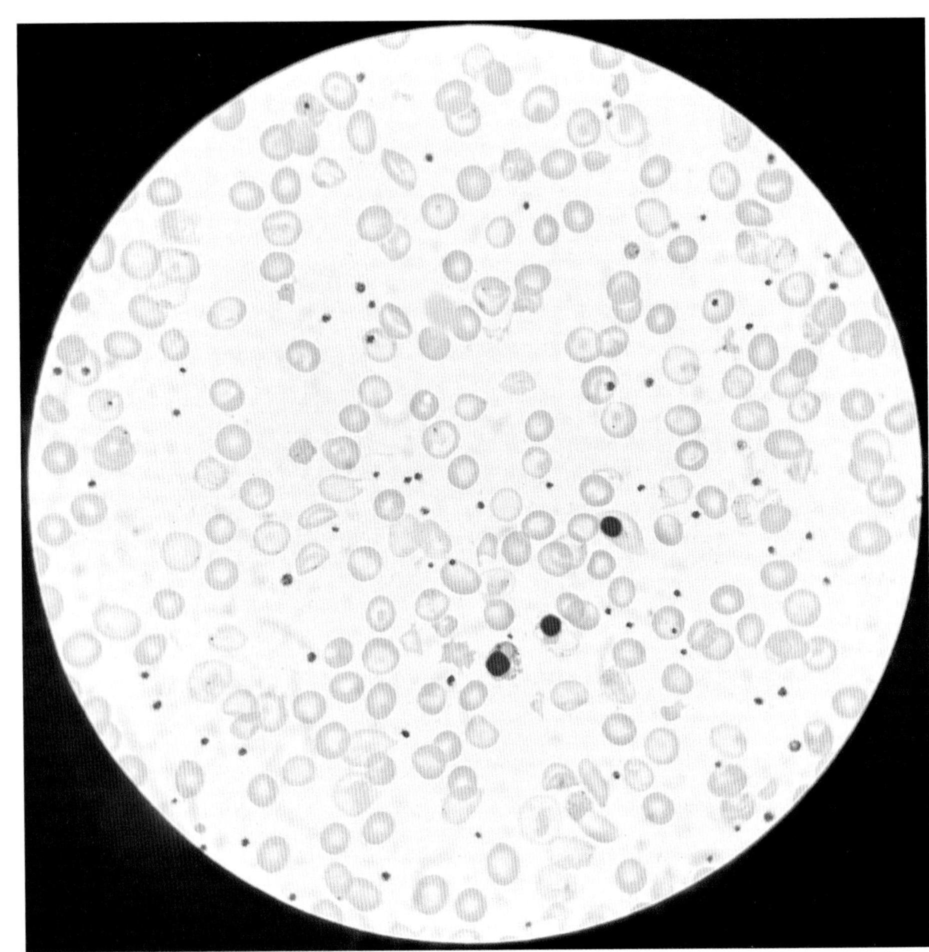

图 7-27　重型纯合子 β-珠蛋白生成障碍性贫血血象

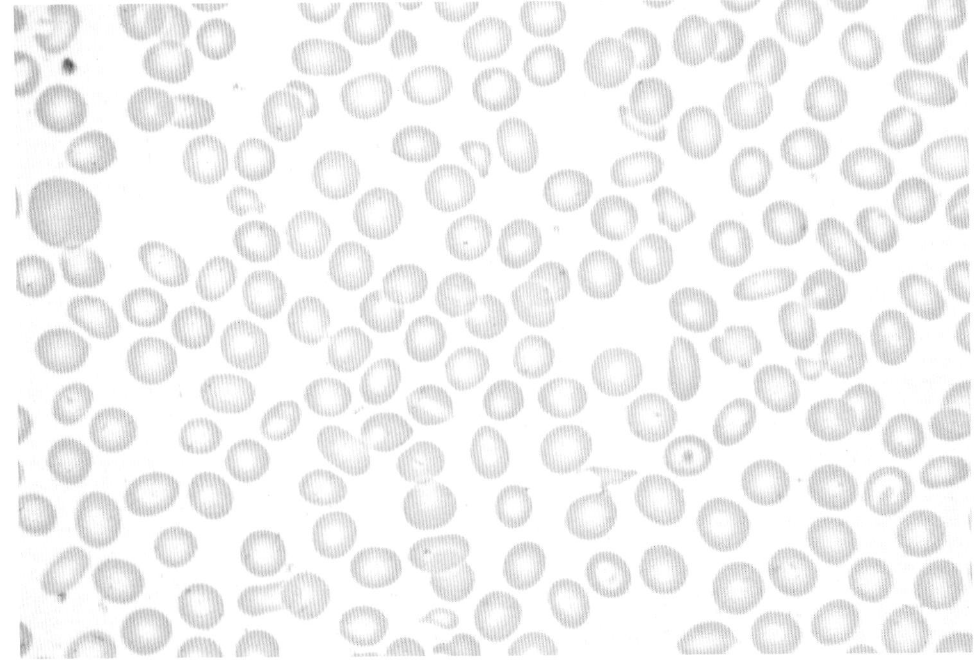

图 7-28　轻型 α-珠蛋白生成障碍性贫血血象

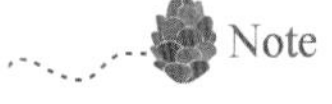

图 7-29　HbH 病血象

（A. 常规染色；B. 活体染色，箭头所指红细胞可见 HbH 包涵体）

查表现为某些疾病的临床表现的主要综合征之一，诊断为获得性溶血性贫血。对于获得性溶血性贫血的患者，红细胞渗透脆性试验阳性，血涂片可见较多球形红细胞，直接抗人球蛋白试验阳性，近期无输血史和特殊药物史，且符合临床表现，可考虑诊断为本病。

（2）冷抗体型自身免疫性溶血性贫血：由冷抗体引起，主要为 IgM，是完全抗体，该抗体在 20 ℃以下（常为 0～4 ℃）作用较为活跃。在盐水介质中可使红细胞凝集或溶解。

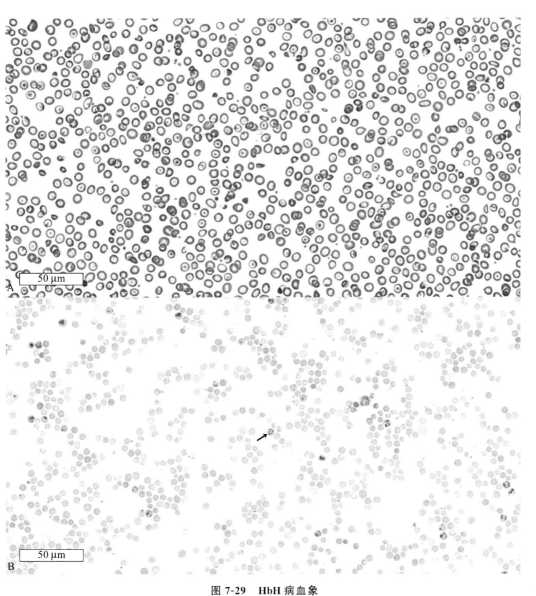

扫码看视频：冷凝集系综合征

①冷凝集素综合征（CAS）：常见于寒冷季节，多见于中年患者。患者除有贫血和黄疸外，在冷环境下因红细胞大量凝集致微循环障碍，可出现手足发绀，复温后消失。

由冷抗体 IgM 引起，因在低温时能直接凝集红细胞（凝集反应的高峰出现于 0～4 ℃）并产生雷诺现象而得名。

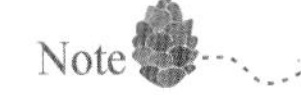

②阵发性冷性血红蛋白尿症（PCH）：原发性少见，主要继发于某些感染，受冷后突然发病，出现寒战、发热、血红蛋白尿及肝脾肿大等急性血管内溶血的表现。诊断 PCH 时，除依据典型的临

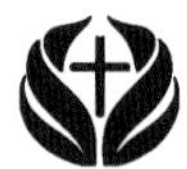

床表现外，冷热溶血试验阳性是诊断的重要依据。

（3）骨髓象：增生性贫血表现。幼红细胞增生（可大于50%），中幼红细胞和晚幼红细胞显著增多（图7-30），偶见红系轻度巨幼样变。

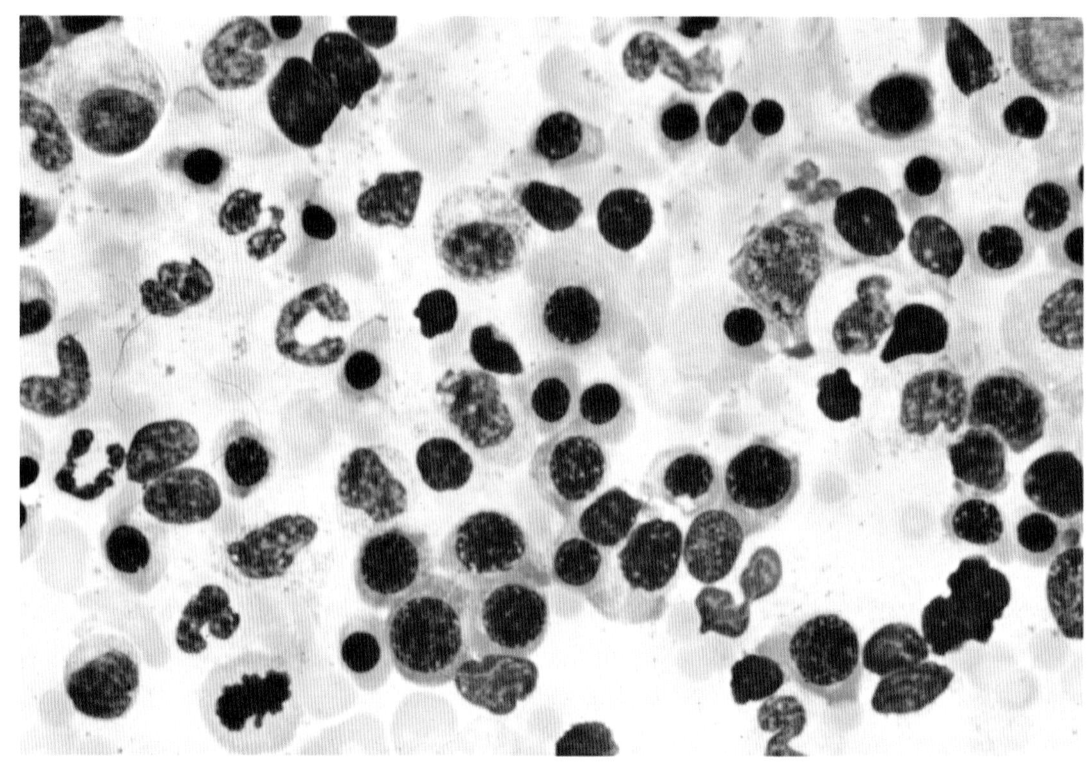

图7-30　温抗体型AIHA骨髓象

（4）血象：红细胞减少，血红蛋白减低，红细胞大小不等，常见球形红细胞（图7-31）和有核红细胞。冷抗体型可见红细胞自身凝集（图7-32）。

7. 机械损伤所致的溶血性贫血　红细胞受到外力作用的拍打、冲击或因血液循环中的压力作用发生破坏而出现的血管内溶血，血涂片中出现各型红细胞碎片是诊断此类溶血性贫血的主要依据。机械损伤所致的溶血性贫血分为三大类。

（1）创伤性心源性溶血性贫血：心脏瓣膜和大血管异常导致血流动力学改变，使红细胞受到机械损伤。多数患者有轻、中度代偿性贫血，可见网织红细胞增加，血清乳酸脱氢酶、血浆游离血红蛋白及间接胆红素的增高，血浆结合珠蛋白降低。此外，患者常伴有长期的含铁血黄素尿和高铁血红蛋白血症。

扫码看视频：HUS血象

（2）微血管病性溶血性贫血：此类贫血包括DIC、溶血性尿毒综合征（HUS）和血栓性血小板减少性紫癜（TTP）等，是由于微血管内血栓形成或血管壁有病变而使微血管管腔变狭窄，红细胞通过时受到过多推挤、摩擦或撕裂，从而发生血管内溶血。除了表现出轻重程度不同的溶血性贫血的实验室特征外，还可见血小板减少，血涂片出现许多形态不一的裂片红细胞（图7-33）。

（3）行军性血红蛋白尿：直立姿势的运动特别是长途行军、马拉松赛跑等，足底与硬而粗糙的地面长时间摩擦而使浅表毛细血管内红细胞受撞击损伤出现血管内溶血。本病可出现一过性血管内溶血和血红蛋白尿，实验室检查无贫血，外周血红细胞形态正常，尿隐血阳性，血浆游离血红蛋白升高。

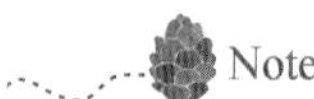

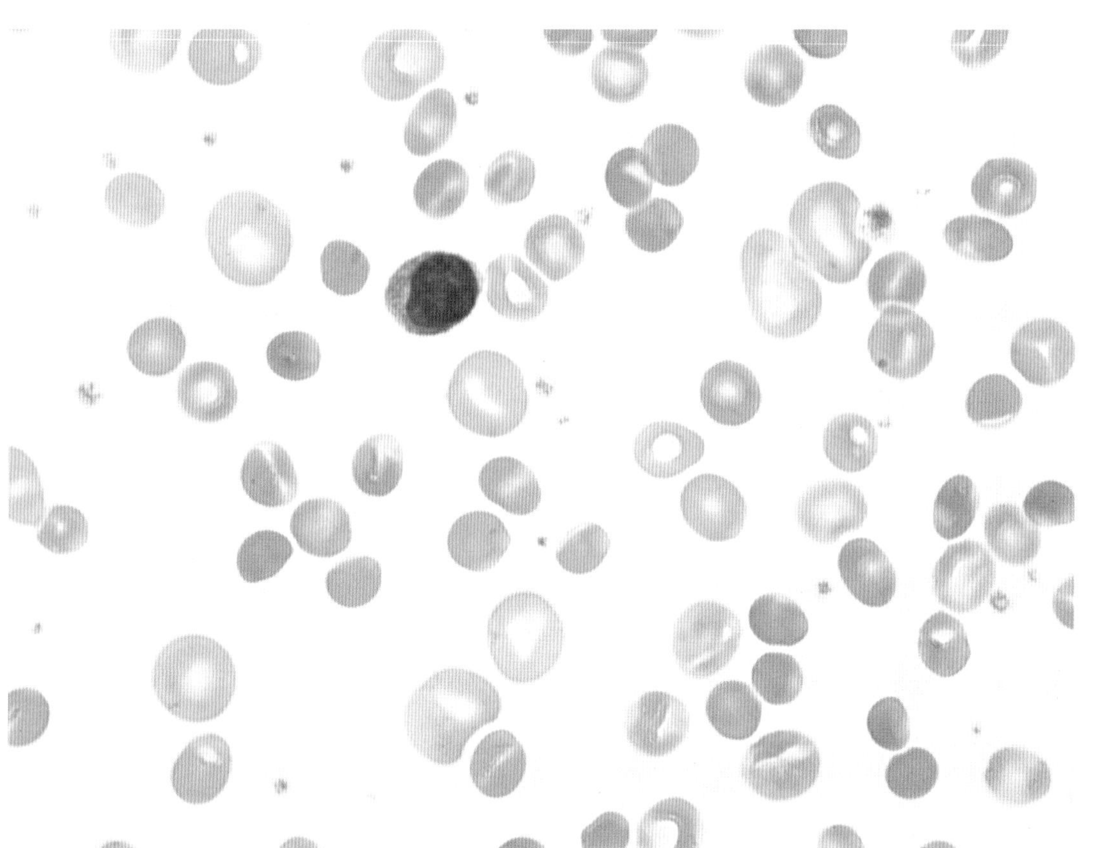

图 7-31 温抗体型 AIHA 血象

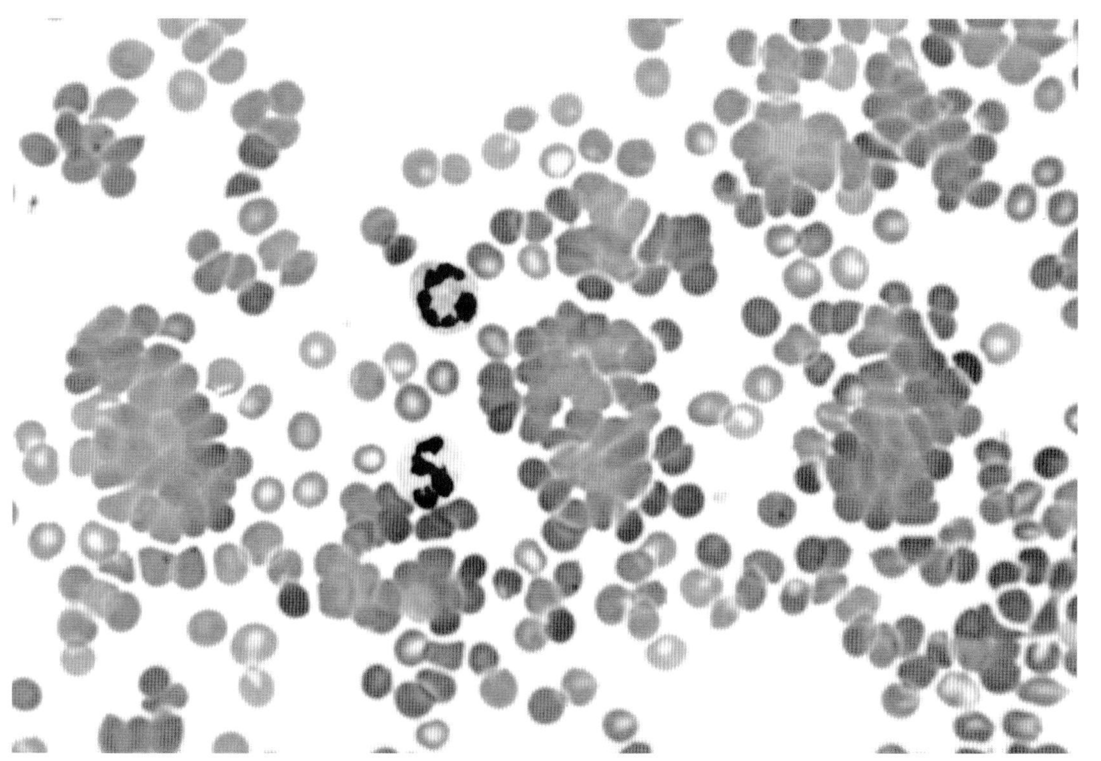

图 7-32 冷凝集素综合征血象

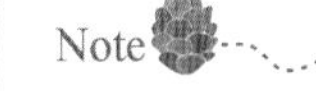

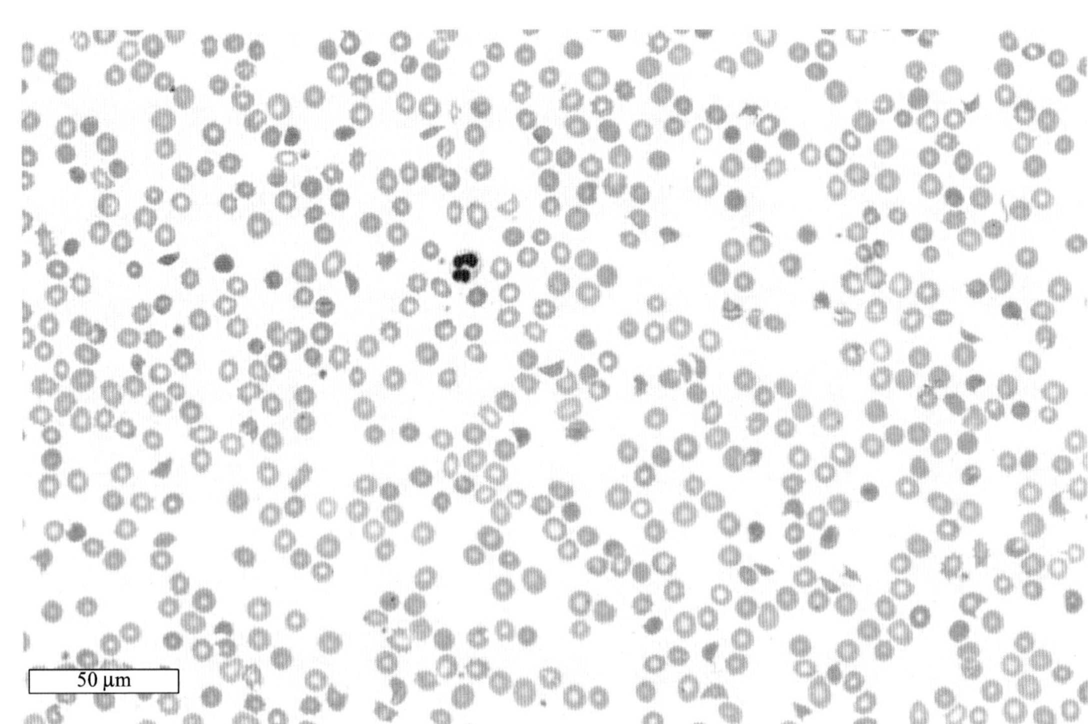

图 7-33　微血管病性溶血性贫血血象

(五) 急性失血性贫血

急性失血性贫血是因创伤或不同疾病所致血管破裂或凝血障碍，使血管内血液短时间内丢失而引起的一种贫血。其严重程度随失血量、速度、部位及基本疾病不同而异。临床上，失血分为急性失血和慢性失血。急性失血多由手术、外伤等原因引起，在短时间内大量血液丢失在急性失血早期，血浆和血细胞按比例丢失，一般无贫血的临床表现及实验室表现。此后由于自身代偿和输液，导致血液扩容，而红细胞的补偿较慢，这时血细胞比容、红细胞浓度、血红蛋白含量降低，贫血症状显著，为正细胞正色素性贫血。慢性失血是一个长期过程，为缺铁性贫血的最常见类型。

1. 骨髓象　增生活跃或明显活跃，其中以红系细胞较明显，贫血明显时中幼红细胞增多，其他改变不明显。

2. 血象　正常细胞性贫血，白细胞总数和中性粒细胞增多，并有核左移。网织红细胞增多，血小板也增多。

(六) 再生障碍性贫血

再生障碍性贫血(aplastic anemia，AA)属于增生不良性贫血，是由多种病因引起的造血干细胞或造血微环境受损及免疫机制紊乱所致红骨髓容量减少的一组贫血。依骨髓改变和临床过程不同可分为急性 AA 和慢性 AA。

1. 骨髓象

(1) 急性 AA：骨髓穿刺液和制片后均可见脂肪滴明显增多，骨髓液稀薄，有核细胞增生极度减低。三系造血细胞明显减少，且不见早期幼稚细胞，巨核细胞常缺如；淋巴细胞、浆细胞、肥大细胞等非造血细胞比例增高，淋巴细胞比例可高达 80%。如有骨髓小粒，染色后镜下为空网状结构或为一团纵横交错的纤维网，其中造血细胞极少，大多为非造血细胞(图 7-34)。

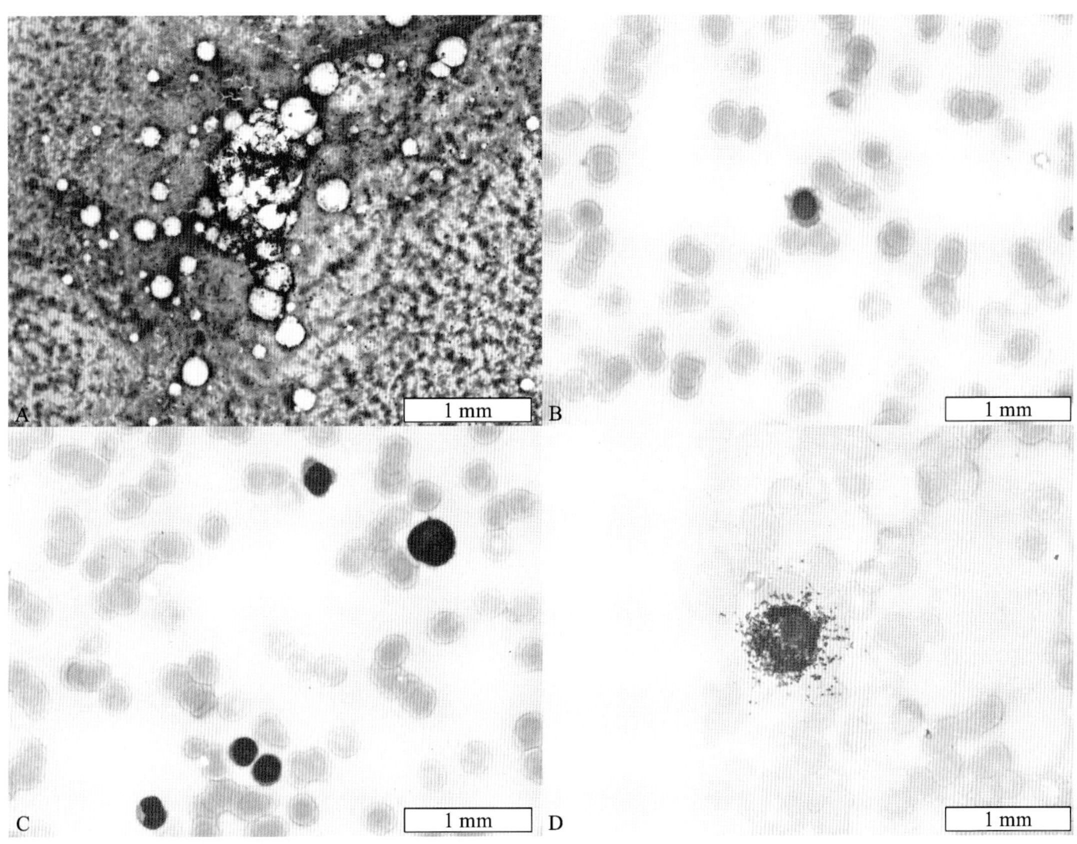

图 7-34 AA 骨髓象

(A. 骨髓小粒呈空网状，脂肪细胞明显增多；B. 幼红细胞明显减少；C. 淋巴细胞和浆细胞相对增多；D. 肥大细胞等非造血细胞增多)

(2) 慢性 AA：受累骨髓呈向心性发展，有散在的增生灶，骨髓象常因穿刺部位不同而不同，故需多部位穿刺或进行骨髓活检，才能获得较为明确的诊断。多数病例骨髓增生减低，三系造血细胞减少，其中幼红细胞和巨核细胞减少尤为明显，非造血细胞比例增高。若穿刺遇增生灶时，骨髓可增生活跃，红系细胞可有代偿性增生，粒系细胞减少且以晚幼粒等成熟粒细胞为主。骨髓小粒改变同急性 AA，但以脂肪细胞较为多见。

(3) 骨髓组织病理学检查：骨髓活检对 AA 的诊断具有重要价值。AA 骨髓增生减低，造血组织与脂肪组织容积比减小(图 7-35)。造血细胞尤其是巨核细胞减少，非造血细胞比例增高。

2. 血象 几乎所有患者表现为全血细胞减少。多为正细胞正色素性贫血，成熟红细胞形态大致正常，无嗜多色性红细胞及有核红细胞；中性粒细胞明显减少，淋巴细胞相对增多；血小板不仅数量减少，而且体积变小、颗粒减少(图 7-36)。

(七) 纯红细胞再生障碍性贫血

纯红细胞再生障碍性贫血(pure red cell aplasia，PRCA)简称纯红再障，是指由多种原因导致机体骨髓红系细胞显著减少甚至缺如的一种贫血性疾病。根据病因，该病可分为先天性和获得性两大类。先天性多发生于小于 1 岁的患儿，病因及发病机制不明。获得性多发生于成人，常与胸腺瘤、自身免疫性疾病、药物、微小病毒 B19 感染等有关。本病一般呈慢性进展过程，贫血是唯一的症状和体征，多无出血、发热和肝脾肿大等。

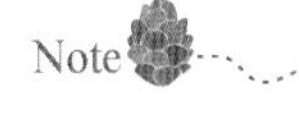

1. 骨髓象 骨髓增生活跃或明显活跃，粒/红比值明显增大。红系各阶段细胞均严重减少或

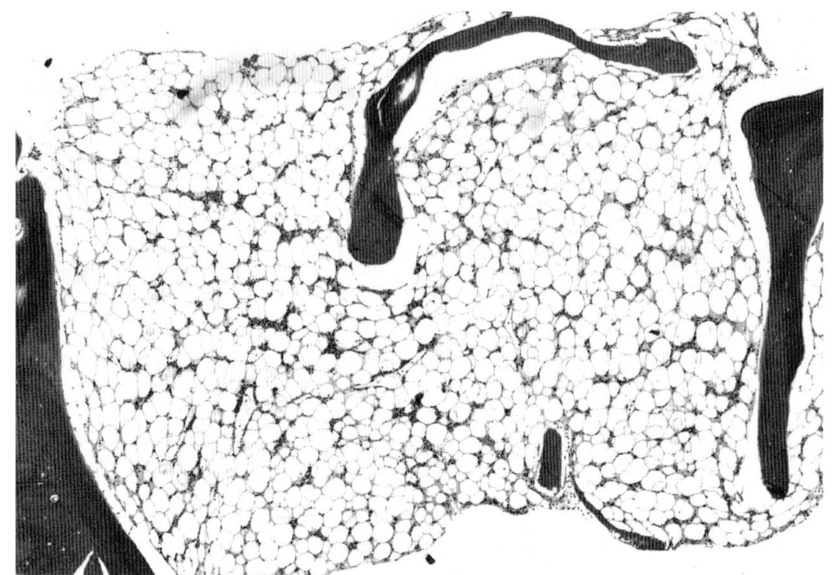

图 7-35　AA 骨髓组织病理学特征

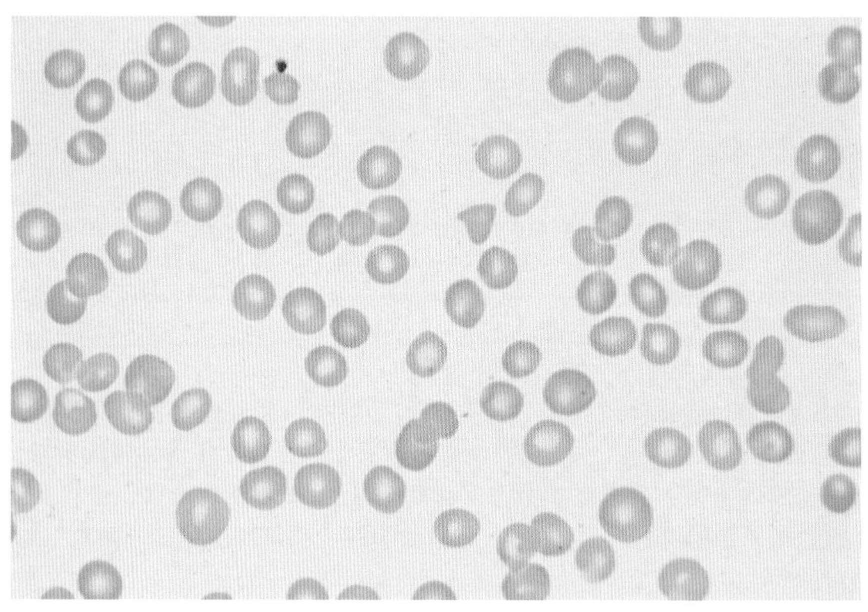

图 7-36　AA 血象

缺如，骨髓中可见巨大原始红细胞（图 7-37），粒系、巨核系细胞各阶段比例基本正常。三系细胞形态正常，无病态造血。

2. 血象　正细胞正色素性贫血（图 7-38），网织红细胞减少或缺如，白细胞和血小板一般正常或随原发病而变化。

（八）继发性贫血

继发性贫血也称症状性贫血，是由原发病引起的一类贫血。贫血作为一种疾病症状可出现在许多疾病中，继发于某类疾病的贫血可由多种原因引起，如营养不良、铁储存减少、红细胞丢失或破坏过多及红细胞再生障碍，多种造血负调节因子抑制骨髓的造血功能也可引起继发性贫血。临床上，感染、肾病、肝病、恶性肿瘤、内分泌疾病等均可导致继发性贫血。

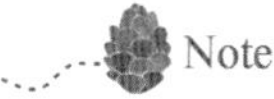

1. 骨髓象　感染时骨髓有核细胞增生活跃，粒/红比值正常或增大，细胞形态基本正常。肾

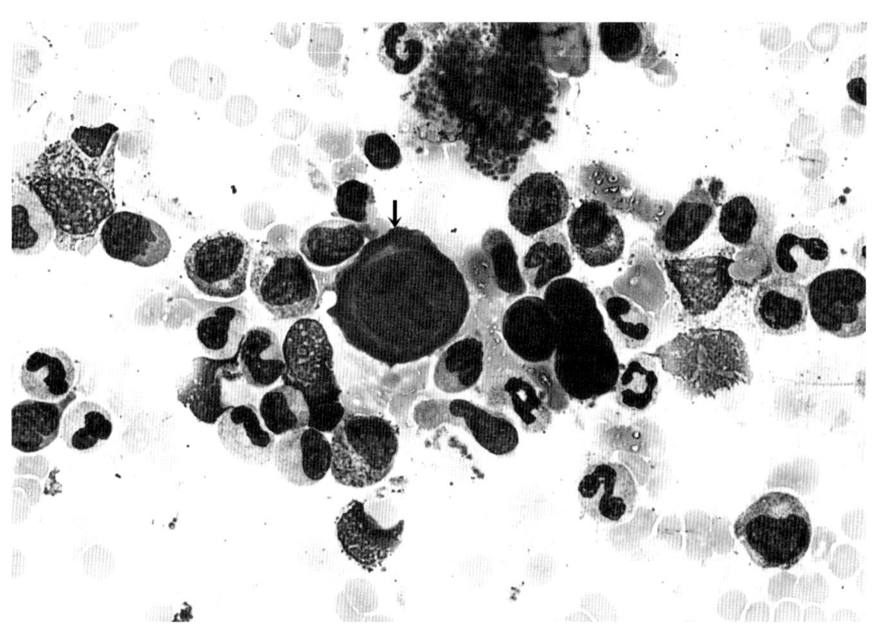

图 7-37 PRCA 骨髓象

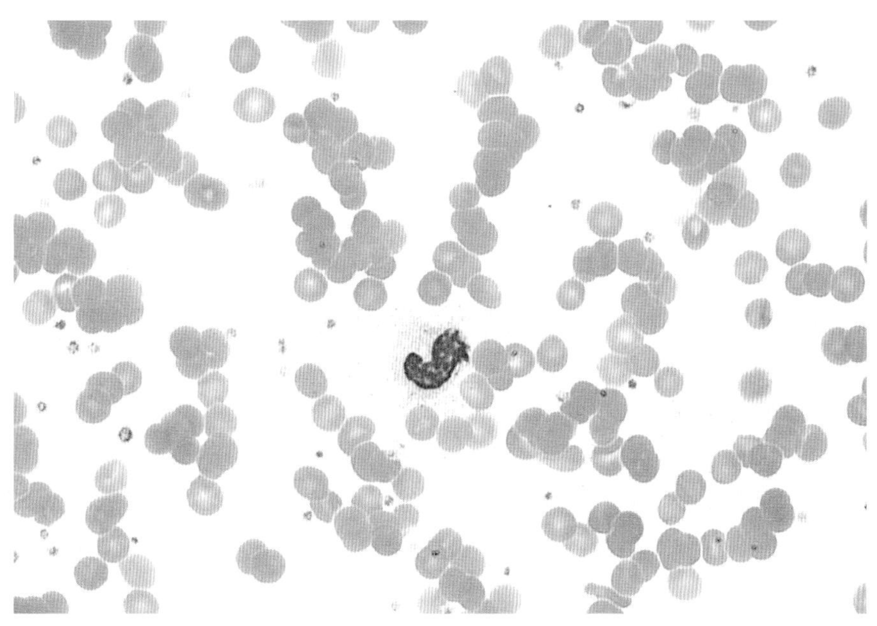

图 7-38 PRCA 血象

病性继发性贫血骨髓增生受到抑制，红细胞系增生低下。肝病性继发性贫血骨髓有核细胞增生活跃，可出现巨大红细胞增多。恶性肿瘤性继发性贫血可出现增生活跃的骨髓象，常见肿瘤细胞的转移浸润，损害骨髓造血系统。内分泌性继发性贫血的骨髓象多正常。继发性贫血的骨髓象可表现为正常骨髓象，但可见嗜酸性粒细胞、浆细胞或淋巴细胞的反应性增多。骨髓细胞外铁多正常或增加，骨髓细胞内铁多减少。

2. 血象 多数患者为正细胞正色素性贫血，少数患者可为小细胞低色素性贫血，少数肝病患者可为大细胞性贫血。多数贫血为轻度到中度，网织红细胞可增加、正常或减少，白细胞和血小板可正常。贫血有无及其程度、红细胞的形态、白细胞和血小板的量均可随原发病的不同而有所不同。

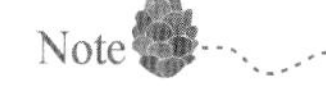

第二节　在白细胞疾病检验中的应用

一、白细胞疾病概述

白细胞疾病包括良性白细胞疾病和恶性白细胞疾病两大类。

良性白细胞疾病本质上是机体的一种反应性改变，以可逆性、可恢复性为主要特征，常预后良好。良性白细胞疾病以良性中性粒细胞疾病最为多见，根据中性粒细胞数量及形态和功能的异常可分为两大类（表 7-5）。良性淋巴细胞疾病不仅包括淋巴细胞自身缺陷所致的原发性淋巴细胞疾病，而且包括淋巴细胞外在因素异常所致的继发性淋巴细胞疾病（表 7-6）。此外，良性白细胞疾病也包括异常单核-巨噬细胞增生性疾病，包括反应性组织细胞增多等炎症性疾病以及海蓝组织细胞增多症、尼曼-皮克病和戈谢病等贮积症。

表 7-5　良性中性粒细胞疾病分类

中性粒细胞数量异常疾病		中性粒细胞形态和功能异常疾病	
中性粒细胞减少	生成减少	中性粒细胞黏附功能缺陷	
	破坏增加	中性粒细胞趋化功能缺陷（惰性白细胞综合征或继发于多种疾病和用药后）	
	分布异常	中性粒细胞吞噬功能缺陷（慢性肉芽肿病）	
中性粒细胞增多	生成增加	中性粒细胞细胞核异常	核分叶过多
	迁出减少		Pelger-Huët 畸形
	分布异常	中性粒细胞细胞器异常	Alder-Reilly 畸形
			May-Hegglin 畸形
			Chédiak-Higashi 畸形
			Jordan 畸形（家族性白细胞空泡形成）
			髓过氧化物酶缺乏症

表 7-6　良性淋巴细胞疾病分类

原发性淋巴细胞疾病	继发性淋巴细胞疾病	
B 细胞发育或功能缺陷	反应性淋巴细胞增多症	传染性单核细胞增多症
T 细胞发育或功能缺陷		传染性淋巴细胞增多症
B、T 细胞联合发育或功能缺陷	获得性免疫缺陷综合征	

恶性白细胞疾病本质上是恶性白细胞克隆性疾病即造血和淋巴组织肿瘤，常预后不良，主要包括白血病和淋巴瘤两大类。

白血病（leukemia）是一类造血干细胞的恶性克隆性疾病，因白血病细胞自我更新增强、增殖失控、分化障碍、凋亡受阻而停滞在细胞发育的不同阶段。在骨髓和其他造血组织中，白血病细胞大量增生累积，导致正常造血受到抑制并浸润其他器官和组织。根据白血病细胞的成熟程度和自然病程，可将白血病分为急性白血病（AL）和慢性白血病（CL）两大类。急性白血病的细胞分化停滞在较早阶段，多为原始细胞及早期幼稚细胞，病情发展迅速，自然病程仅为几个月。慢性白血病的细胞分化停滞在较晚阶段，多为较成熟幼稚细胞和成熟细胞，病情发展缓慢，自然病程为数年。根据白血病细胞来源可将急性白血病分为急性淋巴细胞白血病（acute lymphoblastic leukemia，ALL）和急性髓系白血病（acute myelogenous leukemia，AML，简称急性髓系白血病）；而 CL 可分为慢性髓系白血病（chronic myelogenous leukemia，CML）、慢性淋巴细胞白血病

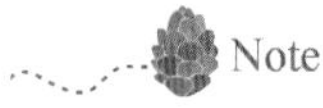
Note

(chronic lymphocytic leukemia,CLL)、毛细胞白血病(hairy cell leukemia,HCL)、幼淋巴细胞白血病(prolymphocytic leukemia,PLL)等少见类型的白血病。

临床上,AML 的分型主要有两大标准。一个是 1976 年提出并经不断完善的 FAB 分型标准,但其临床重要性逐渐下降(表 7-7)。FAB 分型标准将骨髓原始细胞≥30%作为急性白血病的诊断标准,按照细胞形态和细胞化学染色特征将 AML 分为 M0～M7 型(图 7-39 和表 7-8),其中 M1～M6 型形态学诊断标准总结见表 7-9。在我国,血液学工作者在 FAB 分型标准基础上又提出了国内 AML 的形态学分型标准。另一个 AML 诊断分型标准是较新的 2016 年 WHO 分型标准(表 7-10)。自 2001 年以来,WHO 将外周血或骨髓原始细胞≥20%作为急性白血病的形态学诊断标准,并将免疫学、细胞遗传学、分子生物学特征纳入,形成了急性白血病的 MICM 分型,现已被广泛采用。值得一提的是,2016 年 WHO 分类方案中对诊断 AML 的原始细胞计数标准进行了明确,原始细胞百分比是指原始细胞占所有骨髓有核细胞的百分比(ANC%)。AML 的 FAB 分型、国内分型与 WHO 分型比较见表 7-11。

表 7-7 AML 的 FAB 分型

分型	中文名称	骨髓特征	
AML-M0	急性髓系白血病微分化型	≥30%(ANC%)	原粒细胞>90%(NEC%),无嗜天青颗粒及 Auer 小体,POX 或 SBB 阳性白血病细胞<3%,CD33 及 CD13 等髓系标志为阳性,淋巴及巨核系标志为阴性
AML-M1	急性髓系白血病未成熟型		原粒细胞≥90%(NEC%),其中 POX 或 SBB 阳性白血病细胞≥3%
AML-M2	急性髓系白血病伴成熟型		原粒细胞占 30%～89%(NEC%),其他粒细胞≥10%,单核细胞<20%,其中 POX 或 SBB 阳性白血病细胞>3%
AML-M3	急性早幼粒细胞白血病		异常早幼粒细胞≥30%(NEC%),其中 POX 或 SBB 阳性白血病细胞>3%;M3v 为变异型急性早幼粒细胞白血病,胞质颗粒较小或无
AML-M4	急性粒-单核细胞白血病		原粒细胞≥30%(NEC%),各阶段粒细胞≥20%,各阶段单核细胞≥20%,其中 POX 或 SBB 阳性白血病细胞>3%
AML-M4Eo	急性粒-单核细胞白血病伴骨髓嗜酸性粒细胞增多		异常嗜酸性粒细胞≥5%(NEC%),其他同 AML-M4
AML-M5	急性单核细胞白血病		原粒细胞≥30%(NEC%),各阶段单核细胞≥80%(NEC),各阶段粒细胞<20%,其中 POX 阳性白血病细胞<3%或 SBB 阳性白血病细胞≥3%,该型又分两种亚型: 急性单核细胞白血病未成熟型(AML-M5a):骨髓单核系细胞中原始单核细胞≥80%; 急性单核细胞白血病伴成熟型(AML-M5b):骨髓单核系细胞中原始单核细胞<80%
AML-M6	红白血病	<30%	有核红细胞≥50%,原粒细胞≥30%(NEC%)
AML-M7	急性巨核细胞白血病	≥30%(ANC%)	原始巨核细胞≥30%,巨核系标志为阳性,血小板过氧化物酶阳性

注:NEC 即骨髓非红系细胞计数,指骨髓所有有核细胞(幼红细胞、淋巴细胞、浆细胞除外)的计数方式——实质上仅计数各阶段粒细胞(原粒细胞至中性粒细胞,包括中性粒细胞、嗜酸性粒细胞和嗜碱性粒细胞 3 种)和各阶段单核细胞(包括原单核细胞、幼单核细胞和单核细胞);ANC 即骨髓所有有核细胞(巨核细胞除外)计数;Auer 小体即除 M1～M6 外,还可见于 MDS-EB-2 及 CMML-2,但在 ALL、AML-M0 及 AML-M7 中不可见。

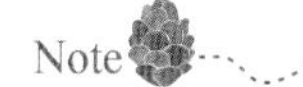

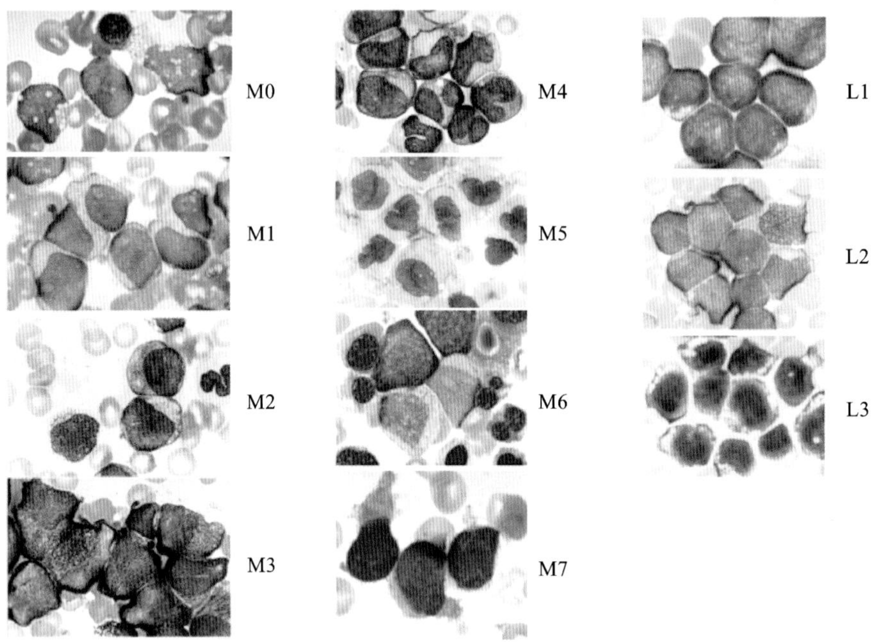

图 7-39 FAB 分型的 AML 及 ALL 各亚型

表 7-8 ALL 与 AML 的细胞化学染色特征比较

染色类型	AML	ALL
POX	阳性	阴性
SBB	阳性	阴性
NAS-DCE	AML-M2 及 AML-M3 阳性	阴性
NSE	AML-M4 及 AML-M5 阳性	阴性
PAS	AML-M6 细颗粒及小块状阳性	大块状阳性
ACP	AML-M6 弥漫阳性	T-ALL 阳性

扫码看视频：
骨髓原始细胞

表 7-9 AML 的 M1～M6 型形态学诊断标准

亚型 指标	AML-M1	AML-M2	AML-M3	AML-M4	AML-M5	AML-M6
原始细胞类型	原粒细胞		异常早幼粒细胞	原粒细胞和原单核细胞、幼单核细胞	原单核细胞、幼单核细胞	原粒细胞或原单核细胞、幼单核细胞
原始细胞%(ANC%)	≥30					<30
原始细胞%(NEC%)	≥90	30～89	≥30			
幼红细胞%(ANC%)	<50					≥50
各阶段粒细胞%(NEC%)	<10	≥10	>10	≥20	<20	—

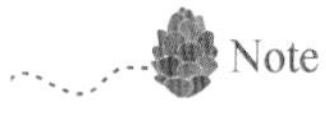

续表

亚型 指标	AML-M1	AML-M2	AML-M3	AML-M4	AML-M5	AML-M6
各阶段单核细胞%（NEC%）	＜10	＜20		20～79	≥80（AML-M5a：骨髓单核系细胞中原始单核细胞≥80%；AML-M5b：骨髓单核系细胞中原始单核细胞＜80%）	—
Auer 小体	均可见，M3 中可见含数条 Auer 小体的柴捆细胞					
POX 染色	≥3%	＞3%			＜3%或≥3%	≥3%
PAS 染色	—	—	—	—	—	幼红细胞呈阴性～阳性
α-NAE 染色	—	—	强阳性，不被 NaF 抑制	阳性，被 NaF 抑制	强阳性，被 NaF 抑制	阳性，不被 NaF 抑制

表 7-10　AML 的 WHO 分型(2016)

AML 伴重现性遗传学异常
AML 伴 t(8;21)(q22;q22.1);*RUNX1*::*RUNX1T1*
AML 伴 inv(16)(p13.1q22)或 t(16;16)(p13.1;q22);*CBFB*::*MYH11*
AML 伴 *PML*::*RARA*
AML 伴 t(9;11)(p21.3;q23.3);*MLLT3*::*KMT2A*
AML 伴 t(6;9)(p23;q34.1);*DEK*::*NUP214*
AML 伴 inv(3)(q21.3q26.2)或 t(3;3)(q21.3;q26.2);*GATA2*,*MECOM*
AML(原始巨核细胞)伴 t(1;22)(p13.3;q13.3);*RBM15*::*MKL1*
AML 伴 *NPM1* 基因突变
AML 伴 *CEBPA* 双等位基因突变
暂定类型:AML 伴 *RUNX1* 基因突变
暂定类型:AML 伴 t(9;22)(q34.1;q11.2);*BCR*::*ABL1*

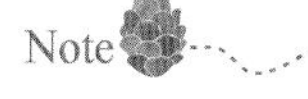

续表

AML伴骨髓增生异常相关改变(AML-MRC)
治疗相关髓系肿瘤
AML,非特指型(AML,NOS)
AML微分化型
AML未成熟型
AML伴成熟型
急性粒-单核细胞白血病
急性原始单核细胞白血病/急性单核细胞白血病
纯红细胞白血病
急性巨核细胞白血病
急性嗜碱性粒细胞白血病
急性全髓白血病伴骨髓纤维化
髓系肉瘤
唐氏(Down)综合征相关的髓系增殖
短暂性异常骨髓增殖(TAM)
唐氏综合征相关的髓系白血病

表7-11 AML的FAB分型、国内分型与WHO分型比较

<table>
<tr><th>FAB分型(1976—1991)</th><th>国内分型(1980—1986)</th><th colspan="2">WHO分型(2016)及归属类型</th></tr>
<tr><td>急性髓系白血病微分化型(AML-M0)</td><td>无</td><td>AML微分化型</td><td rowspan="3">AML,非特指型</td></tr>
<tr><td colspan="2">急性髓系白血病未成熟型(AML-M1)</td><td>AML未成熟型</td></tr>
<tr><td rowspan="2">急性髓系白血病伴成熟型(AML-M2)</td><td>AML-M2a(对应FAB分型的AML-M2)</td><td>AML伴成熟型</td></tr>
<tr><td>亚急性粒细胞白血病(AML-M2b)</td><td>AML伴t(8;21)(q22;q22.1);RUNX1::RUNX1T1</td><td rowspan="2">AML伴重现性遗传学异常</td></tr>
<tr><td>急性早幼粒细胞白血病(AML-M3);
变异型急性早幼粒细胞白血病(AML-M3v)</td><td>粗颗粒型急性早幼粒细胞白血病(AML-M3a,此亚型对应FAB分型的AML-M3)
细颗粒型急性早幼粒细胞白血病(AML-M3b)</td><td>AML伴PML::RARA</td></tr>
</table>

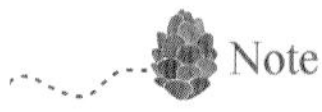

续表

<table>
<tr><th>FAB分型(1976—1991)</th><th>国内分型(1980—1986)</th><th colspan="2">WHO分型(2016)及归属类型</th></tr>
<tr><td rowspan="3">急性粒-单核细胞白血病(AML-M4)</td><td>AML-M4a(以原始细胞及早幼粒细胞增生为主，单核系细胞≥20%(NEC%))</td><td rowspan="3">急性粒-单核细胞白血病</td><td rowspan="3">AML，非特指型</td></tr>
<tr><td>AML-M4b(以原始细胞及幼稚单核细胞增生为主，原始细胞及早幼粒细胞≥20%(NEC%))</td></tr>
<tr><td>AML-M4c(既有粒系细胞特征又有单核系细胞特征的原始细胞≥30%(NEC%))</td></tr>
<tr><td colspan="2">急性粒-单核细胞白血病伴骨髓嗜酸性粒细胞增多(AML-M4Eo)</td><td>AML伴inv(16)(p13.1q22)或t(16;16)(p13.1;q22)；CBFB::MYH11</td><td>AML伴重现性遗传学异常</td></tr>
<tr><td colspan="2">急性单核细胞白血病(AML-M5)：
急性单核细胞白血病未成熟型(AML-M5a)
急性单核细胞白血病伴成熟型(AML-M5b)</td><td>急性原始单核细胞白血病/急性单核细胞白血病</td><td rowspan="3">AML，非特指型</td></tr>
<tr><td colspan="2">红白血病(AML-M6)</td><td>纯红细胞白血病</td></tr>
<tr><td colspan="2">急性巨核细胞白血病(AML-M7)</td><td>急性巨核细胞白血病</td></tr>
</table>

关于ALL，临床上常用的分型与分期方法有4种。一是FAB分型标准，其根据原始淋巴细胞(淋巴母细胞)形态学的不同分为L1型、L2型和L3型(图7-39和图7-40)，其中L1型以小淋巴白血病细胞为主，核质均匀，核仁小，胞质少，空泡少见；L2型细胞大小不一，胞核不规则，核仁大而清晰，胞质丰富，空泡少见，此型较难与髓性原始细胞区分；而L3型细胞大且均一，核规则，核仁明显，胞质空泡常见，此型常见于Burkitt淋巴瘤。虽然FAB分型已被WHO分型取代(注：在WHO分型中，ALL与淋巴母细胞淋巴瘤(lymphoblastic lymphoma，LBL)乃同种疾病(前体淋巴细胞肿瘤)的不同阶段，生物学本质无区别，只是临床表现不同)，但原始淋巴细胞形态描述在诊断中还是有参考价值的。二是免疫学分型标准，应用单克隆抗体检测淋巴细胞表型，一般可将ALL分为T、B两大系列。T-ALL表达CD1、CD3、CD5、CD8和TdT等抗原标记。B-ALL分为早期前B-ALL、前B-ALL和成熟B-ALL三种亚型，其免疫表型特征见表7-12。另外，少数ALL可伴有个别、次要的髓系特异性抗原标记(伴髓系表达)，如CD13、CD33、CD14等。三是遗传学分型标准，鉴于ALL是淋巴系祖细胞经一系列特异的基因改变导致的恶性增殖，ALL遗传学改变与其预后和治疗密切相关，故对ALL进行遗传学分型有望获得更加确切的生物学信息，如成人发现t(9;22)则预后较差，儿童出现超二倍体多预后良好，T-ALL检出*NOTCH1*突变多预后良好。但需要注意的是，特定的遗传学亚型在儿童和成人之间发生的概率是不同的，如超二倍体核型在成人中的发生率远低于儿童，而t(9;22)即费城染色体(Ph染色体)在成人中的发生率远高于儿童。四是临床分型标准，国内外一般按照临床特点将ALL患者分为低危组、中危组和高危组。研究发现，初诊时高白细胞数量与复发、耐药及预后不良有关。T-ALL比B-ALL预后差，儿童期更为明显。此外，缓解延迟及微量残留白血病阳性也是高危因素。与儿童的预后因

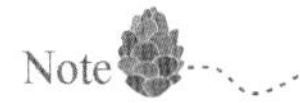

素不同(表 7-13),成人 ALL 最主要的预后因素是发病年龄,小于 35 岁的患者预后较好。ALL 与 AML 的临床及实验室特征比较见表 7-14。

扫码看视频:B-ALL 骨髓象

扫码看视频:Burkitt 淋巴瘤血象

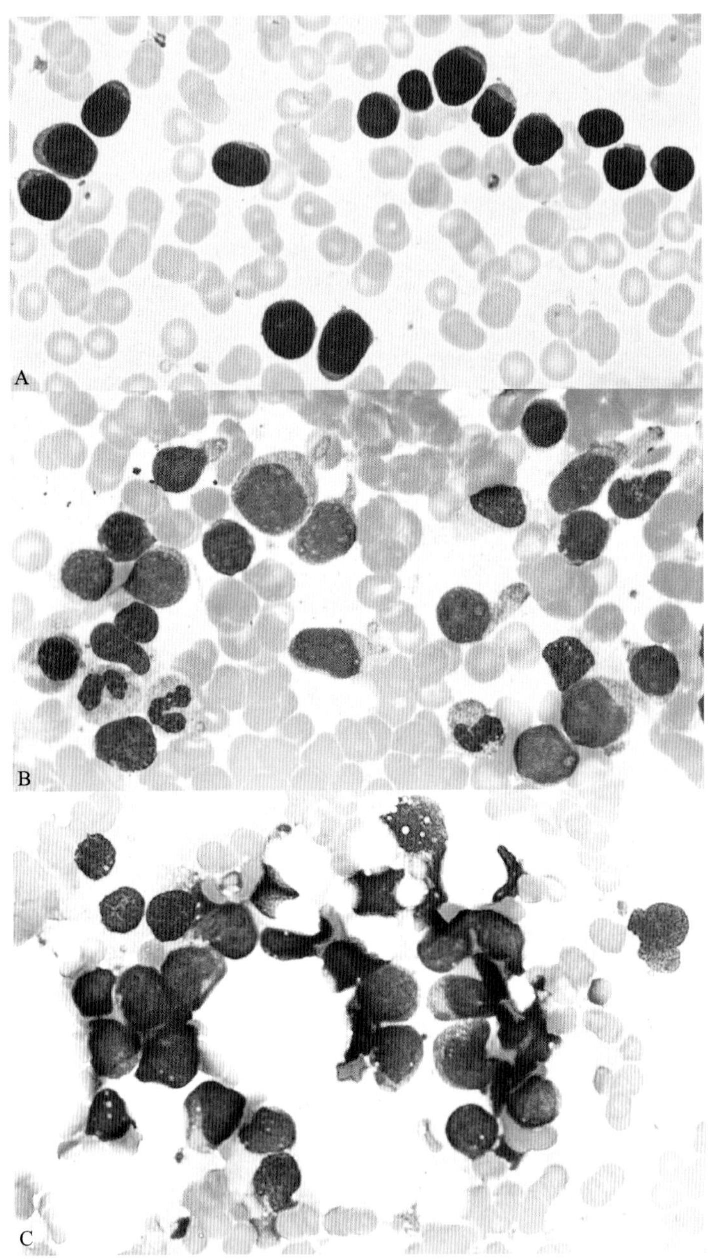

图 7-40 ALL 形态学特征

(A. ALL-L1;B. ALL-L2;C. ALL-L3)

表 7-12 B-ALL 免疫表型特征

B 细胞系	TdT	SmIg	胞质 CD79α	CD19	HLA-DR	CD10	CD20
早期前 B-ALL	+	−	+	+	+	−	−
前 B-ALL	+	−	+	+	+	+	−/+
成熟 B-ALL	−	+	+	+	+	+	+

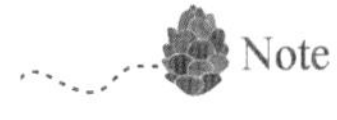

表 7-13 儿童 ALL 的预后相关因素

相关参数	预后好	预后差
WBC 数量	低	高（$>50\times10^9$/L）
性别	女	男
免疫表型	B-ALL	T-ALL
年龄	儿童	婴儿
核型	正常核型或超二倍体核型	费城染色体，11q23 重排
外周血原始细胞清除时间	<1 周	>1 周
完全缓解时间	<4 周	>4 周
发病初始有无脑膜刺激征	无	有
微量残留白血病监测	1～3 个月即为阴性	3～6 个月仍为阳性

扫码看视频：前 T-ALL 血象

表 7-14 ALL 与 AML 的临床及实验室特征比较

内容	ALL	AML
年龄	好发于儿童	好发于成人
淋巴结肿大	常有	常无
肝脾肿大	轻度	轻度
牙龈肿胀	无	AML-M4 及 AML-M5 常见
皮肤浸润	无	AML-M4 及 AML-M5 常见
CNS 转移	部分有	部分有
粒细胞肉瘤	无	部分有
纵隔肿块	有（T-ALL）	无
DIC	无	有（尤其是急性早幼粒细胞白血病伴 *PML*∷*RARA*）
血清溶菌酶	正常	AML-M4 及 AML-M5 升高
整体预后	好	差

淋巴瘤（lymphoma）是一组淋巴细胞克隆性增殖的恶性肿瘤，主要发生于淋巴组织，如淋巴结、脾及骨髓，也可发生于其他组织。淋巴瘤细胞广泛累及外周血和骨髓时称为淋巴瘤细胞白血病，以淋巴母细胞（原始淋巴细胞）克隆性增殖为主的淋巴瘤细胞白血病即为 ALL。

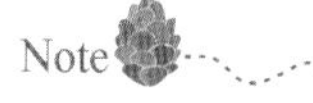

1832 年，Thomas Hodgkin 首次报道了一种淋巴结肿大合并脾大的疾病，于是该病被命名为霍奇金淋巴瘤（Hodgkin lymphoma，HL）。1898 年发现霍奇金淋巴瘤细胞（Reed-Sternberg 细

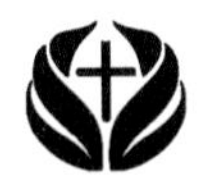

胞，简称 R-S 细胞），明确了 HL 的典型组织病理学特点。按组织病理学改变特点，淋巴瘤可分为 HL 和非霍奇金淋巴瘤（non-Hodgkin lymphoma，NHL）两大类。依据细胞发育分化阶段，淋巴瘤分为淋巴母细胞淋巴瘤（lymphoblastic lymphoma，LBL）和成熟淋巴细胞淋巴瘤。依据肿瘤的临床进程，淋巴瘤分为惰性淋巴瘤、侵袭性淋巴瘤和高度侵袭性淋巴瘤。依据肿瘤细胞增殖指数，淋巴瘤可分为低度恶性淋巴瘤和高度恶性淋巴瘤。现阶段，淋巴瘤的精准分类和诊断主要依据 2016 年《WHO 造血和淋巴组织肿瘤分类》，以组织形态学和免疫组织化学为基础，结合流式细胞术、遗传学和分子生物学、临床特征、肿瘤发生部位、其他辅助检查等综合诊断分型。根据 WHO 分型方案，HL 分为结节性淋巴细胞为主型霍奇金淋巴瘤和经典型霍奇金淋巴瘤，其中后者多见，占 HL 的 95%左右；NHL 则包括一组不同的血液系统恶性肿瘤，可起源于 B 细胞前体、T 细胞前体、成熟 B 细胞、成熟 T 细胞以及自然杀伤（natural killer，NK）细胞。研究发现，HL 起源于生发中心 B 细胞，与 B 细胞 NHL（B-NHL）存在一定的联系。

当淋巴瘤侵犯骨髓和外周血时，特殊的细胞形态学特征能够为疾病后续诊断提供重要线索，在淋巴瘤的早期诊断和筛查方面发挥重要价值。①血象：淋巴瘤患者初期血象多正常，少数出现贫血，部分患者可有白细胞、血小板增多。当疾病进展、骨髓被浸润、脾功能亢进、慢性失血及放化疗时，可导致或加重贫血，甚至可出现全血细胞减少。②骨髓象：淋巴瘤初期骨髓象多正常。只有当淋巴瘤细胞浸润骨髓时，才可能出现淋巴瘤细胞，进而导致骨髓象异常，但淋巴瘤浸润骨髓主要发生在疾病的后期，且发生率较低。当 NHL 细胞浸润骨髓并达到一定程度时，可表现为白血病样骨髓象和相应血象，此时的异常细胞称为淋巴瘤白血病细胞。如果是前驱细胞型淋巴瘤浸润骨髓，则可见到原始细胞、幼稚淋巴细胞；如果是成熟型淋巴瘤浸润骨髓，则可看到成熟淋巴细胞增多，但少数细胞（如毛细胞、脾边缘区淋巴瘤细胞胞质边可见毛发状或伪足样突起）除外，大多数淋巴瘤细胞形态无明显特异性（图 7-41）。此外，淋巴瘤也可侵犯机体其他组织和器官，ALL 发生中枢神经系统转移的细胞学特征见图 7-42。

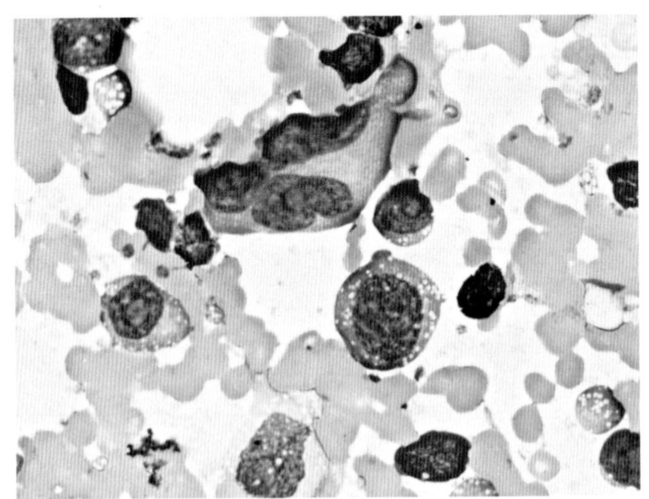

图 7-41　淋巴瘤细胞浸润骨髓

（POX 染色，淋巴瘤细胞形态异形性明显且 POX 染色阴性）

在 T/NK 细胞淋巴瘤的诊断中，临床表现尤为重要，WHO 分型方案强调临床特征为主、实验室检查结果为辅的原则。鉴于不同的免疫表型组合特征大致对应不同的淋巴瘤亚型，因此部分淋巴瘤可通过外周血或骨髓免疫表型分析来明确诊断，但流式细胞术不能反映受累部位的组织学结构改变和淋巴瘤细胞分布特征，在很多情况下不能取代组织活检。此外，染色体核型分析和分子生物学检测，对淋巴瘤的诊断分型、预后分级以及治疗方案选择均具有重要意义。常见淋巴瘤亚型的形态学、免疫表型和遗传学特征总结见表 7-15。

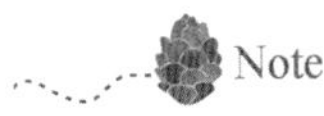

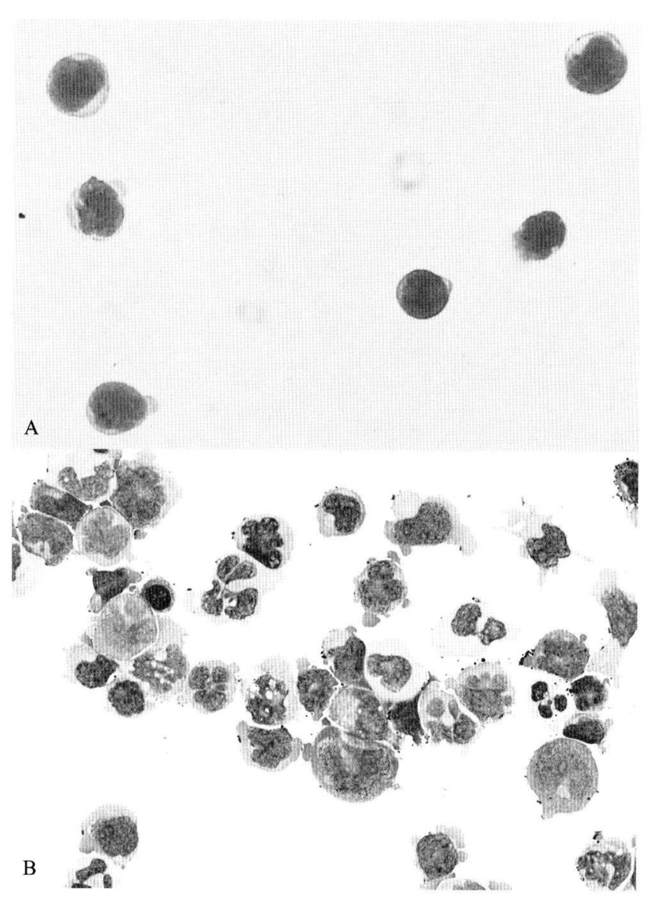

图 7-42 中枢神经系统白血病

(A. B-ALL/LBL;B. T-ALL/LBL)

表 7-15 常见淋巴瘤亚型的形态学、免疫表型和遗传学特征总结

常见亚型	形态学特征	免疫表型特征	遗传学特征
HL	R-S 细胞	$CD15^{+}$ $CD30^{+}$ $PAX5^{dim+}$ $CD20^{-/+}$ $CD45^{-}$ $CD79a^{-}$	R-S 细胞表达 *PAX5* 和 *MUM1*
CLL/SLL	形态均一的小圆淋巴细胞	sIg^{dim+} $CD5^{+}$ $CD10^{-}$ $CD19^{+}$ $CD20^{dim+}$ $CD22^{dim+}$ $CD23^{+}$ $CD45^{+}$ $FMC7^{-}$	+12,del(13q14)
PLL	≥55%幼淋巴细胞	sIg^{+} $CD5^{+/-}$ $CD10^{-}$ $CD19^{+}$ $CD22^{+}$ $CD23^{+/-}$ $CD45^{+}$ $CD79a^{+}$ $FMC7^{+}$	del(17p),del(13q14)
HCL	胞质边缘呈毛发样的淋巴细胞	sIg^{+} $CD5^{-}$ $CD10^{-}$ $CD11c^{+}$ $CD19^{+}$ $CD20^{+}$ $CD25^{+}$ $CD45^{+}$ $CD103^{+}$ Annexin A^{+}	*BRAF* 突变

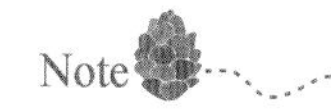

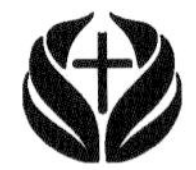

续表

常见亚型	形态学特征	免疫表型特征	遗传学特征
LPL	伴浆细胞分化的小型B细胞及浆细胞	$cIgM^{+}$ $cIgG^{+}$ $CD5^{-}$ $CD10^{-}$ $CD20^{+/-}$ $CD79a^{+}$ $CD38^{+}$ $CD138^{+}$	t(9;14)
MCL	小型至中型淋巴细胞	$sIgM^{+}$ $sIgD^{+}$ $CD5^{+}$ $CD10^{-}$ $CD19^{+}$ $CD20^{+}$ $CD23^{-}$ cyclin $D1^{+}$ $FMC7^{+}$ $SOX11^{+}$	t(11;14)，*TP53* 突变
FL	小型至中型有核裂淋巴细胞及大型无核裂淋巴细胞	$CD5^{-}$ $CD10^{+}$ $CD19^{+}$ $CD20^{+}$ $CD23^{-/+}$ $CD79a^{+}$ $CD45^{+}$	t(14;18)，*BCL2* 重排
SMZL	胞质边缘呈毛发样的淋巴细胞	$sIgM^{+}$ $sIgD^{-}$ $CD5^{+/-}$ $CD10^{-}$ $CD19^{+}$ $CD20^{+}$ $CD23^{-}$ $CD79a^{+}$ $CD103^{-}$ cyclin $D1^{-}$	*IgH* 重排
弥漫大B细胞淋巴瘤(DLBCL)	形态异质性大的大型B细胞	$sIgM^{+}$ $sIgD^{+/-}$ $CD5^{-}$ $CD10^{-/+}$ $CD19^{+}$ $CD20^{+}$ $CD22^{+}$ $CD79a^{+}$ $CD45^{+}$ $BCL2^{+/-}$ $Ki67^{+}$ cyclin $D1^{-}$	t(14;18)
Burkitt 淋巴瘤	胞质含空泡的中型、均一型B细胞	$CD10^{+}$ $CD19^{+}$ $CD20^{+}$ $CD43^{+}$ $BCL6^{+}$ $Ki67^{+}$ TdT^{-} $BCL2^{-}$	t(8;14)，t(2;8)
T细胞性大颗粒淋巴细胞白血病(T-LGL)	含粗大嗜天青颗粒的大型T细胞	$CD2^{+}$ $CD3^{+}$ $CD4^{-/+}$ $CD5^{+}$ $CD7^{+}$ $CD8^{+/-}$ $CD16^{+/-}$ $CD56^{-}$ $CD57^{+/-}$	*α/β TCR* 重排
ATLL	多形性T细胞(花细胞)	$CD2^{+}$ $CD3^{+}$ $CD5^{+}$ $CD7^{-}$ $CD25^{+}$ $CD4^{+/-}$ $CD8^{-/+}$	*α/β TCR* 重排，*HTLV-1* 基因阳性
蕈样肉芽肿和Sézary综合征	核呈脑回状的小型至中型T细胞	$CD2^{+}$ $CD3^{+}$ $CD4^{+}$ $CD5^{+}$ $CD7^{+/-}$ $CD8^{-}$ $CD25^{-}$ $CD26^{-}$	*α/β TCR* 重排
结外NK/T细胞淋巴瘤，鼻型	形态异质性大的瘤细胞	$CD2^{+}$ $cCD3ε^{+}$ $CD4^{-}$ $CD5^{-/+}$ $CD7^{+}$ $CD8^{-}$ $CD56^{+}$	EB病毒阳性，鼻黏膜溃疡、坏死

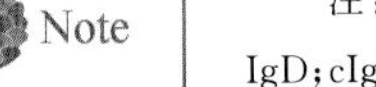

注：－，阴性；dim＋弱阳性；＋，阳性；－/＋阴性常见；＋/－阳性常见；sIg，胞膜Ig(免疫球蛋白)；sIgM，胞膜IgM；sIgD，胞膜IgD；cIgM，胞浆IgM；cIgG，胞浆IgG；cCD3ε，胞浆CD3ε；del，缺失；t，易位。

知识链接

如何理解 AML 形态学诊断标准(WHO 分型)?

WHO 诊断 AML 的基本形态学标准:骨髓和(或)外周血原始细胞≥20%。如何理解该诊断标准呢?

现结合 6 例典型临床案例(表 7-16)对上述诊断标准解释如下。

1. 外周血

(1) 血细胞数量:白细胞(WBC)数量增多或减低或正常,血红蛋白(Hb)减低,血小板(PLT)减低或正常或增多。

(2) 血细胞形态:①若原始细胞≥20%(白细胞分类计数%,下同)且证实为髓系来源(POX≥3%或出现 Auer 小体或表达髓系抗原标志,下同)时,则可诊断为 AML(案例 1、案例 3、案例 4、案例 5);②若原始细胞<20%或不见任何原始细胞则暂不能诊断为 AML,此时需进行骨髓检查,若骨髓原始细胞≥20%且证实为髓系来源,则可诊断为 AML(案例 2)。

2. 骨髓　当原始细胞≥20%(骨髓所有有核细胞计数%,即 ANC%,下同)且证实为髓系来源时,则可诊断为 AML(案例 1、案例 2、案例 4、案例 5);对于伴重现性遗传学异常的 AML,原始细胞比例不作要求(案例 6)。

表 7-16　具有不同特征的 AML 案例

项目	案例 1	案例 2	案例 3	案例 4	案例 5	案例 6
Hb/(g/L)	78	117	82	97	56	100
MCV/fL	—	—	—	—	112	—
WBC/($\times 10^9$/L)	320	0.9	7.6	115	3.1	5.4
PLT/($\times 10^9$/L)	12	12	97	426	76	110
外周血细胞形态	髓系原始细胞 25%	髓系原始细胞 7%	髓系原始细胞 85%	髓系原始细胞 35%,PLT 增多	髓系原始细胞 41%,大细胞性贫血	髓系原始细胞 2%
骨髓髓系原始细胞%	78%	28%	18%	46%	28%	9%
原发病	无	无	无	MPN	MDS	无
遗传学检查	—	—	—	—	—	t(8;21)
评论	WBC 增多型 AML	WBC 减低型 AML(非白血性白血病)	WBC 正常型 AML	治疗相关性 WBC 增多型 AML(MPN 转化)	治疗相关性 WBC 正常型 AML(MDS 转化)	伴重现性遗传学异常的 AML

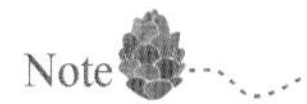

二、良性白细胞疾病的形态学检验

（一）白细胞减少症

白细胞减少症(leucopenia)是由各种病因引起的外周血白细胞持续低于正常值(成人 $4.0\times10^9/L$)的一组综合征。当中性粒细胞绝对计数低于 $2.0\times10^9/L$ 时称为粒细胞减少症(granulocytopenia),低于 $0.5\times10^9/L$ 时称为粒细胞缺乏症(agranulocytosis)。

粒细胞减少的病因和发病机制如下。①粒细胞增殖或成熟障碍:可由化学药物、放射线、严重感染等引起;②粒细胞破坏和消耗过多:粒细胞在抗感染过程中破坏或消耗过多,以及免疫机制被破坏;③分布异常:边缘池粒细胞增多,循环池粒细胞减少,称为转移性或假性粒细胞减少症;④释放障碍:粒细胞不能从骨髓向血内释放,见于惰性白细胞综合征。

在多数情况下,白细胞减少症是由于中性粒细胞减少。粒细胞缺乏症是粒细胞减少症发展到严重阶段的表现。鉴于中性粒细胞减少的程度常与感染的危险性明显相关,因此粒细胞缺乏症患者所发生的感染更多见且更严重。临床上,少数白细胞减少患者可以无明显症状,只是检查中偶尔发现,多数患者有头晕、乏力、肢软、疲倦、食欲减退及低热等。可有或无反复感染征象,如口腔炎、上呼吸道感染等。粒细胞缺乏症患者极易发生严重感染,起病急骤,表现为畏寒高热、乏力及周身不适,肺、泌尿系统、口咽部和皮肤是较常发生感染的部位,黏膜可有坏死性溃疡,死亡率高。

1. 骨髓象 粒系细胞明显减低,缺乏成熟阶段的中性粒细胞,可见原粒细胞及较多早幼粒细胞(图 7-43),表明粒细胞系成熟障碍。幼稚粒细胞可伴退行性变化;淋巴细胞、浆细胞、网状细胞可相对增加;红细胞系及巨核细胞系多为正常。当病情恢复时,中幼粒细胞以下各阶段的较成熟和成熟粒细胞相继出现(图 7-44)。骨髓象检查对确定诊断和明确病因有重要价值。

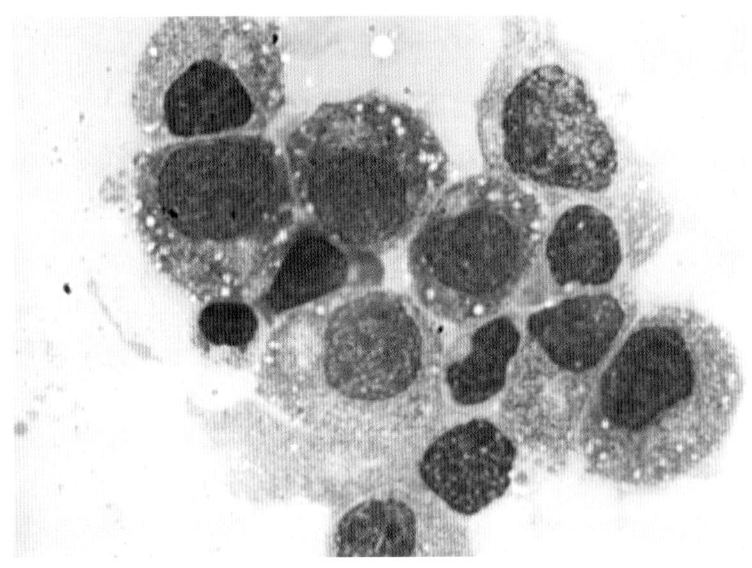

图 7-43 粒细胞缺乏症骨髓象

2. 血象 外周血白细胞计数 $<4.0\times10^9/L$,当粒细胞减少时,外周血中性粒细胞绝对值 $<2.0\times10^9/L$,淋巴细胞相对增多。中性粒细胞重度减少时,其细胞核常固缩,胞质内出现空泡,中性颗粒染色不明显或出现粗大颗粒。在恢复期,血涂片中可出现中幼粒细胞或晚幼粒细胞。血红蛋白及血小板大致正常。

（二）类白血病反应

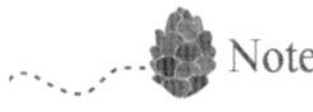

类白血病反应(leukemoid reaction)简称类白,是指机体在某些刺激因素作用下所产生的类似白血病表现的病理性血象反应。其特点如下:①血象白细胞数显著增高和(或)伴有一定数量

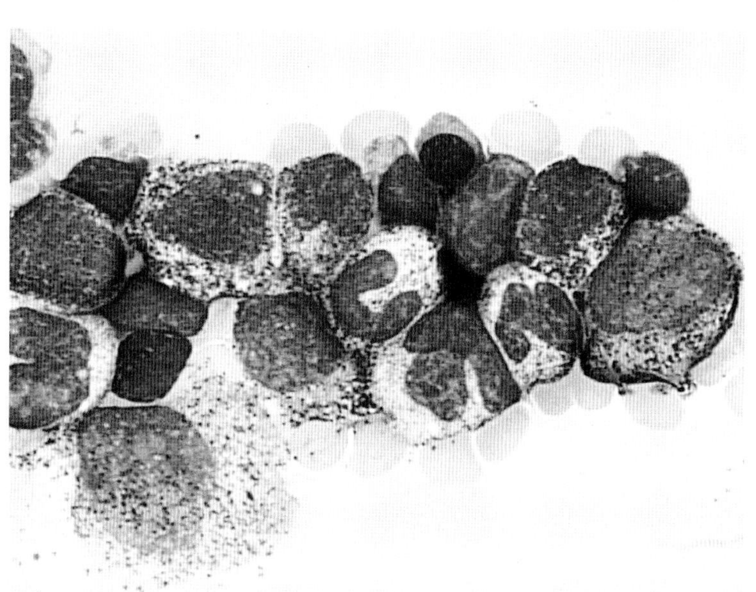

图 7-44 药物引起的粒细胞缺乏症恢复期骨髓象

的原始细胞和幼稚细胞，类似于白血病表现但并非是真的白血病；②绝大多数病例有明确病因，以感染和恶性肿瘤多见，其次是某些药物的毒性作用或中毒；③在原发疾病好转或痊愈后，类白血病反应消失；④本病预后良好。根据外周血白细胞总数的多少，类白可分为白细胞增多型和白细胞不增多型两种类型，临床以前者多见，后者可见于结核、败血症和恶性肿瘤等。若按病情的缓急，也可分为急性和慢性两种类型。此外，类白按增多的细胞类型又可分为以下四种类型。

（1）中性粒细胞型：此型最为常见。粒细胞显著增多，白细胞总数＞50×10^9/L，可伴有中幼粒细胞、早幼粒细胞甚至原始粒细胞。NAP 染色积分显著增高。中性粒细胞常见中毒改变，如大小不均、中毒颗粒、空泡、杜勒小体及核固缩、核溶解等。常见于各种感染、恶性肿瘤骨髓转移、有机农药或 CO 中毒、急性溶血或出血、严重外伤或大面积烧伤等，其中以急性化脓性感染最为常见。

（2）淋巴细胞型：白细胞计数常为（20～30）$\times10^9$/L，也有超过 50×10^9/L 者。此型可见淋巴细胞超过 40%，且其中多数为成熟淋巴细胞。常见于某些病毒性感染，如传染性单核细胞增多症、百日咳、水痘、风疹等，也可见于粟粒性结核、猩红热、先天性梅毒、胃癌等。

（3）嗜酸性粒细胞型：白细胞计数＞20×10^9/L，嗜酸性粒细胞显著增多，超过 20%，甚至达 90%，但基本上为成熟型嗜酸性粒细胞。常见于寄生虫病、过敏性疾病、风湿性疾病、霍奇金病、癌症晚期等。

（4）单核细胞型：白细胞计数常大于 30×10^9/L，一般不超过 50×10^9/L，其中单核细胞常超过 30%，偶见幼单核细胞，提示单核巨噬细胞系统受到刺激或活性增强。常见于结核、感染性心内膜炎、疟疾和梅毒等。临床上，对单核细胞增多的病例，需进行长期随访观察。

临床上，不论何种类型的类白，当外周血有较多该种类型的幼稚细胞时，均有必要进行骨髓检查，以排除相应细胞类型的血液肿瘤。

1. 骨髓象

（1）常规染色：骨髓象无明显变化。骨髓有核细胞增生活跃。可见原始细胞比例不增高，早期幼稚粒细胞比例偏高（核左移），成熟粒细胞可出现大小不均、中毒颗粒、空泡、杜勒小体和核固缩、核溶解等中毒改变，红细胞系、巨核细胞系无明显异常（图 7-45）。

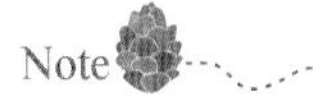

（2）细胞化学染色：NAP 染色活性及积分明显增高有助于排除慢性粒细胞白血病。

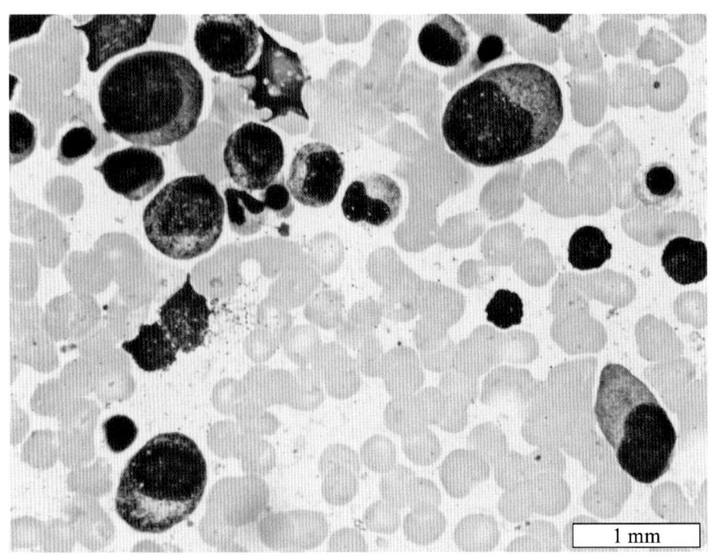

图 7-45　中性粒细胞型类白血病反应骨髓象

（中性粒细胞减少症经 G-CSF 治疗后）

2. 血象

（1）血细胞数量：白细胞计数多明显增高，亦有少数病例不增高，可伴有不同类型的幼稚细胞，血红蛋白正常或轻度降低，血小板正常或轻度降低。

（2）血细胞形态：①中性粒细胞型：粒细胞显著增多并伴有核左移现象，杆状核粒细胞增多，还可出现晚幼粒细胞或中幼粒细胞甚至原始粒细胞和（或）早幼粒细胞，成熟中性粒细胞胞质中可出现中毒改变（图 7-46）；②淋巴细胞型：淋巴细胞比例增高，超过 40%，并可见幼稚淋巴细胞和异型淋巴细胞，原始淋巴细胞增多不明显；③嗜酸性粒细胞型：嗜酸性粒细胞显著增多，超过 20%，一般为成熟嗜酸性粒细胞；④单核细胞型：单核细胞超过 30%，偶见幼单核细胞；⑤白细胞不增多型：外周血中出现较多的幼稚细胞和原始细胞。

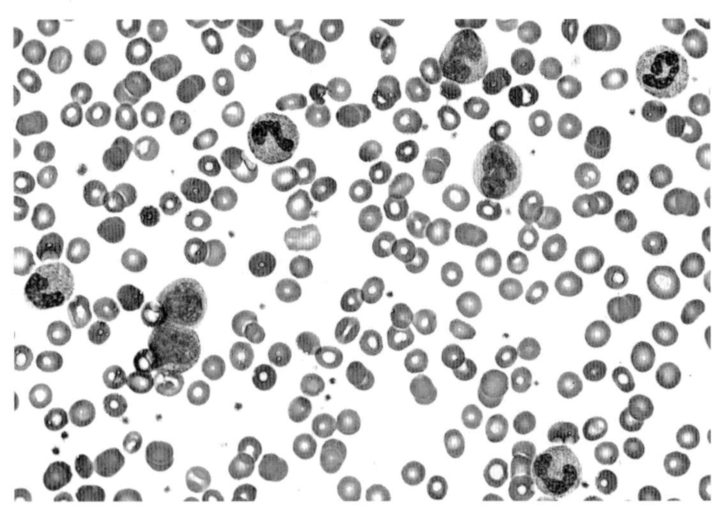

图 7-46　中性粒细胞型类白血病反应血象

（三）传染性单核细胞增多症

传染性单核细胞增多症（infectious mononucleosis，IM）简称传单，在西方国家被俗称为“接吻病（kissing disease）”，是一种由 EB 病毒（Epstein-Barr virus，EBV）感染引起的以淋巴细胞增生

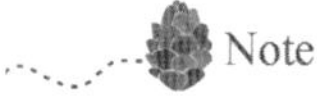
Note

为主的急性传染性疾病。发病以 15～30 岁的年龄组为多，6 岁以下多呈隐性感染。EB 病毒由 Epstein 和 Barr 等学者发现(图 7-47)，为本病的病原体，病毒携带者和患者是本病的传染源，主要经口或通过飞沫传播，也可通过性传播，偶可经血液传播。本病传染性低，很少引起流行，病程常具有自限性。其发病机制尚未完全明确。EB 病毒侵入人体后，经 5～15 天的潜伏期后发病。本病典型的临床表现为不规则发热、咽峡炎以及淋巴结肿大等。

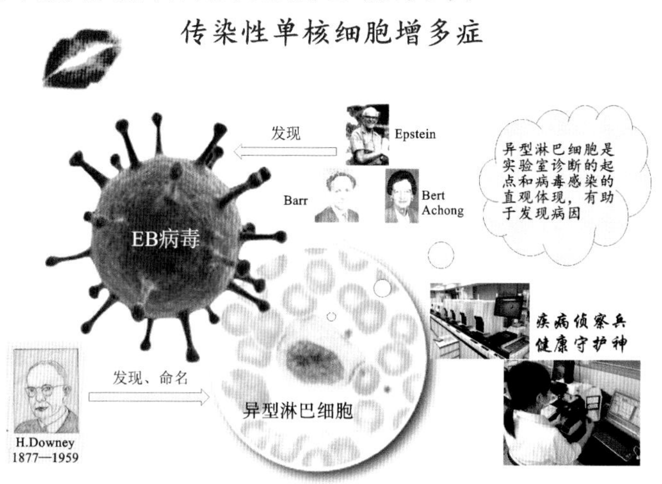

图 7-47　EBV 的发现者和异型淋巴细胞的发现者和命名者

本病的实验室检查中，及时、准确的血象检查至关重要，尤其是增多的异型淋巴细胞(也称反应性淋巴细胞)具有重要提示价值(图 7-47)，形态学检验人员应积极协助临床发现病因，避免误诊、误治。研究发现，异型淋巴细胞多数为 $CD8^{+}$ T 细胞(细胞毒性 T 细胞/抑制性 T 细胞，CTL/Ts)，少数为 B 细胞或浆细胞(图 7-48)。

扫码看视频：传染性单核细胞增多症血象

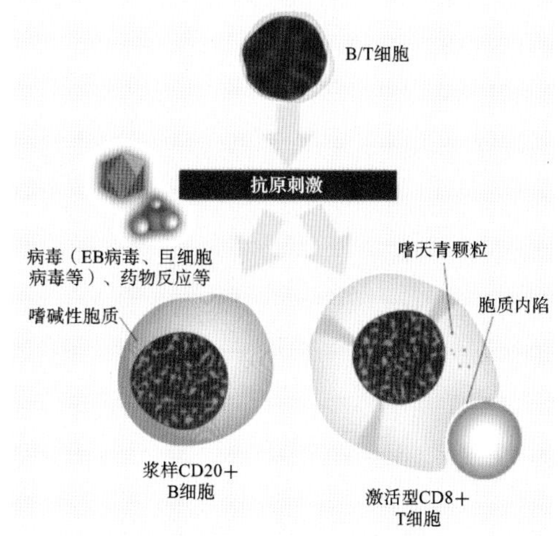

图 7-48　异型淋巴细胞多来源于病毒抗原刺激

1. 骨髓象　骨髓象无明显改变。骨髓有核细胞增生活跃，分类可见淋巴细胞增多或正常，可见异型淋巴细胞，但不及血象中多见和典型。其他系血细胞正常。

2. 血象　白细胞正常或增多，少数可减少，可见淋巴细胞增多，占 60%～97%，并伴有异型淋巴细胞增多(图 7-49)，超过 10%。血红蛋白和血小板多正常。Downey 根据异型淋巴细胞形态将其分为三型。

Ⅰ型(空泡型、泡沫型或浆细胞型)：胞体较淋巴细胞稍大，呈圆形或椭圆形，部分呈不规则形。核偏位，呈卵圆形、肾形或不规则形，染色质粗糙，胞质呈深蓝色，核周淡染，有大小不等的空

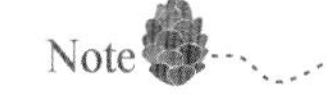

泡或呈泡沫状，无颗粒或有少数嗜天青颗粒（图 7-49A）。

Ⅱ型（不规则型或单核细胞型）：胞体较大，形态不规则。核呈圆形、椭圆形或不规则形，染色质较细致。胞质丰富，呈浅蓝色且透明，靠胞膜边缘处较深染且不整齐，无空泡，有少数散在的嗜天青颗粒（图 7-49B）。

Ⅲ型（幼稚型或未成熟细胞型）：胞体较大，呈圆形或椭圆形。胞质量多，呈蓝色或深蓝色，一般无颗粒，可能有小空泡。核呈圆形或卵圆形，染色质细致、均匀且呈纤细网状，可见 1～2 个核仁（图 7-49C）。

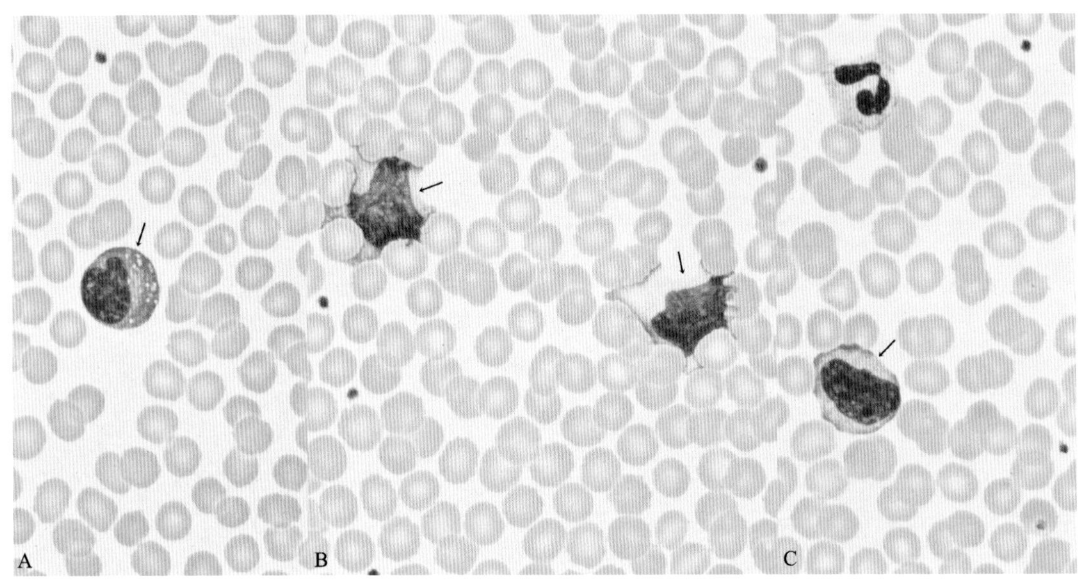

图 7-49　传染性单核细胞增多症血象

（A. Ⅰ型异型淋巴细胞；B. Ⅱ型异型淋巴细胞；C. Ⅲ型异型淋巴细胞）

（四）脾功能亢进

脾功能亢进（hypersplenism）简称脾亢，是指各种不同疾病引起脾大和血细胞减少的综合征。本病的临床特点为脾大、一种或多种血细胞减少而骨髓造血细胞相应增生，脾切除术后血象正常或接近正常，症状缓解。

脾亢可分为原发性和继发性两大类。原发性脾亢发病原因不明。继发性脾亢见于以下几类疾病：①感染性疾病，如传染性单核细胞增多症、亚急性细菌性心内膜炎、结核病以及疟疾等；②免疫性疾病，如特发性血小板减少性紫癜、自身免疫性溶血性贫血、SLE 及结节病等；③淤血性疾病，如心力衰竭、心包炎、肝硬化、门静脉或脾静脉血栓形成等；④血液系统疾病，如遗传性球形红细胞增多症、地中海贫血、镰状细胞贫血、白血病、淋巴瘤、骨髓增殖性肿瘤等；⑤脾脏疾病，如脾淋巴瘤、脾囊肿及脾血管瘤等。

脾亢的共同临床表现是脾大以及外周血细胞减少引起的贫血、感染和出血。继发性脾亢还具有原发病的临床特点。

1. 骨髓象　骨髓有核细胞增生活跃或明显活跃，三系造血细胞均增生、形态正常（图 7-50），常有不同程度的成熟障碍，其中以粒细胞系和巨核细胞系成熟障碍尤为显著。

2. 血象　全血细胞减少或至少一系血细胞减少。脾亢早期以白细胞及血小板减少为主，重度脾亢时，出现三系血细胞明显减少。多为正细胞正色素性贫血或小细胞性贫血，网织红细胞数增高。

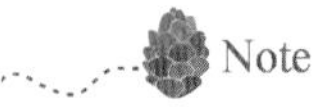
Note

（五）戈谢病

戈谢病（Gaucher disease）又称葡萄糖脑苷脂病，是一种先天性、家族性脂质代谢障碍病，是最

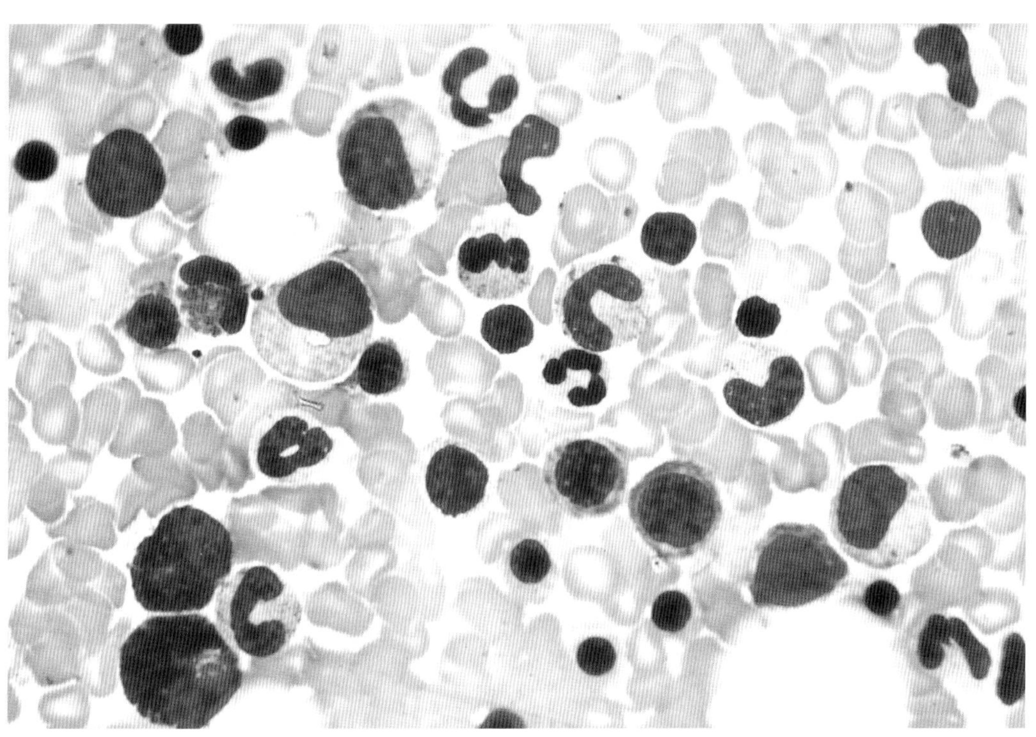

图 7-50 脾功能亢进骨髓象

常见的神经鞘磷脂贮积病，本病属于常染色体隐性遗传病，为β-葡萄糖苷酶活力显著降低，导致葡萄糖脑苷脂在单核巨噬细胞内大量蓄积所致，并使之转化为戈谢细胞。被累及的器官有脾、肝脏、骨髓及淋巴结。对有巨脾或并发脾亢的患者，可行脾切除术。

1. 骨髓象

（1）常规染色：骨髓造血细胞无明显异常，特征性表现是有数量不等的形态特殊的戈谢细胞，可达10%以上。此类细胞胞体较大，直径为20～100 μm，呈卵圆形或多边不规则形；胞核较小、偏心，呈圆形或椭圆形，有1～3个或更多，染色质粗糙，副染色质明显，偶见核仁；胞质丰富，呈淡蓝色，无空泡，胞质中含有许多与细胞长轴平行的粗暗条纹样结构，交织成网，呈洋葱皮样或蜘蛛网状（图7-51）。

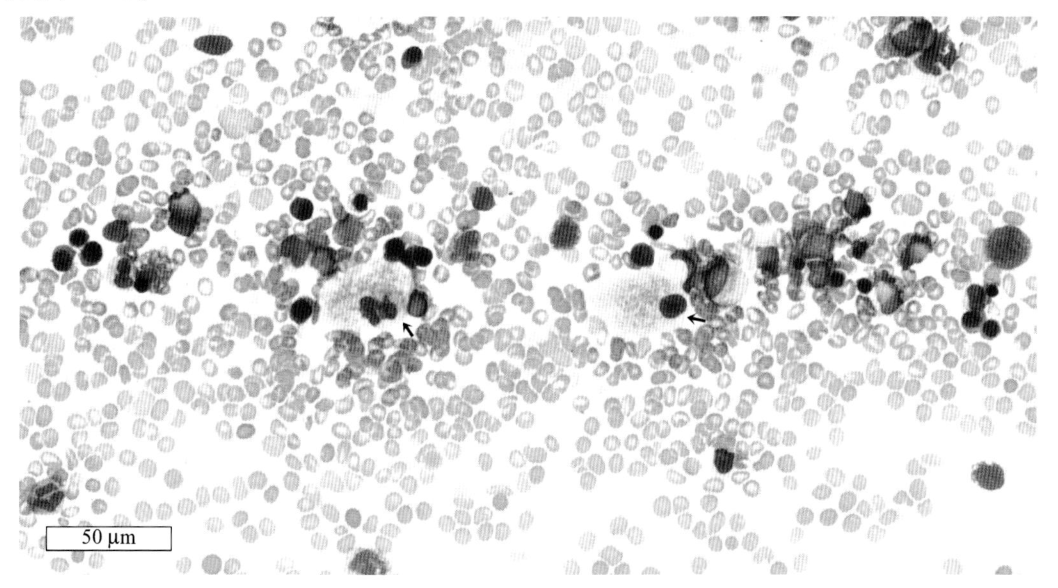

图 7-51 戈谢病骨髓象

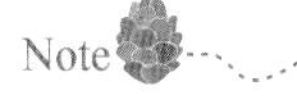

(2) 细胞化学染色:①PAS 染色:戈谢细胞呈强阳性;②ACP 染色:戈谢细胞呈强阳性;③SBB 染色:戈谢细胞呈阳性至弱阳性;④POX 和 NAP 染色:戈谢细胞均呈阴性。

2. 血象 血象可正常,也可异常(受到脾亢的影响)。不同程度的血小板减少最为常见,贫血也易见,多为正细胞正色素性贫血,此时可伴有网织红细胞轻度增多。白细胞数可减低,淋巴细胞相对增多。

(六) 尼曼-皮克病

尼曼-皮克病(Niemann-Pick disease)又称鞘磷脂沉积病,属于常染色体隐性遗传病,本病是由于组织中显著缺少鞘磷脂酶,导致单核巨噬细胞系统和其他组织的细胞中鞘磷脂积聚。

1. 骨髓象

(1) 常规染色:骨髓象的特征性表现是可见到尼曼-皮克细胞,该细胞胞体较大,直径为 20~90 μm,呈圆形、椭圆形或三角形;胞核偏心、较小,有 1~2 个,呈圆形或椭圆形;胞质丰富,充满泡沫状神经鞘磷脂颗粒,似桑葚状脂肪滴(图 7-52)。此种结构使胞质呈泡沫状,故又称"泡沫细胞"。

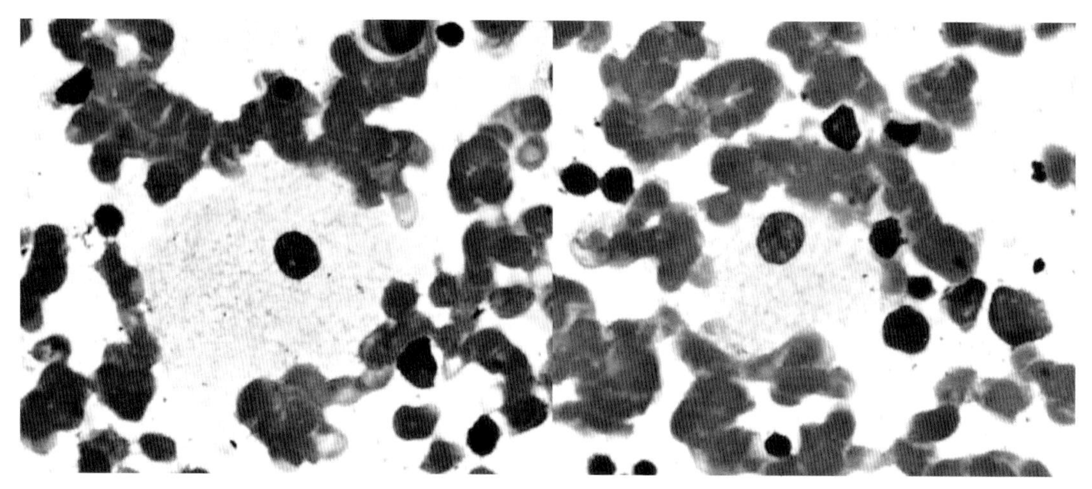

图 7-52 尼曼-皮克病骨髓象

(2) 细胞化学染色:①PAS 染色:尼曼-皮克细胞的空泡壁呈弱阳性、空泡中心呈阴性;②ACP、NAP 及 POX 染色:尼曼-皮克细胞均呈阴性;③脂类(苏丹Ⅲ)染色:尼曼-皮克细胞呈阳性。

2. 血象 血象有无异常取决于骨髓受累程度,可有中度贫血和血小板减少。白细胞正常或减少或轻度增多,淋巴细胞及单核细胞内可见空泡。

(七) 噬血细胞综合征

噬血细胞综合征(hemophagocytic syndrome,HPS)又称噬血细胞性淋巴组织细胞增生症(hemophagocytic lymphohistiocytosis,HLH),是一组由原发性或继发性免疫功能异常导致的病理性炎症反应综合征。其特点为单核吞噬细胞系统反应性增生,并有明显的吞噬血细胞现象。临床以发热、肝大、脾大、进行性血细胞减少为主要特征,多器官、多系统均可受累。原发性 HPS 多为常染色体/性染色体隐性遗传病,包括家族性 HPS 和免疫缺陷综合征相关 HPS,多见于婴幼儿或儿童。继发性 HPS 可由感染、肿瘤及免疫性疾病所致,可分为感染相关 HPS(包括病毒感染相关 HPS 及其他病原体导致的感染相关 HPS)、肿瘤相关 HPS 和巨噬细胞活化综合征,各年龄段均可发病。感染相关 HPS 是本病最常见的类型,肿瘤相关 HPS 在成人中较多见,淋巴瘤(尤其是 T 细胞淋巴瘤)是本病最常见的病因。本病常较凶险,病死率高。

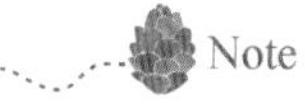
Note

1. 骨髓象 疾病早期骨髓增生活跃,吞噬血细胞现象不明显,常表现为反应性组织细胞增生。典型病例可见大量胞体较大、细胞质丰富并吞噬红细胞、血小板及多种有核细胞的巨噬细胞,即噬血细胞(图 7-53 和图 7-54)。晚期骨髓增生减低,此时与细胞毒性药物所致的骨髓抑制较难鉴别。恶性肿瘤相关 HPS 还可见到相应的肿瘤细胞。

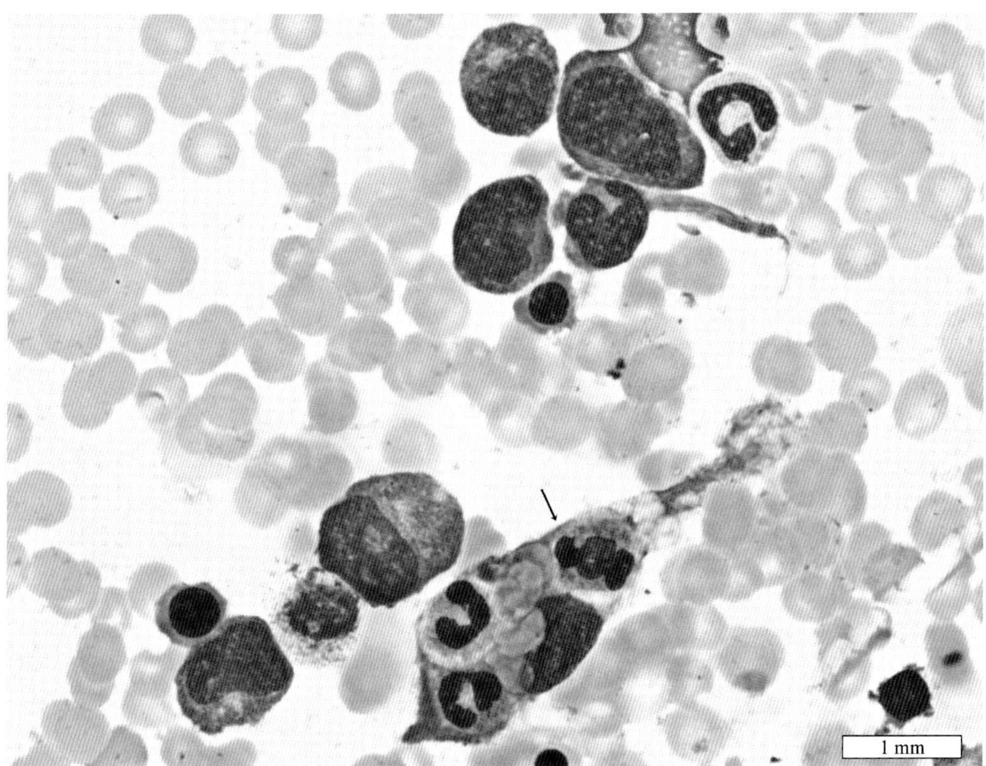

图 7-53 噬血细胞(一)

(吞噬红细胞和粒细胞)

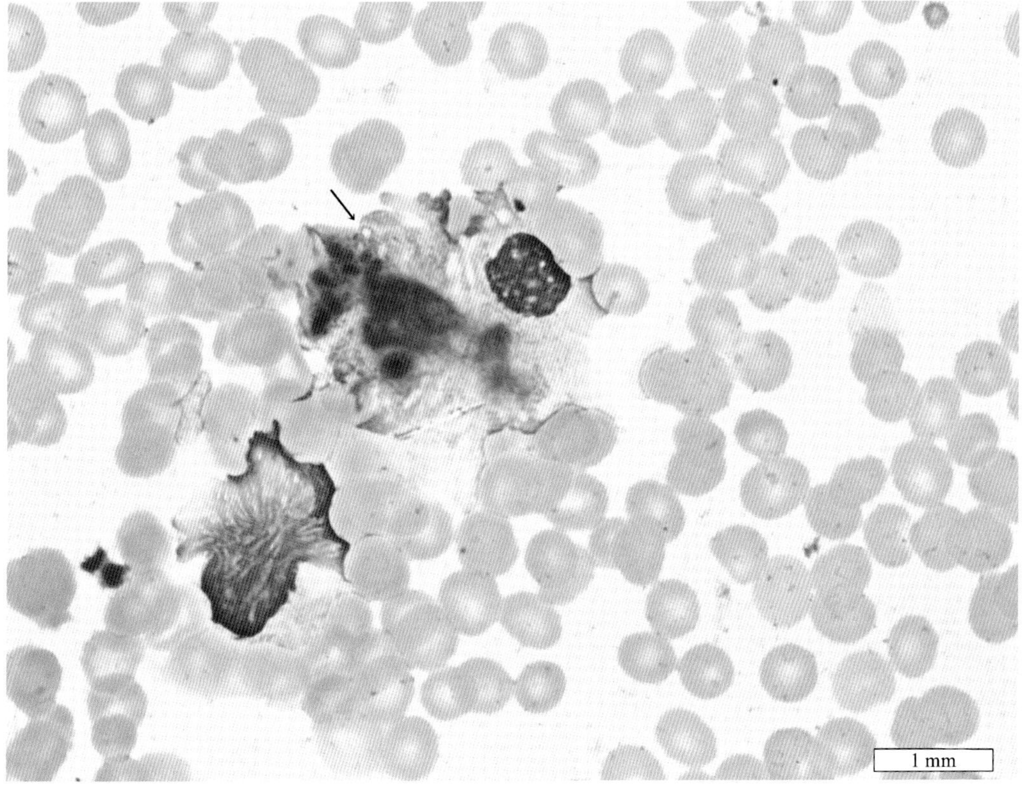

图 7-54 噬血细胞(二)

(吞噬血小板)

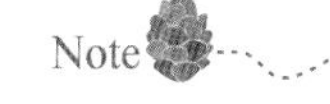

2. 血象 两系或全血细胞减少，后者更为多见。白细胞减少的程度较轻。血小板减少最为明显，病情缓解时，可最先见到血小板上升；病情恶化时，可最先见到血小板下降。因此，血小板数量变化可作为判断本病活动性的一个指征。

三、恶性白细胞疾病的形态学检验

（一）急性髓系白血病微分化型

急性髓系白血病微分化型（AML with minimally differentiated）相当于FAB分型方案中的AML-M0，是指常规染色和细胞化学染色均不能提供髓系分化的证据，只能借助免疫表型和（或）电镜检查证实原始细胞具有髓系特征的AML，无B或T系列特异性标记，常表达1个以上全髓抗原（CD13、CD33、CD117）。外周血或骨髓中原始细胞≥20%且胞质内无Auer小体，如有Auer小体应诊断为AML-M1。此型发病率较低，各年龄段均可见，但以婴幼儿和老年患者居多，预后较差。AML-M0的细胞形态学特征见图7-55。

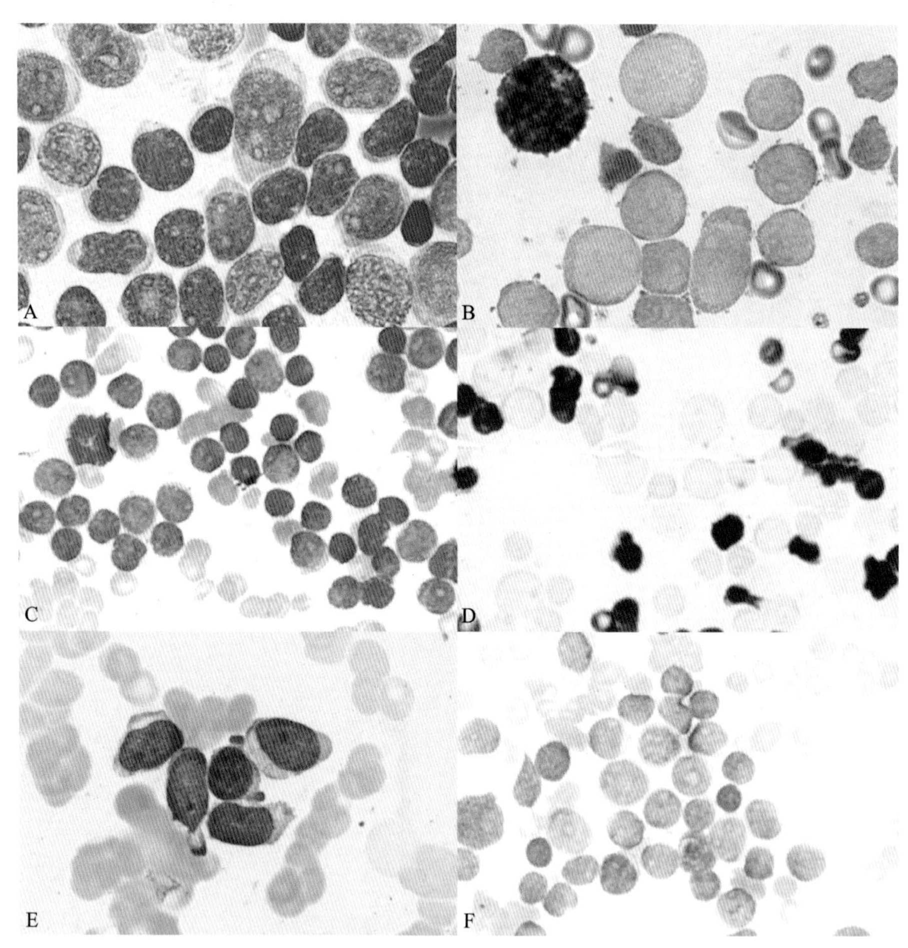

图7-55 急性髓系白血病微分化型的细胞形态学特征

（A. 骨髓象显示大量原始细胞；B. 骨髓原始细胞POX染色呈阴性；C. 骨髓象显示大量原始细胞；D. 骨髓原始细胞SBB染色呈阴性；E. 骨髓象显示大量原始细胞；F. 外周血显示大量原始细胞）

1. 骨髓象

（1）常规染色：骨髓有核细胞增生明显活跃或极度活跃，原始细胞可达90%以上（图7-55A、C、E）。原始细胞中等大小，胞质量较少、嗜碱性强、无颗粒；细胞核呈圆形或稍不规则形，核染色质弥散，有1～2个核仁。此外，也可见小原粒细胞，细胞较小，胞质量较少，核染色质聚集，核仁

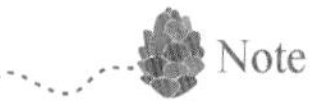

不明显，易误诊为 ALL。粒系细胞增生低下或活跃，各阶段比值一般减少。红系细胞、巨核系细胞均有不同程度的抑制。

(2) 细胞化学染色：①POX 和 SBB 染色：原始细胞均呈阴性，阳性率<3%（图 7-55B、D）；②PAS 和酯酶染色：均呈阴性或弱阳性。

2. 血象 有核细胞（白细胞）常增多，部分病例可减少，可见原始细胞（图 7-55F）、少量幼稚粒细胞、幼红细胞。红细胞和血红蛋白明显减少，血小板明显减少。

(二) 急性髓系白血病未成熟型

急性髓系白血病未成熟型(AML without maturation)相当于 FAB 分型中的 AML-M1。与急性髓系白血病微分化型的原始细胞常规染色和细胞化学染色呈阴性不同，急性髓系白血病未成熟型的原始细胞 POX 和(或)SBB 染色阳性率≥3%，且免疫表型上通常表达 2 个及以上粒单系抗原(CD13、CD33、CD117、MPO)。

1. 骨髓象

(1) 常规染色：骨髓有核细胞增生常极度活跃，少数增生活跃甚至减低。骨髓中Ⅰ型加Ⅱ型原始粒细胞≥90%(NEC)，早幼粒细胞很少，中幼粒细胞及以下各阶段细胞罕见或不见(<10%)。典型原粒细胞胞体为中等大小，直径为 10～20 μm，胞体规则，胞质量中等，呈蓝色，胞质中无颗粒或有少许颗粒，核形规则，染色质细致，核仁为 2～5 个，部分胞质中可见 Auer 小体和(或)少数嗜天青颗粒(图 7-56)。WHO 分型将原粒细胞分为两型：①Ⅰ型：传统上的原粒细胞，其胞质中无颗粒；②Ⅱ型：胞质中有少许嗜天青颗粒的原粒细胞，其他方面同Ⅰ型。当核偏位、高尔基区(核旁淡染区)发育、染色质聚集、颗粒较多和核质比减少时，即为早幼粒细胞，不再是Ⅱ型原粒细胞。多数病例幼红细胞及巨核细胞明显减少，淋巴细胞也减少。

扫码看视频：急性髓系白血病未成熟型骨髓象

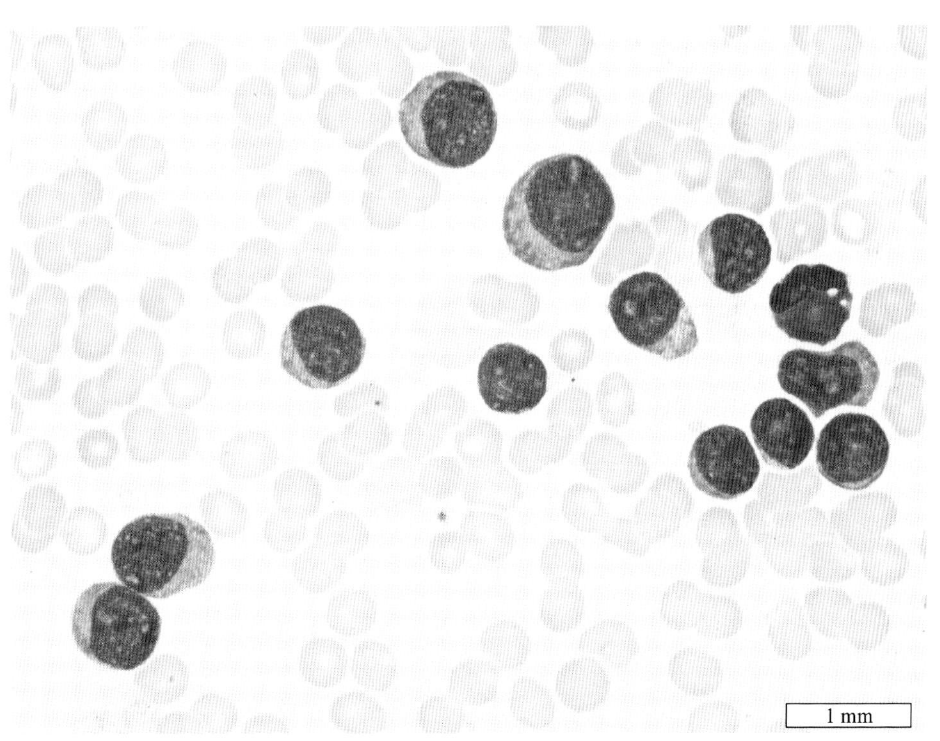

图 7-56 急性髓系白血病未成熟型骨髓象

(2) 细胞化学染色：①POX 及 SBB 染色：绝大多数患者阳性率≥3%，以(+)至(++)为主；②NAS-DCE 染色：呈阳性或均呈阴性；③非特异性酯酶染色：呈阴性或阳性(加 NaF 不被抑制)；④PAS 染色：可呈弱阳性，典型者呈弥散状阳性；⑤NAP 活性明显降低或消失。

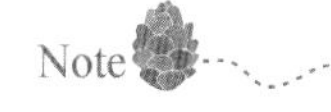

扫码看视频：急性髓系白血病未成熟型血象

2. 血象 多数患者有核细胞(白细胞)数升高，少数患者白细胞数下降，以原粒细胞为主，多少不一，高者可达90%。原粒细胞内有时可见Auer小体(图7-57)，部分患者还可见少许幼粒细胞、幼红细胞。红细胞和血红蛋白明显减少，血小板常减少。

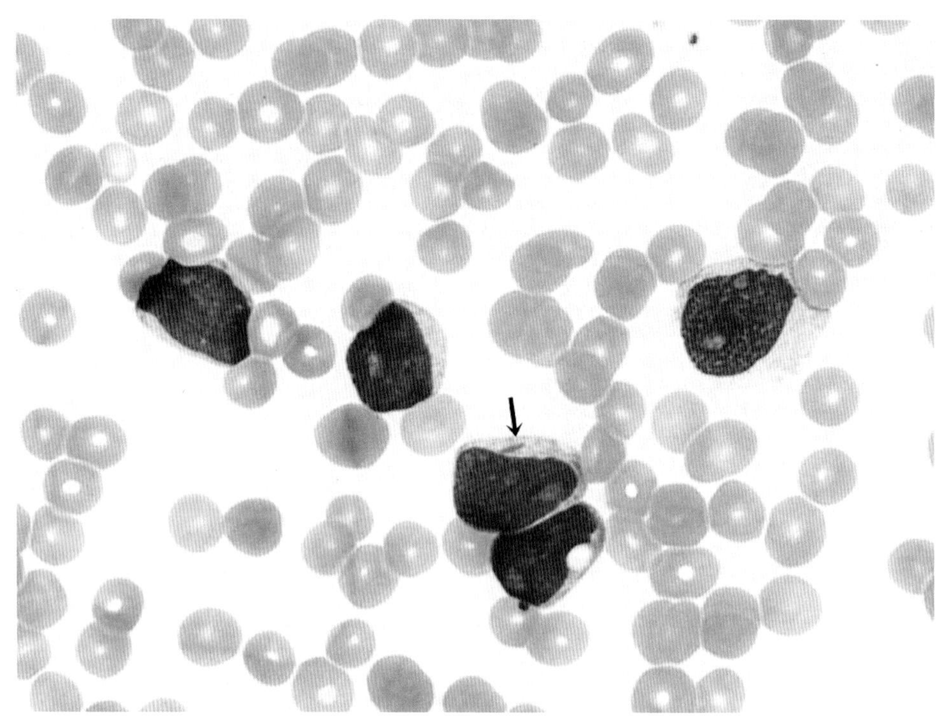

图7-57 急性髓系白血病未成熟型血象

(三) 急性髓系白血病伴成熟型和AML伴t(8;21)(q22;q22.1);*RUNX1*::*RUNX1T1*

急性髓系白血病伴成熟型(AML with maturation)相当于FAB分型方案中的AML-M2，而AML伴t(8;21)(q22;q22.1);*RUNX1*::*RUNX1T1*是一种伴重现性遗传学异常的AML，相当于我国AML分型方案中的AML-M2b，多见于年轻患者，预后较好。在形态学特点上，两种疾病有较多的相似性。

急性髓系白血病伴成熟型是一种骨髓中原始粒细胞显著增生的AML，临床上较为常见，此亚型无重现性遗传学异常，形态学诊断主要依据原始粒细胞比例(20%～89%，NEC)。

AML伴t(8;21)(q22;q22.1);*RUNX1*::*RUNX1T1*初步诊断时，其一看骨髓或外周血中原始细胞≥20%和(或)异常中幼粒细胞≥20%是否成立，其二看细胞化学染色是否支持。在实际工作中，若骨髓观察后经验性判断为AML-M2b，那么即使原始细胞和(或)异常中幼粒细胞<20%也应考虑AML-M2b的可能性，此时可建议进行遗传学及分子生物学检查，确定是否存在t(8;21)(q22;q22.1)和(或)*RUNX1*::*RUNX1T1*融合基因以确诊。异常中性中幼粒细胞是指核质发育不平衡的中性中幼粒细胞，此类细胞胞质中含有丰富的中性颗粒且常充满整个胞质，但非特异性嗜天青颗粒常无或不明显，有时可见内外质现象，胞核常较规则，染色质细致、疏松，核仁常明显可见(图7-58)。除本病外，异常中性中幼粒细胞也可见于急性粒细胞白血病伴成熟型、MDS、MPN、MDS/MPN以及化疗后等。

1. 骨髓象

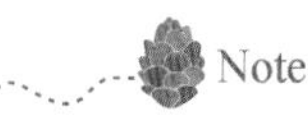

(1) 常规染色：①急性髓系白血病伴成熟型：多数骨髓有核细胞增生极度活跃或明显活跃，少数有核细胞增生活跃甚至减低。急性髓系白血病伴成熟型患者骨髓中，原始粒细胞占20%～

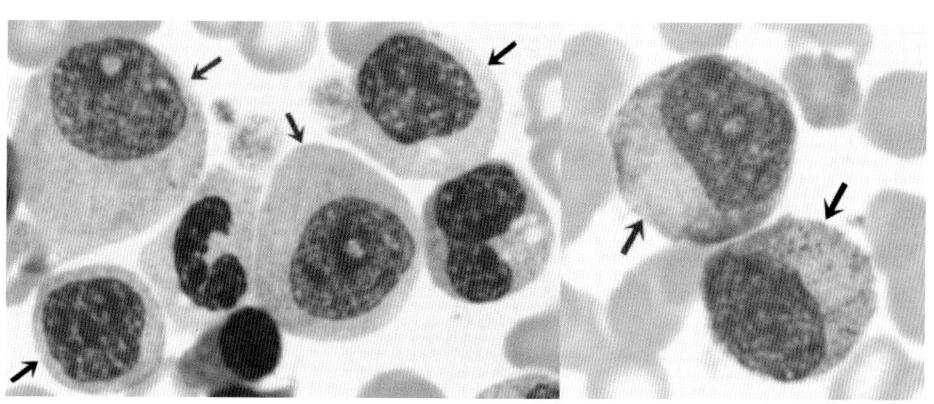

图 7-58 异常中性中幼粒细胞

（正常中性中幼粒细胞↑；异常中性中幼粒细胞↑）

89%(NEC)，约 50%病例白血病细胞内可见 Auer 小体，并可见到早幼粒细胞、中幼粒细胞、晚幼粒细胞和成熟粒细胞（≥10%），单核细胞＜20%，幼红细胞及巨核细胞均明显减少（图 7-59）。②AML 伴 t(8;21)(q22;q22)；*RUNX1*::*RUNX1T1*：骨髓有核细胞增生极度活跃或明显活跃，粒/红比值显著升高。可见粒系细胞明显增生，少数典型病例可见异常中性中幼粒细胞且常在 20%及以上（图 7-60），多数不典型病例则出现一类特殊形态的“原始细胞”增多（≥20%），此类“原始细胞”胞核凹陷处嗜碱性减弱呈朝阳红色（图 7-61），提示正在向幼稚阶段发育，其他特征与原始细胞相似，故也归类为原始细胞。此外，一些病例中也可同时出现原始细胞及异常中性中幼粒细胞增多，后两种病例中的骨髓形态学表现与急性髓系白血病伴成熟型有较大相似性，不易鉴别。

扫码看视频：急性髓系白血病伴成熟型骨髓象

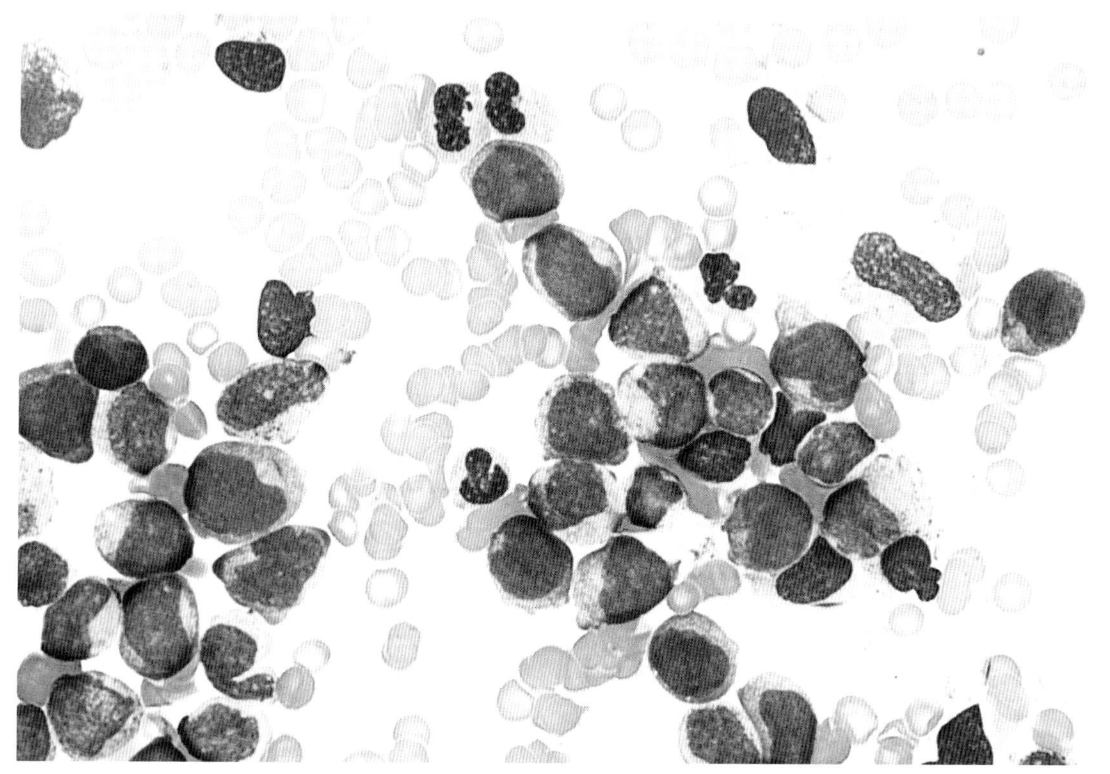

图 7-59 急性髓系白血病伴成熟型骨髓象

（2）细胞化学染色：①急性髓系白血病伴成熟型：POX 染色阳性率＞3%，以弱阳性至阳性为主；NAS-DCE 染色呈阳性；非特异性酯酶染色少数呈阳性，加入 NaF 不被抑制；NAP 活性明显降

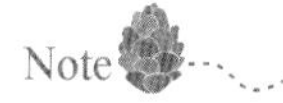

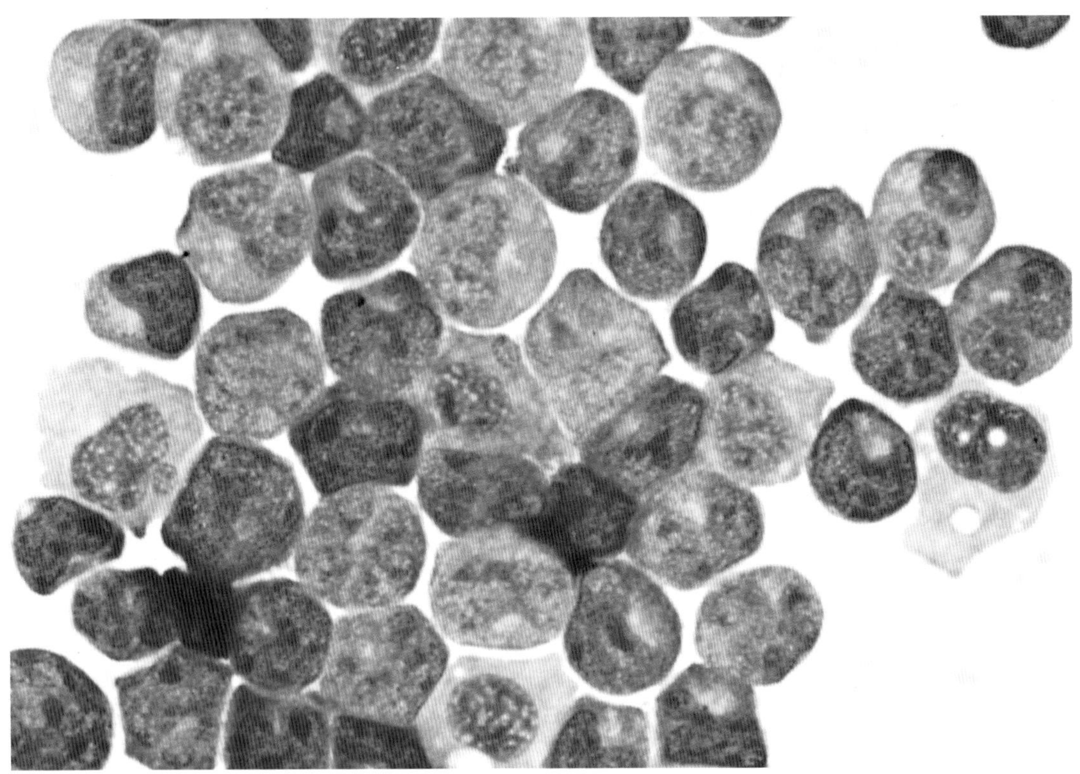

图 7-60　AML 伴 t(8;21)(q22;q22);*RUNX1*::*RUNX1T1* 骨髓象(一)

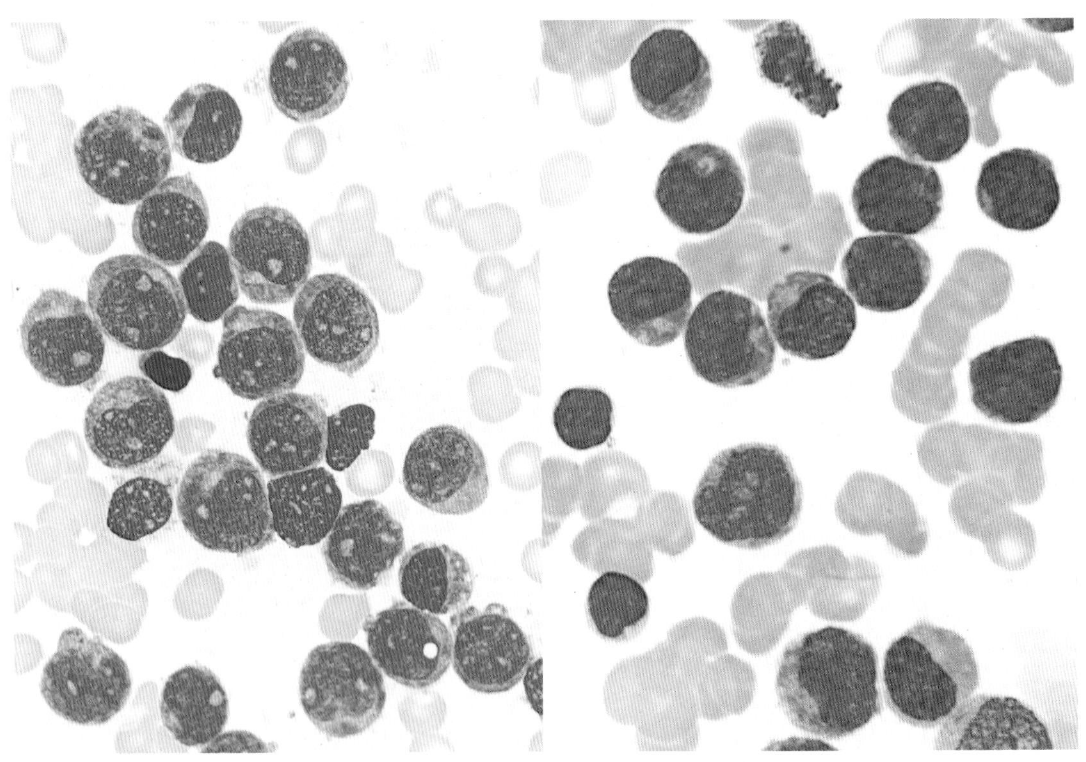

图 7-61　AML 伴 t(8;21)(q22;q22);*RUNX1*::*RUNX1T1* 骨髓象(二)

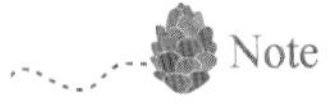

低或消失,当合并感染时 NAP 积分可一过性增高;PAS 染色部分呈阳性,典型者呈弥散状阳性。②AML 伴 t(8;21)(q22;q22);*RUNX1*::*RUNX1T1*:典型病例的 POX、NAS-DCE、α-NAE 以及 PAS 染色均呈阳性至强阳性;不典型病例的上述染色也呈阳性。

2. 血象 ①急性髓系白血病伴成熟型：有核细胞（白细胞）升高和AML-M1相似，可见原粒细胞增多，同时常可见早幼粒细胞、中性中幼粒细胞及中性晚幼粒细胞，部分患者的原粒细胞胞质内有Auer小体（图7-62），少数可见少许幼红细胞。贫血显著，血小板中度到重度减少。②AML伴t(8;21)(q22;q22);*RUNX1*::*RUNX1T1*：有核细胞（白细胞）升高、正常或减低，可见多少不等的异常中性中幼粒细胞和（或）上述"原始细胞"和（或）幼红细胞（图7-63），血红蛋白和血小板均减少。

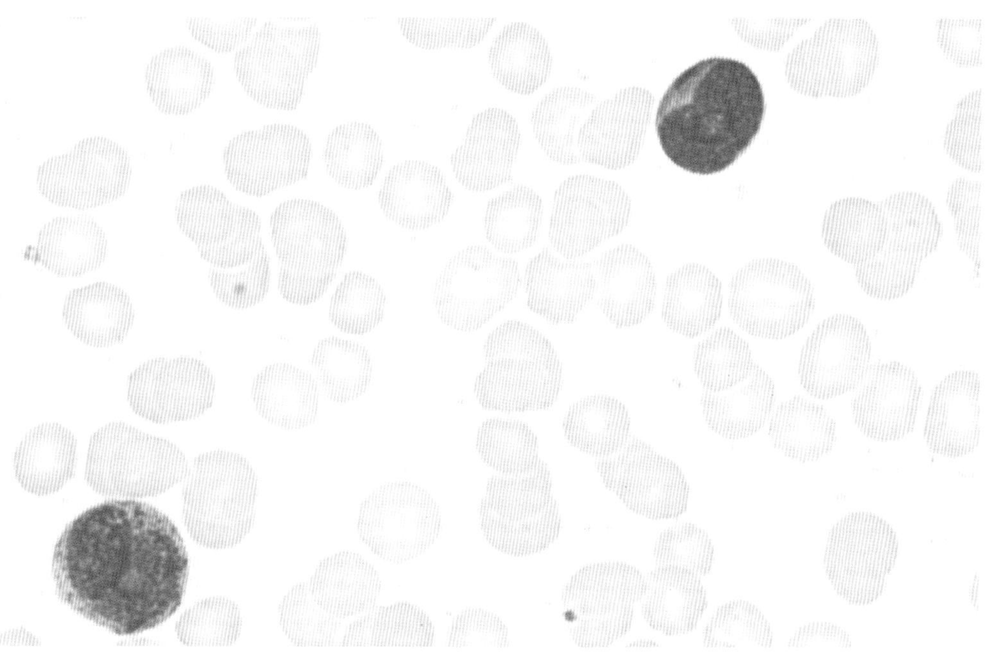

图7-62 急性髓系白血病伴成熟型血象

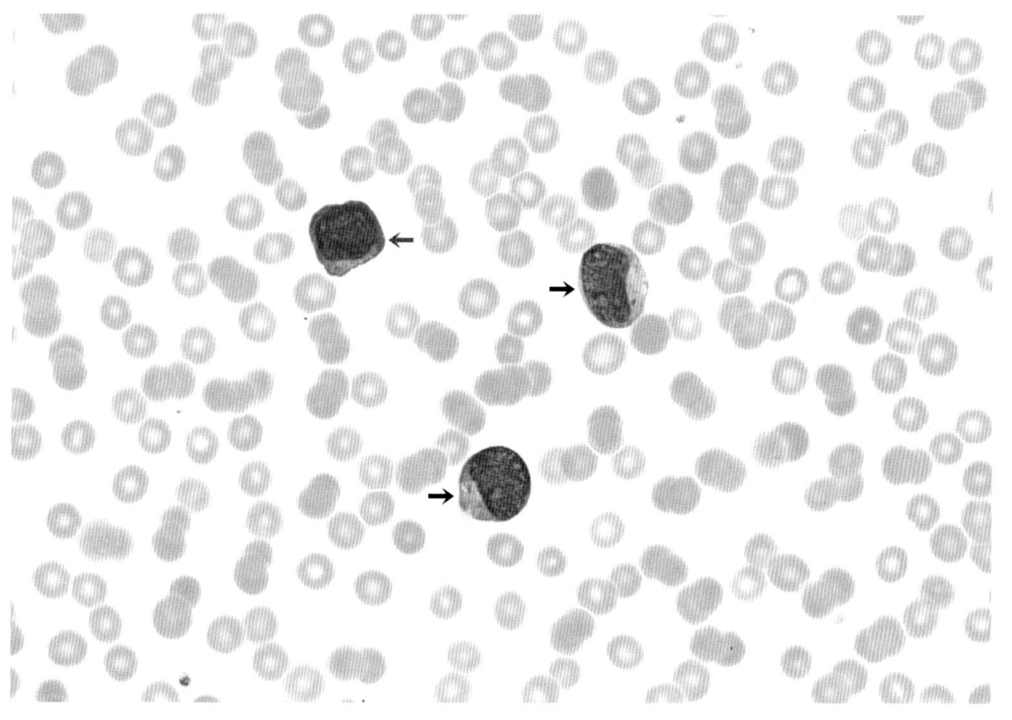

图7-63 AML伴t(8;21)(q22;q22);*RUNX1*::*RUNX1T1* 血象

（特殊形态"原始细胞"↑；早幼红细胞↑）

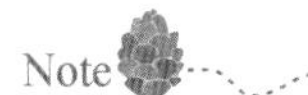

(四) 急性早幼粒细胞白血病伴 *PML*::*RARA*

急性早幼粒细胞白血病(APL)伴 *PML*::*RARA* 是一种以异常早幼粒细胞增生为主的AML,相当于FAB分型的AML-M3,占AML的5%~8%,好发于年轻患者。广泛而严重的出血是本病的显著特点,除血小板减少和功能异常外,出血主要是由于本病易并发DIC(继发性纤溶亢进),此外也可发生原发性纤溶亢进。绝大多数APL对分化诱导剂全反式维A酸和砷剂(三氧化二砷)敏感。

APL外周血细胞形态学常典型且有一定的特征,即便未进行细胞化学染色,也通常能做出较为准确的诊断,然而常规染色形态特征即使非常典型,通常也需做细胞化学染色进行辅助诊断。最后通过骨髓检验,一般可得出"APL骨髓象"的诊断,并应建议患者进行免疫表型、染色体和融合基因等检测。典型APL免疫表型为$CD34^-$ $CD117^+$ HLA^- DR^- MPO^+ $CD13^+$ $CD33^+$;典型染色体核型异常为t(15;17)(q24;q21),形成特征性融合基因 *PML*::*RARA*。临床实践中,由于APL有重现性遗传学异常,故即使异常早幼粒细胞<20%,也应考虑该病并立即通知临床医生。

此外,APL应注意与早幼粒细胞增多的其他疾病进行鉴别,如AML-M2、初诊的中性粒细胞缺乏症以及中性粒细胞缺乏症治疗后等,这些疾病的早幼粒细胞形态通常无明显异常(图7-43、图7-44、图7-59、图7-62)。

扫码看视频:急性早幼粒细胞白血病伴 ***PML*::*RARA*** 骨髓象

1. 骨髓象

(1) 骨髓有核细胞增生常极度活跃或明显活跃,个别病例增生低下。可见以颗粒增多的异常早幼粒细胞为主,占30%~90%(NEC),有的胞质含短而粗的Auer小体,几条、十几条或几十条呈束状交叉排列,酷似柴捆,称为柴捆细胞(faggot cell),此外可见到一定数量的原粒细胞、中幼粒细胞和成熟粒细胞。各阶段幼红细胞和巨核细胞均明显减少(图7-64至图7-67)。

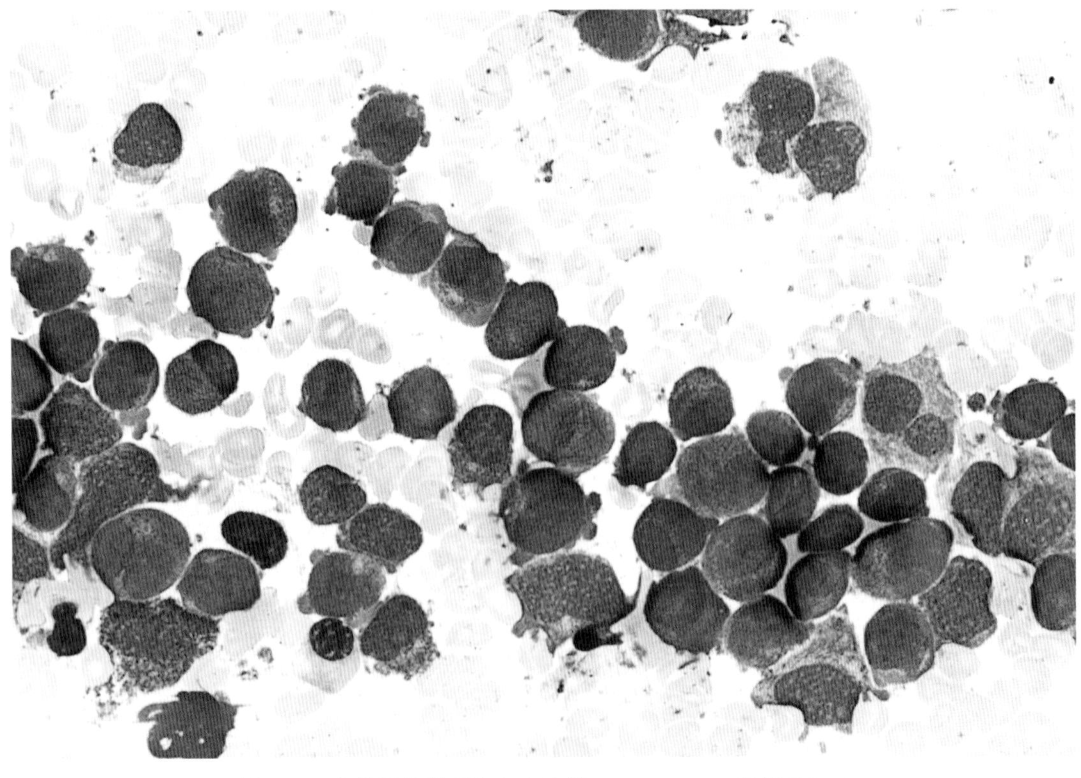

图7-64　急性早幼粒细胞白血病伴 *PML*::*RARA* 骨髓象(一)

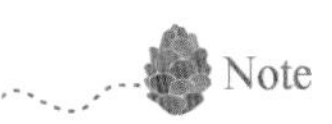

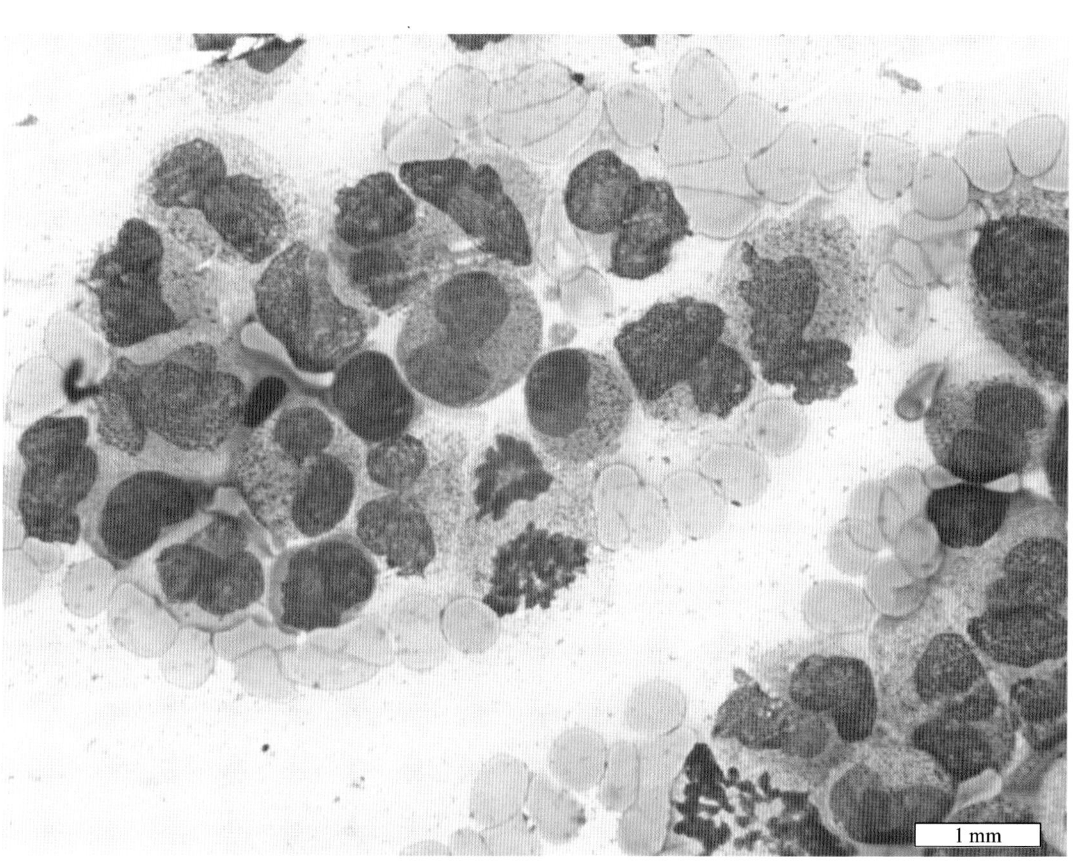

图 7-65　急性早幼粒细胞白血病伴 *PML*::*RARA* 骨髓象(二)

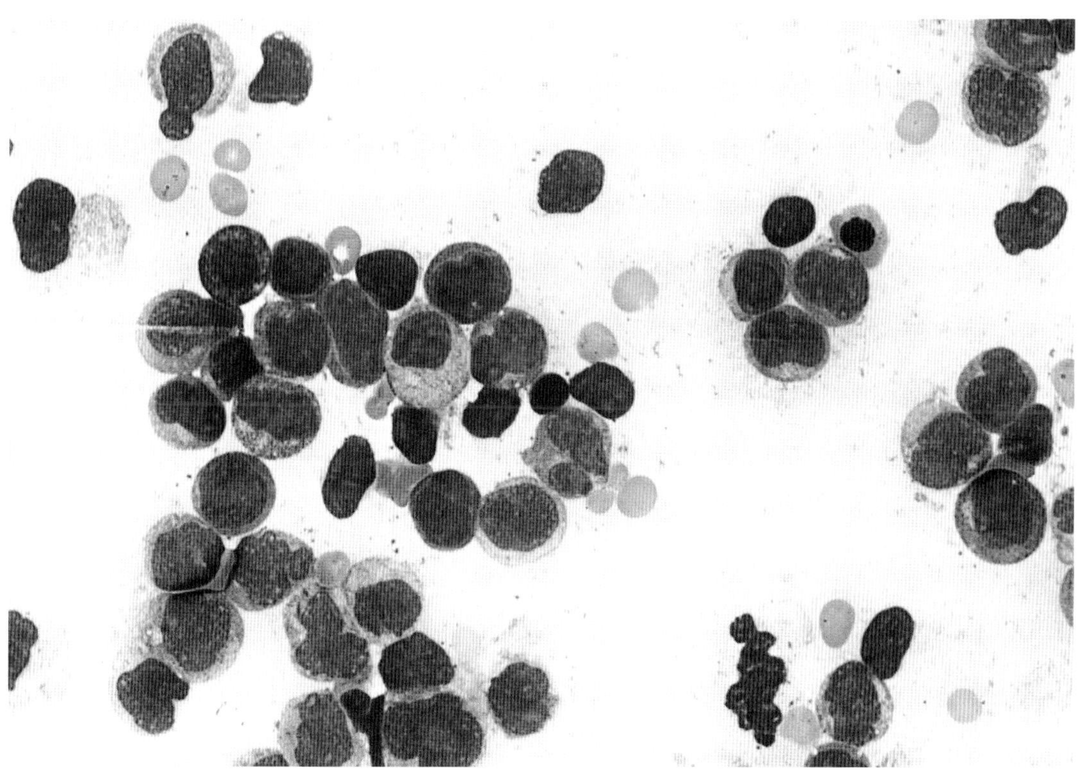

图 7-66　急性早幼粒细胞白血病伴 *PML*::*RARA* 骨髓象(三)

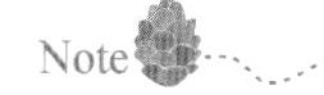

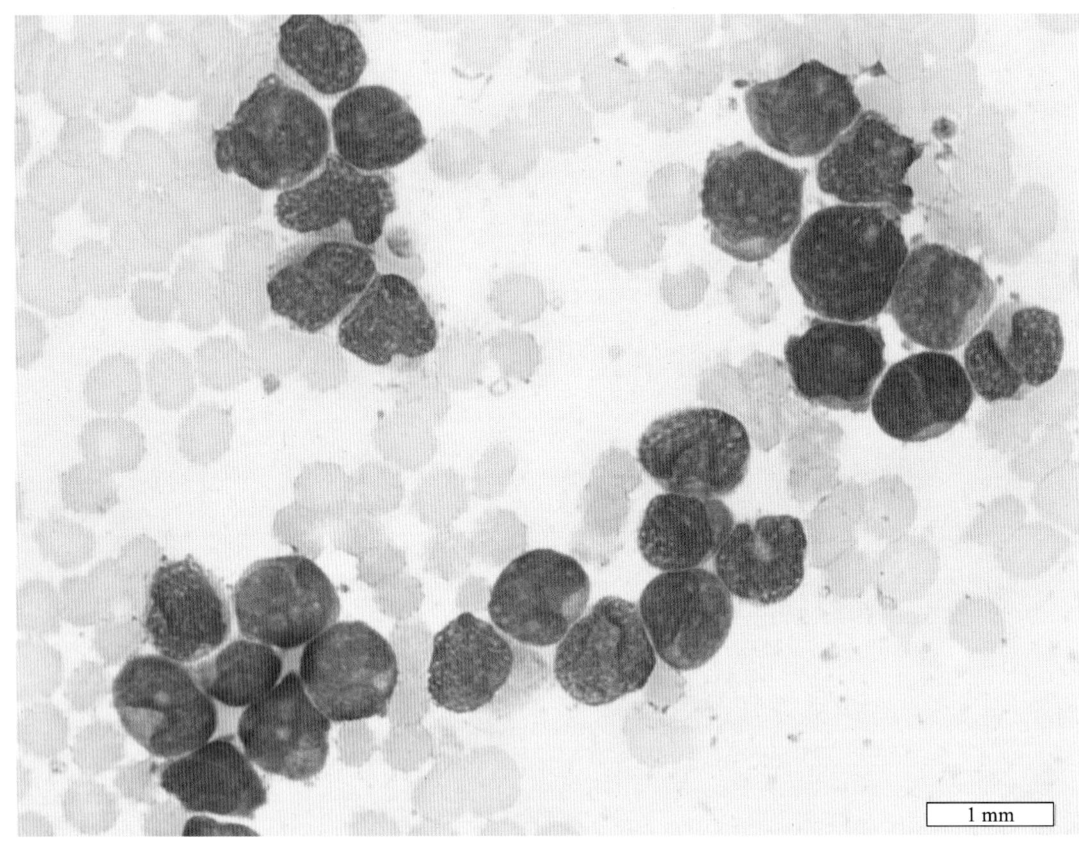

图 7-67　急性早幼粒细胞白血病伴 *PML*::*RARA* 骨髓象(四)

典型的异常早幼粒细胞大小不一,一般直径为 15～30 μm,常呈椭圆形或不规则形。胞核略小,多偏于一侧,核形不规则,易见呈肾形、扭曲、折叠或分叶状的核,有的可见到双核,核染色质疏松且有明显的 1～3 个核仁,有些被颗粒遮盖而不清晰。胞质丰富,含多量大小不等的嗜天青颗粒,呈紫红色且密集,多分布于胞质的一端、核周围或遮盖胞核,使胞核轮廓不清。有的胞质可分为内、外两层(内、外质),内质充满颗粒,位于细胞边缘部位的蓝色外质层颗粒稀少或无颗粒,可呈伪足状突出。

结合国内外分类,AML-M3 可分为三个形态学亚型:①粗颗粒型即 M3a:胞质中的嗜天青颗粒粗大、深染、密集或融合,或含较多的 Auer 小体,有时呈柴捆状,胞核常被嗜天青颗粒遮盖而轮廓不清(图 7-64 和图 7-65);②细颗粒型即 M3b:胞质中的嗜天青颗粒密集而细小(图 7-66);③变异型即 M3v:胞质蓝染,颗粒稀少甚至缺如,胞核扭曲、折叠或分叶状明显(图 7-67 和图 7-68A),此型极易与伴单核细胞分化的急性白血病(AML-M5b)相混淆(图 7-68B),但 M3v 常伴有少量典型的异常早幼粒细胞,有时还可见柴捆细胞,结合细胞化学染色有助于区分两者。

(2) 细胞化学染色:①POX 和 SBB 染色:异常早幼粒细胞呈强阳性反应(图 7-69);②NAS-DCE 染色:异常早幼粒细胞呈阳性或强阳性反应(图 7-70);③α-NAE 染色:异常早幼粒细胞可呈阳性反应,但不被 NaF 抑制,据此可与急性单核细胞白血病相鉴别;④PAS 染色:异常早幼粒细胞呈弥漫阳性;⑤NAP 染色:总积分显著降低。

2. 血象　白细胞可显著增加,也可正常或减少,分类可见数量不等、形态不一的异常早幼粒细胞(图 7-71 至图 7-74),其比例可达 90%以上,并可见部分原粒细胞、中幼粒细胞、晚幼粒细胞以及成熟粒细胞,Auer 小体较易见,有时可见柴捆细胞和幼红细胞。贫血显著,血小板中度到重度减少。

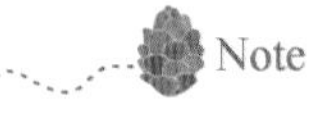

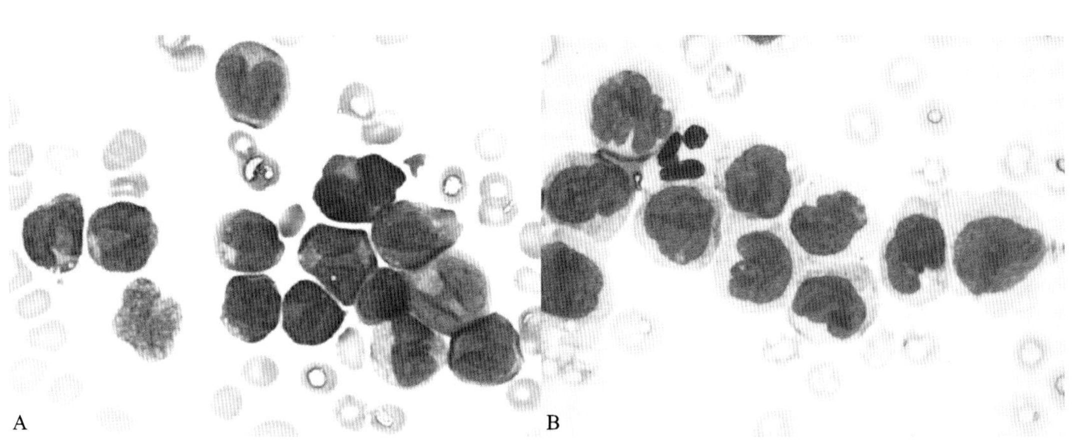

图 7-68 急性早幼粒细胞白血病伴 *PML*::*RARA* 骨髓象(五)

(A. AML-M3v;B. AML-M5b)

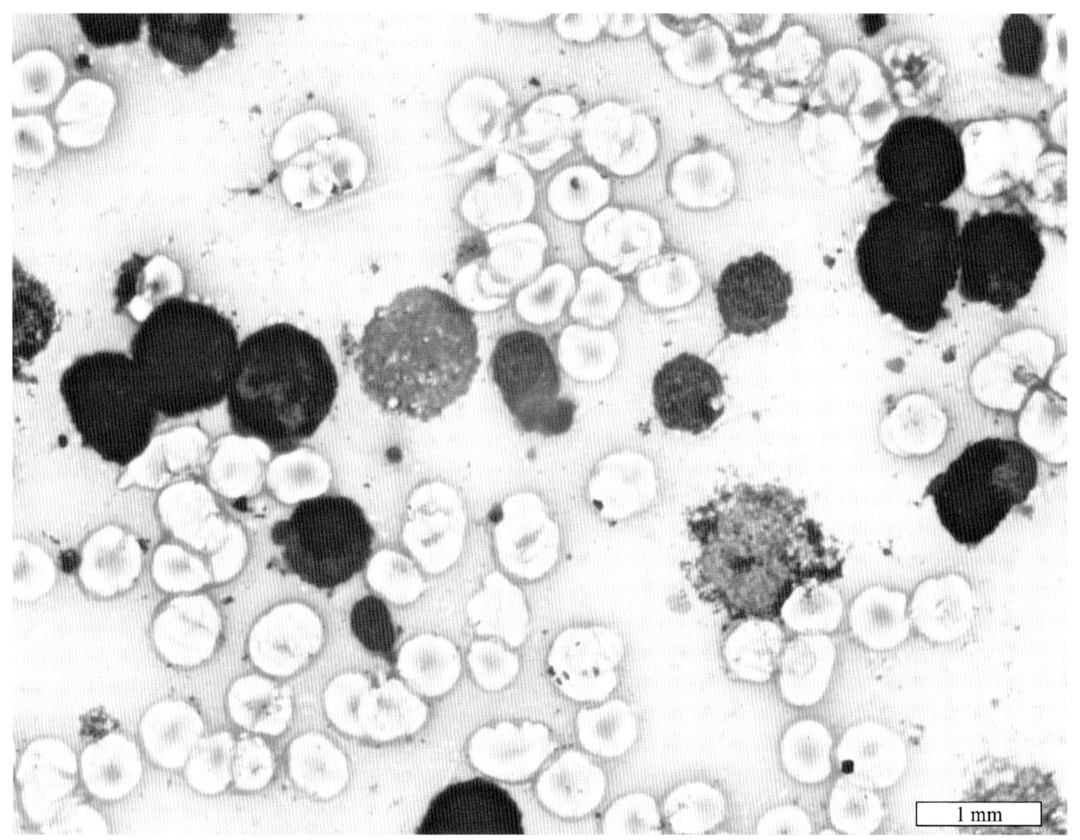

图 7-69 急性早幼粒细胞白血病伴 *PML*::*RARA* 骨髓 SBB 染色呈强阳性反应

(五) 急性粒-单核细胞白血病和 AML 伴 inv(16)(p13.1q22)或 t(16;16)(p13.1;q22);*CBFB*::*MYH11*

急性粒-单核细胞白血病相当于 FAB 分型的 AML-M4,其细胞形态学特征如下:外周血或骨髓中原始细胞(包括幼稚单核细胞)≥20%,骨髓中各阶段的粒细胞和单核系细胞分别在 20%及以上,外周血单核细胞可增多,通常在 5×10^9/L 及以上。该病形态学诊断标准中严格要求单核系细胞比例≥20%,以便与 AML-M2、CMML 等疾病进行区别。临床实践中,当骨髓检验考虑 AML-M4Eo 时,可进一步进行染色体及融合基因检查,以确定是否存在 inv(16)(p13.1q22)或 t(16;16)(p13.1;q22)和(或)*CBFB-MYH11*,如果没有上述阳性结果,应归类为非特指型的急性粒-单核细胞白血病。

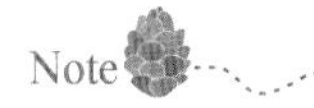

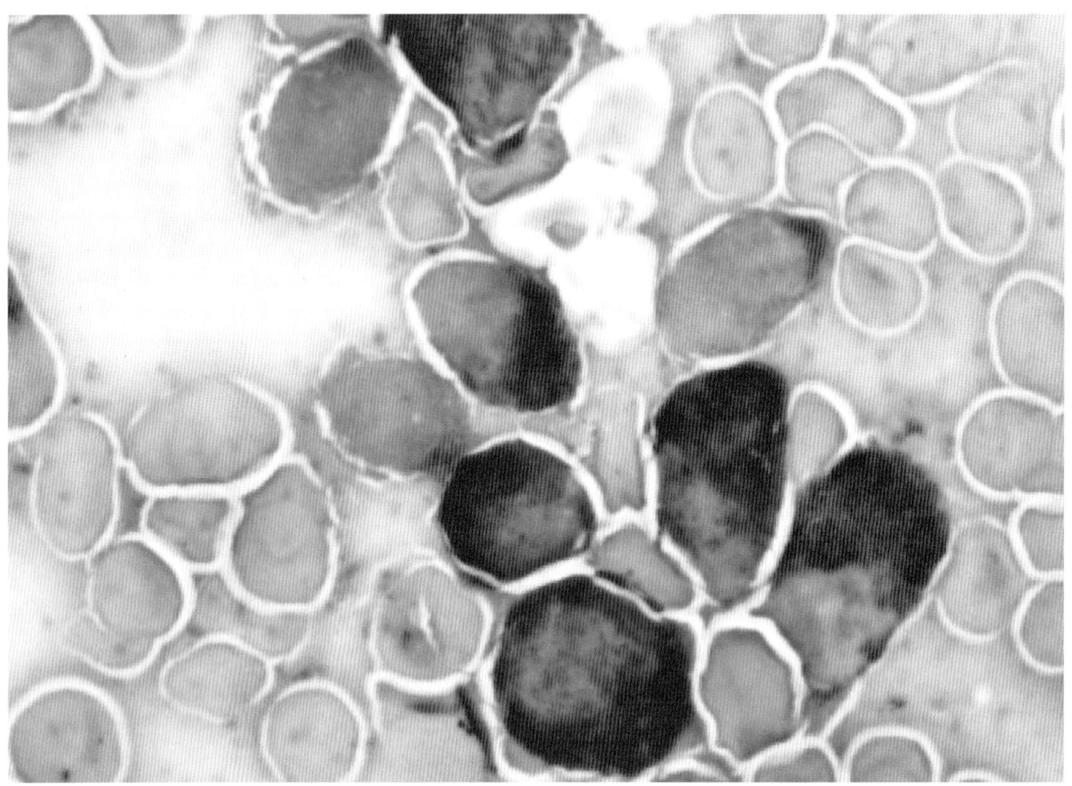

图 7-70　急性早幼粒细胞白血病伴 *PML*::*RARA* 骨髓 NAS-DCE 染色呈强阳性反应

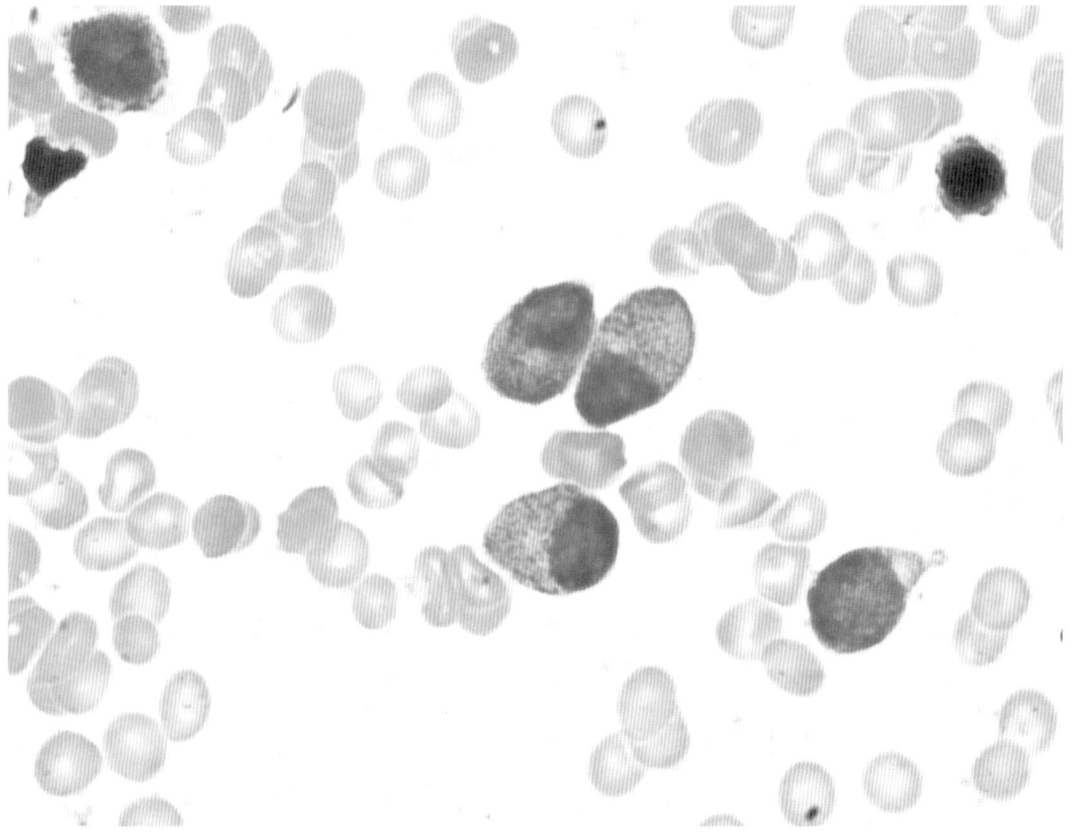

图 7-71　急性早幼粒细胞白血病伴 *PML*::*RARA* 血象(一)

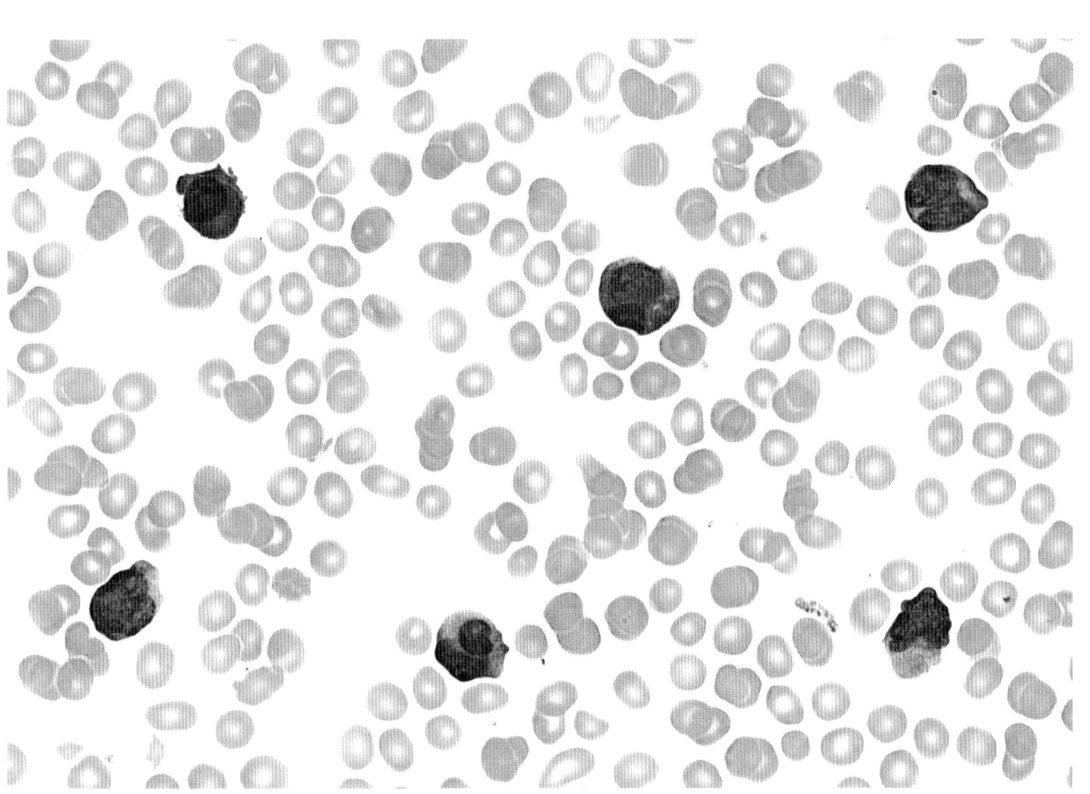

图 7-72 急性早幼粒细胞白血病伴 *PML*::*RARA* 血象(二)

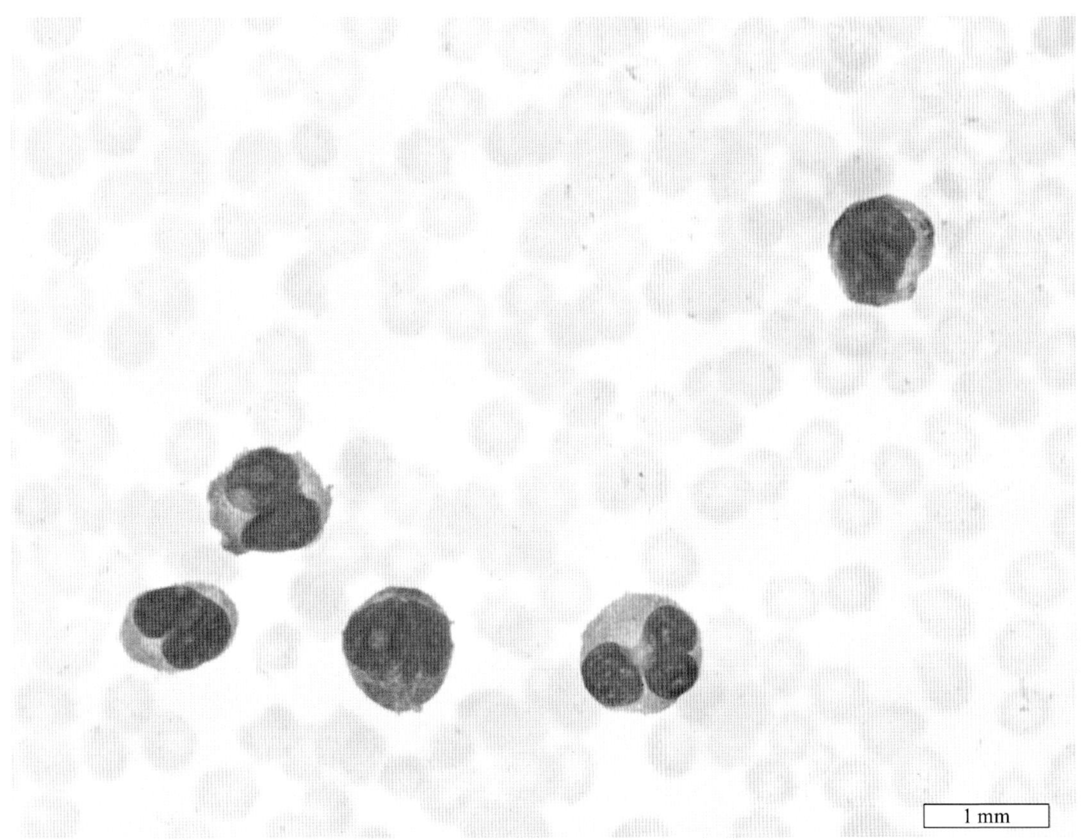

图 7-73 急性早幼粒细胞白血病伴 *PML*::*RARA* 血象(三)

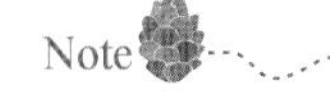

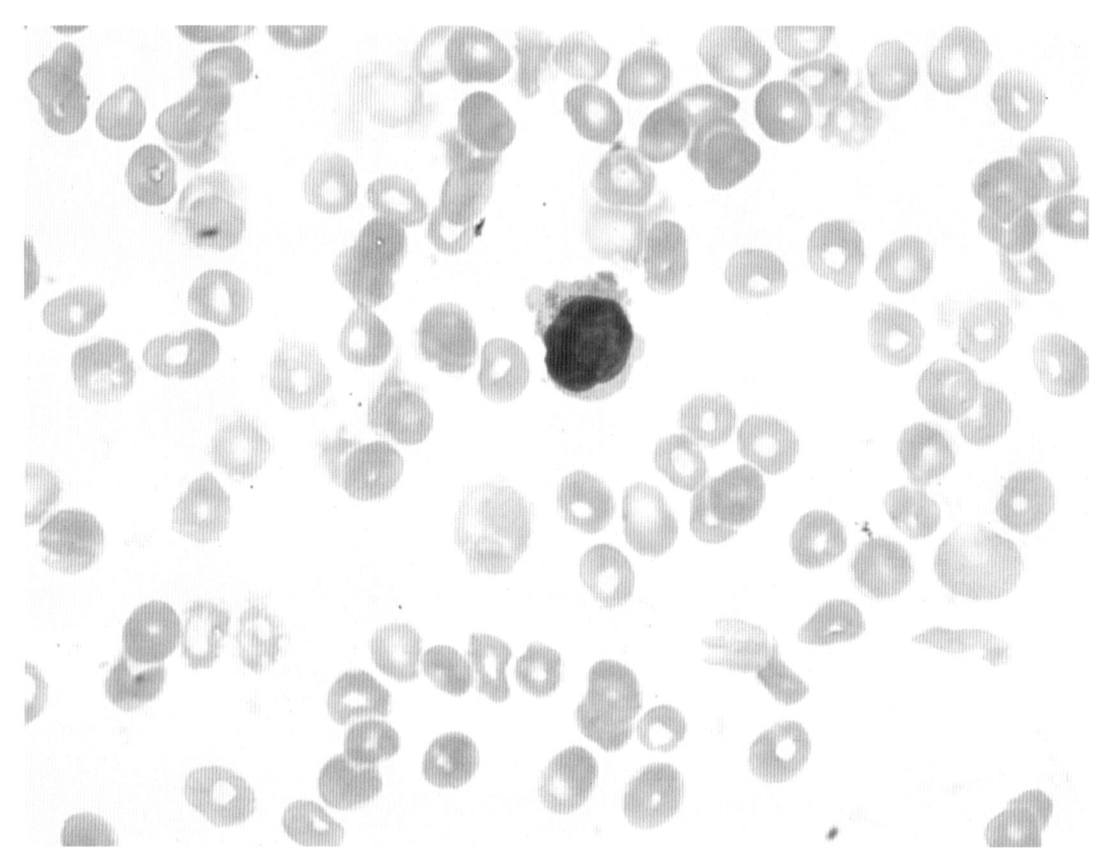

图 7-74 急性早幼粒细胞白血病伴 *PML*::*RARA* 血象(四)

AML 伴 inv(16)(p13.1q22)或 t(16;16)(p13.1;q22);*CBFB*::*MYH11* 是一种伴重现性遗传学异常的 AML,相当于 FAB 分型中的 AML-M4Eo,该亚型好发于中、青年患者,其白血病细胞具有 inv(16)(p13.1q22)或 t(16;16)(p13.1;q22)异常核型和(或)特征性融合基因 *CBFB*::*MYH11*。形态学诊断中,AML 伴 inv(16)(p13.1q22)或 t(16;16)(p13.1;q22);*CBFB*::*MYH11* 除了具备急性粒-单核细胞白血病的诊断条件外,尚可在骨髓中发现较多同时含粗大且圆的嗜酸性颗粒以及大而不成熟的深染颗粒的异常嗜酸性粒细胞(≥5%,NEC),该种细胞具有较好的形态学诊断价值。按照 WHO 分型诊断原则,在明确 inv(16)(p13.1q22)或 t(16;16)(p13.1;q22)和(或)*CBFB-MYH11* 阳性情况下,即便骨髓中原始细胞未达 20%,也应当综合诊断为 AML 伴 inv(16)(p13.1q22)或 t(16;16)(p13.1;q22);*CBFB*::*MYH11*(WHO 分型)或 AML-M4Eo(FAB 分型)。同时,AML 伴 inv(16)(p13.1q22)或 t(16;16)(p13.1;q22);*CBFB*::*MYH11* 也应注意与 CML、慢性嗜酸性粒细胞白血病以及急性嗜碱性粒细胞白血病等进行鉴别诊断。

1. 骨髓象

(1) 常规染色:急性粒-单核细胞白血病骨髓增生极度活跃或明显活跃,可见粒系细胞、单核系细胞同时增生,原始细胞≥20%(NEC),易见 Auer 小体,红系细胞、巨核系细胞受到抑制(图 7-75)。当骨髓中同时出现≥5%(NEC)异常嗜酸性粒细胞时,则可诊断为 AML-M4Eo 即 AML 伴 inv(16)(p13.1q22)或 t(16;16)(p13.1;q22);*CBFB*::*MYH11*(图 7-76 至图 7-78)。

(2) 细胞化学染色:①急性粒-单核细胞白血病:POX、SBB 染色,原单核细胞和幼单核细胞呈阴性或弱阳性反应,而幼粒细胞呈阳性或强阳性反应;非特异性酯酶(α-NAE)染色,原始细胞和幼稚细胞呈阳性反应,其中原粒细胞不被 NaF 抑制,而原单核细胞可被 NaF 抑制;酯酶双重染色,可见 α-NAE 阳性细胞、NAS-DCE 阳性细胞或双酯酶阳性细胞。②AML 伴 inv(16)(p13.1q22)

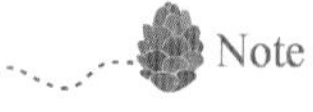

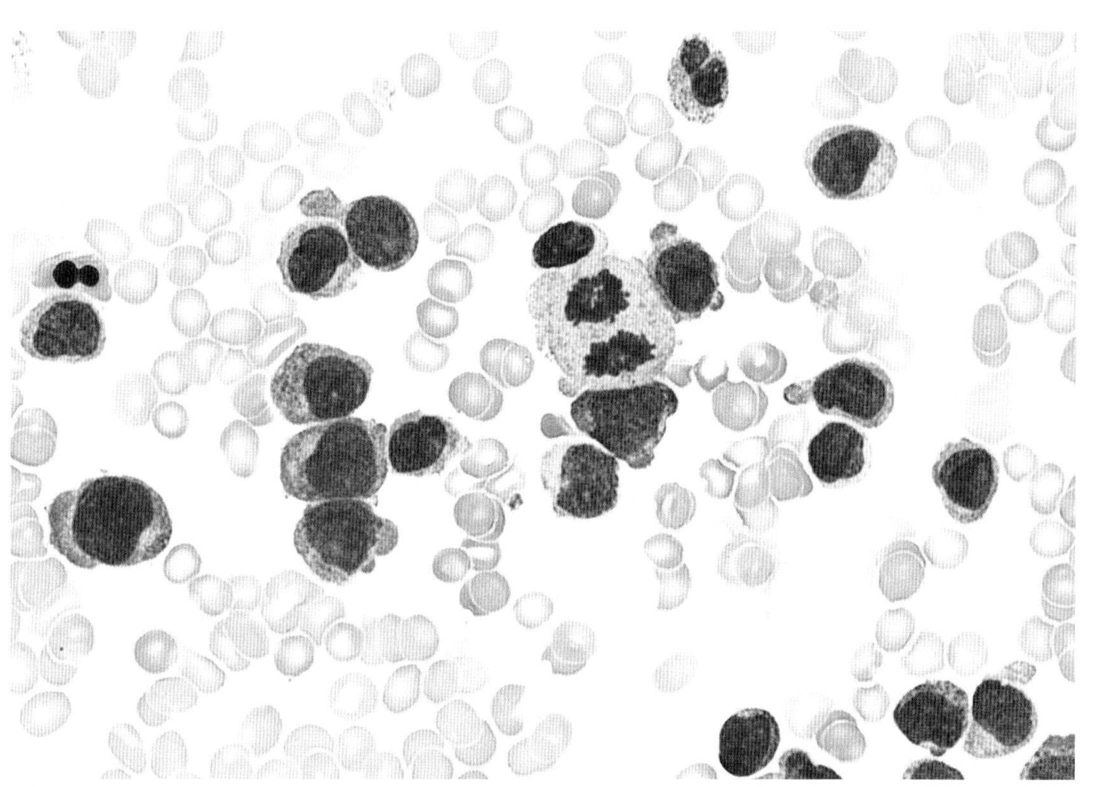

图 7-75 急性粒-单核细胞白血病骨髓象

扫码看视频：急性粒-单核细胞白血病骨髓象

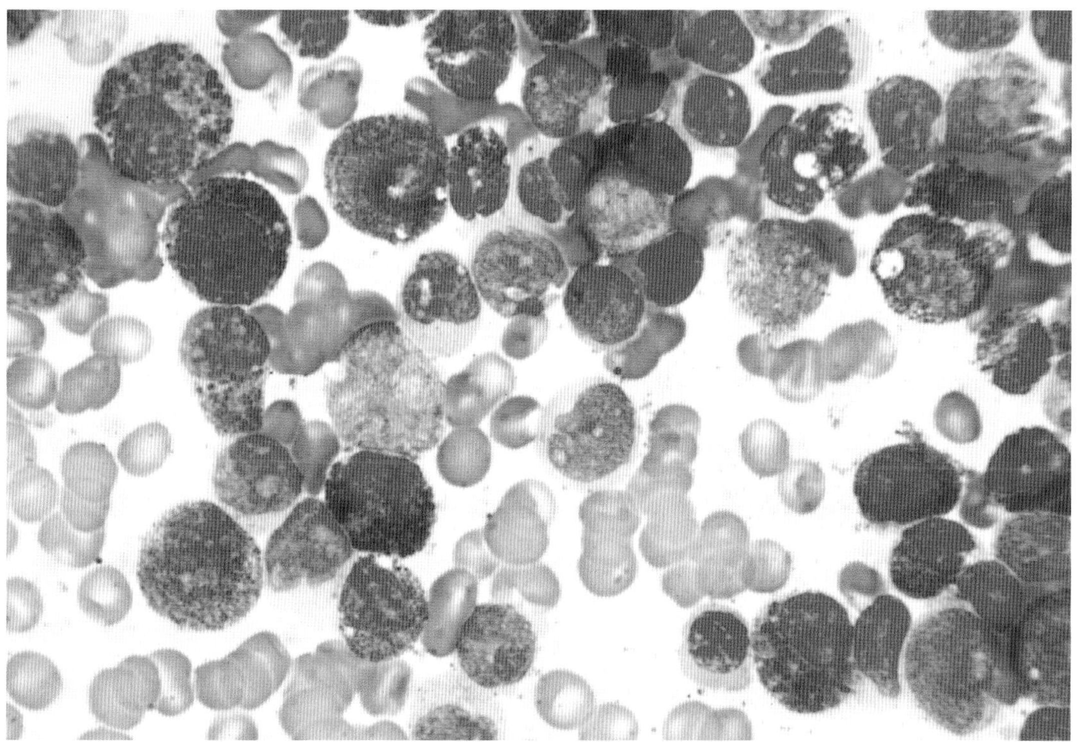

图 7-76 AML 伴 inv(16)(p13.1q22)或 t(16;16)(p13.1;q22);*CBFB*::*MYH11* 骨髓象(一)

或 t(16;16)(p13.1;q22);*CBFB*::*MYH11*：除具有上述细胞化学染色特征外，增多的异常嗜酸性粒细胞 POX 染色呈强阳性反应、NAS-DCE 染色呈阳性反应(正常嗜酸性粒细胞呈阴性反应)。

2. 血象 有核细胞(白细胞)多数增加，也可正常或减少。可见粒系和单核系原始细胞，此外

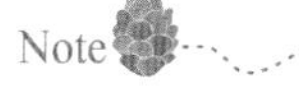

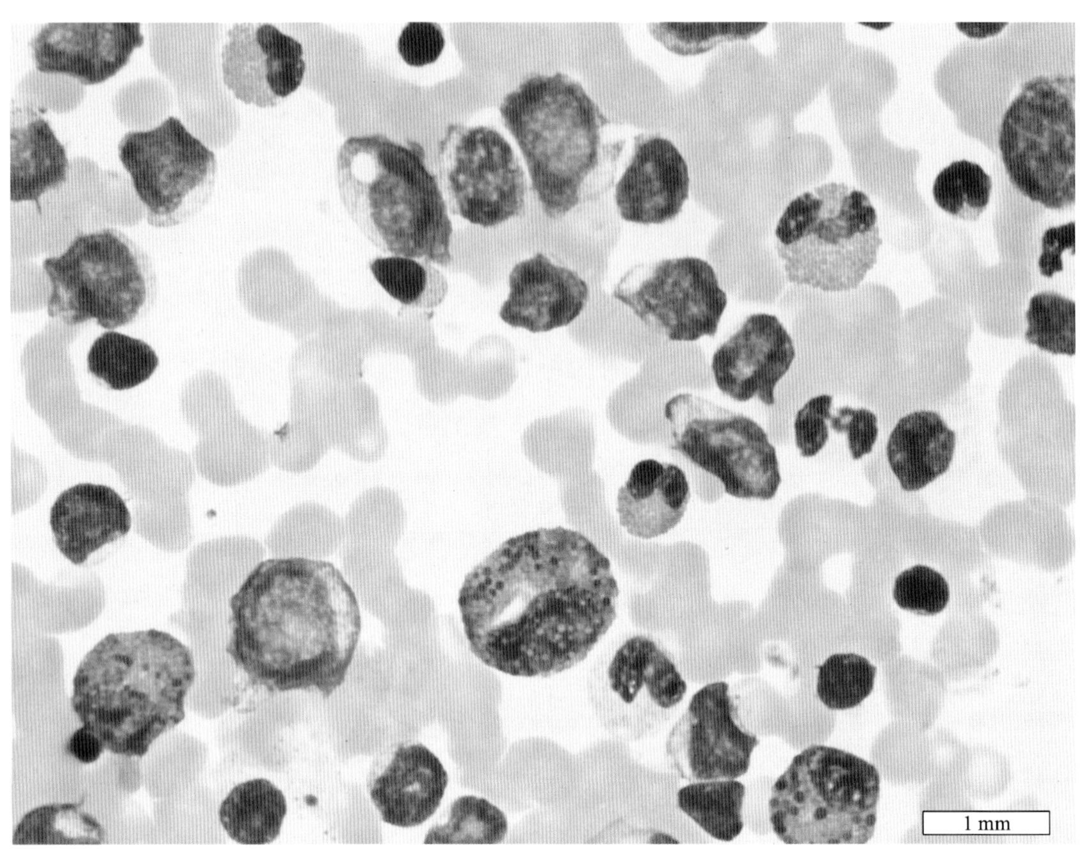

图 7-77　AML 伴 inv(16)(p13.1q22)或 t(16;16)(p13.1;q22);*CBFB*::*MYH11* 骨髓象(二)

扫码看视频：AML 伴 inv(16)(p13.1q22)或 t(16;16)(p13.1;q22)；*CBFB*::*MYH11* 骨髓象

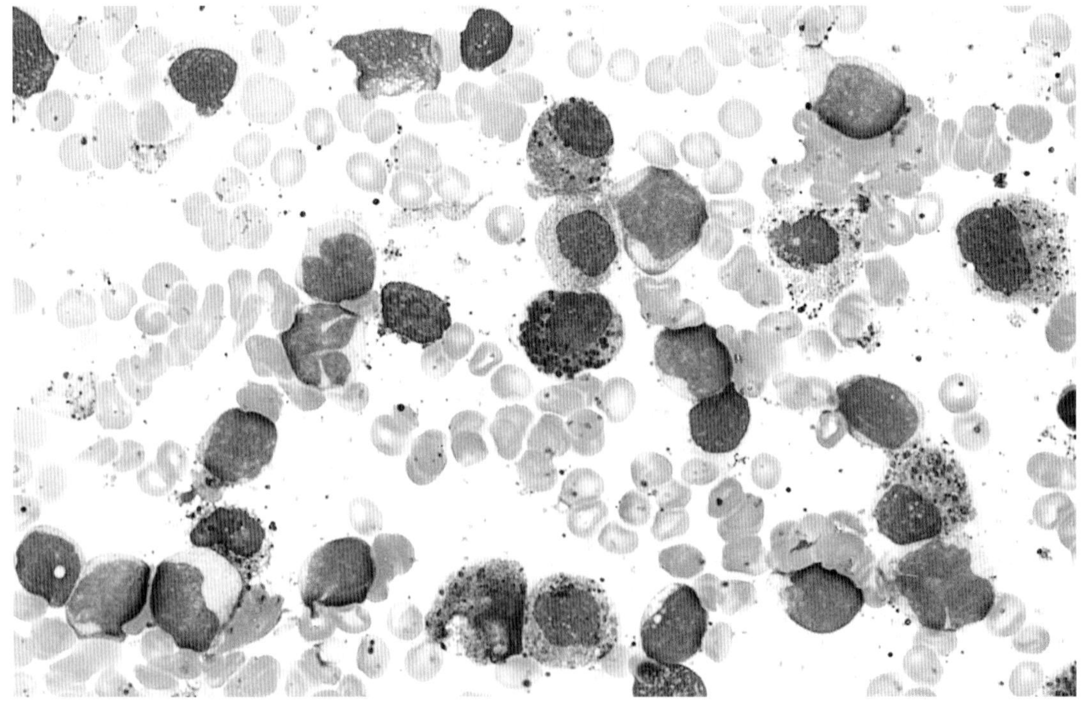

图 7-78　AML 伴 inv(16)(p13.1q22)或 t(16;16)(p13.1;q22);*CBFB*::*MYH11* 骨髓象(三)

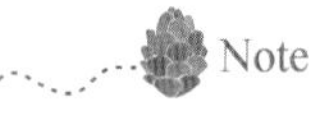

也可见到早幼粒细胞以下各阶段粒细胞和成熟单核细胞(图 7-79 至图 7-81)。贫血显著，血小板中度到重度减少。

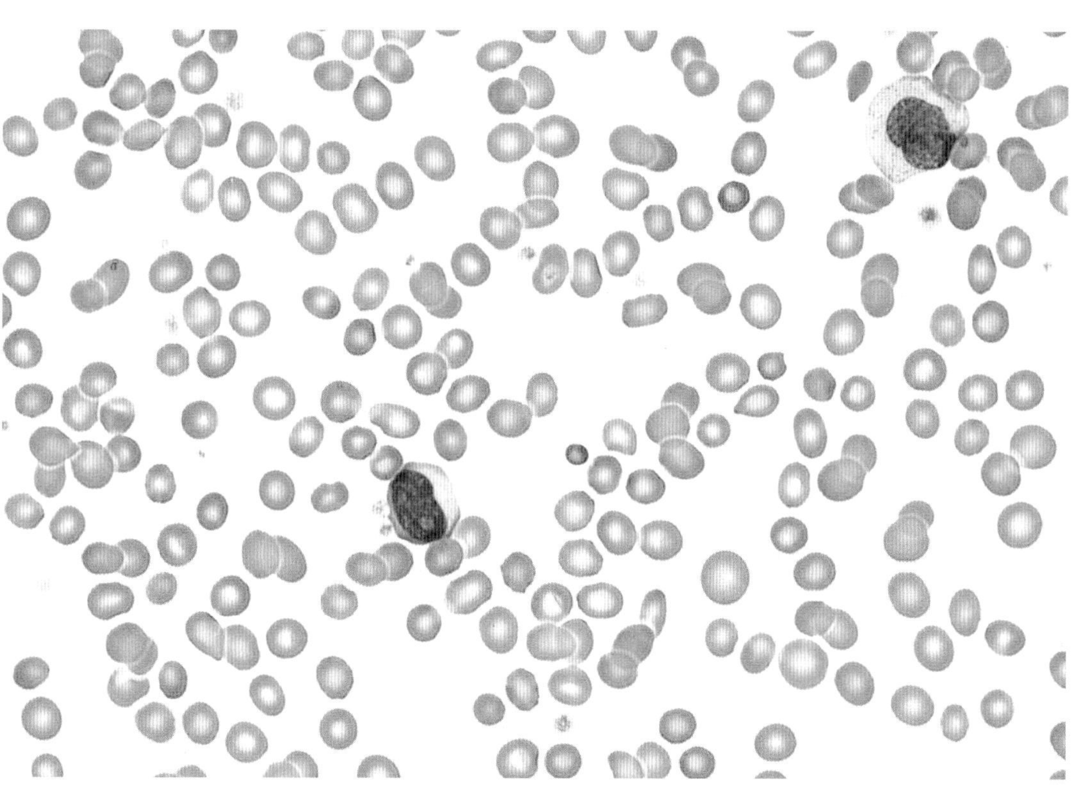

图 7-79 急性粒-单核细胞白血病血象

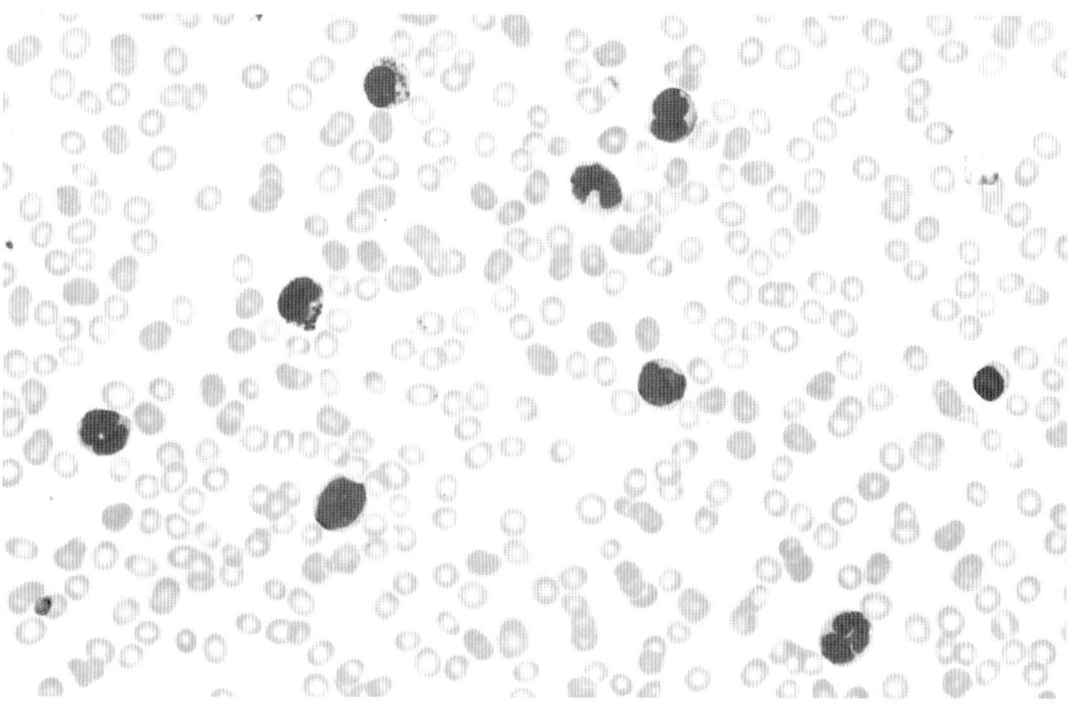

图 7-80 AML 伴 inv(16)(p13.1q22)或 t(16;16)(p13.1;q22);*CBFB*::*MYH11* 血象(一)

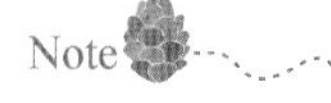

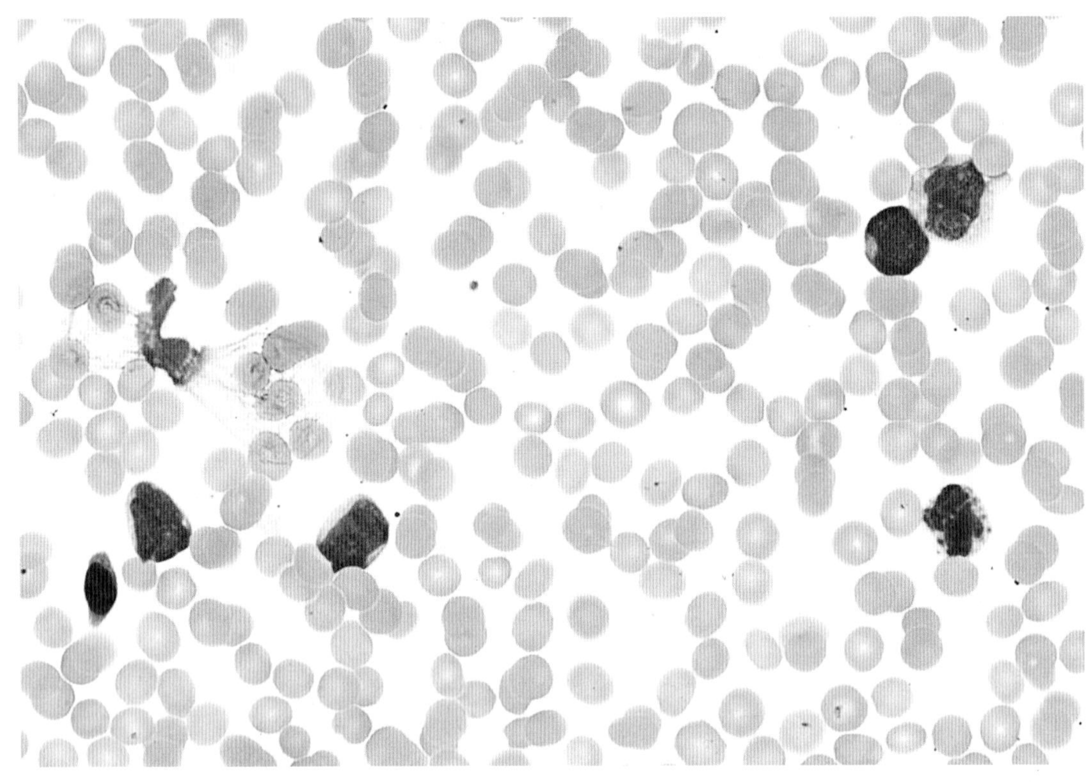

图 7-81 AML 伴 inv(16)(p13.1q22)或 t(16;16)(p13.1;q22);*CBFB*::*MYH11* 血象(二)

扫码看视频：急性原始单核细胞白血病骨髓象

(六) 急性单核细胞白血病

急性单核细胞白血病相当于FAB分型中的AML-M5,该病患者常发生出血和DIC和(或)皮肤、牙龈浸润。其细胞形态学特征如下:外周血或骨髓中原始细胞(包括幼稚单核细胞)≥20%,骨髓中单核系细胞≥80%,而粒细胞<20%。

1. 骨髓象

(1) 常规染色:骨髓增生极度活跃或明显活跃,少数有核细胞增生活跃。骨髓有核细胞分类以原单核细胞和幼单核细胞为主,红细胞系、粒细胞系以及巨核细胞系常受到抑制,甚至缺如。此型又分为两个亚型:①M5a以原单核细胞(Ⅰ型+Ⅱ型)为主,可≥80%(NEC),幼单核细胞较少(图7-82);②M5b中可见到原单核细胞、幼单核细胞及单核细胞,原始细胞和幼单核细胞≥20%,原单核细胞(Ⅰ型+Ⅱ型)<80%(图7-83)。

典型的原单核细胞形态特征如下:①胞体较大,胞体形态变化较多,易见伪足突起;②胞核常不规则,呈肾形、扭曲、折叠、分叶、马蹄形等;③胞核染色质疏松、细致;④核仁多为1个,大而清晰;⑤胞质量较多,呈灰蓝色,不透明,似毛玻璃;⑥胞质中常无颗粒(Ⅱ型原单核细胞可有少许、细小、弥散分布的颗粒);⑦有的胞质中可见细长的Auer小体或空泡。

典型的幼单核细胞形态特征如下:体积较大,直径约为20 μm,多呈圆形,核常偏于一侧,折叠更明显或呈马蹄铁状,染色质结构细致或呈粗条网状,核仁可有可无,胞质量多,呈浅灰蓝色,半透明或不透明,周边浓染,外周可不规则,常有伪足,胞质内有稀疏细小的紫红色嗜天青颗粒,有时可见1~2条细长的Auer小体。

(2) 细胞化学染色:①POX和SBB染色:原单核细胞多呈阴性反应,幼单核细胞和成熟单核细胞多数呈弱阳性至阳性反应(图7-84);②非特异性酯酶(α-NAE)染色:单核系细胞呈弱阳性至强阳性反应,且可被NaF抑制(图7-85);③PAS染色:原单核细胞约半数呈阴性反应,半数呈细粒状或粉红色弱阳性反应,而幼单核细胞多数呈颗粒状阳性反应。

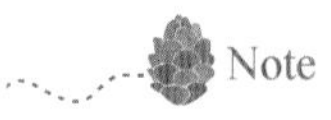

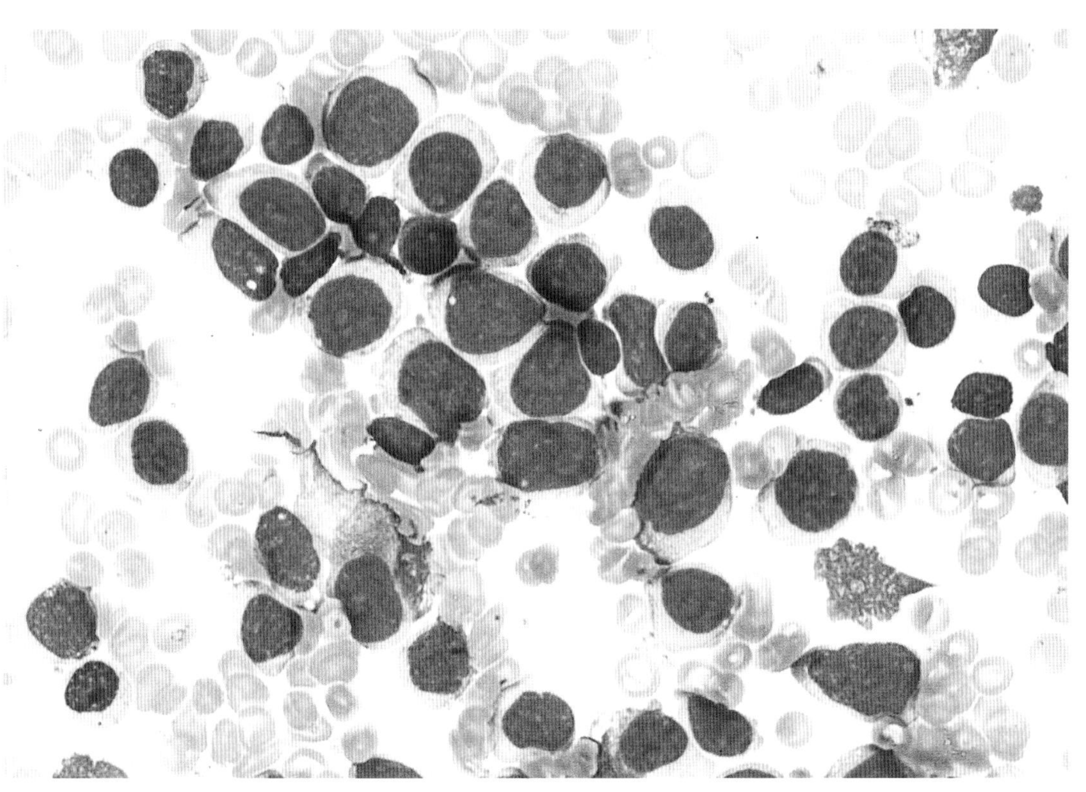

图 7-82 急性单核细胞白血病骨髓象(一)

扫码看视频：急性单核细胞白血病骨髓象

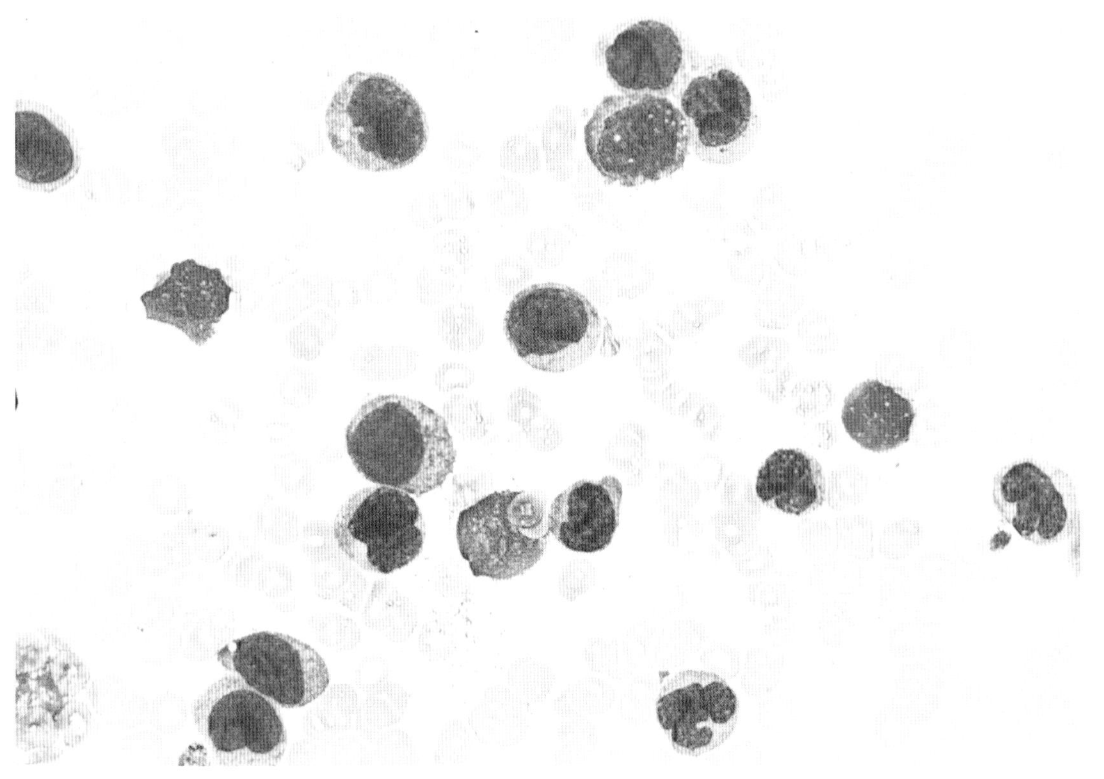

图 7-83 急性单核细胞白血病骨髓象(二)

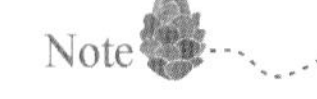

2. 血象 白细胞数常偏低，少数增多或正常。分类可见一定数量的原单核细胞、幼单核细胞和单核细胞(图 7-86 和图 7-87)。部分患者的原始细胞、幼单核细胞胞质中可见 Auer 小体，有的

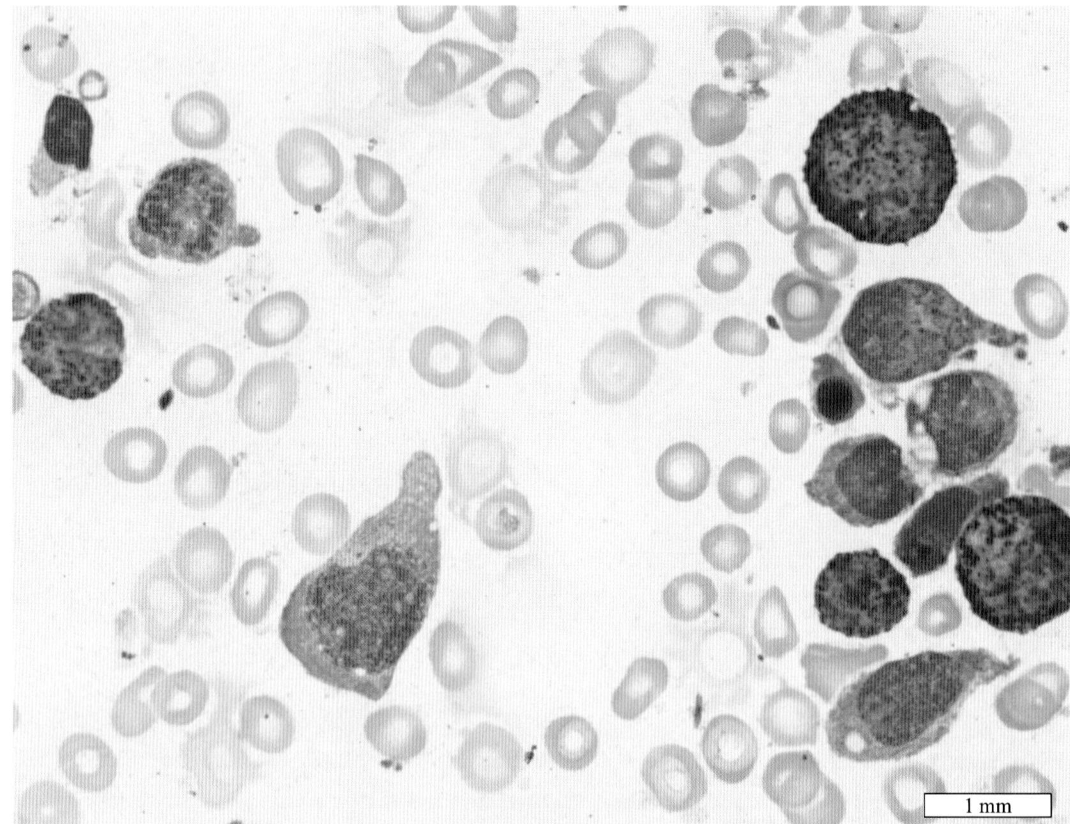

图 7-84　AML-M5b 骨髓 POX 染色

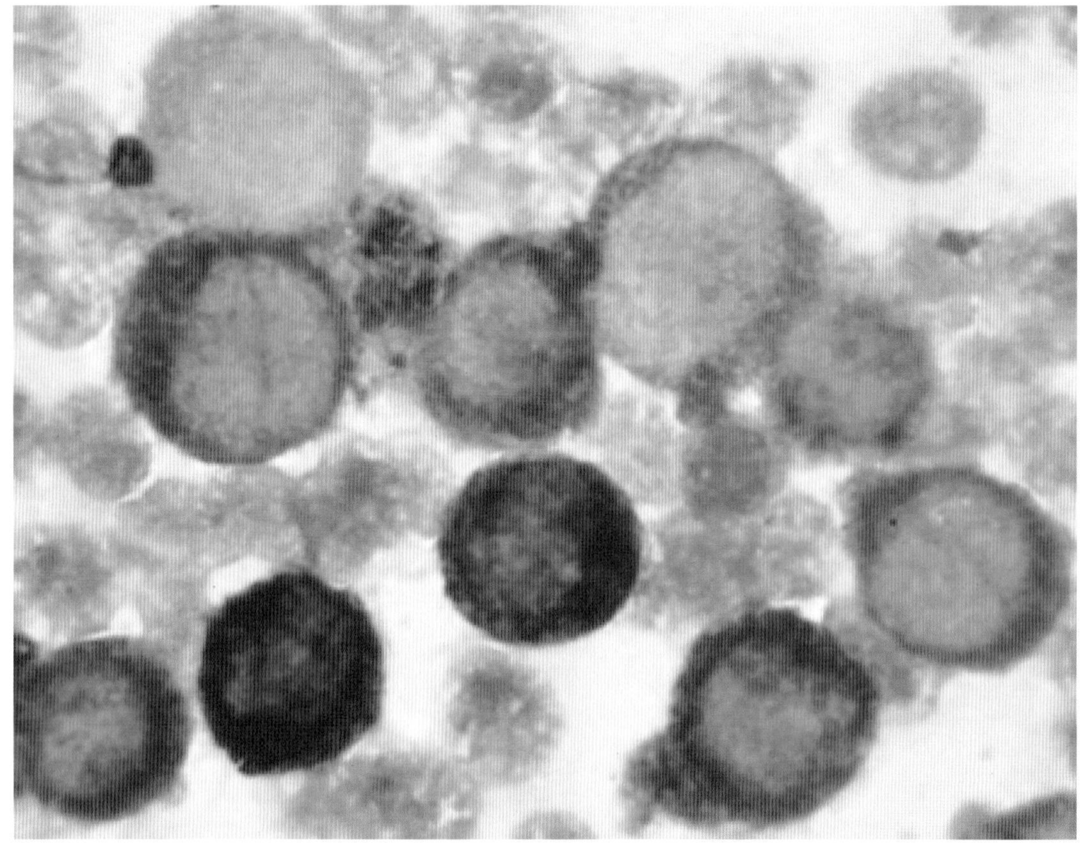

图 7-85　AML-M5b 骨髓 α-NAE 染色

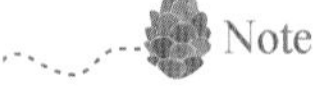

可见少许幼红细胞、幼粒细胞。贫血显著，血小板中度到重度减少。

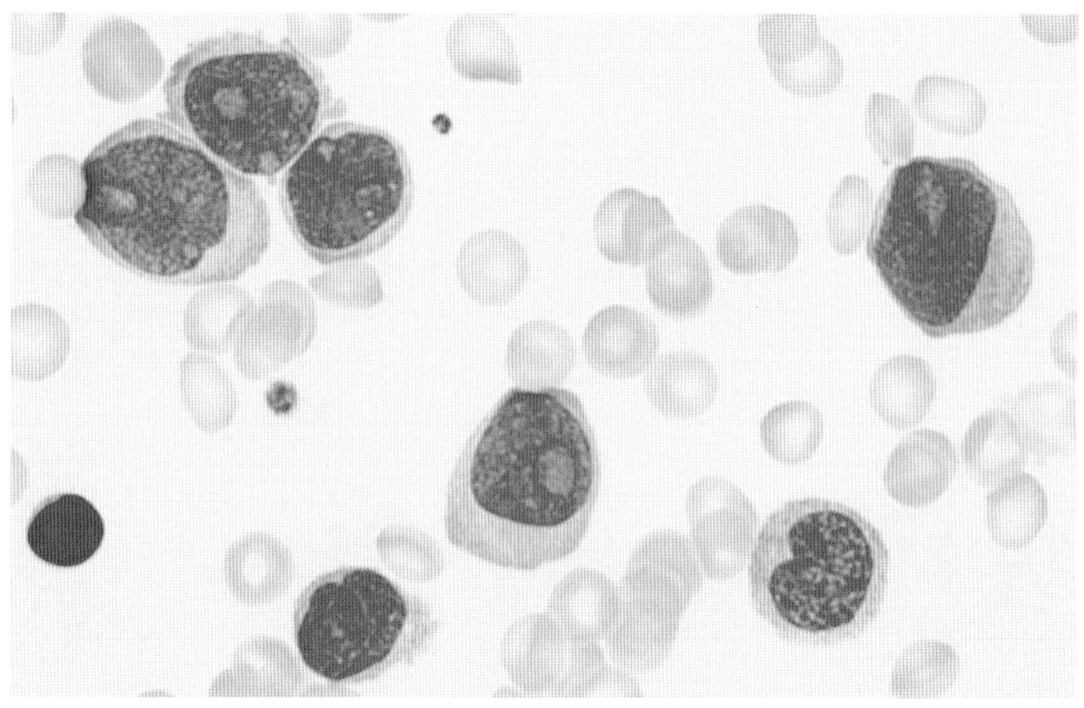

图 7-86 急性单核细胞白血病血象(一)

扫码看视频：
急性单核细胞白血病血象

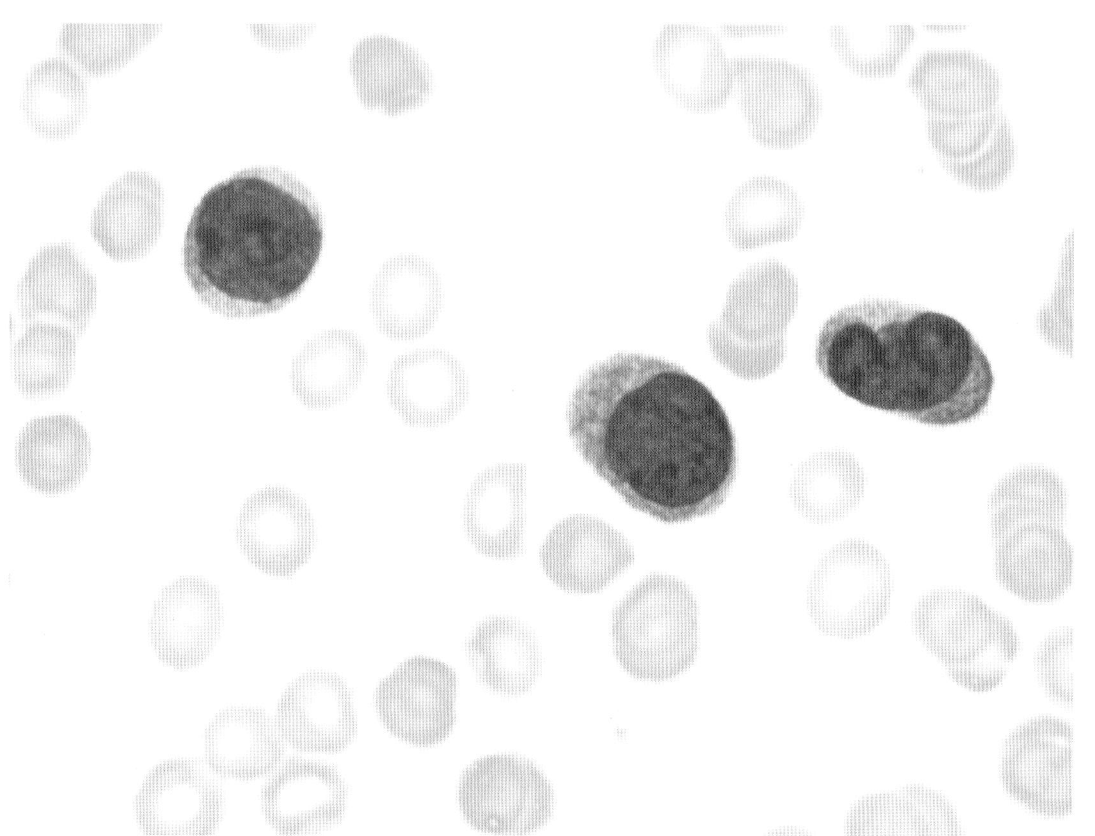

图 7-87 急性单核细胞白血病血象(二)

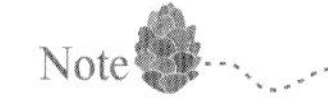

(七) 纯红细胞白血病

纯红细胞白血病相当于FAB分型中的AML-M6b，红系细胞显著异常增生(幼红细胞≥80%，其中原始红细胞≥30%)是本亚型的突出形态学特征。该病患者常有明显贫血且病情进展迅速，预后差。

1. 骨髓象

(1) 常规染色：骨髓增生极度活跃或明显活跃，分类可见红系前体细胞≥80%，原始细胞(原始粒细胞或原始细胞及幼稚单核细胞)极少或缺如。粒/红比值倒置，多见原始红细胞及早幼红细胞。原始红细胞体积较大，细胞核呈圆形，染色质细致，有1个至多个核仁，细胞质明显嗜碱性且有空泡(图7-88)。有时原始细胞体积小，常有中幼红细胞阶段缺如的"红血病裂孔"现象，中幼红细胞、晚幼红细胞常有形态学异常，如类巨幼样变、核碎裂、多核等。

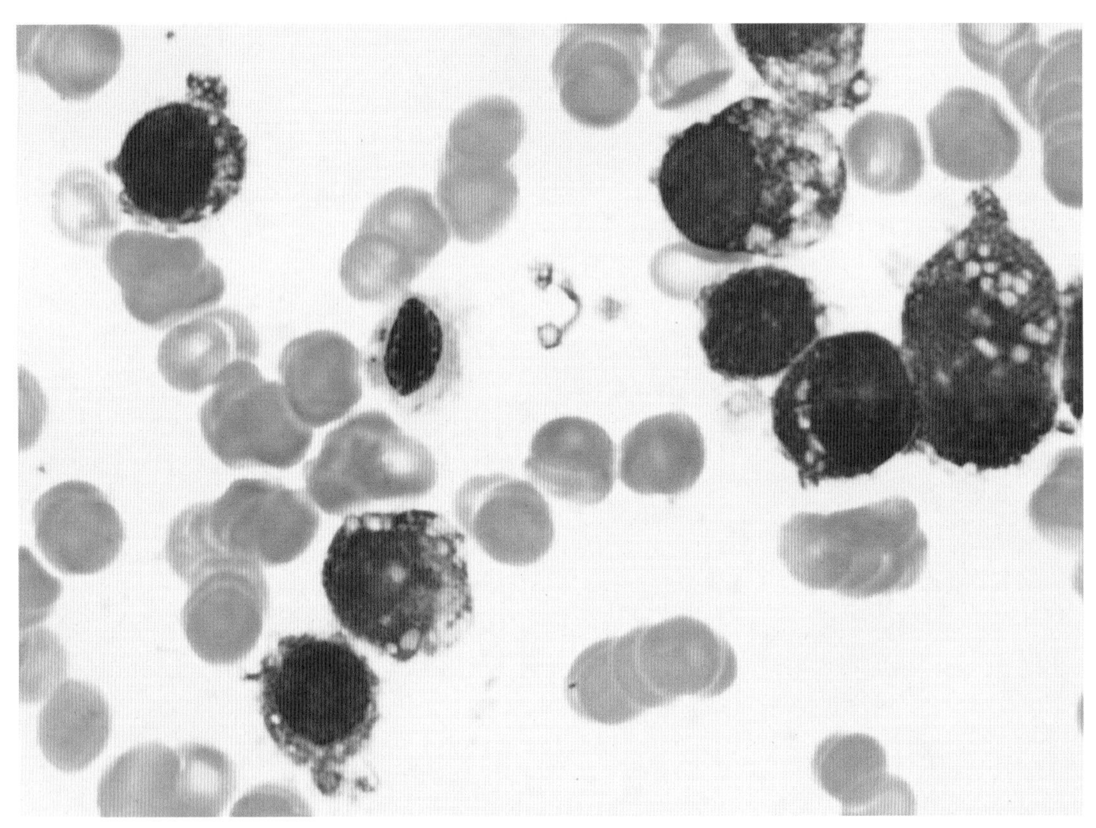

图7-88　纯红细胞白血病骨髓象

(2) 细胞化学染色：原幼红细胞PAS染色呈阳性或强阳性反应，多可见粗大颗粒，呈块状、环状或弥漫状分布，积分值明显增高(图7-89)。

2. 血象　有核细胞(白细胞)减少。贫血轻重不一，随疾病进展而加重，网织红细胞轻度增加。血小板减少。

(八) 急性巨核细胞白血病

急性巨核细胞白血病相当于FAB分型中的AML-M7。该亚型是一种少见的巨核系细胞恶性增殖的白血病，骨髓中原始细胞≥20%，其中50%及以上的原始细胞为巨核系细胞。

1. 骨髓象

(1) 常规染色：骨髓增生明显活跃或增生活跃，部分患者可出现"干抽"现象(图7-90)。骨髓中原始细胞≥20%，其中50%及以上的原始细胞为巨核系细胞。巨核系细胞异常增生，以原始巨核细胞及幼稚巨核细胞为主，可见巨大原始巨核细胞及小巨核细胞，成熟巨核细胞少见，分裂象细胞多见。

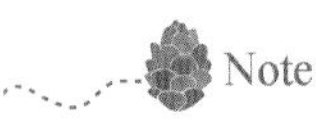
Note

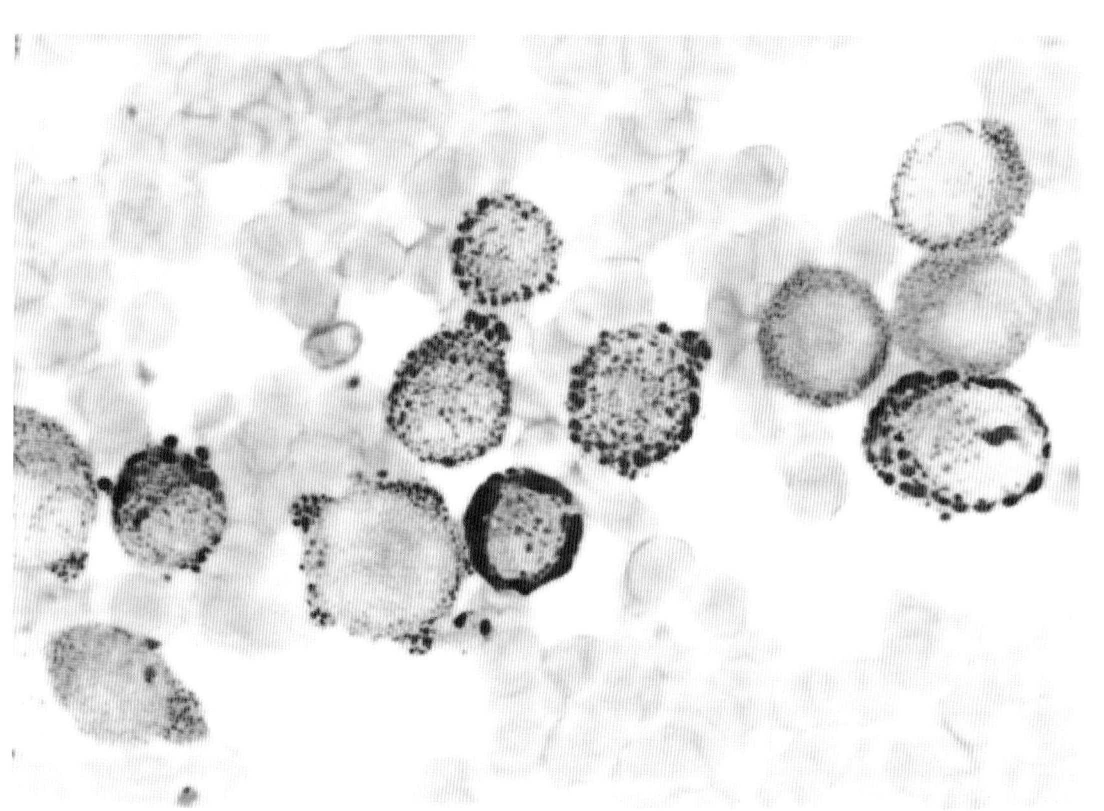

图 7-89　纯红细胞白血病骨髓原幼红细胞 PAS 染色呈阳性反应

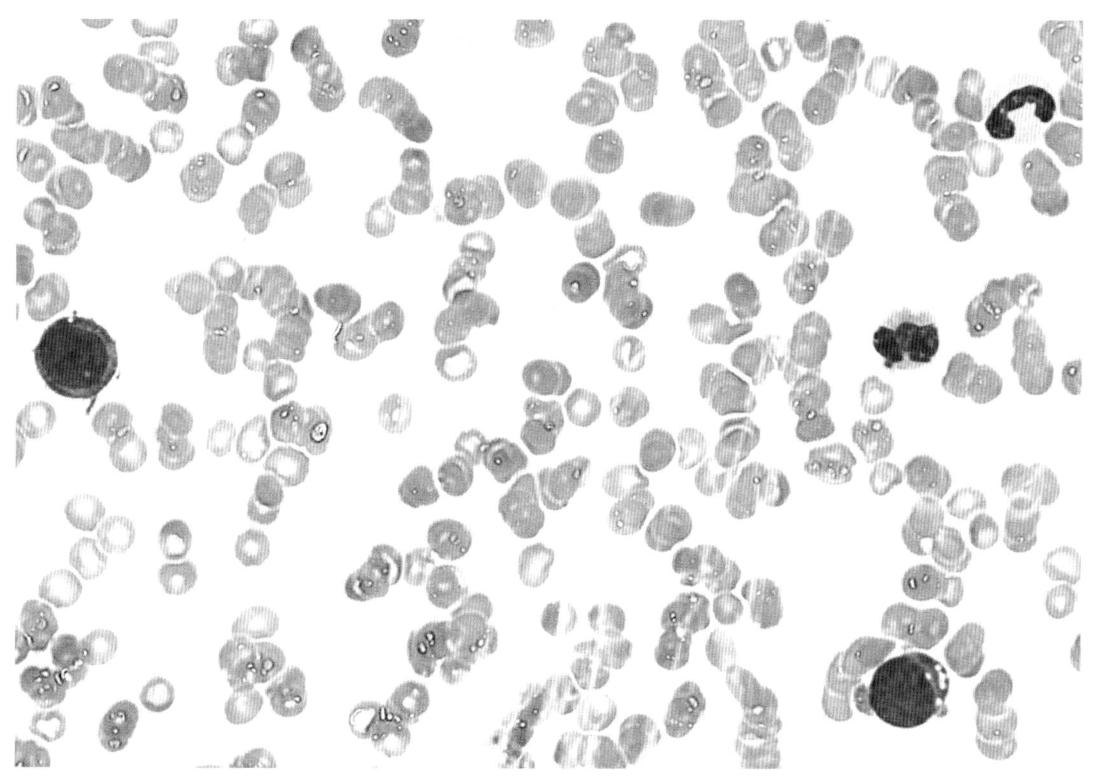

图 7-90　急性巨核细胞白血病骨髓象

扫码看视频：急性巨核细胞白血病骨髓象

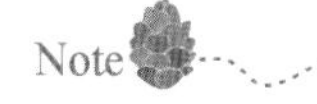

典型原始巨核细胞体积较大，直径为 12～18 μm，细胞质嗜碱性、无颗粒、有空泡和伪足形成，细胞核呈圆形、稍不规则形或有凹陷，染色质细致呈网状，核仁 1～3 个（图 7-90）。此外，也可见

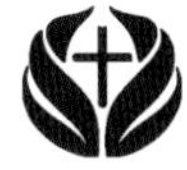

小型原始巨核细胞，类似于原始淋巴细胞，直径约为 10 μm，胞体呈圆形或椭圆形，边缘不整齐，呈云雾状或毛刺状，细胞质呈蓝色且不透明，着色不均，周围可有伪足样突起，核染色质较致密，偶见小核仁。粒系细胞及红系细胞增生多减少。

（2）细胞化学染色：①POX、SBB 染色：原始巨核细胞呈阴性反应；②PAS 染色：原始巨核细胞呈阳性反应，胞质中可见大小、粗细不等的阳性颗粒；③α-NAE 染色：原始巨核细胞呈点状或块状阳性，且不被 NaF 抑制。

2. 血象 全血细胞减少，白细胞大多减少，少数病例正常或增高，可见原始巨核细胞（图 7-91）、类似于淋巴细胞的小巨核细胞、畸形和巨大血小板以及有核红细胞。贫血显著，网织红细胞一般减少；血小板减少，少数病例正常。

扫码看视频：急性巨核细胞白血病血象

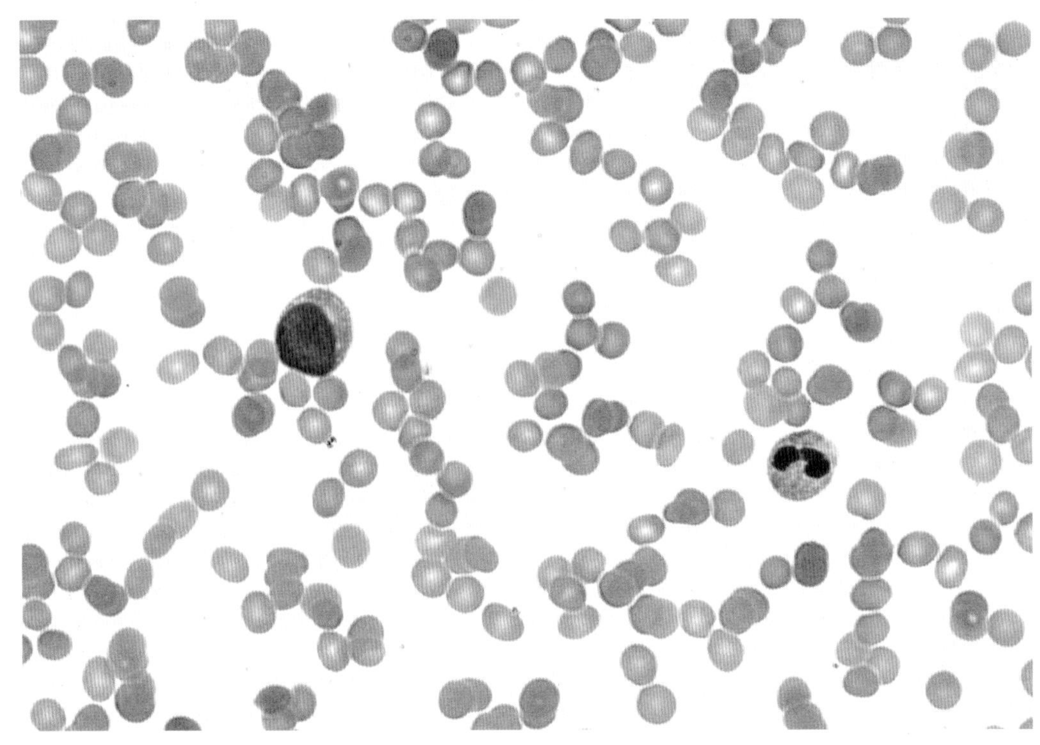

图 7-91 急性巨核细胞白血病血象

（九）AML 伴 *NPM1* 基因突变

AML 伴 *NPM1* 基因突变是一种伴重现遗传学异常的 AML，其具有较独特的临床特征和实验室检查特征。*NPM1* 基因突变可累及粒细胞、单核细胞等髓系细胞，多见于 FAB 分型中的 AML-M5、AML-M4、AML-M1 以及 AML-M2。该亚型 AML 好发于女性，其发病率随着年龄增长而升高。

形态学诊断该亚型 AML 时，应着重观察原始细胞形态，如杯口样原始细胞（CLB）易见，其胞核内陷呈较淡区域，内陷直径大于胞核直径 1/4，呈杯口或鱼嘴状，应建议进行 *NPM1* 及 *FLT3-ITD* 等突变基因检测。临床研究发现，*NPM1* 基因突变在染色体核型正常的 AML 患者中检出率较高，常预后较好；当 *NPM1* 基因突变且同时伴有 *FLT3-ITD* 基因突变时，常预后较差。

因此，易见杯口样原始细胞时，应注意存在 *NPM1* 基因突变的可能性，若检测到该基因突变阳性，即使髓系原始细胞＜20％，仍应诊断为 AML 伴 *NPM1* 基因突变。但需注意的是，杯口样原始细胞不仅可在 AML 伴 *NPM1* 基因突变这一类型患者中出现，也可见于不伴 *NPM1* 基因突变的 AML 及 ALL 患者。

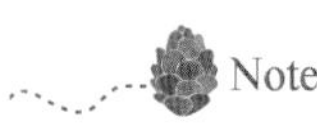

1. 骨髓象 骨髓增生明显活跃或增生极度活跃,原始细胞(原始粒细胞或原幼单核细胞)常在20%及以上,甚至可高达90%,可见杯口样原始细胞(>10%)(图7-92)。其他系细胞常受到抑制。

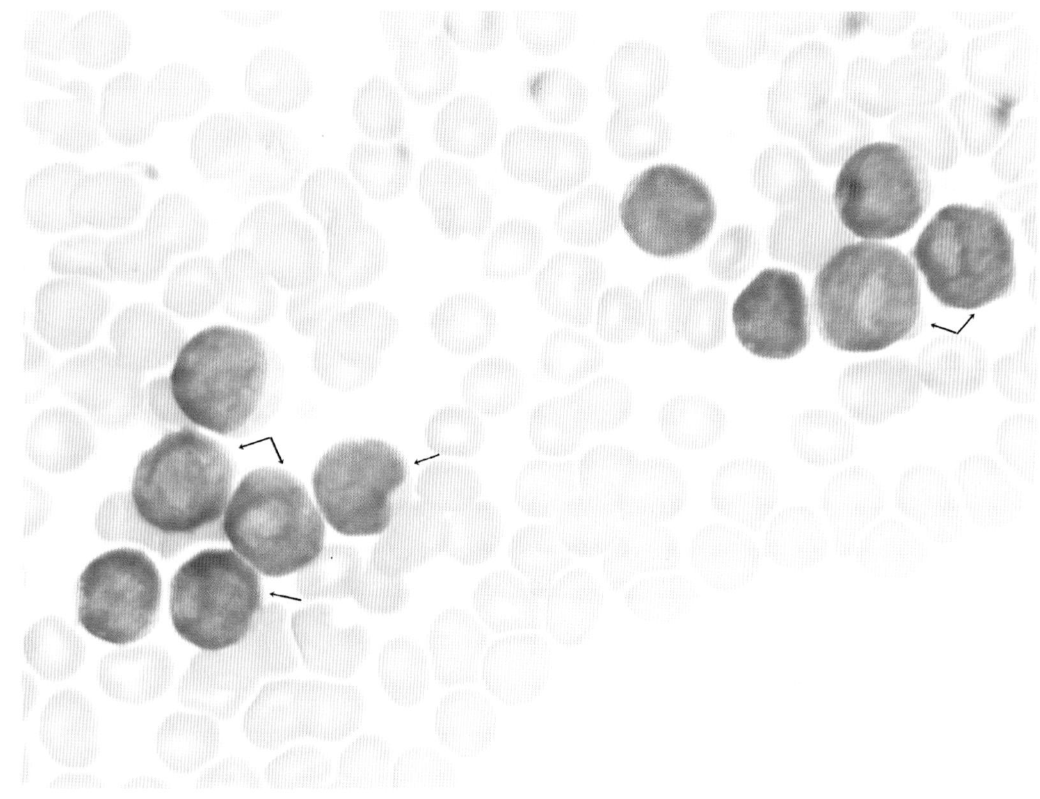

图 7-92 AML 伴 *NPM1* 基因突变骨髓象

2. 血象 白细胞常增多,可见一定数量的杯口样原始细胞(图7-93)。血红蛋白常减少,血小板数多正常。

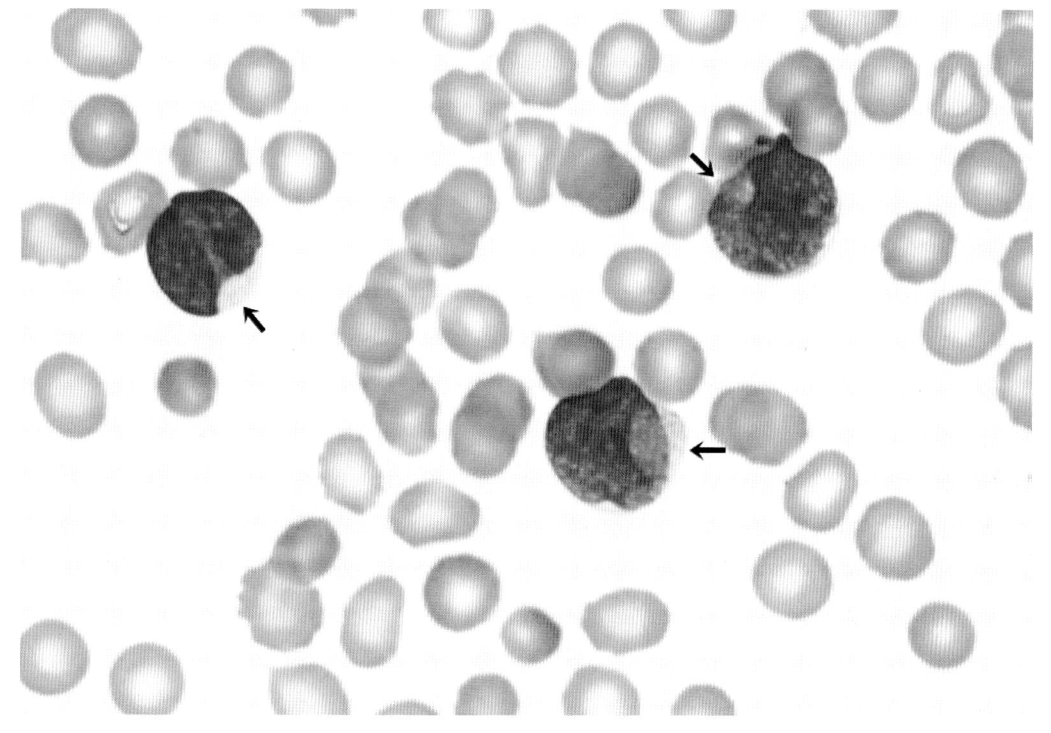

图 7-93 AML 伴 *NPM1* 基因突变血象

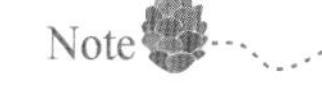

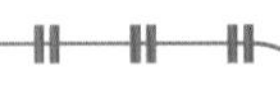

（十）慢性髓系白血病

扫码看视频：CML 慢性期骨髓象

骨髓增殖性肿瘤（myeloproliferative neoplasm，MPN）是克隆性造血干细胞疾病，以分化相对成熟的一系或多系髓系细胞（粒系、红系和巨核系）持续性异常增殖为特征。临床上，MPN 患者一般起病缓慢，出现肝、脾大，有血细胞质和量的改变，骨髓有核细胞增多，且可发育成熟为终末细胞。随着疾病的发展，患者可出现骨髓纤维化、无效造血或转化为急性白血病。MPN 包括慢性髓系白血病（CML）、真性红细胞增多症（PV）、原发性血小板增多症（ET）、原发性骨髓纤维化（PMF）、慢性嗜酸性粒细胞白血病（CEL）、慢性中性粒细胞白血病（CNL）以及不能分类的骨髓增殖性肿瘤，其中以前四种较为常见。

作为骨髓增殖性肿瘤的典型代表，CML 主要累及粒系、红系以及巨核系细胞。90%以上患者可检出恒定的、特征性的 Ph 染色体及其分子标志 *BCR*::*ABL1* 融合基因。

1. 骨髓象

（1）常规染色：有核细胞增生明显活跃或极度活跃，粒/红比值显著增高，达（10～50）∶1。①慢性期：粒系细胞显著增多，以中性中幼粒细胞、晚幼粒细胞和杆状核阶段为主，原粒细胞和早幼粒细胞易见，原粒细胞<10%，嗜碱性粒细胞和嗜酸性粒细胞明显增多（图 7-94 至图 7-96）。增生的粒细胞常伴有形态异常，胞体大小不一，核质发育不平衡，可见异常分裂象及假性 Pelger-Huët 畸形。红系细胞早期增生，晚期受到抑制。巨核系细胞增高或正常，晚期减少，可见小巨核细胞。此外，部分患者尚可出现戈谢细胞样和海蓝组织细胞样的吞噬细胞。②加速期：外周血或骨髓中原始细胞占 10%～19%，或外周血嗜碱性粒细胞≥20%，或与治疗无关的持续血小板减少（<100×10^9/L）或增高（>1000×10^9/L），或治疗中出现除 Ph 染色体以外的其他克隆性染色体异常，或有进行性脾大/白细胞增高。③急变期：外周血或骨髓中原始细胞≥20%（图 7-97 和图 7-98），或骨髓活检原始细胞聚集，或髓外原始细胞浸润。

扫码看视频：CML 慢性期血象

（2）细胞化学染色：NAP 积分明显减低（图 7-99），甚至为 0，合并感染、妊娠或发生急变时 NAP 积分可增高。

2. 血象

（1）慢性期：有核细胞（白细胞）显著增多，以中性中幼粒细胞和晚幼粒细胞增多为主，杆状核与分叶核粒细胞也增多，原始粒细胞（Ⅰ型＋Ⅱ型）<10%，嗜碱性粒细胞和嗜酸性粒细胞增多，嗜碱性粒细胞可达 10%～20%，单核细胞也可稍增多，此外可见有核红细胞、多染性红细胞、嗜碱性点彩红细胞以及巨大血小板、畸形血小板（图 7-100）。血红蛋白和血小板早期正常或增高，随病情进展减少（为正细胞正色素性贫血）。

（2）加速期和急变期：加速期时，原始细胞占 10%～19%，急变期时，原始细胞≥20%（图 7-101）；红细胞和血小板进行性减少。

（十一）慢性淋巴细胞白血病

慢性淋巴细胞白血病（chronic lymphocytic leukemia，CLL）是一种 B 细胞克隆增殖性肿瘤，表现为形态上成熟的小淋巴细胞侵袭外周血、骨髓、淋巴结、脾等。CLL 在欧美国家发病率很高，约占白血病的 25%，而在我国发病率不太高，约占白血病的 5%，提示该疾病可能有人种的遗传倾向性。

目前，WHO 已将慢性淋巴细胞白血病和小淋巴细胞淋巴瘤（small lymphocytic lymphoma，SLL）列为一类，认为这两种疾病是同一生物学实体的不同表现形式，并无本质区别。同时，WHO 分型明确 CLL/SLL 专指 B 细胞型，并将其归类为“成熟 B 细胞肿瘤-CLL/SLL”。至于以往分型的 T-CLL，WHO 分型已将其归类为 T 细胞性大颗粒淋巴细胞白血病、T 细胞幼淋巴细胞白血病和 T 细胞反应性增生等疾病。

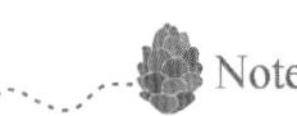

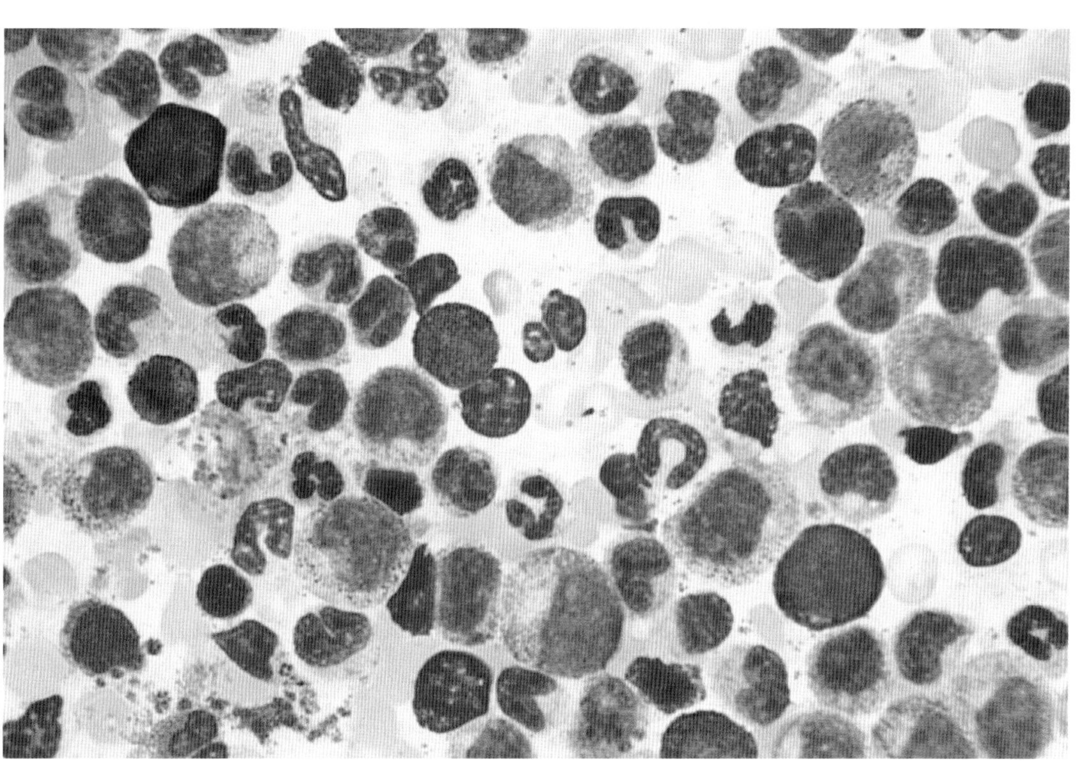

图 7-94 CML 慢性期骨髓象(一)

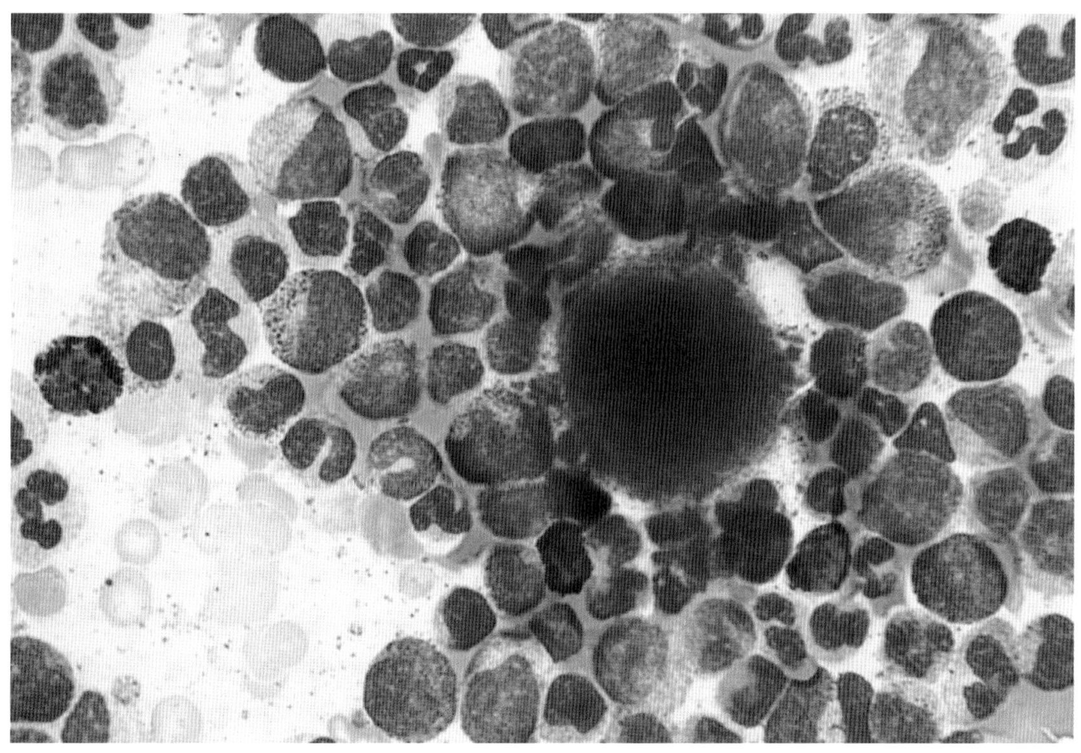

图 7-95 CML 慢性期骨髓象(二)

1. 骨髓象

(1)常规染色:骨髓有核细胞增生明显活跃或极度活跃。淋巴系细胞增生显著,以成熟小淋巴细胞为主(≥40%),其形态无明显异常,胞质无颗粒,少数细胞有核切迹或核裂隙,原始淋巴细

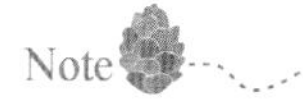

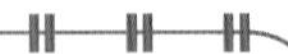

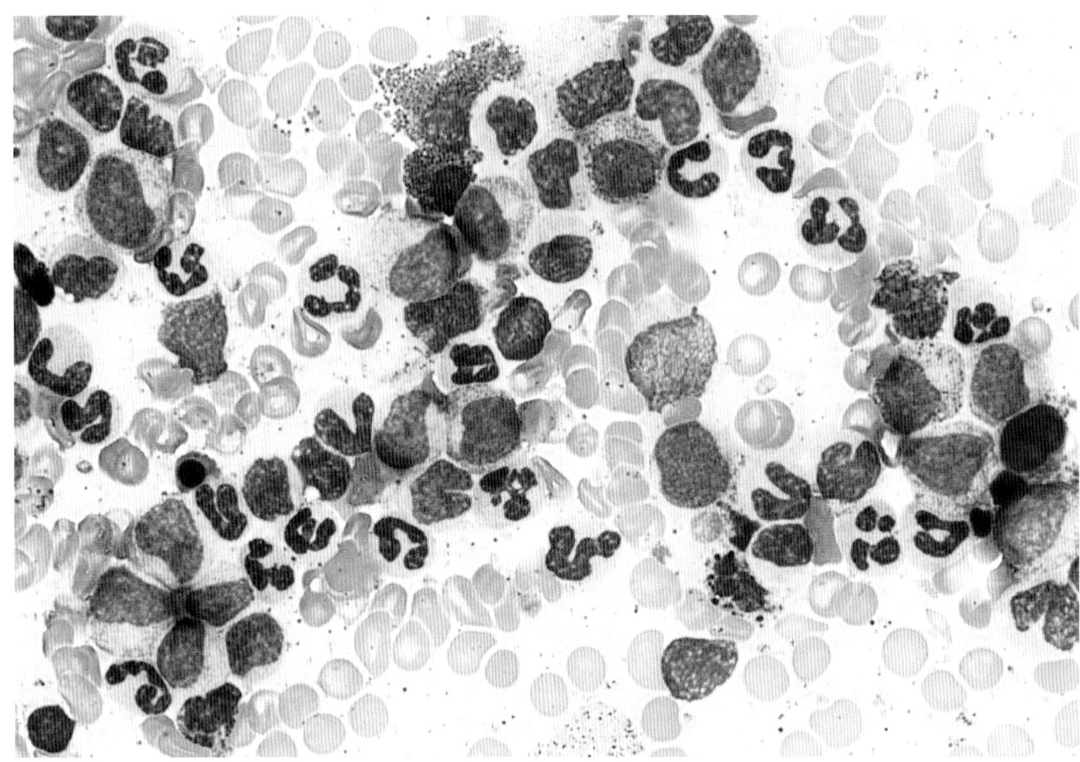

图 7-96　CML 慢性期骨髓象(三)

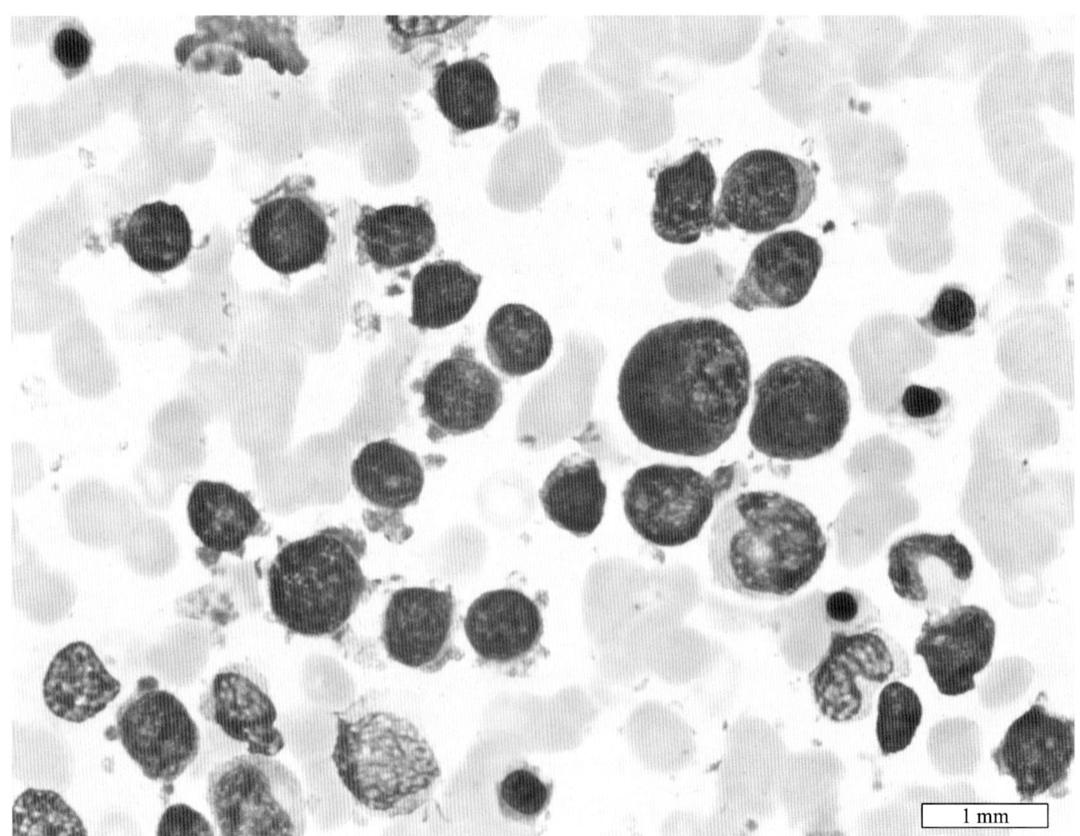

图 7-97　CML 急淋变骨髓象

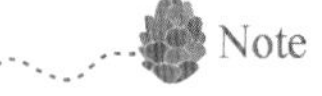
Note

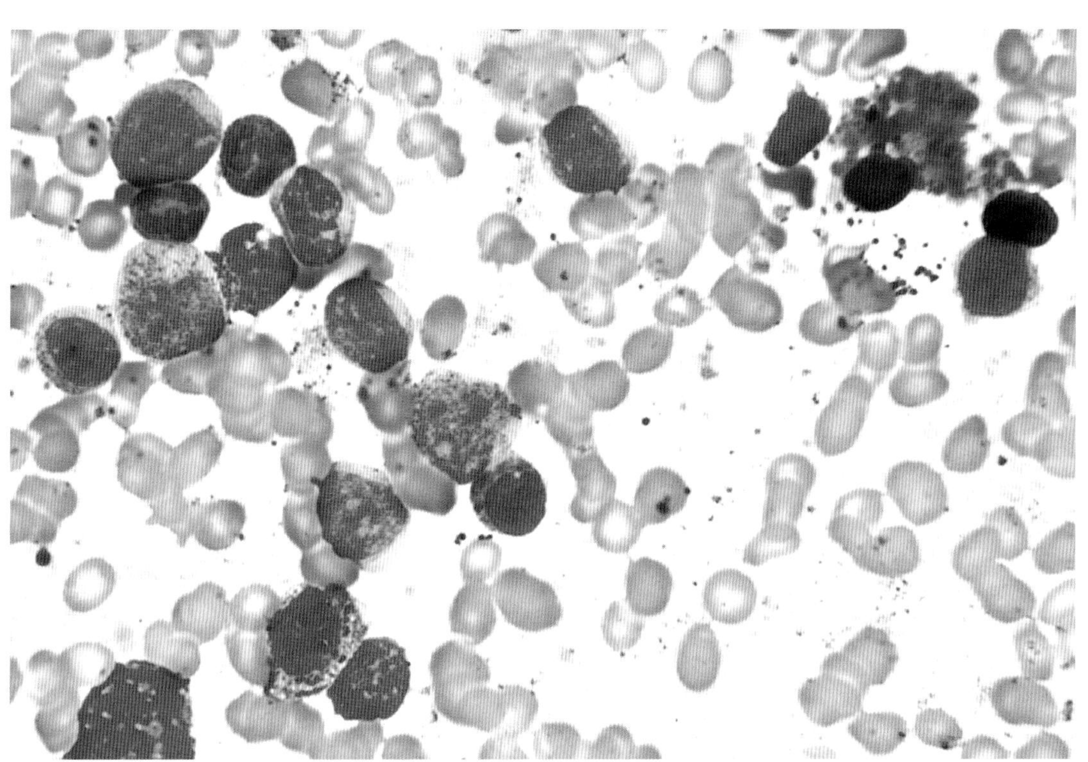

图 7-98　CML 急粒变骨髓象

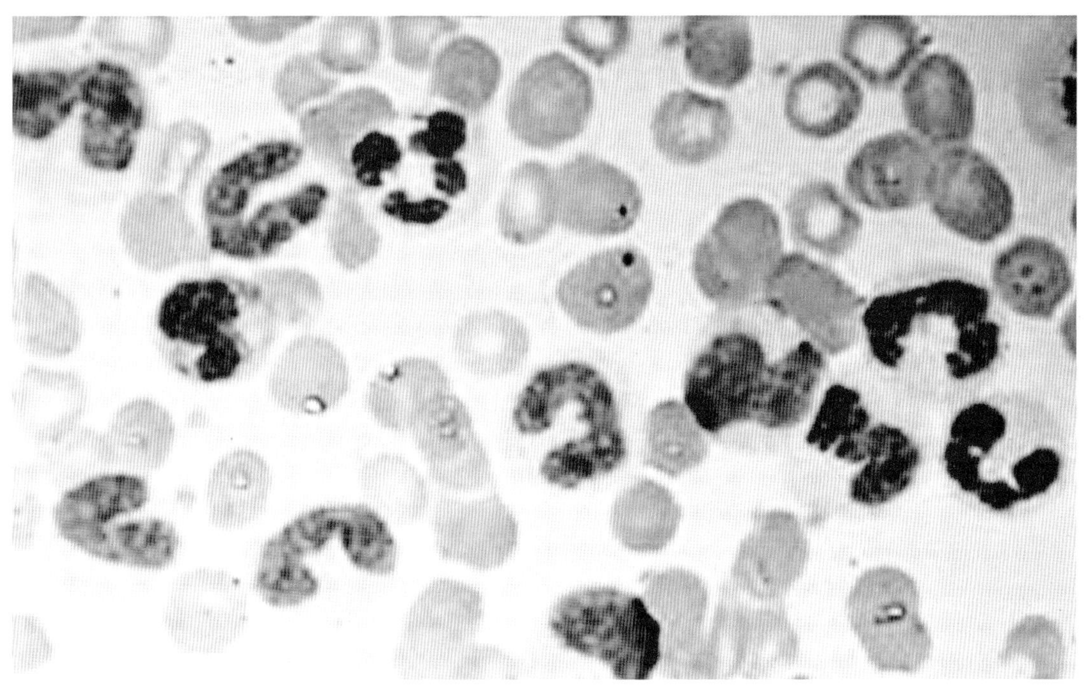

图 7-99　CML 慢性期骨髓 NAP 染色

胞＜5%，篮细胞易见(图 7-102)。粒系、红系细胞减少，晚期巨核细胞也减少。成熟红细胞染色大致正常。并发自身免疫性溶血性贫血时，幼红细胞可明显增生；合并免疫性血小板减少时，巨核细胞数量增多且伴有成熟障碍；合并感染时，粒系细胞有相应毒性变化。

(2) 细胞化学染色：①PAS 染色：呈阳性反应，为红色粗颗粒状；②ACP 染色：呈阴性或阳性反应，但阳性反应可被酒石酸抑制；③NAP 染色：积分增高。

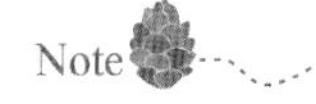

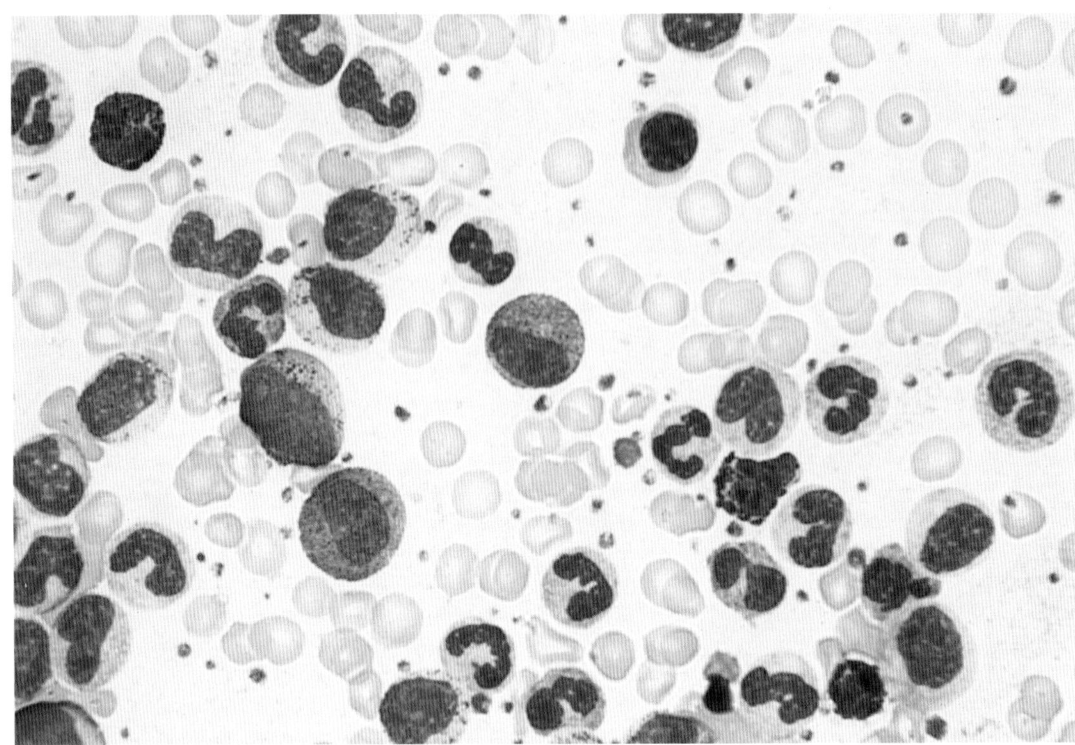

图 7-100　CML 慢性期血象

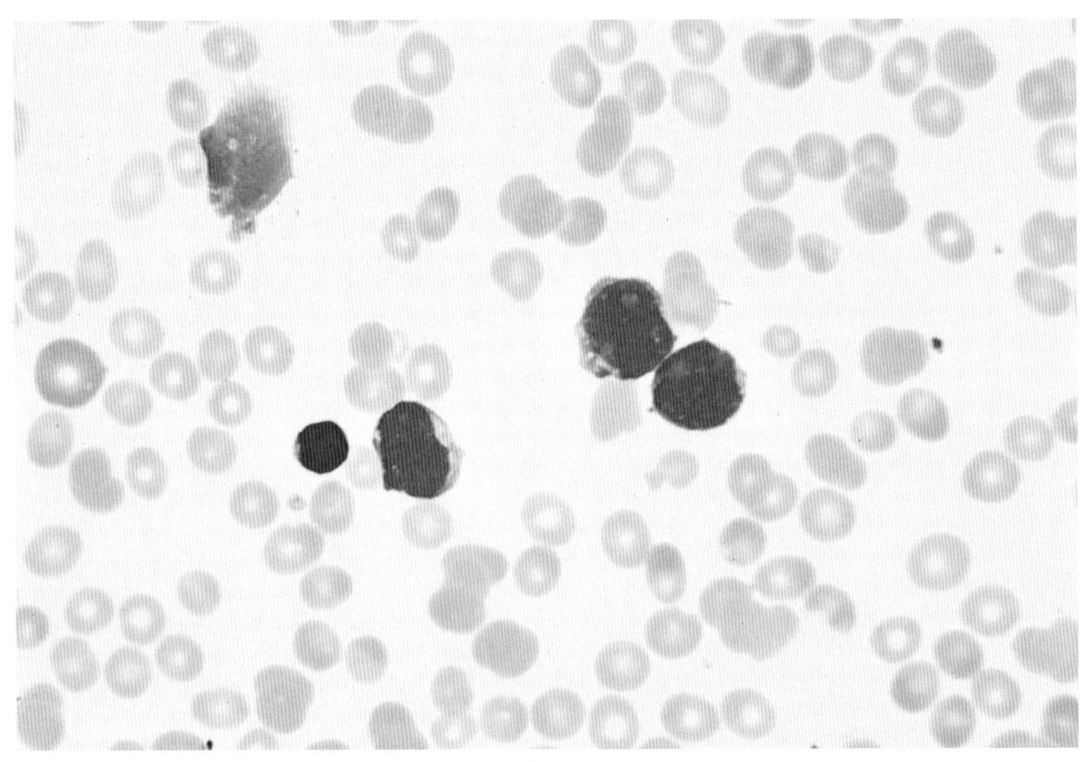

图 7-101　CML 急淋变血象

2. 血象　有核细胞(白细胞)增多,淋巴细胞比例常≥50%,淋巴细胞绝对值须≥5.0×10^9/L(持续 4 周以上),分类可见以成熟小淋巴细胞为主,有时可见少量原始细胞和幼稚淋巴细胞,篮细胞易见(图 7-103)。中性粒细胞减少。红细胞和血小板早期正常,晚期减少。

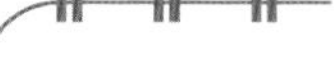

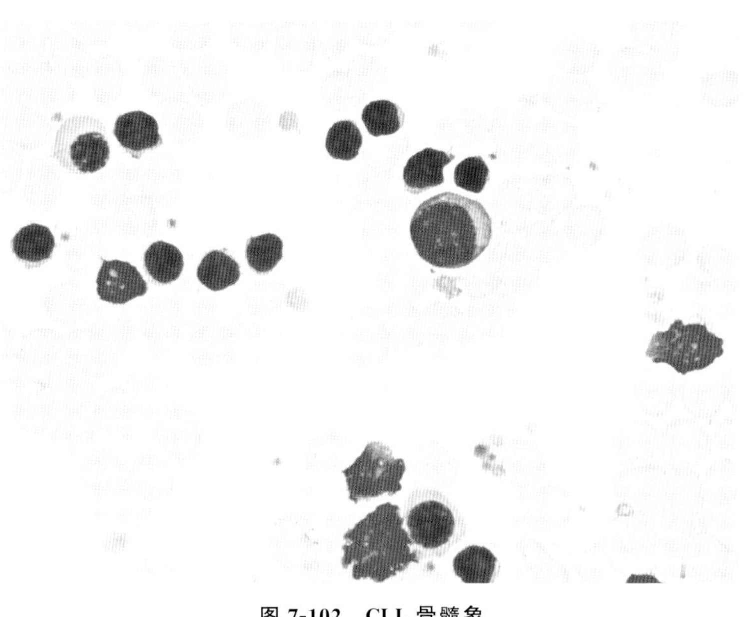

图 7-102 CLL 骨髓象

扫码看视频：
CLL 血象

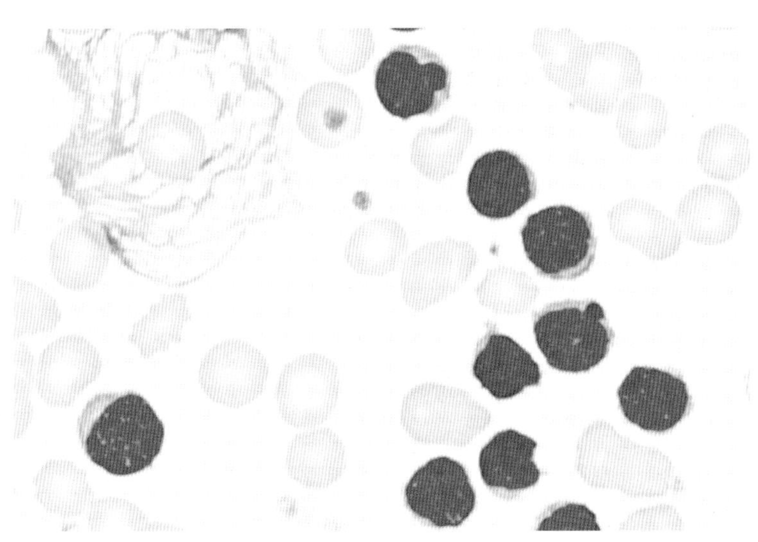

图 7-103 CLL 血象

（十二）多发性骨髓瘤

多发性骨髓瘤（multiple myeloma，MM）是骨髓内单一浆细胞株异常增殖所致的恶性肿瘤，WHO 将其命名为浆细胞性骨髓瘤（plasma cell myeloma，PCM）。其特征是单克隆浆细胞恶性增殖并分泌过量的单克隆免疫球蛋白（monoclonal immunoglobulin）或其多肽链亚单位即 M 蛋白（monoclonal protein），而正常多克隆浆细胞的增生和多克隆免疫球蛋白的分泌受到不同程度的抑制，进而引起贫血、发热（或感染）、出血以及广泛骨质破坏等临床表现。临床实验室诊断中，依据 M 蛋白的类型，MM 可分为 IgG 型（约占 50%）、IgA 型（约占 20%）、IgM 型、IgD 型、IgE 型、轻链型（约占 20%）、双克隆型和不分泌型（＜3%）等免疫学类型。关于 MM 的临床分期，现认为所有 MM 患者前期均存在意义未明的单克隆免疫球蛋白病（MGUS）阶段（骨髓瘤前状态），随后进展为 MM。此外，MM 也可分为冒烟性骨髓瘤（SMM）和活动性骨髓瘤两个阶段。SMM 为早期骨髓瘤阶段，是介于 MGUS 和活动性骨髓瘤之间的一类高度异质性的无症状克隆性浆细胞疾病。

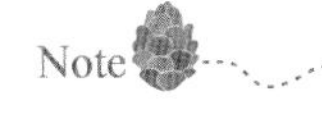

1. 骨髓象 骨髓有核细胞增生活跃或明显活跃，分类以异常浆细胞或骨髓瘤细胞增生为主（图 7-104 至图 7-107），占骨髓有核细胞的 10%以上，甚至可达 70%～95%，其形态特点如下：胞体较大，外形不规则，可有伪足；胞核多为圆形，呈偏心性，染色质疏松，排列紊乱，可有 1～2 个大而清晰的核仁，此外也可见双核、多核、多分叶核以及多形核的异常浆细胞；胞质较丰富，呈深蓝色、灰蓝色或红染火焰状（图 7-107），常含有少量嗜天青颗粒和空泡。其他系细胞可因骨髓瘤细胞的增生程度不同而受到不同程度的抑制。

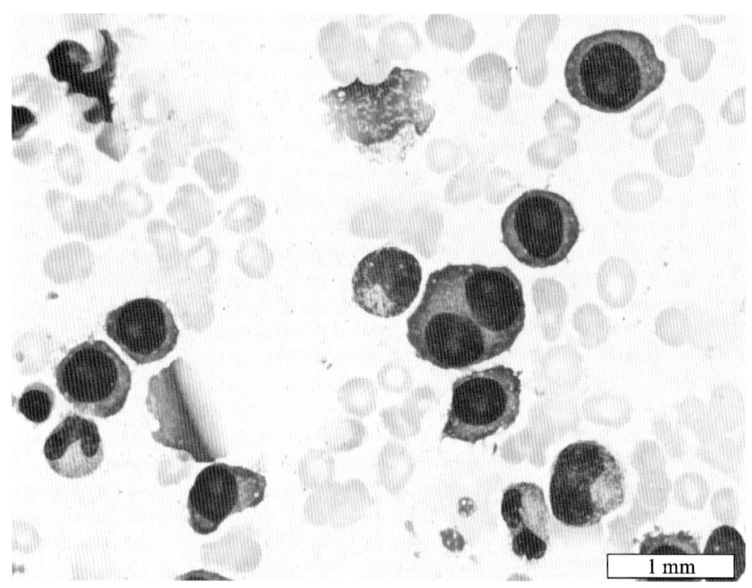

图 7-104 MM 骨髓象（一）

扫码看视频：
多发性骨髓瘤
骨髓象

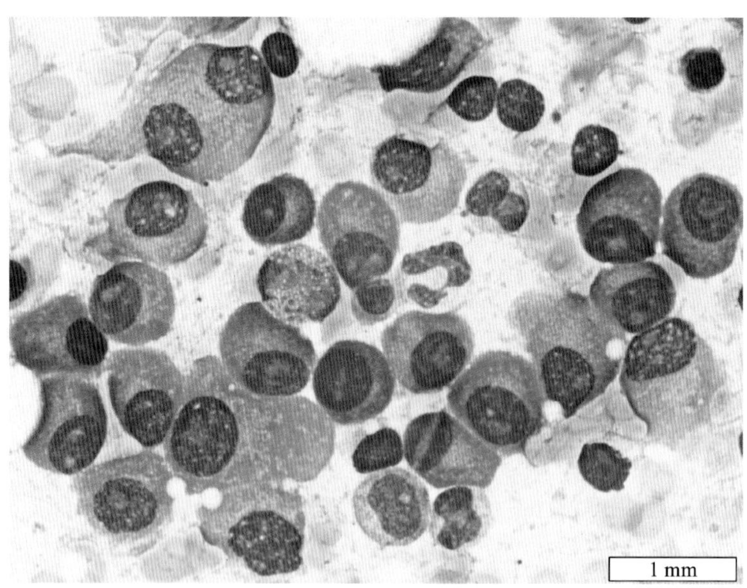

图 7-105 MM 骨髓象（二）

根据形态特点，骨髓瘤细胞可分为 4 型：①原始浆细胞型：核染色质疏松，核可居中，有核仁（图 7-104）；②幼稚浆细胞型：染色质较疏松，细胞外形尚规则，核偏位（图 7-105）；③小浆细胞型：细胞较成熟，与正常浆细胞相似（图 7-106）；④网状细胞型：细胞形态多样化，核仁较大、较多，恶性程度高。

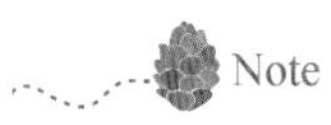

2. 血象 有核细胞（白细胞）正常或减少，可见淋巴细胞增多，可出现幼红细胞、幼粒细胞，偶

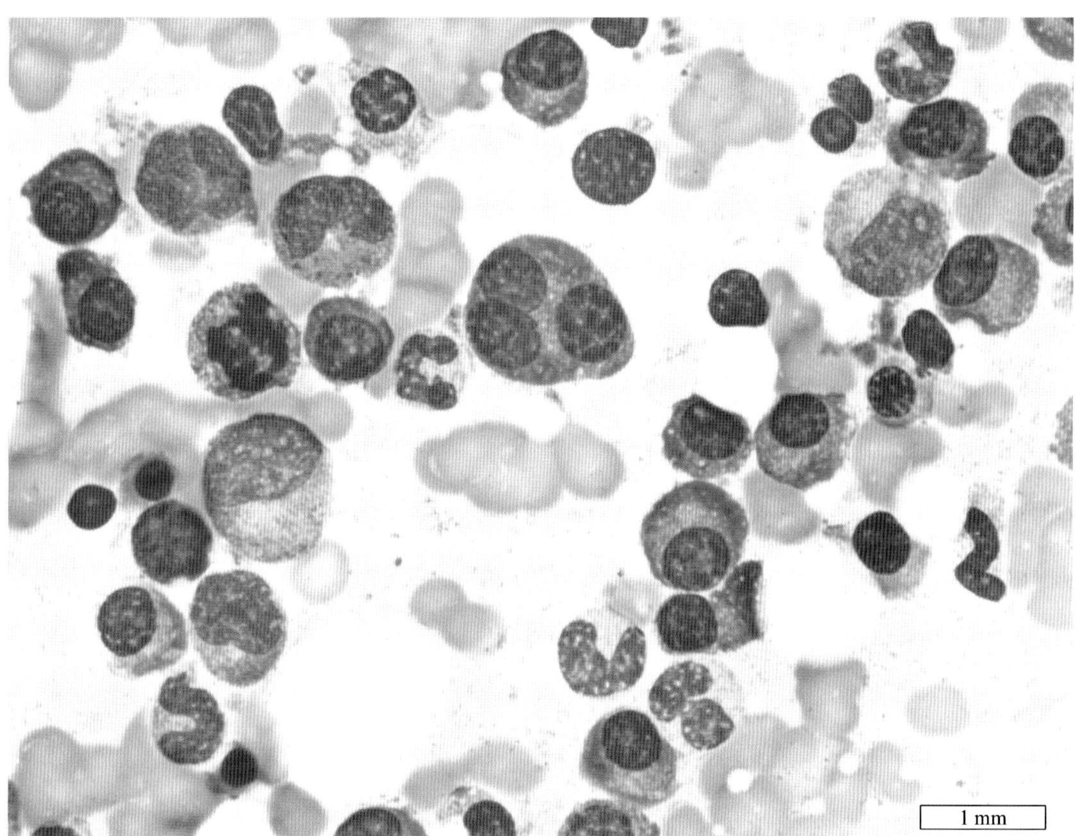

图 7-106 MM 骨髓象(三)

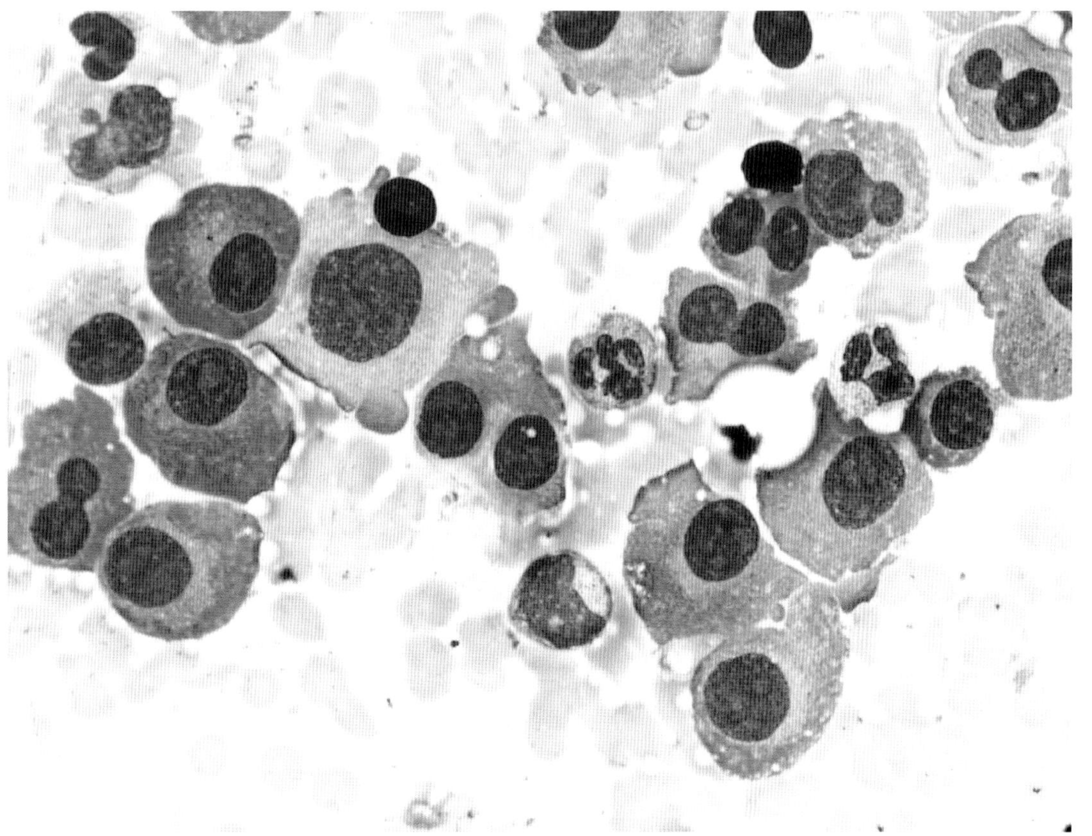

图 7-107 MM 骨髓象(四)

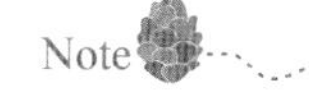

见骨髓瘤细胞(2%～3%)。多数病例呈不同程度的贫血,成熟红细胞呈缗钱状排列(图 7-108)。晚期血小板减少。

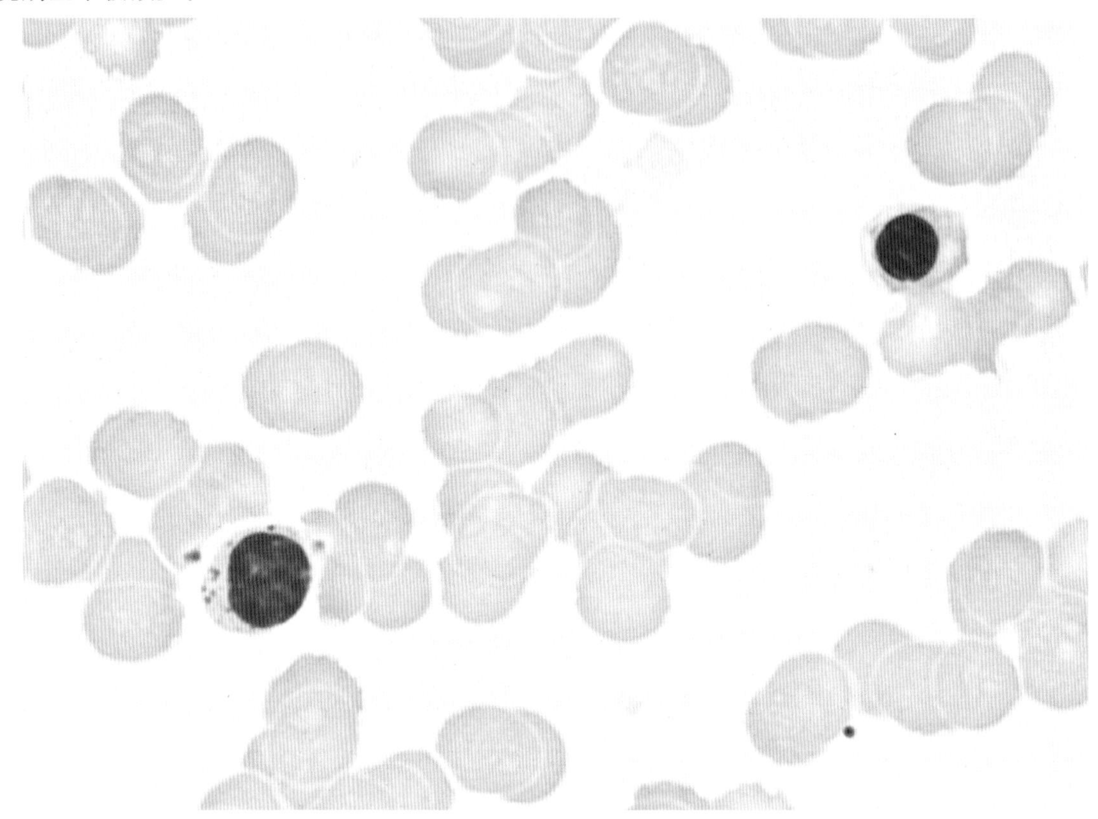

图 7-108　MM 血象

(十三) 浆细胞白血病

浆细胞白血病(plasma cell leukemia,PCL)是一种少见类型的白血病,外周血和骨髓中均出现大量异常浆细胞,并可广泛浸润机体各种组织和器官。起病时,外周血浆细胞数≥20%和(或)浆细胞绝对值≥2×10^9/L,并伴有不同程度的形态学异常,此时便可诊断为 PCL。临床上,PCL 可分为原发性和继发性两种。原发性 PCL 患者占 PCL 患者总数的 50%以上,临床上具有发病年龄小、起病急且症状明显的特点,常有高热、出血以及肝脏、脾脏和淋巴结肿大、胸骨压痛等症状,与急性白血病相似,并常伴有多器官浸润,但骨骼损害比多发性骨髓瘤轻。继发性 PCL 多继发于多发性骨髓瘤,此外也可继发于巨球蛋白血症、淋巴瘤、慢性白血病及原发性淀粉样变等疾病。

扫码看视频:浆细胞白血病骨髓象

1. 骨髓象　骨髓有核细胞增生活跃或明显活跃,浆细胞系统增生明显,易见原始浆细胞、幼稚浆细胞、成熟浆细胞、网状细胞样浆细胞以及其他形态异常的畸形浆细胞。其他细胞系统均受到不同程度的抑制。

2. 血象　白细胞早期增多,晚期可减少,可见外周血浆细胞≥20%或浆细胞绝对值≥2×10^9/L,可见原始浆细胞和幼稚浆细胞;继发于 MM 的 PCL 血象特征与 MM 相似,但原发性 PCL 的异常浆细胞常较小,大小较一致,部分细胞胞质较少,形态类似于淋巴样浆细胞或浆细胞样淋巴细胞;可见正细胞正色素性贫血及血小板减少,红细胞可呈轻度至中度缗钱状排列(图 7-109)。

(十四) 淋巴浆细胞淋巴瘤

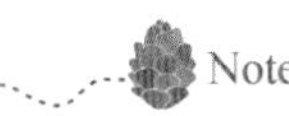

淋巴浆细胞淋巴瘤(lymphoplasmacytoid lymphoma,LPL)是一种由小 B 细胞、浆细胞样淋巴细胞和浆细胞混合组成的肿瘤。该病通常累及骨髓、淋巴结和脾,并且不符合其他伴浆细胞分

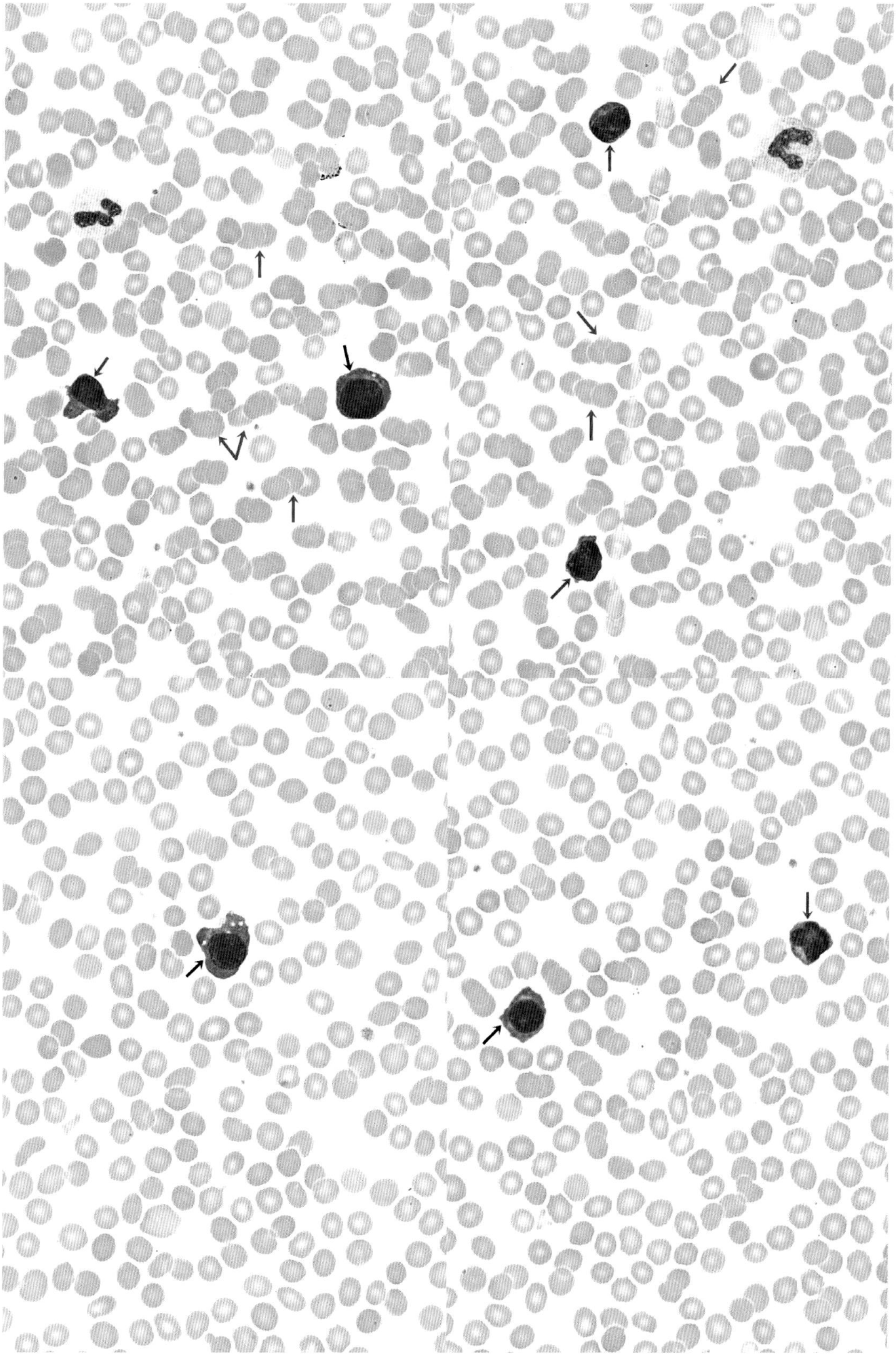

图 7-109　PCL 血象

（形态较典型的浆细胞↑，形态不典型浆细胞↑，红细胞呈缗钱状排列↑）

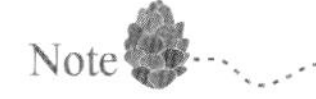

化的小 B 细胞淋巴瘤诊断标准。当瘤细胞浸润骨髓并伴有克隆性 IgM(IgM 分子是五聚体，又称巨球蛋白)增高时则称为华氏巨球蛋白血症(Waldenström macroglobulinemia，WM)。90%以上的 LPL 为 WM，仅有小部分 LPL 分泌单克隆 IgG、IgA 或不分泌单克隆免疫球蛋白。

临床上，WM 有原发性和继发性之分。原因不明的单克隆 IgM 增多称为原发性巨球蛋白血症，其临床表现特征是老年发病、贫血、出血倾向及高黏滞综合征，其诊断依据是血中出现大量单克隆 IgM 和骨髓中有浆细胞样淋巴细胞浸润。继发于其他疾病的单克隆或多克隆 IgM 增多称为继发性巨球蛋白血症。

1. 骨髓象 骨髓有核细胞增生活跃，但因瘤细胞呈结节性、弥漫性或间质性浸润而常出现干抽现象。可见小淋巴细胞、浆细胞样淋巴细胞和浆细胞并存。典型的浆细胞样淋巴细胞介于浆细胞与成熟淋巴细胞之间，胞质较浆细胞少且呈嗜碱性，胞质突出一侧，部分胞核可见核仁。巨核细胞和血小板少见。成熟红细胞常呈缗钱状排列(图 7-110)。

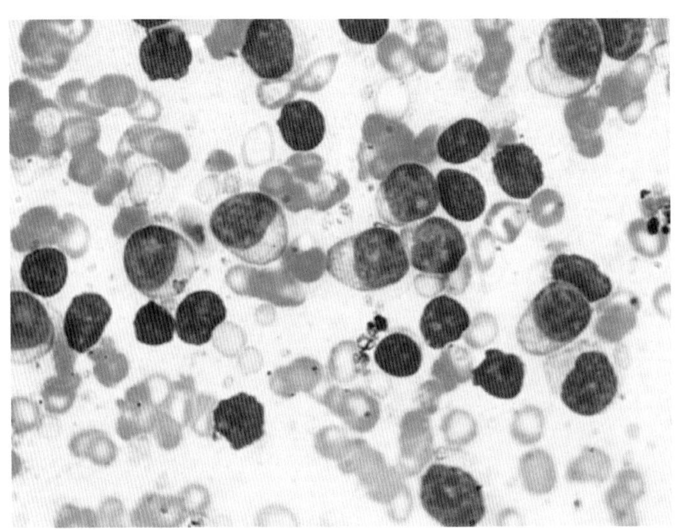

图 7-110 LPL 骨髓象

2. 血象 白细胞正常或减低，少数增多，可见淋巴细胞比例增高，可见数量不等的浆细胞样淋巴细胞和浆细胞并存；成熟红细胞可呈轻度缗钱状排列；血小板无明显减少(图 7-111)。

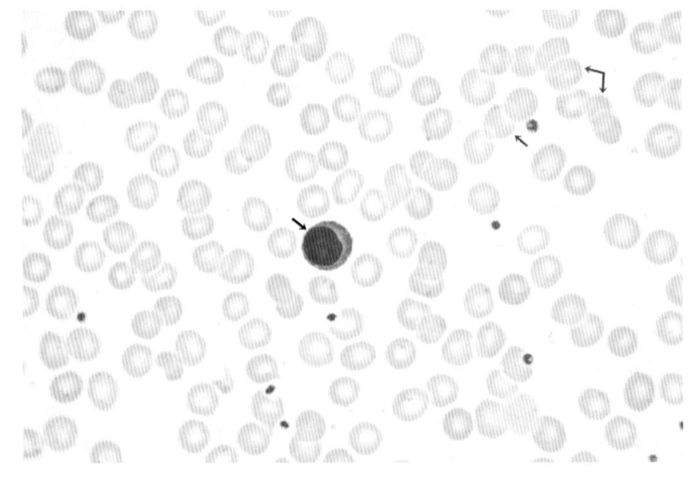

图 7-111 LPL 血象

(浆细胞样淋巴细胞↑，红细胞呈轻度缗钱状排列↑，并可见低色素性红细胞、嗜多色性红细胞及泪滴状红细胞等异常形态红细胞)

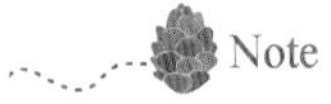

（十五）MDS

骨髓增生异常综合征（myelodysplastic syndrome，MDS）是一组起源于造血干细胞的获得性克隆性疾病，以髓系中一系或多系血细胞减少或发育异常、无效造血及具有高风险进展为急性髓系白血病为特征。临床上，MDS 主要见于老年男性，表现为难治性、慢性进行性血细胞减少，以血细胞减少的相关症状为主，除贫血外，病程中常易发生感染和出血。

1982 年 FAB 协作组把 MDS 分成 5 个类型（表 7-17），即难治性贫血（refractory anemia，RA）、环形铁粒幼红细胞难治性贫血（RA with ring sideroblast，RARS）、原始细胞过多难治性贫血（RA with an excess of blast，RAEB）、转化中的原始细胞过多难治性贫血（RAEB in transformation，RAEB-T）以及慢性粒-单核细胞白血病（chronic myelomonocytic leukemia，CMML）。该分型方案曾在国际上普遍应用，但问题较多。自 2001 年以来，WHO 在 FAB 分型基础上，对 MDS 分型进行了多次修订，表 7-18 为 2016 年 WHO 修订颁布的 MDS 诊断及分型方案，该方案体现了知识更新、理念更新，因此更加合理且更接近于疾病本质。WHO 定义的 MDS 髓系发育异常细胞的形态学特征见表 7-19 和图 7-112、图 7-113。

表 7-17　FAB 协作组对 MDS 的分类

类　型	原始细胞/（%）		环形铁粒幼红细胞/（%）	单核细胞 $>1\times10^9$/L
	骨髓	外周血		
RA	<5	<1	<15	－
RARS	<5	<1	>15	－
RAEB	5～20	<5	不定	－
CMML	≤20	<5	不定	＋
RAEB-T	21～29	≥5 或有 Auer 小体	不定	＋/－

表 7-18　MDS 分型诊断标准（WHO，2016）

分　型	发育异常（系）	血细胞减少[a]（系）	环形铁粒幼红细胞/（%）	骨髓（BM）和外周血（PB）原始细胞/（%）	染色体核型
MDS 伴单系发育异常（MDS-SLD）	1	1 或 2	<15 /<5[b]	BM<5，PB<1，无 Auer 小体	除了 MDS 伴 5q－以外的任何核型
MDS 伴多系发育异常（MDS-MLD）	2 或 3	1～3	<15 /<5[b]	BM<5，PB<1，无 Auer 小体	
MDS 伴环形铁粒幼红细胞和单系发育异常（MDS-RS-SLD）	1	1 或 2	≥15 /≥5[b]	BM<5，PB<1，无 Auer 小体	
MDS 伴环形铁粒幼红细胞和多系发育异常（MDS-RS-MLD）	2 或 3	1～3	≥15 /≥5[b]	BM<5，PB<1，无 Auer 小体	
MDS 伴有孤立 5q 丢失（MDS 伴 5q－）	1～3	1 或 2	无或任何比例	BM<5，PB<1，无 Auer 小体	单独 5q－或伴有另一个异常（除－7 或 7 q－外）

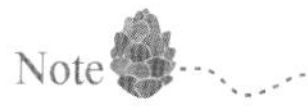

续表

分型		发育异常（系）	血细胞减少[a]（系）	环形铁粒幼红细胞/（%）	骨髓（BM）和外周血（PB）原始细胞/（%）	染色体核型
MDS 伴原始细胞增多-1（MDS-EB-1）		0～3	1～3	无或任何比例	BM 5%～9%，或 PB 2%～4%，无 Auer 小体	任何核型
MDS 伴原始细胞增多-2（MDS-EB-2）		0～3	1～3	无或任何比例	BM 10%～19%，或 PB 5%～19%，或有 Auer 小体	任何核型
MDS 不能分型（MDS-U）	PB 原始细胞 1%	1～3	1～3	无或任何比例	BM<5，PB=1[c]，无 Auer 小体	任何核型
	单系发育异常伴全血细胞减少	1	3	无或任何比例	BM<5，PB<1，无 Auer 小体	任何核型
	细胞遗传学异常	0	1～3	<15[d]	BM<5，PB<1，无 Auer 小体	MDS 定义的细胞遗传学异常
儿童难治性血细胞减少（RCC）		1～3	1～3	无	BM<5，PB<2	任何核型

注：[a] 血细胞减少的定义：血红蛋白<100 g/L，中性粒细胞绝对值<1.8×10^9/L，血小板<100×10^9/L。很少的 MDS 患者出现轻度贫血或血小板减少。外周血单核细胞<1×10^9/L；[b] 如果存在 *SF3B1* 基因突变；[c] 外周血原始细胞至少 2 次独立计数均为 1%；[d] 若该类病例环形铁粒幼红细胞≥15%，则被定义为红系细胞显著发育异常，应归类为 MDS-RS-SLD。

表 7-19　MDS 髓系发育异常细胞的形态学特征

细胞系	细胞核特征	细胞质特征
红系	巨幼样变	环形铁粒幼红细胞
	核出芽	铁粒幼红细胞铁增多
	不对称双核、多核	嗜碱性、着色不均
	核碎裂	PAS 染色呈阳性
	核间桥	空泡变性
	分叶过多	粗大点彩颗粒
粒系	巨幼样变	颗粒减少或缺失
	分叶过少（假性 Pelger-Huët 畸形）	核质发育不平衡
	分叶过多	假 Chédiak-Higashi 颗粒
	双核、多核及不规则核（环形核）	Auer 小体
巨核系	分叶过少（大单圆核）	（巨）大血小板
	多圆核巨核细胞	颗粒减少血小板
	（微）小巨核细胞	巨核细胞胞质颗粒减少

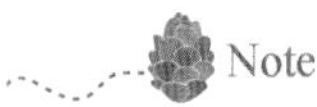

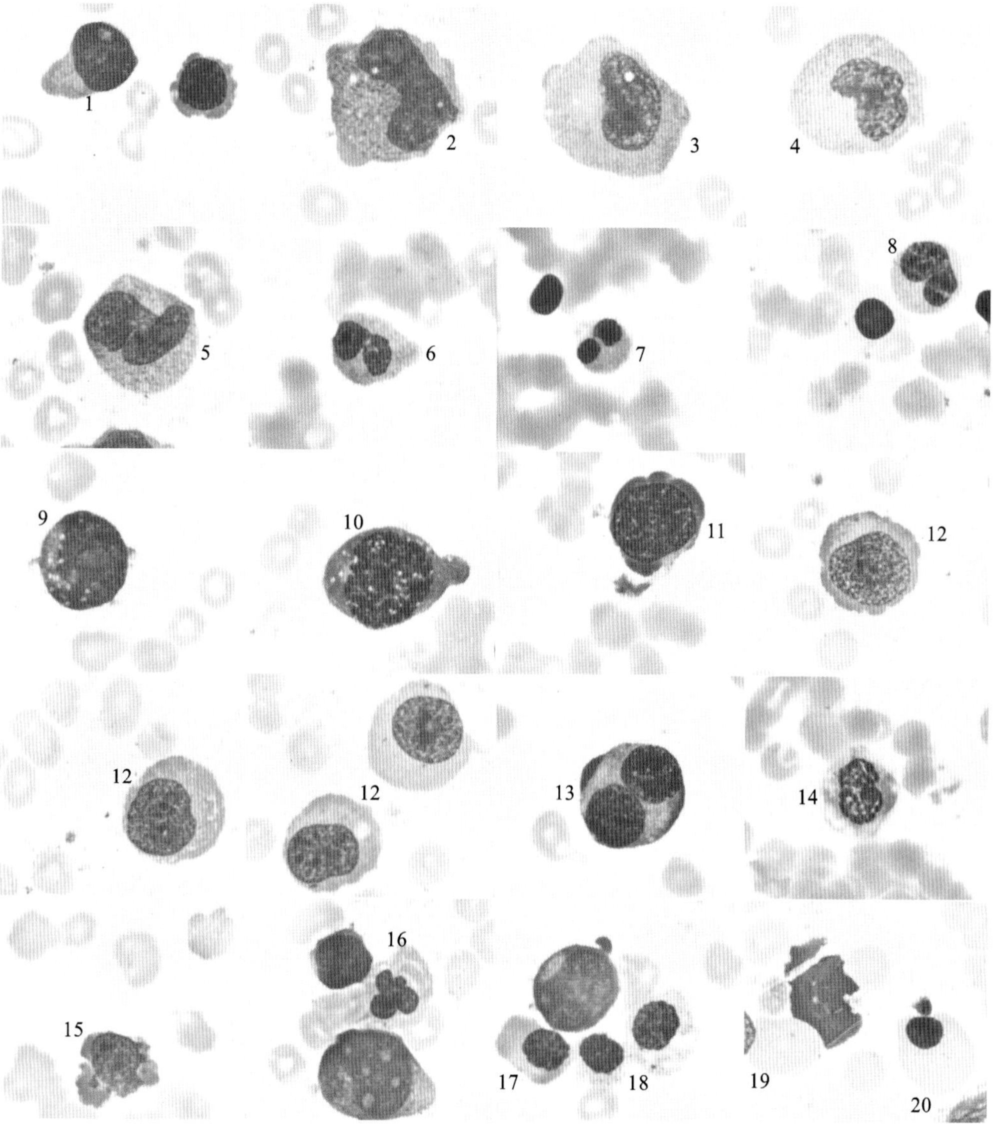

图 7-112 MDS 粒系和红系细胞发育异常

(1.原始粒细胞Ⅱ型;2.早幼粒细胞(内、外质);3.中幼粒细胞(巨幼样变);4.晚幼粒细胞(巨幼样变,中性颗粒减少);5.中性杆状核粒细胞(巨幼样变);6.中性粒细胞核分叶减少(假性 Pelger-Huët 畸形);7.中性粒细胞核分叶减少(假性 Pelger-Huët 畸形);8.晚幼粒细胞(中性颗粒缺如);9.原始红细胞(空泡变性);10.早幼红细胞(空泡变性,巨幼样变);11.早幼红细胞(巨幼样变);12.中幼红细胞(巨幼样变);13.双核幼红细胞;14.晚幼红细胞(核碎裂);15.中幼红细胞(核出芽,巨幼样变);16.晚幼红细胞(核畸形,巨幼样变);17.晚幼红细胞(巨幼样变);18.晚幼红细胞(嗜碱性点彩颗粒);19.嗜多色性大红细胞;20.晚幼红细胞(巨幼样变))

1. 骨髓象

(1)常规染色:多数骨髓有核细胞增生明显活跃,少数增生正常或减少。细胞形态及分类:①红细胞系:增生活跃或减低,原始细胞和早幼红细胞增多。幼红细胞呈巨幼样变,伴双核、多核、核不规则、核碎裂或核分叶过多,核质发育不平衡,胞质嗜碱性、着色不均或有空泡等;②粒细胞系:增生活跃或减少,原粒细胞和早幼粒细胞可增多,伴成熟障碍,核质发育不平衡,颗粒粗大,有的类似于单核细胞,核凹陷或折叠,双核或畸形核,可见巨晚幼粒细胞和巨杆状核粒细胞,成熟中性粒细胞分叶过多或过少,颗粒减少或缺如;③巨核细胞系:巨核细胞可正常、增多或减少,可见(微)小

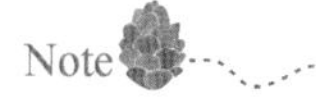

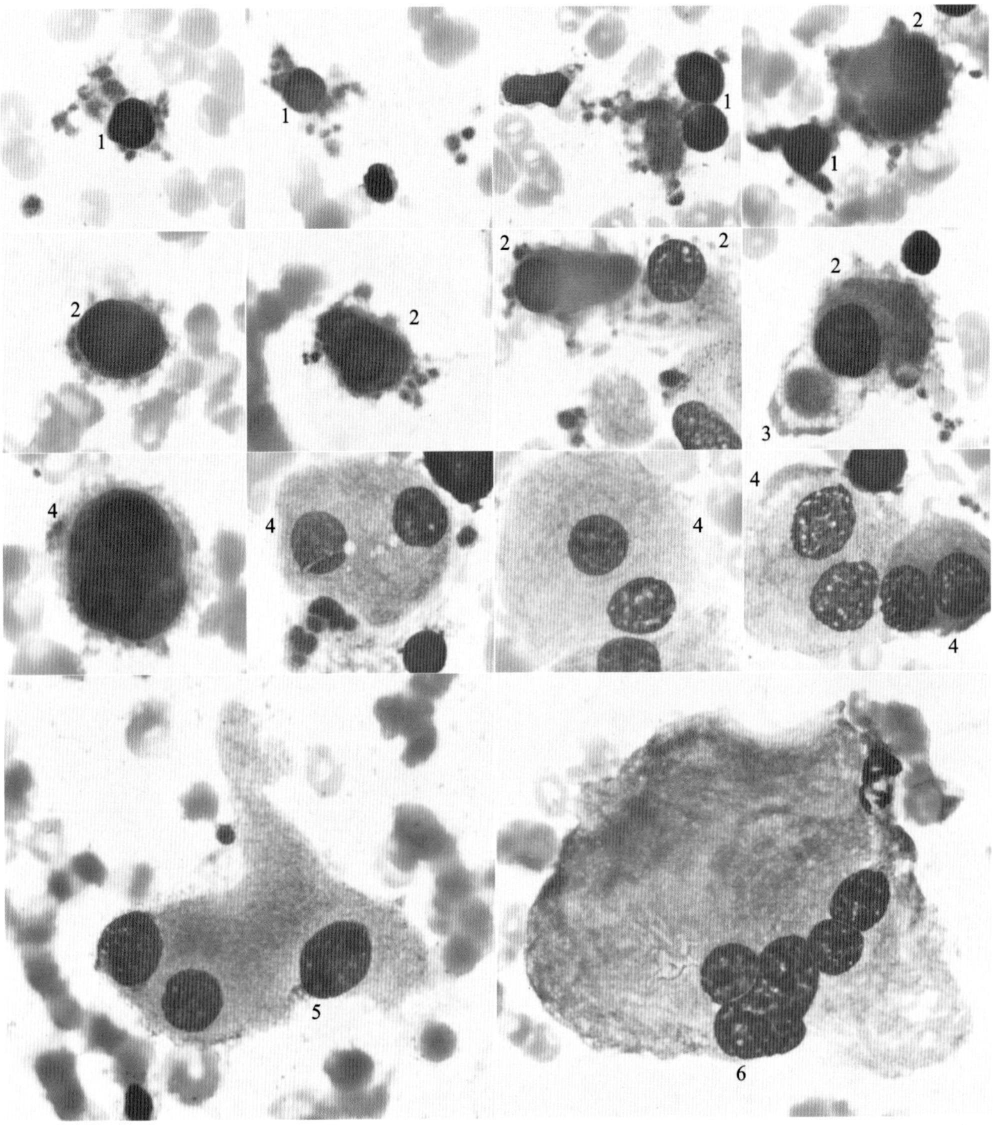

扫码看视频：MDS 骨髓象（一）

图 7-113　MDS 巨核系细胞发育异常

（1. 微小巨核细胞；2. 小巨核细胞；3. 巨大血小板；4. 双圆核巨核细胞；5. 多圆核巨核细胞（3 核）；6. 多圆核巨核细胞（5 核））

巨核细胞、大单圆核或多圆核巨核细胞，也可有核分叶过多和胞质颗粒减少的改变。易见巨大、畸形血小板等异常血小板。MDS-SLD-RS 骨髓象见图 7-114，MDS-EB-1 骨髓象见图 7-115。

（2）细胞化学染色：①铁染色：细胞外铁丰富，铁粒幼红细胞增多，可见环形铁粒幼红细胞（图 7-114）；②PAS 染色：幼红细胞阳性。

2. 血象　白细胞数减少、正常或增多，血红蛋白减少，表现为不同程度的贫血；血小板减少或增多。外周血一系或多系血细胞减少（血红蛋白<100 g/L，中性粒细胞绝对值<1.8×10^9/L，血小板<100×10^9/L）是诊断 MDS 的必备条件之一。由于 MDS 常为大细胞性贫血，故平均红细胞体积也是一个非常有助于诊断 MDS 的指标，如患者此前有长期的血常规检测结果，则可见 MDS 患者的平均红细胞体积有一个不断增大的变化过程，且此过程伴随着血红蛋白水平的逐渐下降。

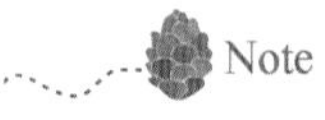

分类可见原始细胞（含或不含 Auer 小体）和（或）幼稚粒细胞和（或）幼红细胞，偶见微小巨核细胞或小巨核细胞，巨核细胞裸核也可见到。血细胞伴有不同程度的形态异常，包括中性粒细胞

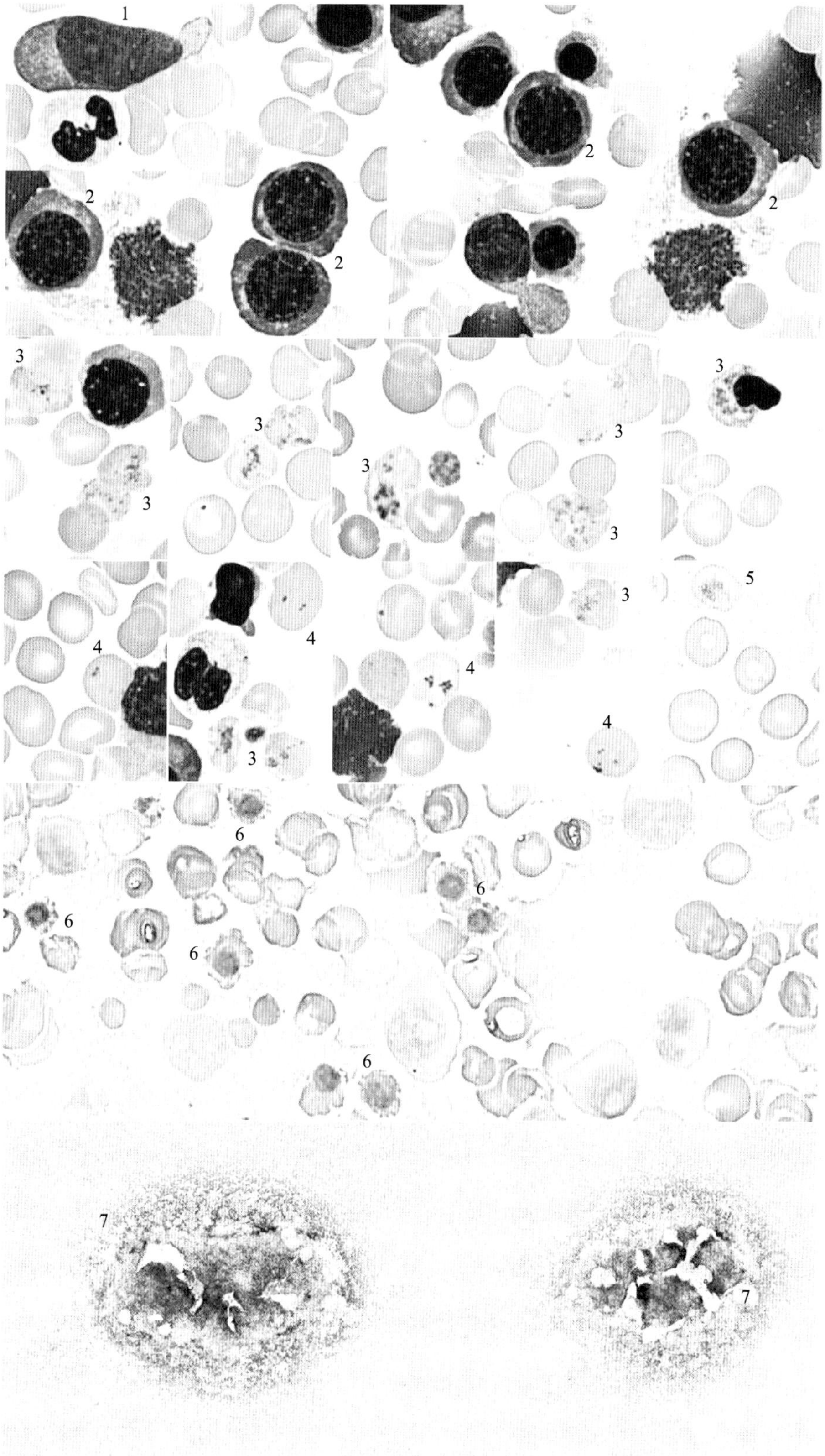

扫码看视频：MDS 骨髓象（二）

图 7-114　MDS-SLD-RS 骨髓象

（1. 原始粒细胞Ⅱ型；2. 中幼红细胞（核质发育不平衡）；3. 嗜碱性点彩红细胞；4. 帕彭海姆小体；5. 铁粒幼红细胞；6. 环形铁粒幼红细胞（>15%）；7. 外铁强阳性）

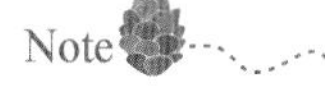

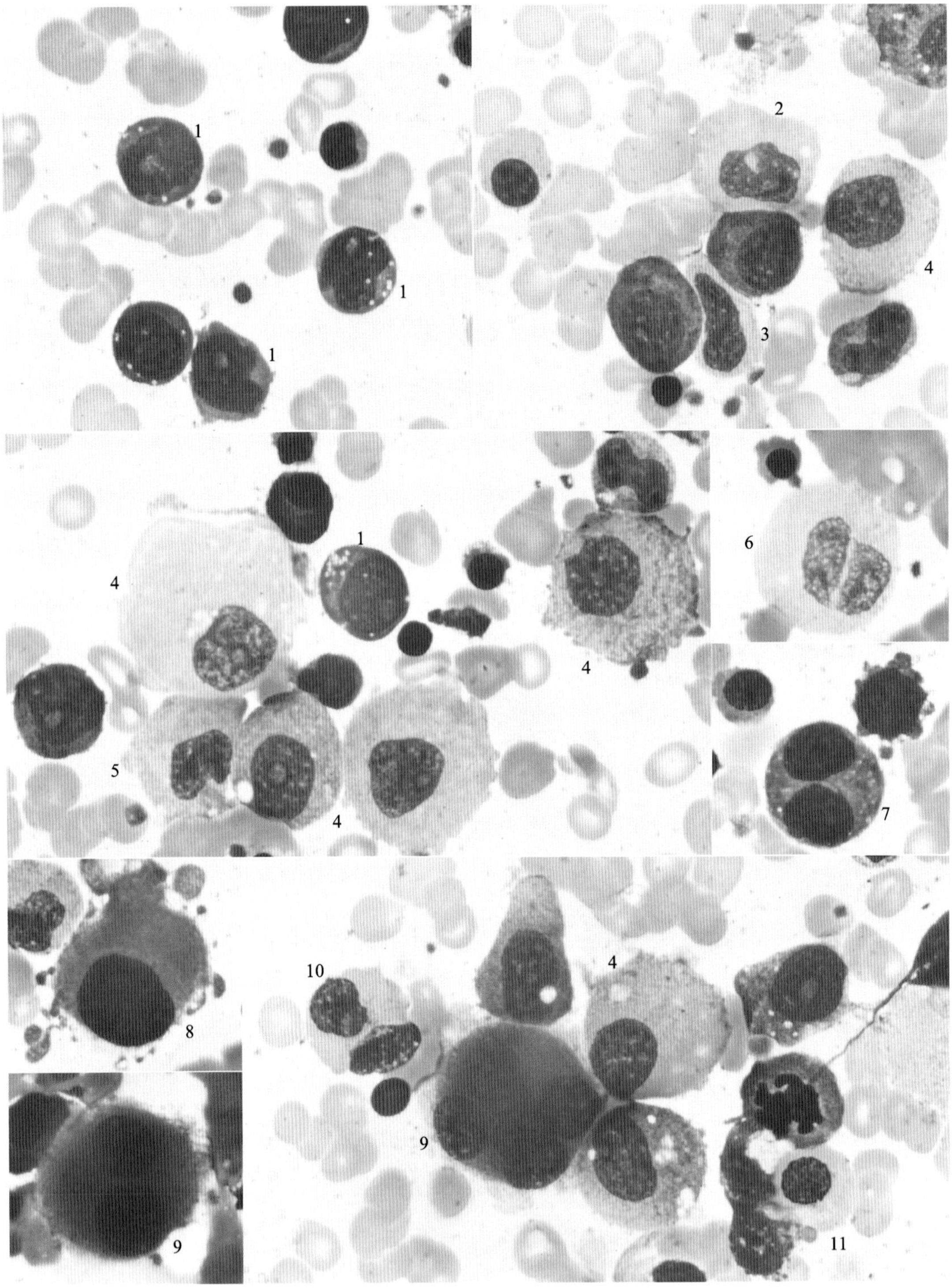

图 7-115 MDS-EB-1 骨髓象

(1.原始粒细胞(空泡变性);2.环形核中性粒细胞(巨幼样变,中性颗粒缺如);3.晚幼粒细胞(颗粒减少);4.异常中幼粒细胞(核质发育不平衡);5.晚幼粒细胞(巨幼样变);6.双核中性粒细胞(颗粒缺如);7.双核中幼粒细胞(核间桥);8.大单圆核巨核细胞;9.多圆核巨核细胞(左边 3 核,右边 4 核);10.双核中幼红细胞(巨幼样变);11.晚幼红细胞(巨幼样变))

胞质颗粒减少或缺如,粒细胞核分叶过多或过少,巨幼样变的幼粒细胞和(或)幼红细胞,晚幼红细胞核碎裂等,红细胞可见巨大红细胞、嗜多色性红细胞、嗜碱性点彩红细胞等多种异常形态,以及巨大血小板、颗粒减少的血小板等(图 7-116)。

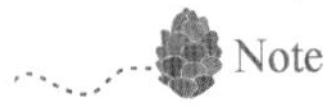

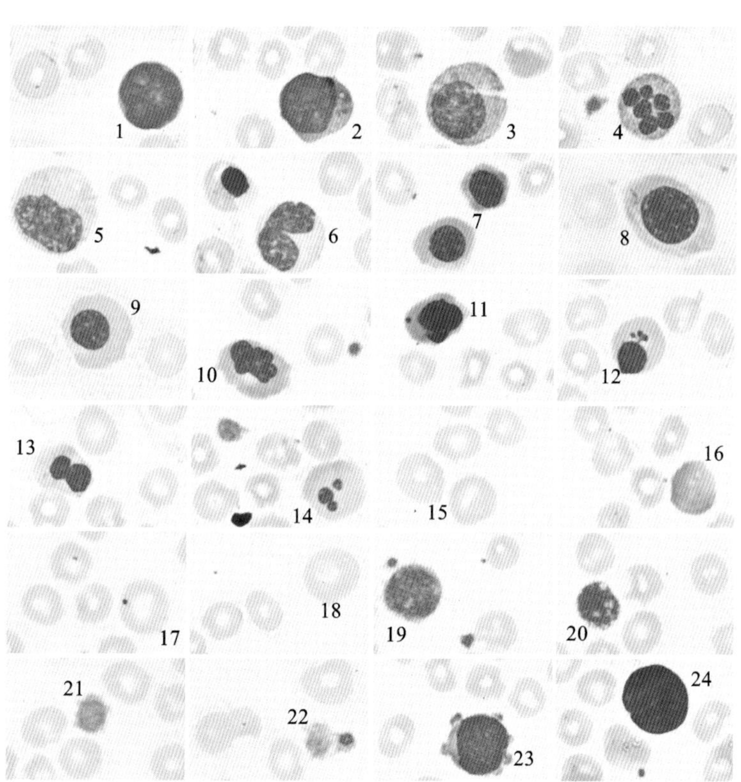

图 7-116 MDS 血象

(1. 原始细胞;2. 含 Auer 小体的原始细胞;3. 中性中幼粒细胞;4. 中性粒细胞核分叶过多;5. 中性粒细胞(巨幼样变,中性颗粒缺失);6. 中性粒细胞(巨幼样变,中性颗粒缺失);7. 中幼红细胞;8. 中幼红细胞(巨幼样变);9. 晚幼红细胞(巨幼样变);10. 晚幼红细胞(巨幼样变,核畸形);11. 晚幼红细胞(Howell-Jolly 小体,核畸形);12. 晚幼红细胞(核出芽);13. 双核晚幼红细胞;14. 核碎裂;15. 嗜多色性红细胞;16. 嗜碱性点彩红细胞;17. 大红细胞(Howell-Jolly 小体);18. 大红细胞;19. 巨大血小板;20. 巨大血小板;21. 大血小板(颗粒减少);22. 大血小板(颗粒减少);23. 小巨核细胞;24. 巨核细胞裸核)

扫码看视频:
MDS 血象

第三节 在其他疾病检验中的应用

一、其他细胞疾病的形态学检验

(一) 嗜碱性粒细胞白血病

嗜碱性粒细胞白血病(basophilic cell leukemia,BL)是一种外周血及骨髓中嗜碱性粒细胞大量增多并常伴有原始细胞增多的罕见特殊类型白血病,临床上可分为急性型和慢性型两种。急性型除有急性白血病的临床表现外,常有因嗜碱性粒细胞释放出组胺等物质而出现荨麻疹、恶心、呕吐、腹痛、皮肤潮红和哮喘等过敏症状。在形态学诊断中,本病需要与 CML 慢性期及急变期(CML 急变为嗜碱性粒细胞白血病)等相似疾病进行鉴别,CML 绝大多数可查见 Ph 染色体和(或)*BCR*::*ABL1* 融合基因阳性,本病则不见。

1. 骨髓象

(1) 常规染色:骨髓增生活跃或明显活跃,分类可见嗜碱性粒细胞增多,常在 30%以上。正常细胞生成明显受抑制,血小板减少。

①急性型:嗜碱性粒细胞可高达 80%,以原粒细胞及嗜碱性早幼粒细胞为主,胞质中可见粗

Note

大的嗜碱性颗粒，偶见Auer小体。嗜碱性早幼粒细胞胞核扭曲，嗜碱性颗粒稠密，呈暗紫罗兰色，常遮盖胞核，甚至可在原始细胞胞核上及胞质中见到较明显的嗜碱性颗粒，还可见到Auer小体和白血病裂孔现象。

②慢性急变型：嗜碱性粒细胞慢性增多，可出现嗜碱性中、晚幼粒细胞，原粒细胞及早幼粒细胞也可增多。

(2) 细胞化学染色：PAS、SBB、POX、ACP及NAS-DCE染色均呈阳性反应。甲苯胺蓝染色呈红色或紫红色强阳性反应，有一定的特异性。

2. 血象

(1) 急性型：白细胞正常、增多或减低，嗜碱性粒细胞占明显优势，可达36%～80%，伴有一定数量的幼稚型嗜碱性粒细胞(图7-117)，有时可见幼红细胞。

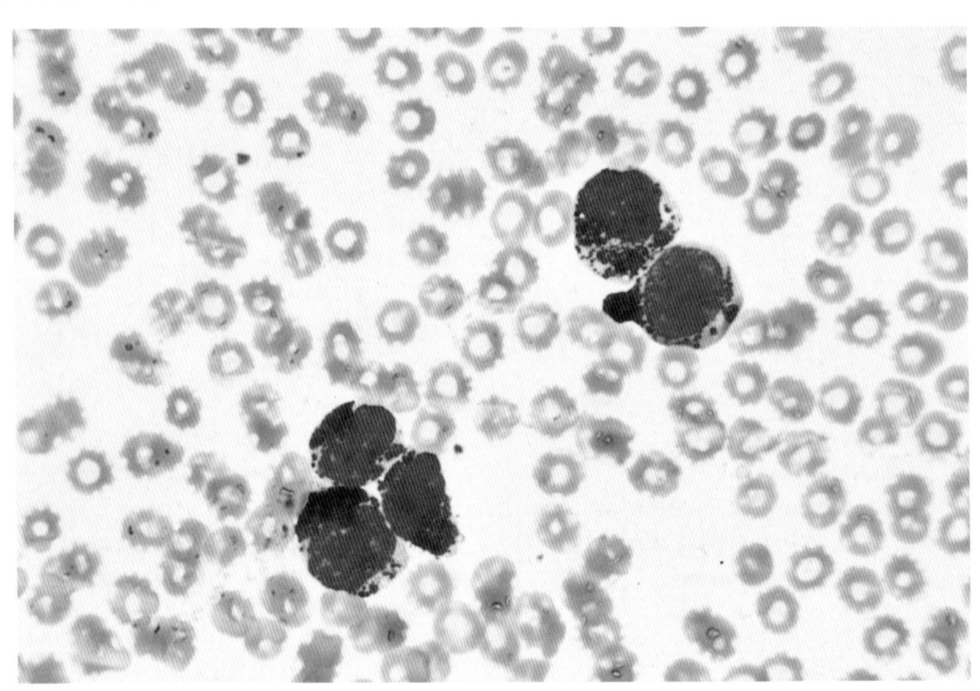

图7-117　嗜碱性粒细胞白血病血象

(2) 慢性急变型：白细胞计数明显增高，异常嗜碱性粒细胞显著增多，且可见到幼稚型嗜碱性粒细胞，胞体较大，嗜碱性颗粒明显。

(二) 原发性血小板增多症

原发性血小板增多症(essential thrombocythemia，ET)是一种起源于造血干细胞的以巨核细胞异常增生、血小板持续增多且功能异常为特征的MPN。该病发病机制是相关基因突变(*JAK2V617F*或*CALR*、*MPL*等)发生在分化巨核系细胞的多能干细胞，导致骨髓中巨核细胞持续增多，血小板生成增多，加之血小板寿命多正常，导致血小板明显增多。出血机制主要与血小板功能缺陷有关，如黏附、聚集功能减退，释放功能正常，血小板因子Ⅲ降低等。该病特点：①血小板计数＞1000×10^9/L，骨髓巨核细胞异常增生；②脾显著肿大；③患者有出血或血栓形成。本病好发于中老年人。

1. 骨髓象

(1) 常规染色：多数病例骨髓有核细胞增生明显活跃，部分病例因伴有骨髓纤维化导致干抽而增生减低，粒/红比值大致正常，巨核系细胞增生尤为突出(图7-118、图7-119)，以成熟巨核细胞增多为主，可见其体积较大，核质发育不平衡，核分叶过多，胞质丰富，内含颗粒增多、细小、呈

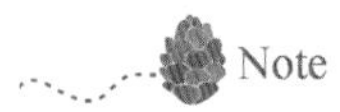

紫红色，可见空泡形成，周围常附有成堆的血小板，原始及幼稚巨核细胞也可增多，部分病例可见小巨核细胞。红细胞和粒细胞系统亦明显增生，幼粒细胞和幼红细胞增多。

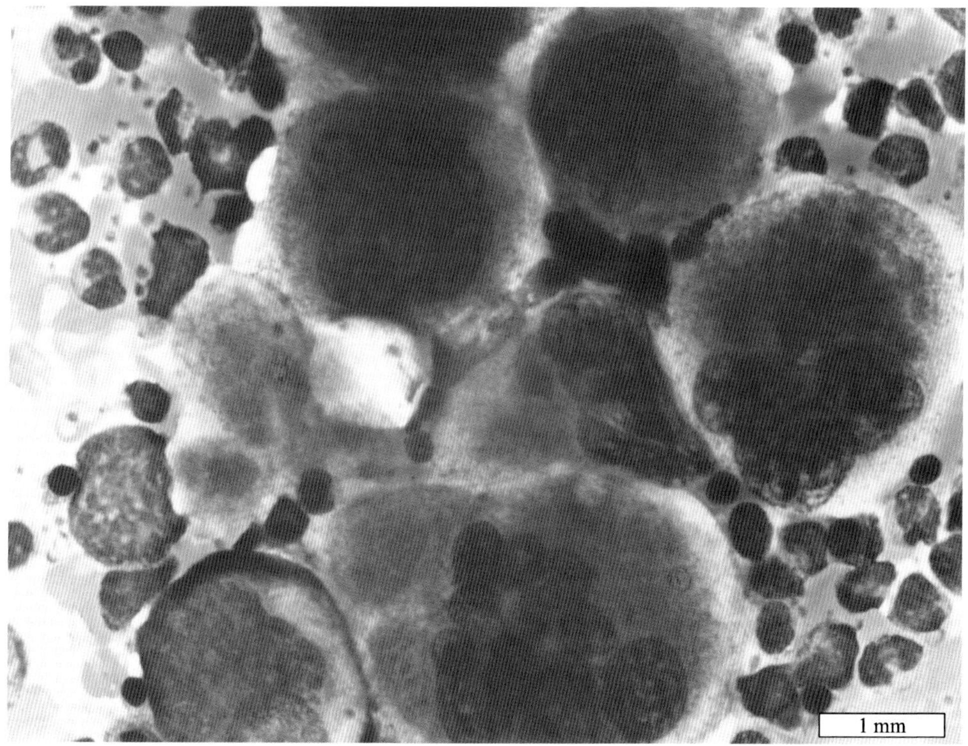

图 7-118 ET 骨髓象(一)

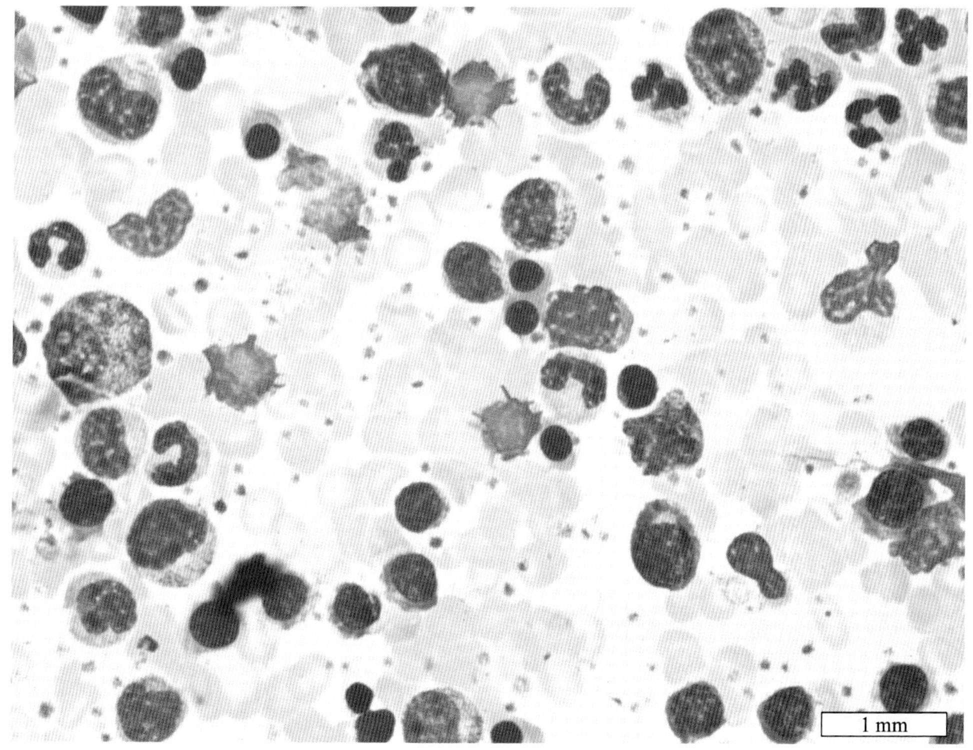

图 7-119 ET 骨髓象(二)

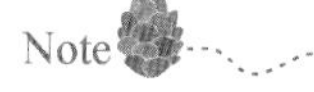

(2) 细胞化学染色：①NAP 染色：积分增高；②ACP 以及 PAS 染色：呈阳性反应。

(3) 组织活检：显示巨核细胞异常增生(图 7-120)，用于干抽患者的辅助诊断。

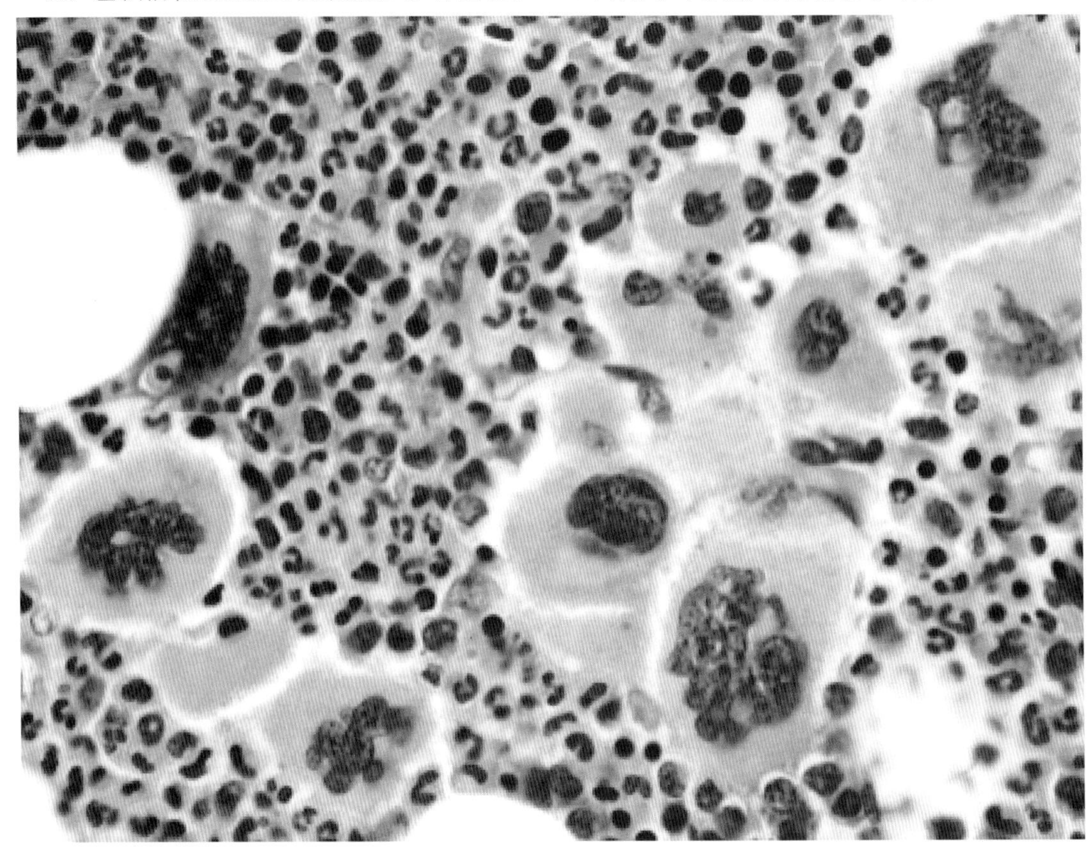

图 7-120 ET 骨髓病理组织学特征

2. 血象 白细胞计数多在$(10 \sim 30) \times 10^9/L$之间，偶可达$(40 \sim 50) \times 10^9/L$，分类以中性分叶核粒细胞为主，偶见幼粒、幼红细胞。血红蛋白一般正常或轻度增多，但可因出血导致低色素性贫血。血小板计数多在$(1000 \sim 3000) \times 10^9/L$之间。血小板形态可见成片聚集，大小不等，有(巨)大型、小型及畸形血小板(图 7-121)，偶见巨核细胞碎片。

(三) 慢性粒-单核细胞白血病

慢性粒-单核细胞白血病(chronic myelomonocytic leukemia，CMML)是一种主要累及粒系和单核系的慢性白血病，临床较常见。该病具有血细胞发育异常的表现，FAB 协作组将其归入 MDS；在 WHO 分类中，该病归属于骨髓增生异常综合征/骨髓增殖性肿瘤(MDS/MPN)大类，主要有三型：①CMML-0(外周血原始细胞＜2%，骨髓原始细胞＜5%)；②CMML-1(2%＜外周血原始细胞＜4%，5%＜骨髓原始细胞＜9%)；③CMML-2(5%＜外周血原始细胞＜19%和(或)有 Auer 小体，10%＜骨髓原始细胞＜19%和(或)有 Auer 小体)。除本病外，MDS/MPN(2016 WHO)尚有不典型 CML、幼年型粒-单核细胞白血病(JMML)、MDS/MPN 伴环形铁粒幼红细胞及血小板增多(MDS/MPN-RS-T)及 MDS/MPN 未分类型(MDS/MPN，U)。

本病好发于老年人，临床起病缓慢，常见发热、乏力及肝脾肿大等，随疾病进展部分可转为急性粒-单核细胞白血病和急性单核细胞白血病，预后较差。

1. 骨髓象

(1) 常规染色：骨髓有核细胞增生明显或极度活跃，粒/红比值增高，常有≥1 系发育异常。可见粒系、单核系细胞异常增多，原始细胞＜20%，在部分 CMML-2 病例中尚可见 Auer 小体，常有单核系和(或)粒系细胞发育异常(图 7-122 至图 7-124)。红系细胞减少或轻度增加，可有巨幼样变和多核红细胞等异常改变。巨核系细胞减少或正常，可见小巨核细胞和异常血小板。

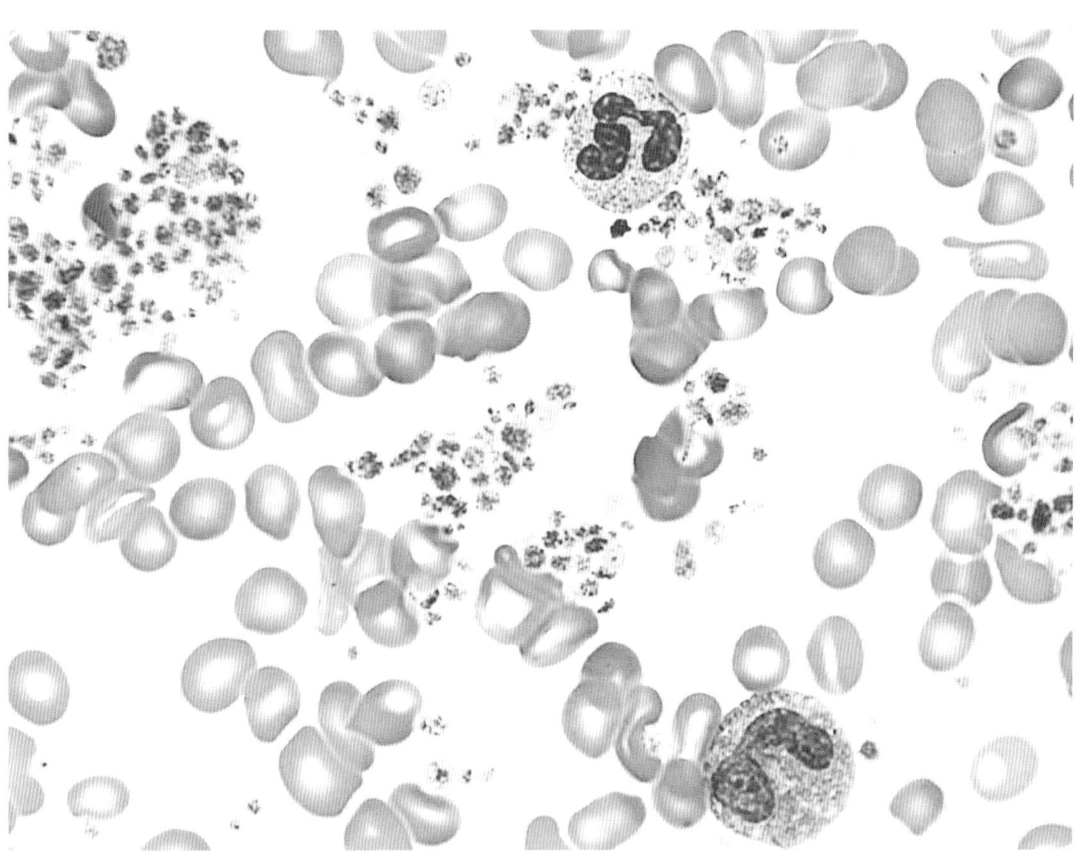

图 7-121 ET 血象

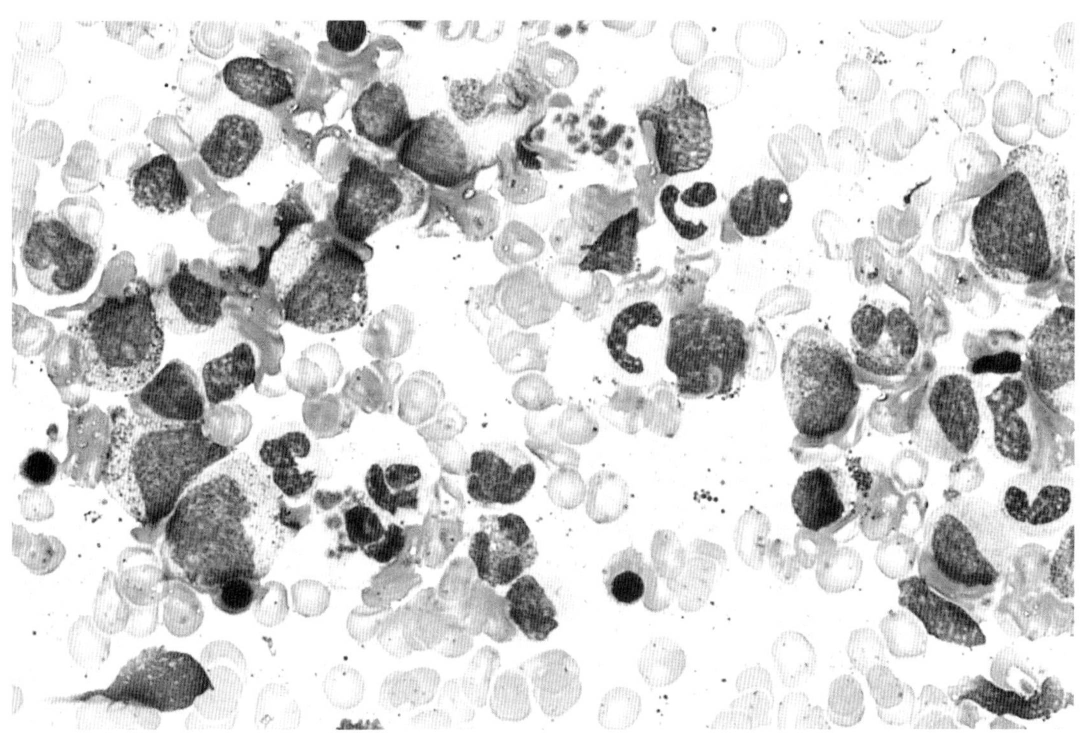

图 7-122 CMML 骨髓象(一)

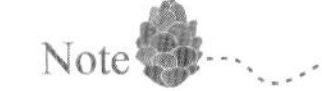

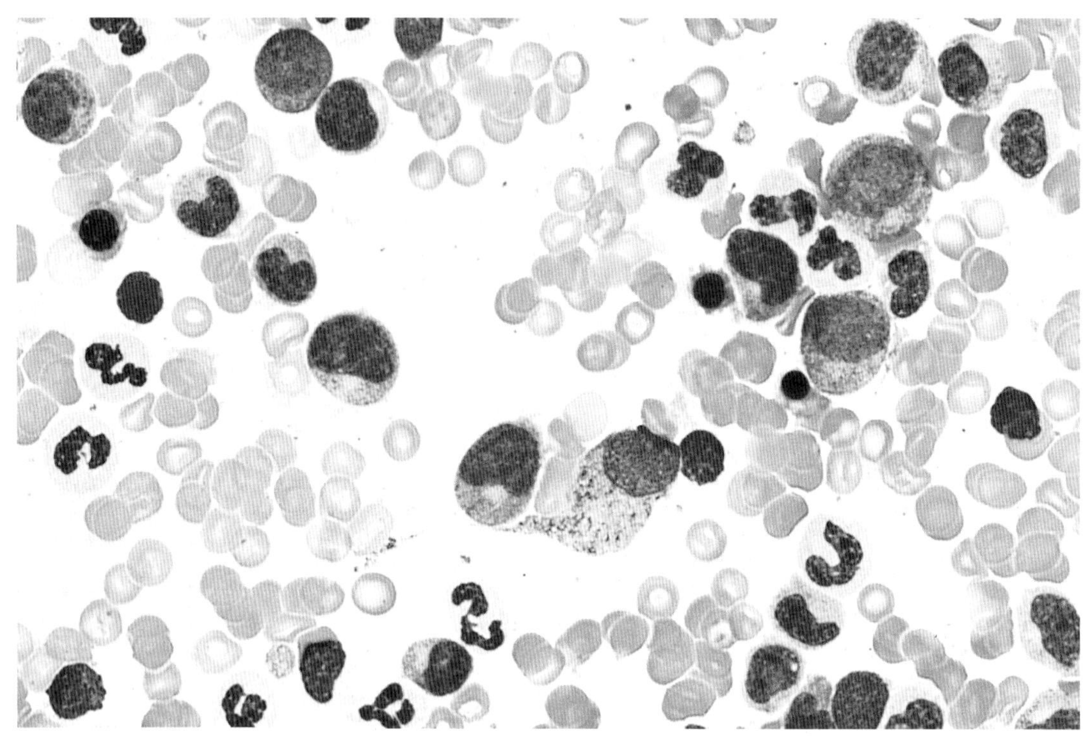

图 7-123　CMML 骨髓象(二)

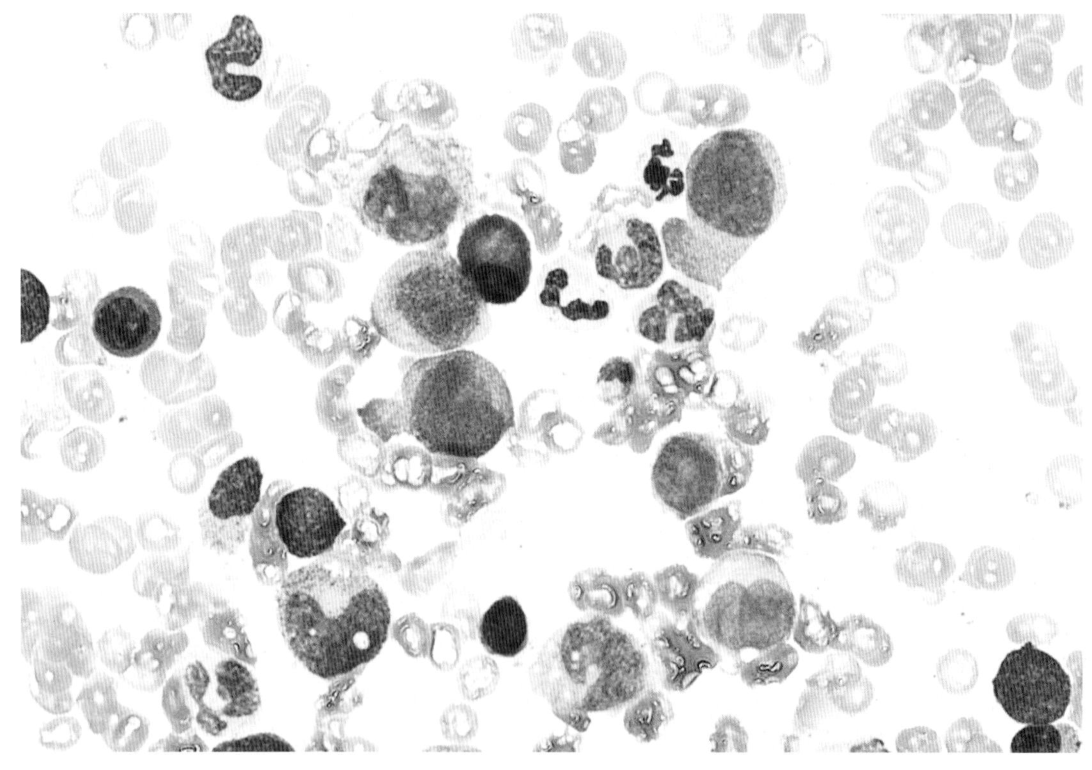

图 7-124　CMML 骨髓象(三)

(2) 细胞化学染色:一般不需要,必要时可用非特异性酯酶染色、NAS-DCE 染色、POX 染色等区分粒、单系细胞。

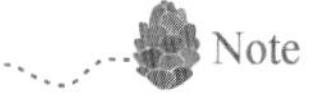

2. 血象　白细胞数常增多,少数正常、减少,单核细胞持续性增多$\geqslant 1\times10^{9}$/L,分类可见单核

细胞≥10%，原始细胞（包括幼稚单核细胞）<20%，常可见幼稚粒细胞，粒系和（或）单核系细胞发育异常（图 7-125），部分病例伴嗜酸性粒细胞增多，部分 CMML-2 可见 Auer 小体。血红蛋白减少，常见贫血；血小板减少。

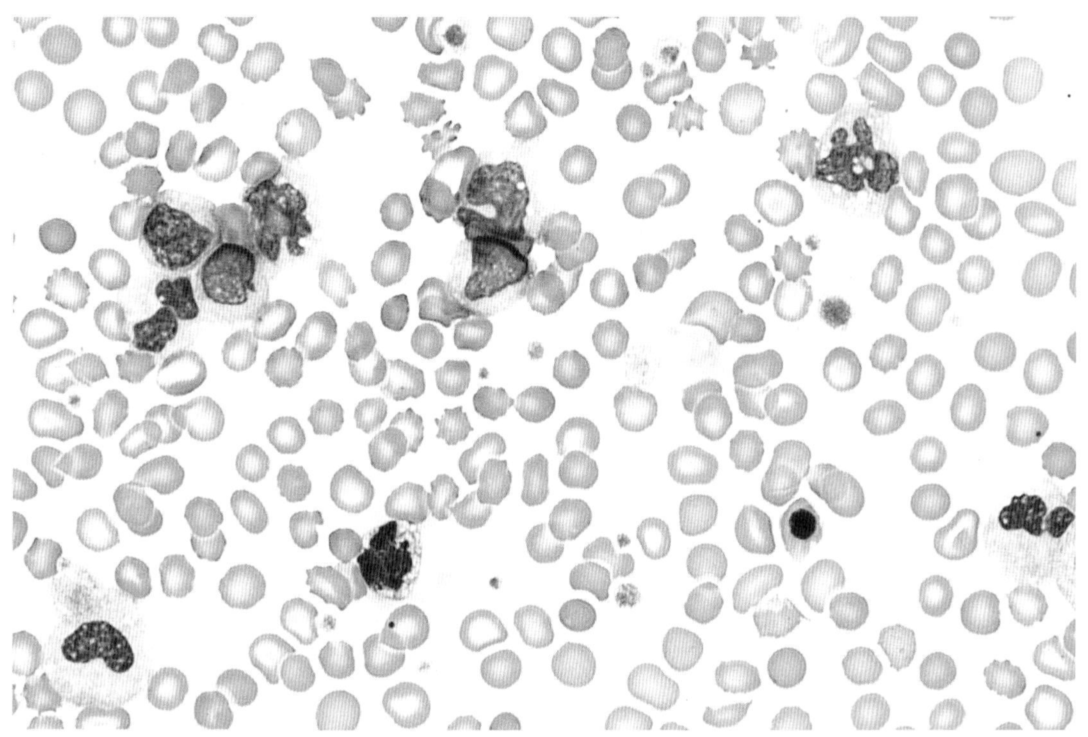

图 7-125 CMML 血象

（四）免疫性血小板减少性紫癜

免疫性血小板减少性紫癜（immune thrombocytopenic purpura，ITP），是免疫性原因产生自身血小板抗体造成血小板破坏过多、生存期缩短和巨核细胞成熟障碍的获得性血小板减少，以往称特发性血小板减少性紫癜，好发于儿童、青壮年和妇女。

1. 骨髓象 骨髓有核细胞增生活跃或明显活跃，可见巨核细胞增多，但成熟障碍，以幼稚巨核细胞和颗粒巨核细胞增多明显，胞质颗粒减少、嗜碱性较强，产板型巨核细胞明显减少或缺如（图 7-126、图 7-127），胞质中可出现空泡或变性。其他细胞系细胞变化不明显，当有严重贫血时，红系细胞可出现增生。

2. 血象 血小板明显减少（图 7-128），急性型常 $<20\times10^9$/L，慢性型多为 $(30\sim80)\times10^9$/L。白细胞和血红蛋白多正常，若出血严重时，白细胞增多，血红蛋白减低，出现贫血。血小板体积增大，胞质颗粒减少且分散、染色偏碱性。急性型尚可见淋巴细胞增多。

（五）骨髓转移癌

恶性肿瘤可侵犯骨髓，形成骨髓转移癌，比较常见的骨髓转移癌为乳腺癌、胃癌、前列腺癌、肺癌、大肠癌、胰腺癌、卵巢癌等，骨髓造血组织逐步被浸润的肿瘤组织所代替，正常造血受抑，骨-血屏障结构破坏，可伴有不同程度的髓外造血。因原发病不同，骨髓转移癌细胞形态呈多样化表现，故骨髓细胞形态学难以确定其组织来源和类型。

1. 骨髓象 骨髓穿刺常发生干抽。肿瘤细胞多分布在片尾或边缘，聚集成堆或团，胞质常互相融合（图 7-129 至图 7-131）。肿瘤细胞大小不均，畸形明显，常具有如下形态学特征：成堆或成团出现；胞体常不规则；胞质量多少不定（高分化肿瘤细胞核质比小（图 7-130）；低分化或未分化肿瘤细胞核质比大（图 7-131）），染成深蓝色或灰蓝色，边缘不整，部分可见颗粒及空泡；核常深

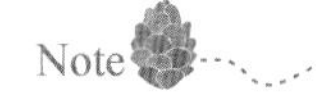

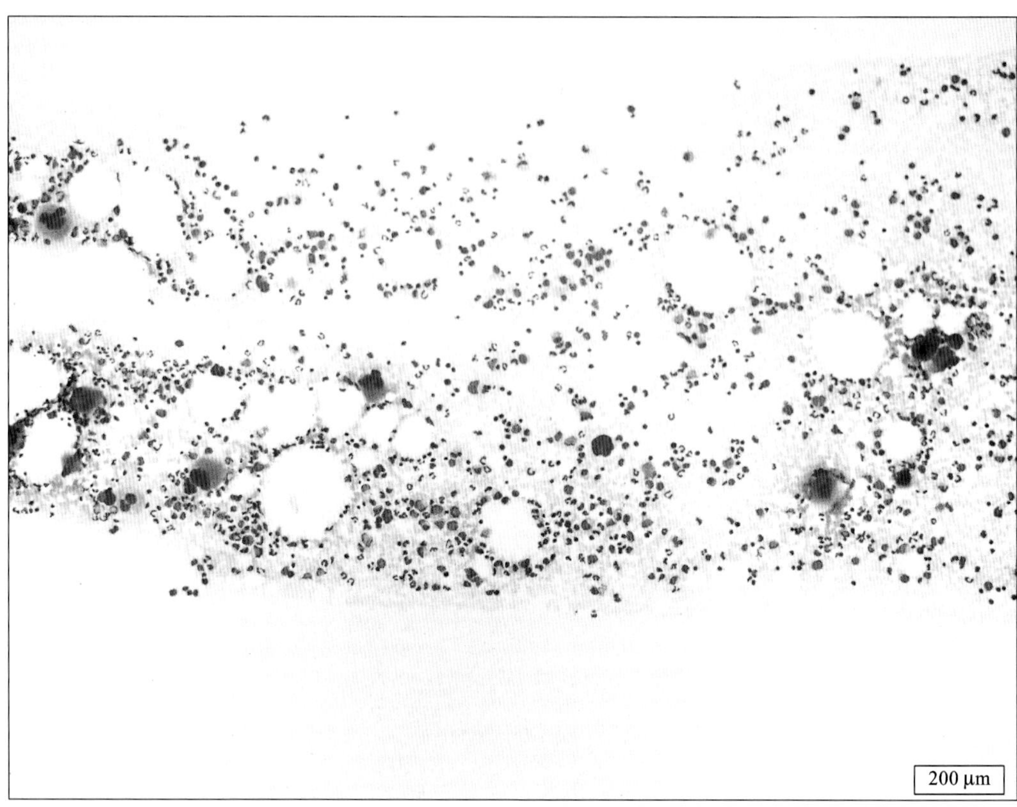

图 7-126　ITP 骨髓象(一)

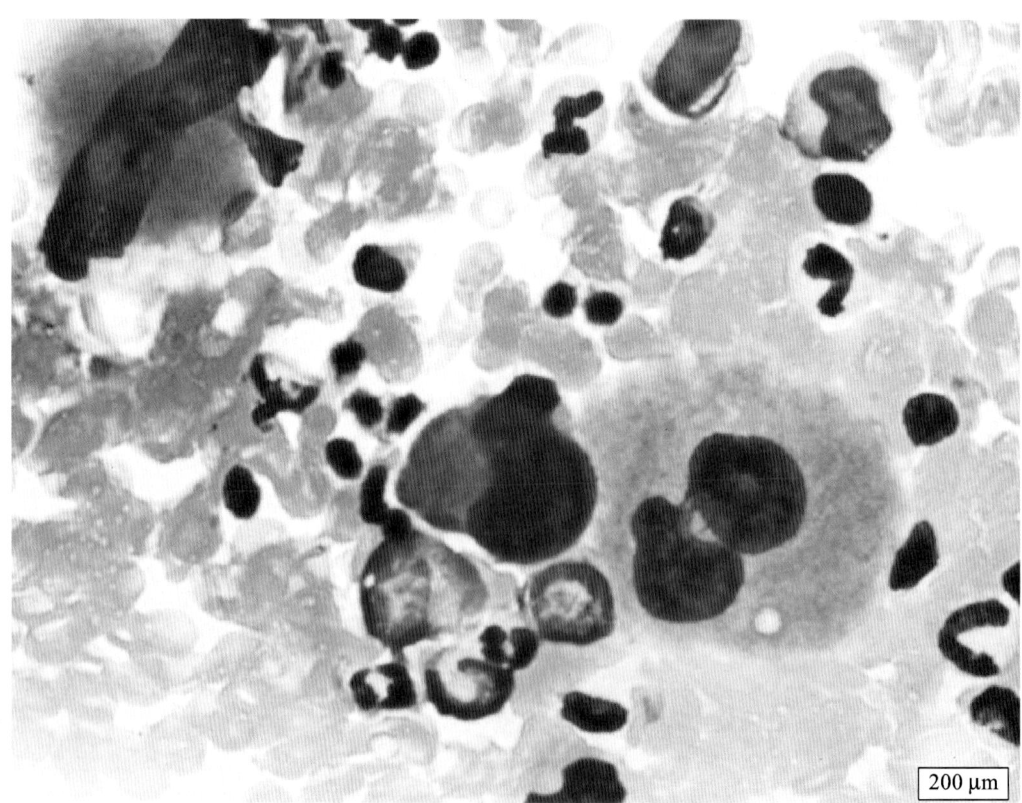

图 7-127　ITP 骨髓象(二)

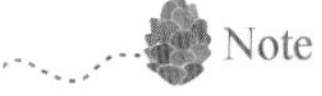

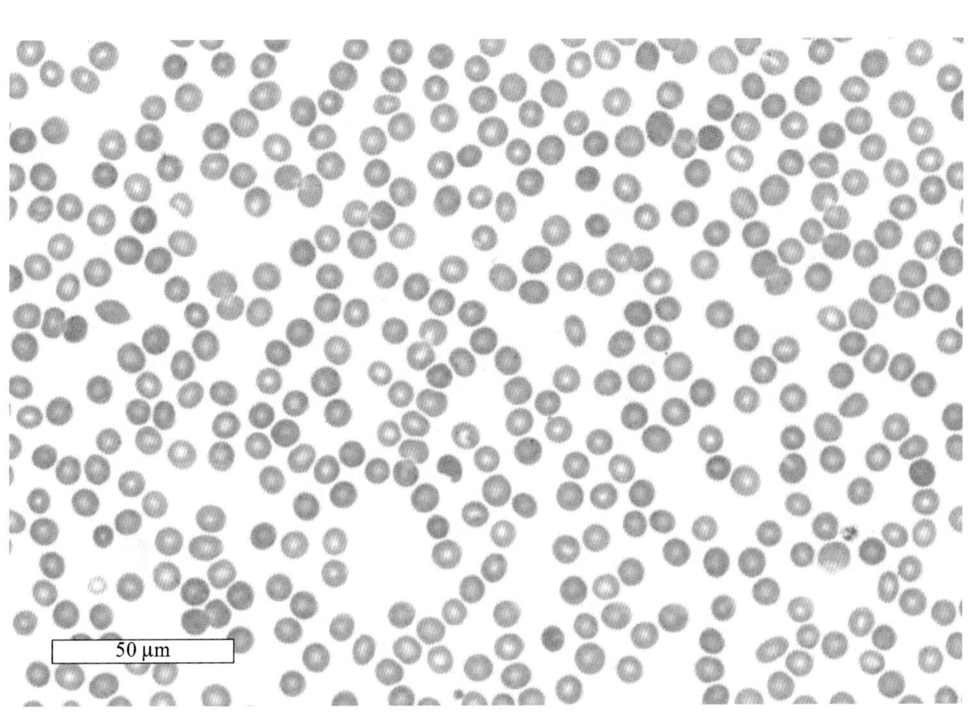

图 7-128　ITP 血象

染，多形性明显，核仁大、深染且数目较多。

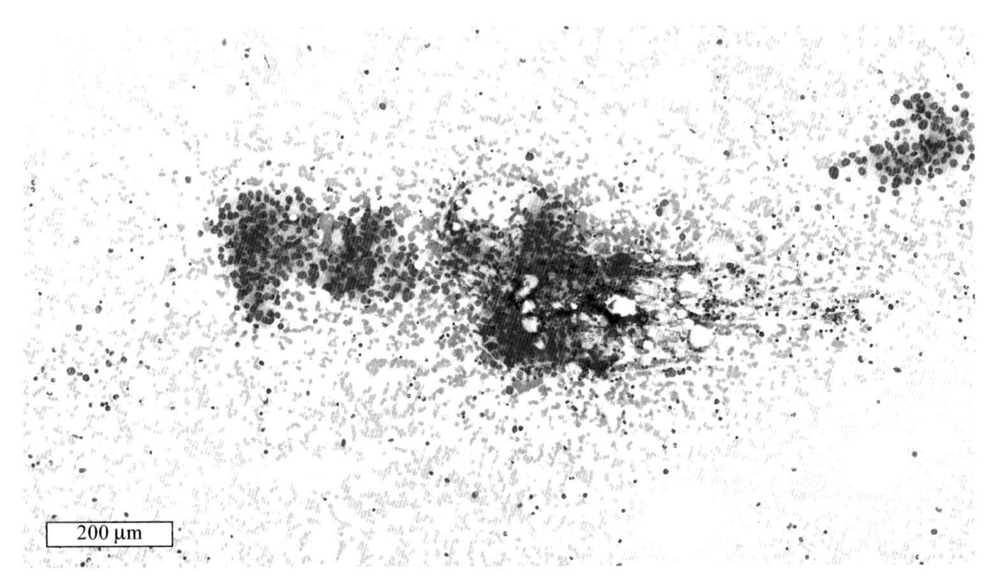

图 7-129　乳腺癌骨髓转移(一)

2. 血象　血红蛋白减少，网织红细胞正常或稍多，有核细胞分类可见幼粒细胞、幼红细胞，嗜酸性粒细胞、嗜碱性粒细胞也可增多，血小板数量不定，可见巨型或畸形血小板。

(六) 神经母细胞瘤

神经母细胞瘤(neuroblastoma)又称交感神经细胞瘤、原神经细胞瘤，其是来自肾上腺髓质与交感神经节的恶性肿瘤，好发于儿童，同时也是一种恶性程度极高并很早就发生转移的恶性肿瘤。神经母细胞瘤的瘤细胞转移至骨髓可引起血象和骨髓象的变化，末期患者可于外周血中出现神经母细胞称为神经母细胞血症(neuroblastemia)。

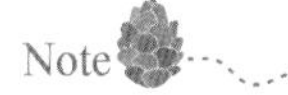

1. 骨髓象　可见较多肿瘤细胞浸润，低倍镜下于涂片的尾部和边缘可见一丛或一团的瘤细

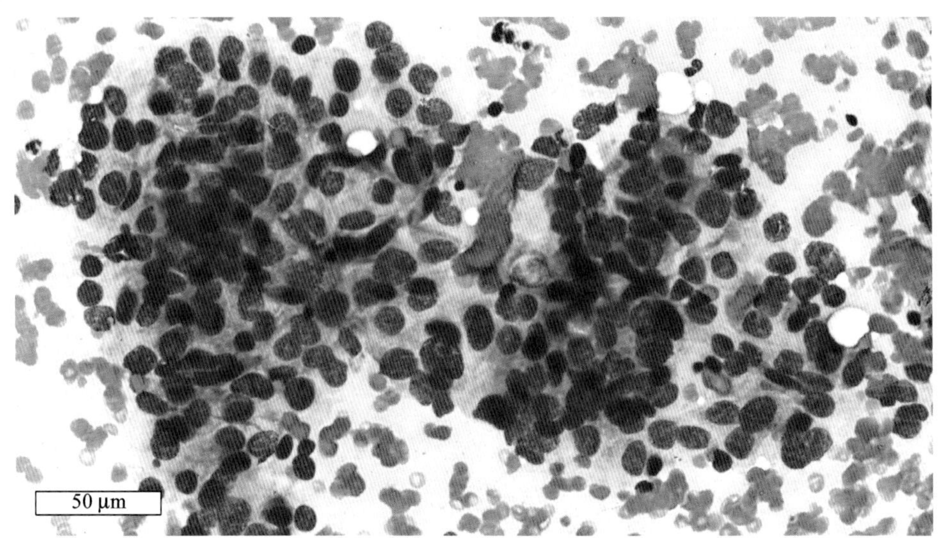

图 7-130 乳腺癌骨髓转移(二)

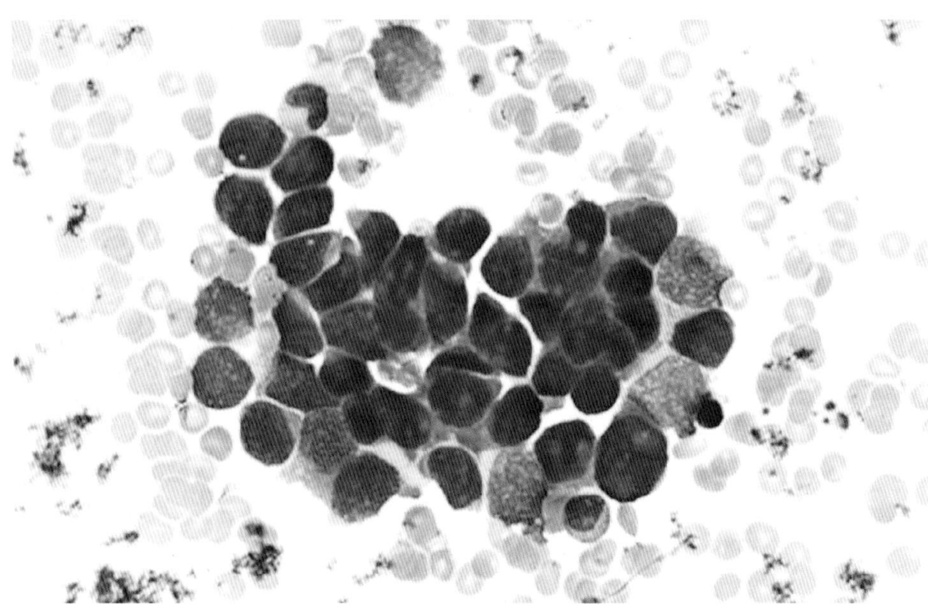

图 7-131 小细胞肺癌骨髓转移

胞,油镜下见瘤细胞互相粘连(图 7-132 至图 7-134),呈“荷花形”“菊花团样”和“口字形”排列,细胞间混有黏稠紫红色黏液样或纤维样物质。瘤细胞形态多样,有淋巴细胞样、粒细胞样、巨裸核细胞样。晚期骨髓三系造血细胞增生均可受到抑制。

2. 血象 贫血常有,无异常细胞。

二、感染的形态学检验

荚膜组织胞浆菌病(histoplasmosis capsulati)是因吸入荚膜组织胞浆菌(Histoplasma capsulatum)而引起的深部真菌病,根据病菌侵犯部位分为肺型、进展播散型。肺型的感染局限于肺部,临床症状轻微,以干咳为主,多数患者能够自愈。若感染通过血液播散到全身其他组织器官,特别是肝、脾、淋巴结、骨髓,则形成播散性组织胞浆菌病,主要发生于免疫系统功能低下的人群,例如艾滋病患者、免疫抑制剂使用者、器官移植患者以及慢性糖尿病患者。进展播散型组织胞浆菌病表现为发热,肝、脾、淋巴结肿大以及黄疸和全血细胞减少。

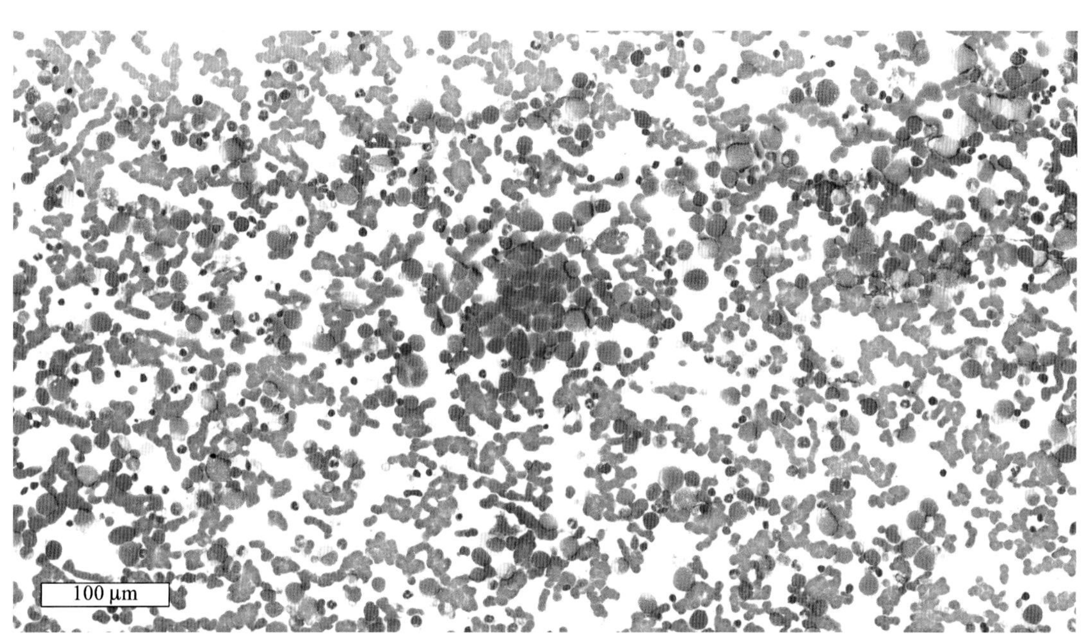

图 7-132 神经母细胞瘤浸润骨髓(一)

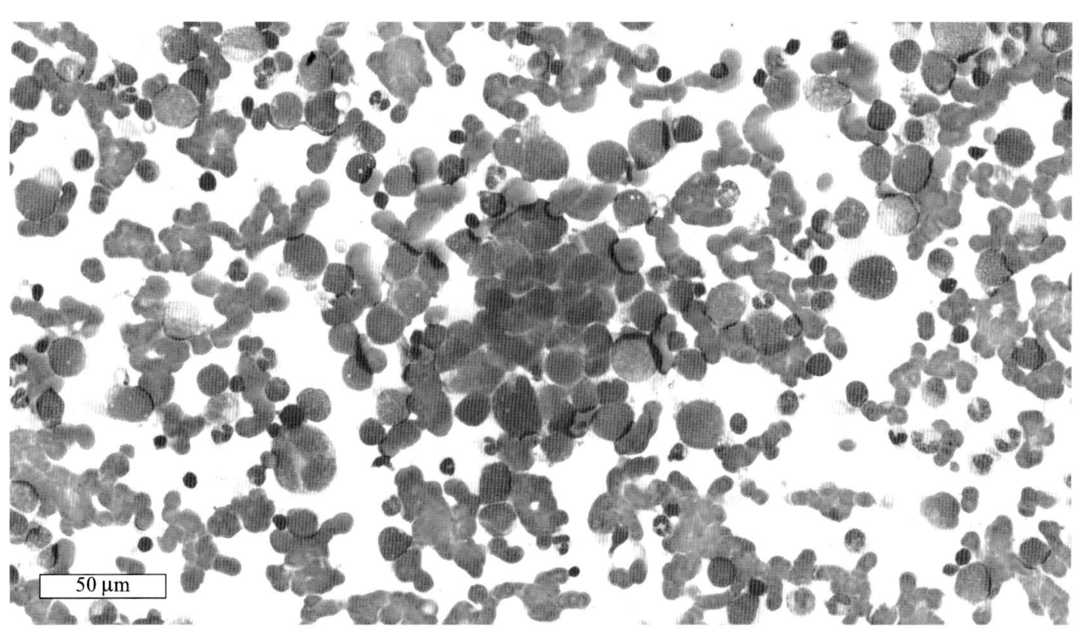

图 7-133 神经母细胞瘤浸润骨髓(二)

1. 骨髓象 骨髓有核细胞增生活跃或增生明显活跃,可见部分粒细胞伴毒性改变,巨噬细胞吞噬数量不等的荚膜组织胞浆菌(图 7-135),其形态特征为:孢子直径为 2~5 μm,大小较一致,呈椭圆形或圆形,孢子一端钝圆,一端稍尖,横径与长径比小于 1∶2,边缘有一圈未着色的透明空晕,形似荚膜;胞核为 1 个,呈紫红色,圆形、椭圆形或半圆形,常偏于一侧。需要注意与利-杜小体(图 7-136,即杜氏利什曼原虫无鞭毛体,可导致黑热病)以及马尔尼菲青霉菌(与荚膜组织胞浆菌一样可导致机体深部真菌感染)等相似结构进行鉴别诊断(表 7-20)。此外,也可见少量噬血细胞。

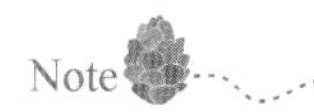

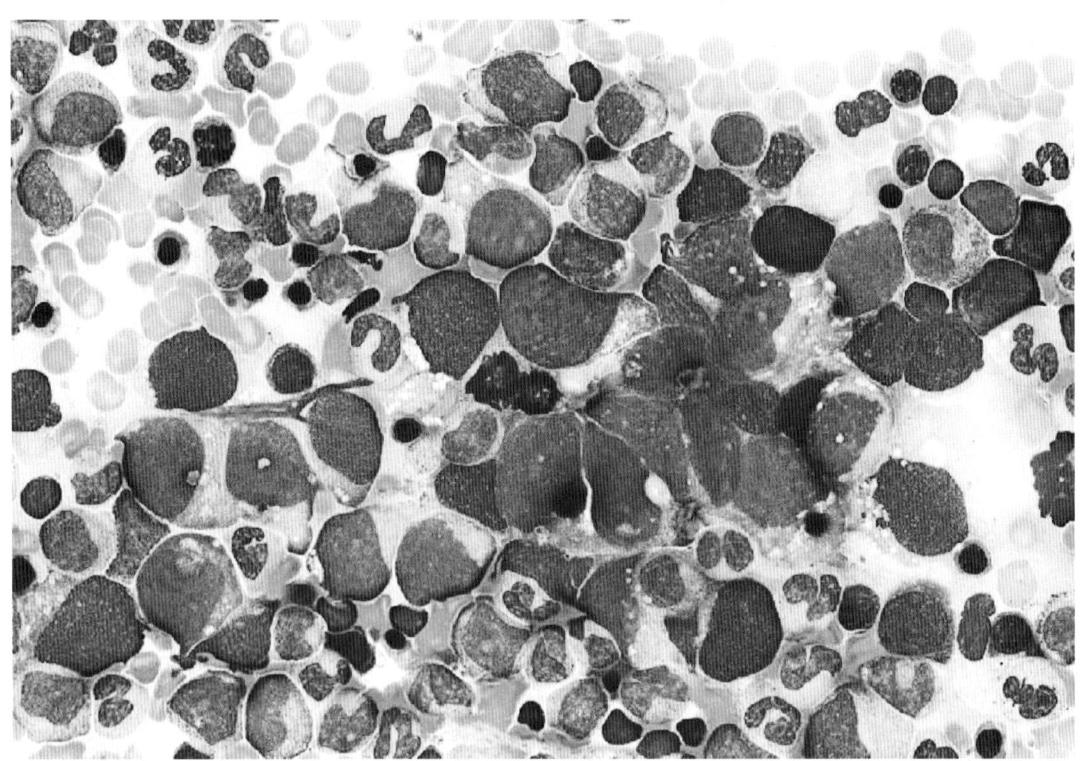

图 7-134　神经母细胞瘤浸润骨髓(三)

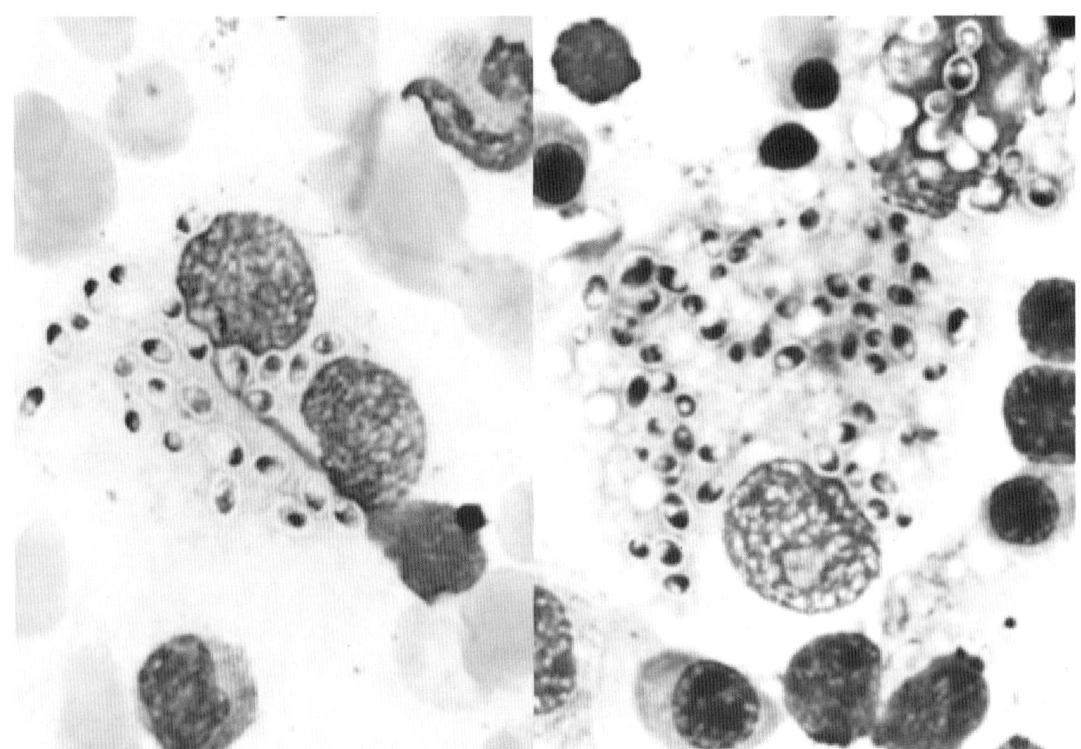

图 7-135　骨髓巨噬细胞吞噬荚膜组织胞浆菌

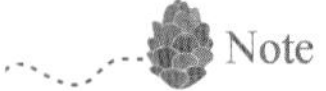

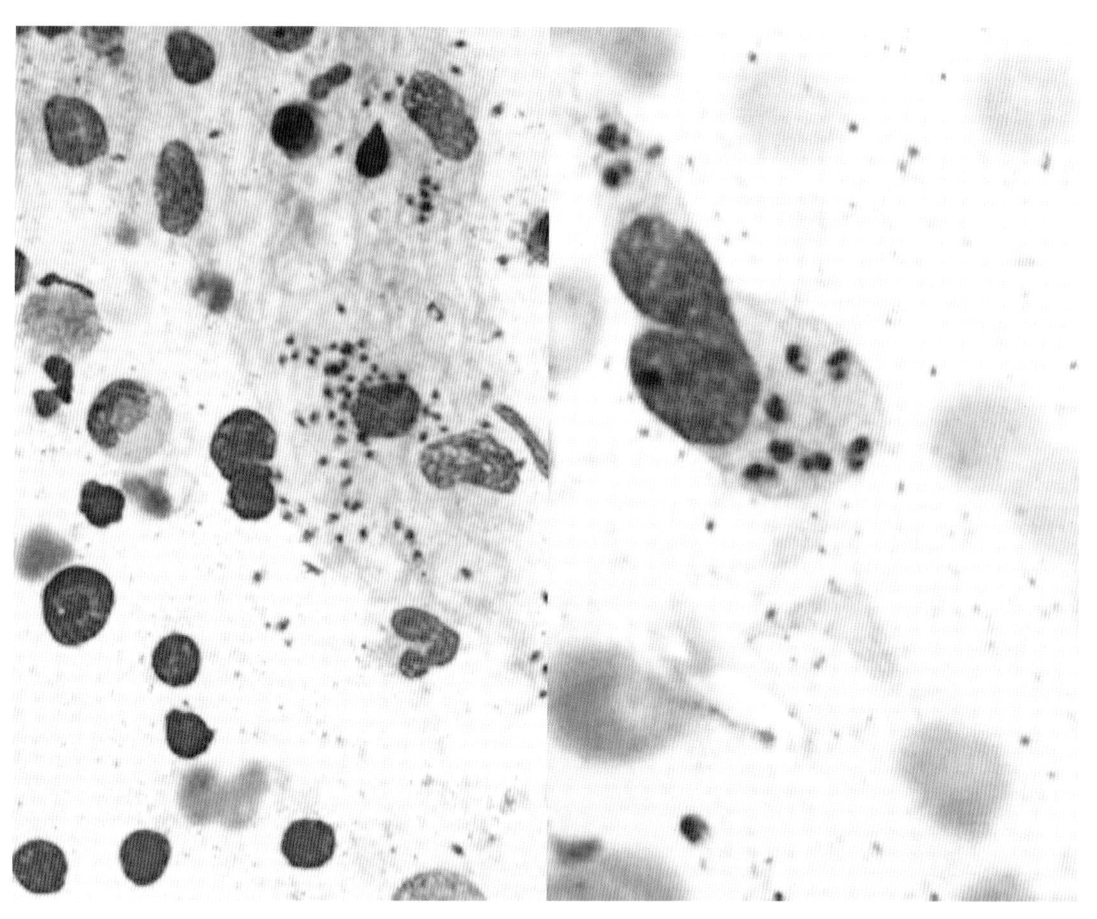

图 7-136 骨髓巨噬细胞利-杜小体

表 7-20 荚膜组织胞浆菌、马尔尼菲青霉菌与利-杜小体的形态特点比较

形态特点	荚膜组织胞浆菌	利-杜小体	马尔尼菲青霉菌
形状	圆形，椭圆形	椭圆形，船形	圆形，椭圆形，腊肠形
细胞核	1个，偏于一侧	T形，点横状	1～2个，中间有横隔
细胞膜	荚膜透亮，清晰可见	胞膜不清晰	无荚膜，胞膜完整
PAS染色	阳性	阴性	阳性

2. 血象 常见全血细胞减少，有时可见单核细胞、中性粒细胞等吞噬荚膜组织胞浆菌，检出率比骨髓涂片低。

思考与讨论

(1) 简述贫血的分类方法。

(2) 缺铁性贫血的常见病因有哪些？缺铁性贫血患者补铁剂多久为宜，为什么？

(3) 小细胞低色素性贫血的鉴别诊断，除血细胞形态学检验外，还需进行哪些实验室检查？

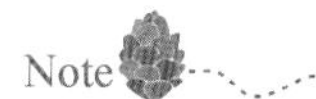

(4) 大细胞正色素性贫血的鉴别诊断,除血细胞形态学检验外,还需进行哪些实验室检查?

(5) 简述骨髓粒细胞系统发育动力学的特点。

(6) 外周血中性粒细胞增多常见于哪些生理情况?外周血中性粒细胞减少常见于哪些生理情况?

(7) 常见病原性细菌有哪些类型?全身性细菌血症有哪些类型?如何理解败血症?

(8) 中性粒细胞缺乏症患者的常见临床表现有哪些?

(9) 血细胞减少和化学药物的使用有无关系?

(10) 如何理解免疫机制导致的血细胞减少?

(11) 传染性单核细胞增多症的实验室检查有哪些?传染性单核细胞增多症的血象和骨髓象检查中哪个更有诊断意义,为什么?

(12) 急性白血病的典型临床表现有哪些?这些表现与患者血三系细胞的改变有什么内在联系?

(13) AML 的 WHO 分型依据有哪几个方面,具体有哪些疾病类型?

(14) FAB 和 WHO 在诊断 AML 和 ALL 时对原始细胞百分比分别是如何要求的?谈谈你对此处"原始细胞"概念的理解。

(15) 为什么 AML-M3 的及时诊断对临床和患者非常重要?该种白血病中的异常早幼粒细胞具有什么特征?

(16) 伴单核细胞分化的 AML-M4 或 AML-M5 如何与 AML-M3 进行鉴别?

(17) 简述 MDS 髓系发育异常细胞的形态学特征。

(18) 一女性患者,曾长期服用抗结核药物。血常规检查示:WBC 0.68×10^9/L,Hb 90 g/L,PLT 130×10^9/L。其骨髓检查见图 7-137。

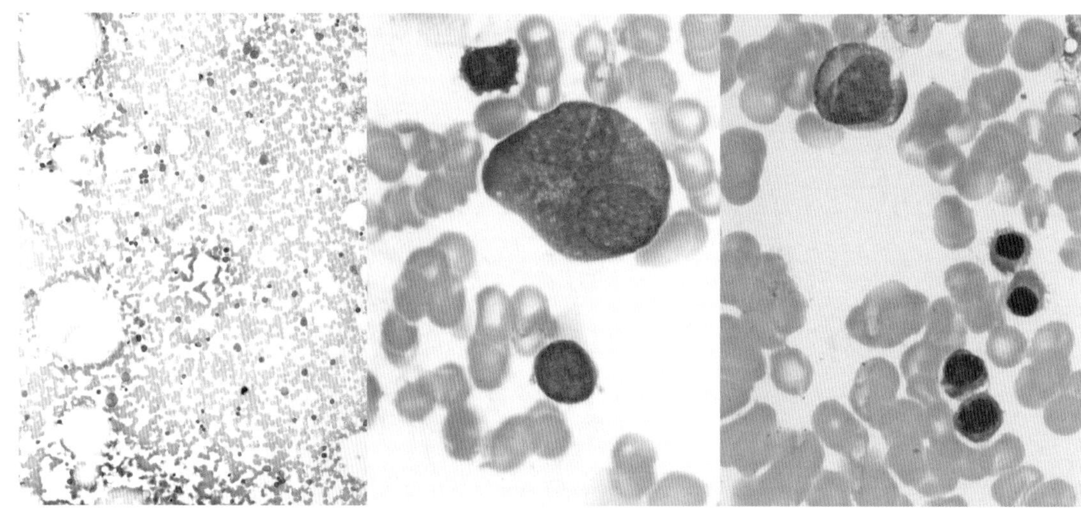

图 7-137　临床案例(一)

①判断该患者的骨髓有核细胞增生程度。

②如何理解图 7-137 的细胞形态学特征?

③如果你是该患者的主治医生,你会如何治疗,说说你的想法。

(19) 一女性患者,23 岁,因拔牙术后出血严重,现入院就诊。血常规检查示:WBC 26.4×10^9/L,Hb 105 g/L,PLT 58×10^9/L。凝血检验显示:纤维蛋白原含量明显降低,APTT 和 PT 均明显延长,D-二聚体显著增加。骨髓象检查见图 7-138。

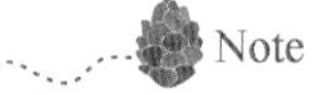

Note

①简述图 7-138 中有核细胞的常规形态学特征和 POX 染色特征。

②结合上述信息,该患者最可能是什么疾病,请说说你的判断依据。

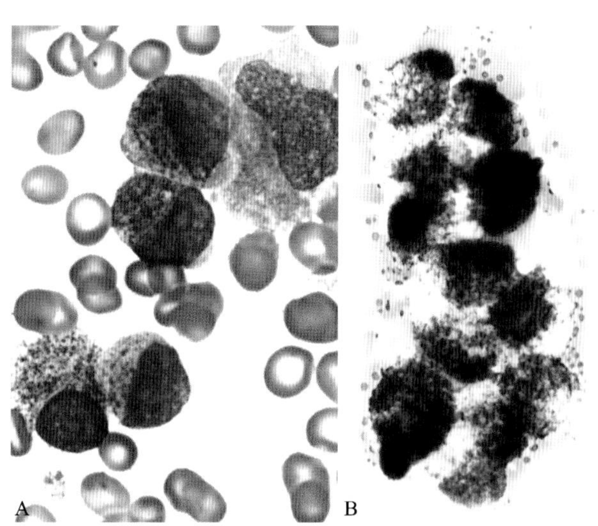

图 7-138 临床案例(二)

(A. 常规染色;B. POX 染色)

③为尽早明确诊断,还需进行哪些实验室检查,实验室检查结果如何?

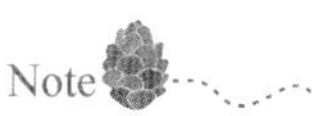

附录
Appendix

表 A　普通光学显微镜的性能参数

目镜 放大倍数	物镜 放大倍数	工作距离 /mm	鉴别距离 /μm	总放大倍数	视野直径 /mm	典型视野	
						血象	骨髓象
10×	4×#	22.0	3.36	40×	5.0		
10×	10×#	10.5	1.34	100×	2.0		
10×	40×△	0.56	0.52	400×	0.5		
10×	100×△	0.13	0.27	1000×	0.2		

注：1.工作距离，是指物镜前凸镜表面中心到被观察样本表面的距离；2.鉴别距离，也称分辨本领，是指分辨物体细微结构的能力，即显微镜能分辨两物点的最小距离，其数值越小，分辨率越高；3.视野直径，也称视场直径，是指显微镜下所见圆形视野的直径；4. # 低倍镜(low power field,LPF)指 4×物镜至 10×物镜(放大倍数较低，可提供较大的视野，观察到较多的细胞，适合快速概览)，△高倍镜(high power field,HPF)指 40×物镜至 100×物镜(放大倍数较高，视野较小，细胞数量较少，适合观察精细的细胞结构)；实践中，10×物镜一般默认为"低倍镜(LPF)"，40×物镜一般默认为"高倍镜(HPF)"，而 100×物镜等同于"油镜(Oil)"。

表 B　健康成人骨髓穿刺涂片血细胞参考范围

血　细　胞	参考范围/(%)
白细胞系列	
原始粒细胞	0～3
早幼粒细胞	1～5
中性中幼粒细胞	6～17
中性晚幼粒细胞	3～20
中性杆状核粒细胞	9～32
中性分叶核粒细胞	7～30
嗜酸性粒细胞(不分阶段)	0～3

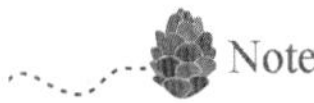

续表

血　细　胞	参考范围/(%)
嗜碱性粒细胞(不分阶段)	0～1
单核细胞	0～1
巨噬细胞	0～1
淋巴细胞	5～18
浆细胞	0～1
红细胞系列	
原始红细胞	0～1
早幼红细胞	1～4
中幼红细胞	10～20
晚幼红细胞	6～10
血小板系列	
巨核细胞	(2～10 个)/LPF[#]
粒/红比值(G/E 比值)	(1.5～3.3)∶1

注：[#] LPF，低倍镜视野(10×)；上表数据引自文献 Elaine M. Keohane，Larry J. Smith，Jeanine M. Walenga. RODAK'S HEMATOLOGY：CLINICAL PRINCIPLES AND APPLICATIONS[M]. 5th Ed. St. Louis：Saunders，2016.

表 C　骨髓增生异常综合征(MDS)形态学检查表

××医院血液科骨髓增生异常综合征(MDS)形态学检查表

姓名________年龄______性别______住院号______骨髓片号______骨髓穿刺部位________

一、骨髓有核细胞增生程度(请在相应□内打√)

□极度低下　□低下　□活跃　□明显活跃　□极度活跃

二、骨髓粒系、红系和巨核系增生情况(请在相应□内打√)

①粒系细胞：__________　②红系细胞：__________　③粒/红比值__________

④全片巨核细胞约__________个；血小板数量：□正常　□增多　□减少

三、骨髓原始细胞数量

原始细胞(包括无颗粒和有颗粒原始细胞、幼稚单核细胞)__________%

四、骨髓发育异常(病态)细胞比例

①红系病态细胞________%　　②粒系病态细胞________%　　③巨核系病态细胞________%

五、骨髓细胞发育异常类型(请在相应□内打√)

细胞系列	发育异常类型		
红系	巨幼样变□	不对称双核、多核□	核分叶过多□
	核出芽□	核碎裂□	核间桥□
	空泡变性□	粗大点彩颗粒□	其他：________
粒系	巨幼样变□	颗粒减少或缺失□	假 Pelger-Huët 异常□
	核分叶过多□	假 Chédiak-Higashi 颗粒□	双核、多核及不规则核□
	Auer 小体□	核质发育不平衡□	其他：________
巨核系	分叶过少(大单圆核)□	多圆核巨核细胞□	(微)小巨核细胞□
	(巨)大血小板□	颗粒减少血小板□	其他：________

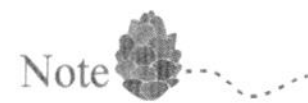

续表

六、骨髓细胞化学染色（请在相应□内打√）
①过氧化物酶染色：阳性率______%
②铁染色：外铁：□－ □＋ □＋＋ □＋＋＋ □＋＋＋＋
内铁：总阳性率______%；环形铁粒幼红细胞______%；
③糖原染色：阳性率______%；阳性物质性状：□颗粒状 □弥散状
七、全血细胞计数
HGB______g/L；WBC______$\times10^9$/L；PLT______$\times10^9$/L；
中性粒细胞绝对值______$\times10^9$/L，单核细胞绝对值______$\times10^9$/L，MCV：______fL，Ret______%
八、外周血细胞形态学检验（请在相应□内打√）
白细胞：□原始细胞 □假 Pelger-Huët □颗粒减少 □其他异常：______
红细胞：□幼红细胞 □大小不等 □大红细胞 □粗大点彩 □其他异常：______
血小板：□大或巨大血小板 □颗粒减少 □巨核细胞 □其他异常：______
形态学检查提示：______
报告者______核对者______报告日期：____年____月____日

注：1. 外周血白细胞分类计数需分类 200 个白细胞，骨髓有核细胞分类计数需分类 500 个有核细胞；2. 环形铁粒幼红细胞以 2008 年国际 MDS 形态学工作组（IWGM-MDS）建议为标准：环形铁粒幼红细胞是指胞质中铁粒≥5 个且围绕核周 1/3 以上的铁粒幼红细胞。

表 D　健康成人常用血液检验指标参考范围

指　标	成年男性	成年女性	常用单位	国际单位
RBC	4.3～5.8	3.8～5.1	$\times10^6/\mu L$	$\times10^{12}/\mu L$
HGB/Hb	13.0～17.5	11.5～150	g/dL	/
	130～175	115～150	/	g/L
HCT/Hct	40～50	35～45	%	/
	0.40～0.50	0.35～0.45	/	L/L
MCV	82～100		fL	
MCH	27～34		pg	
MCHC	31.6～35.4		%	/
	316～354		/	g/L
RDW*	11.5～14.5		%	
RET#*	20～115		$\times10^3/\mu L$	$\times10^9/\mu L$
RET%*	0.5～2.5		%	
NRBC*	0		/100WBC	
PLT	125～350		$\times10^3/\mu L$	$\times10^9/L$
MPV*	7.0～12.0		fL	
WBC	3.5～9.5		$\times10^3/\mu L$	$\times10^9/L$
WBC 分类	百分比/(%)	绝对值(#)		
NEUT	40～75	1.8～6.3		
LYMPH	20～50	1.1～3.2		
EO	0.4～8.0	0.02～0.52		

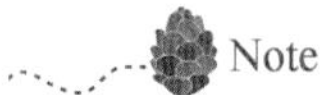

续表

<table>
<tr><th>指　标</th><th>成年男性</th><th>成年女性</th><th>常用单位</th><th>国际单位</th></tr>
<tr><td>BASO</td><td>0～1</td><td>0～0.06</td><td rowspan="2">$\times 10^3/\mu L$</td><td rowspan="2">$\times 10^9/L$</td></tr>
<tr><td>MONO</td><td>3～10</td><td>0.1～0.6</td></tr>
</table>

注：1. RBC，红细胞数；HGB/Hb，血红蛋白（或血色素）；HCT/Hct，血细胞比容（血细胞压积或红细胞比容或红细胞压积）；MCV，平均红细胞体积（或平均红细胞容积）；MCH，平均红细胞血红蛋白量；MCHC，平均红细胞血红蛋白浓度；RDW，红细胞体积分布宽度；RET#，网织红细胞绝对值（仪器法）；RET%，网织红细胞百分比（手工法）；NRBC，有核红细胞数；PLT，血小板数；MPV，平均血小板体积（或平均血小板容积）；WBC，白细胞数；NEUT，中性粒细胞（包括中性分叶核粒细胞和中性杆状核粒细胞）；LYMPH，淋巴细胞；EO，嗜酸性粒细胞（包括嗜酸性分叶核粒细胞和嗜酸性杆状核粒细胞）；BASO，嗜碱性粒细胞（包括嗜碱性分叶核粒细胞和嗜碱性杆状核粒细胞）；MONO，单核细胞；2. 上表数据来源：中华人民共和国国家卫生部. WS/T405—2012 血细胞分析参考区间[S]. 北京：中国标准出版社，2012.（其中*标数据引自文献同表B）

表E　健康人血红蛋白类型和参考范围#

血红蛋白类型	成人参考范围/（%）	新生儿参考范围/（%）
HbA	＞95	10～40
HbF	0～2.0	60～90
HbA_2	0～3.5	/

注：# 毛细管电泳法；上表数据引自文献同表B。

表F　儿科常用血液检验指标参考范围

<table>
<tr><th>指标</th><th>单位</th><th>1天</th><th>2～4天</th><th>5～7天</th><th>8～14天</th><th>15～30天</th><th>1～2月</th><th>3～5月</th><th>6～11月</th><th>1～3岁</th><th>4～7岁</th><th>8～13岁</th></tr>
<tr><td>RBC</td><td>$\times 10^{12}/\mu L$</td><td>4.10～6.10</td><td>4.36～5.96</td><td>4.20～5.80</td><td>4.00～5.60</td><td>3.20～5.00</td><td>3.40～5.00</td><td>3.65～5.05</td><td>3.60～5.20</td><td>3.40～5.20</td><td>4.00～5.20</td><td>4.00～5.40</td></tr>
<tr><td>HGB</td><td>g/L</td><td>165～215</td><td>164～208</td><td>152～204</td><td>150～196</td><td>122～180</td><td>106～164</td><td>104～160</td><td>104～156</td><td>96～156</td><td>102～152</td><td>120～150</td></tr>
<tr><td>HCT</td><td>%</td><td colspan="2">48～68</td><td>50～64</td><td>46～62</td><td>38～53</td><td>32～50</td><td colspan="2">35～51</td><td>34～48</td><td>36～46</td><td>35～49</td></tr>
<tr><td>MCV</td><td>fL</td><td>95～125</td><td>98～118</td><td>100～120</td><td>95～115</td><td>93～113</td><td colspan="2">83～107</td><td>78～102</td><td>76～92</td><td>78～94</td><td>80～94</td></tr>
<tr><td>MCH</td><td>pg</td><td colspan="4">30～42</td><td>28～40</td><td>27～37</td><td>25～35</td><td colspan="3">23～31</td><td>26～32</td></tr>
<tr><td>MCHC</td><td>g/L</td><td colspan="5">300～340</td><td>310～370</td><td colspan="5">320～360</td></tr>
<tr><td>RDW</td><td>%</td><td colspan="7">/</td><td colspan="4">11.5～14.5</td></tr>
<tr><td>RET</td><td>%</td><td>1.8～5.7</td><td>1.3～4.7</td><td>0.2～1.4</td><td>0.0～1.0</td><td>0.2～1.0</td><td>0.8～2.8</td><td colspan="5">0.5～1.5</td></tr>
<tr><td>RET</td><td>$\times 10^9/\mu L$</td><td>73.8～353.8</td><td>56.7～280.1</td><td>8.4～81.2</td><td>0.0～56.0</td><td>6.4～50.0</td><td>27.2～140.0</td><td>18.3～75.8</td><td>18.0～78.0</td><td>17.0～78.8</td><td>20.0～78.0</td><td>20.0～124.2</td></tr>
<tr><td>NRBC</td><td>/100WBC</td><td>2～24</td><td>5～9</td><td>0～1</td><td colspan="8">0</td></tr>
</table>

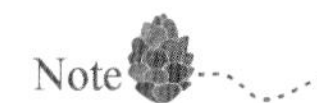

续表

<table>
<tr><th>指标</th><th>单位</th><th>1天</th><th>2～4天</th><th>5～7天</th><th>8～14天</th><th>15～30天</th><th>1～2月</th><th>3～5月</th><th>6～11月</th><th>1～3岁</th><th>4～7岁</th><th>8～13岁</th></tr>
<tr><td>WBC</td><td>×10^9/μL</td><td>9.0～37.0</td><td>8.0～24.0</td><td colspan="3">5.0～21.0</td><td colspan="3">6.0～18.0</td><td>5.5～17.5</td><td>5.0～17.0</td><td>4.5～13.5</td></tr>
<tr><td>NEUT</td><td>×10^9/μL</td><td>3.7～30.0</td><td>2.6～17.0</td><td>1.5～12.6</td><td>1.2～11.6</td><td>1.0～9.5</td><td>1.2～8.1</td><td>1.1～7.7</td><td>1.2～8.1</td><td>1.2～8.9</td><td>1.5～11.0</td><td>1.6～9.5</td></tr>
<tr><td>LYMPH</td><td>×10^9/μL</td><td>1.6～14.1</td><td>1.3～11.0</td><td>1.2～11.3</td><td>1.5～13.0</td><td>2.1～12.8</td><td>2.5～13.0</td><td>2.7～13.5</td><td>2.9～14.0</td><td>2.0～12.8</td><td>1.5～11.1</td><td>1.0～7.2</td></tr>
<tr><td>EO</td><td>×10^9/μL</td><td>0.0～1.5</td><td>0.0～1.2</td><td>0.0～1.3</td><td colspan="2">0.0～1.1</td><td colspan="5">0.0～0.7</td><td>0.0～0.5</td></tr>
<tr><td>BASO</td><td>×10^9/μL</td><td>0.0～0.7</td><td>0.0～0.5</td><td colspan="7">0.0～0.4</td><td colspan="2">0.0～0.3</td></tr>
<tr><td>MONO</td><td>×10^9/μL</td><td>0.1～4.4</td><td>0.2～3.4</td><td colspan="2">0.2～3.6</td><td>0.1～3.2</td><td>0.2～2.5</td><td colspan="2">0.1～2.0</td><td colspan="2">0.1～1.9</td><td>0.1～1.5</td></tr>
<tr><td>PLT</td><td>×10^9/μL</td><td colspan="11">150～450</td></tr>
</table>

注：RBC，红细胞数；HGB，血红蛋白；HCT，血细胞比容；MCV，平均红细胞体积；MCH，平均红细胞血红蛋白量；MCHC，平均红细胞血红蛋白浓度；RDW，红细胞体积分布宽度；RET，网织红细胞；NRBC，有核红细胞数；PLT，血小板数；WBC，白细胞数；NEUT，中性粒细胞；LYMPH，淋巴细胞；EO，嗜酸性粒细胞；BASO，嗜碱性粒细胞；MONO，单核细胞；上表数据引自文献同表B。

表G　健康成人其他常用血液检验指标参考范围

指　　标	单　　位	参考范围
红细胞沉降率（ESR，魏氏法）	mm/h	男性：0～15（≤50岁）；0～20（>50岁） 女性：0～20（≤50岁）；0～30（>50岁）
血清铁（SI）	μg/dL	50～160
总铁结合力（TIBC）	μg/dL	250～400
转铁蛋白饱和度（TS）	%	20～55
血清铁蛋白（SF，男性）	ng/mL	40～400
血清铁蛋白（SF，女性）	ng/mL	12～160
血清维生素 B_{12}	pg/mL	200～900
血清叶酸	ng/mL	>4.0
红细胞叶酸	ng/mL	>120
血清结合珠蛋白	mg/dL	30～200
血浆游离血红蛋白	mg/dL	0～10

注：上表数据引自文献同表B

表H　健康成人凝血检验指标参考范围(一)

指　　标	检验方法	参考范围
PT	凝固法	12.6～14.6 s
APPT	凝固法	25～35 s

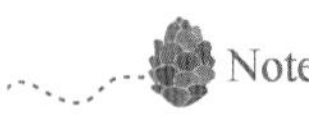
Note

续表

指　　标	检验方法	参考范围
TT	凝固法	≤21 s
Fg	/	220～498 mg/dL
FⅡ、FⅤ、FⅦ、FⅨ、FⅩ、FⅪ、FⅫ	/	50%～150%
FⅧ	/	50%～186%
FⅩⅢ	免疫法	59%～192%
vWF:A	/	50%～166%
vWF:Ag	免疫法	50%～249%
HMWK 和 PK	/	65%～135%
AT:A	/	78%～126%
PC:A	/	70%～140%
PS:A	/	65%～140%
APCR 试验	/	比值>1.8
抗心磷脂抗体，IgG	/	<12 IgG 磷脂单位(GPL)
抗心磷脂抗体，IgM	/	<10 IgM 磷脂单位(MPL)
抗 β2-GPⅠ抗体，IgG 和 IgM	/	<20 抗 β2-糖蛋白Ⅰ单位(GU)
基于 APTT 的狼疮抗凝物磷脂纠正试验	/	缩短 8 秒以上
稀释的 Russell 蝰蛇毒磷脂纠正试验	/	缩短比率>1.3
D-二聚体	免疫法	110 ng/mL～240 ng/mL
PAI-1	/	14 mg/dL～28 mg/dL
同型半胱氨酸	/	男：4.3 mmol/L～9.9 mmol/L 女：3.3 mmol/L～7.2 mmol/L

注：PT，凝血酶原时间；APTT，活化部分凝血活酶时间；TT，凝血酶时间；Fg，纤维蛋白原(即凝血因子Ⅰ)；FⅡ，凝血因子Ⅱ；FⅤ，凝血因子Ⅴ；FⅦ～FⅩⅢ，凝血因子Ⅶ～凝血因子ⅩⅢ；vWF:A，血管性血友病因子活性；vWF:Ag，血管性血友病因子抗原；HMWK，高分子量激肽释放酶；PK，激肽释放酶原；AT:A，抗凝血酶活性；PC:A，蛋白C活性；PS:A，蛋白S活性；APCR 试验，活化蛋白C抵抗试验；抗 β2-GPⅠ抗体，抗 β2-糖蛋白Ⅰ抗体；PAI-1，纤溶酶原激活物抑制物-1；上表数据引自文献同表 B。

表 I　健康成人凝血检验指标参考范围(二)

指　　标	检验方法	参考范围	测试人数/人
FⅡ	一期法(基于 PT 检测)	84～132 IU/dL	25～30
FⅤ	一期法(基于 PT 检测)	66～126 IU/dL	25～30
FⅦ	一期法(基于 PT 检测)	61～157 IU/dL	25～30
FⅩ	一期法(基于 PT 检测)	74～149 IU/dL	25～30
FⅧ	一期法(基于 APTT 检测)	58～184 IU/dL	25～30
FⅨ	一期法(基于 APTT 检测)	69～157 IU/dL	25～30
FⅪ	一期法(基于 APTT 检测)	67～169 IU/dL	25～30
FⅫ	一期法(基于 APTT 检测)	64～196 IU/dL	25～30
FⅩⅢ	分光光度法	59～185 IU/dL	20
vWF:Ag	乳胶凝集试验	46～146 IU/dL	25～30

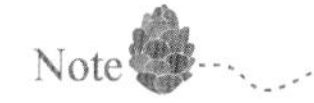

续表

指　　标	检验方法	参考范围	测试人数/人
vWF:A	乳胶凝集试验	48～173 IU/dL	>30
α2-抗纤溶酶	发色底物法	67～103 IU/dL	20
AT:A	发色底物法	85～131 IU/dL	80
AT:Ag	ELISA	83～124 IU/dL	30
PC:A	发色底物法	79～142 IU/dL	80
PC:Ag	ELISA	75～131 IU/dL	25～30
总 PS	ELISA	71～136 IU/dL	80
游离 PS	乳胶凝集试验	男:74～143 IU/dL	40
		女:67～125 IU/dL	40

注:FⅡ,凝血因子Ⅱ;FⅤ,凝血因子Ⅴ;FⅦ～FⅫ,凝血因子Ⅶ～凝血因子Ⅻ;vWF:Ag,血管性血友病因子抗原;vWF:A,血管性血友病因子活性;AT:A,抗凝血酶活性;AT:Ag,抗凝血酶抗原;PC:A,蛋白C活性;PC:Ag,蛋白C抗原;总PS,总蛋白S;游离PS,游离蛋白S;PT,凝血酶原时间;APTT,活化部分凝血活酶时间;ELISA,酶联免疫吸附试验;上表数据引自文献:Nigel S. Key, Michael Makris and David Lillicrap. Practical Hemostasis and Thrombosis[M]. 3rd Ed. John Wiley & Sons Inc.: Chichester, 2017.

表J　健康女性妊娠期凝血指标参考范围

指标（非妊娠正常值）		妊娠(孕周)				产　后	
		10～15	23～25	32～34	38～40	1	8
经典 APCR(>2.3)	均值	2.89	2.74	2.64	2.66	2.87	3.16
	正常范围	2.33～3.45	2.18～3.30	2.16～3.12	2.02～3.30	2.09～3.65	2.34～4.00
改良 APCR (FⅤ缺乏)(>2.0)	均值	2.63	2.59	2.57	2.62	2.68	2.71
	正常范围	2.39～2.87	2.35～2.83	2.35～2.79	2.36～2.88	2.40～2.96	2.43～2.99
Ⅷ:C U/mL (0.50～2.0)	均值	1.41	1.69	2.06	2.31	2.24	1.25
	正常范围	0.51～2.31	0.81～2.49	1.02～3.10	1.43～3.19	0.86～3.62	0.49～2.01
纤维蛋白原 g/dL (2.0～4.0)	均值	3.3	3.5	4.1	4.5	4.6	2.6
	正常范围	2.1～4.5	2.3～4.7	2.9～5.3	3.5～5.5	3.2～6.0	1.8～3.4
蛋白C U/mL (0.70～1.25)	均值	0.95	1.04	1.02	1.00	1.16	1.02
	正常范围	0.65～1.25	0.68～1.40	0.64～1.40	0.62～1.38	0.76～1.56	0.68～1.36
游离蛋白S U/mL (0.63～1.12)	均值	0.62	0.53	0.51	0.51	0.59	0.74
	正常范围	0.36～0.88	0.35～0.71	0.33～0.69	0.31～0.71	0.27～0.91	0.52～0.96
D-二聚体 ng/mL(<120)	均值	35	81	130	193	251	11
	正常范围	0～93	0～175	0～286	0～417	0～867	0～22

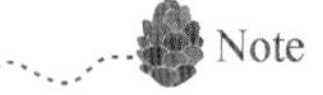

注:APCR,活化蛋白C抵抗;FⅤ,凝血因子Ⅴ;Ⅷ:C,凝血因子Ⅷ活性;上表数据引自文献:Horn PS, Feng L, Li Y, et al. Effect of outliers and nonhealthy individuals on reference interval estimation[J]. Clin Chem 2001,47(12):2137-2145.

表K　健康新生儿和婴儿凝血检验指标参考范围

指标		1天	5天	30天	90天	180天	成人
筛查试验	PT/s	10.1～15.9	10.0～15.3	10.0～14.2	10.0～14.2	10.7～13.9	10.8～13.9
	INR	0.53～1.62	0.53～1.48	0.53～1.26	0.53～1.26	0.61～1.17	0.64～1.17
	APTT/s	31.3～54.5	25.4～59.8	32.0～55.2	29.0～50.1	28.1～42.9	26.6～40.3
	TT/s	19.0～28.3	18.0～29.2	19.4～29.2	20.5～29.7	19.8～31.2	19.7～30.3
凝血因子测定	Fg/(g/L)	1.67～3.99	1.62～4.62	1.62～3.78	1.50～3.79	1.50～3.87	1.56～4.00
	FⅡ/(%)	26～70	33～93	34～102	45～105	60～116	70～146
	FⅤ/(%)	34～108	45～145	62～134	48～132	55～127	62～150
	FⅦ/(%)	28～104	35～143	42～138	39～143	47～127	67～143
	FⅧ/(%)	50～178	50～154	50～157	50～125	50～109	50～149
	vWF/(%)	50～287	50～254	50～246	50～206	50～197	50～158
	FⅨ/(%)	15～91	15～91	21～81	21～113	36～136	55～163
	FⅩ/(%)	21～68	19～79	31～87	35～107	38～118	70～152
	FⅪ/(%)	10～66	23～87	27～79	41～97	49～134	67～127
	FⅫ/(%)	13～93	11～83	17～81	25～109	39～115	52～164
	PK/(%)	18～69	20～76	23～91	41～105	56～116	62～162
	HMWK/(%)	6～102	16～132	33～121	30～146	36～128	50～136
	XⅢa/(%)	27～131	44～144	39～147	36～172	46～162	55～155
	XⅢb/(%)	30～122	32～180	39～173	48～184	20～170	57～137
凝血调控蛋白	AT/(%)	39～87	41～93	48～108	73～121	84～124	79～131
	α2-巨球蛋白/(%)	95～183	98～198	106～194	126～226	149～233	52～120
	C1抑制物/(%)	36～108	60～120	47～131	71～159	89～193	71～131
	α1-抗胰蛋白酶/(%)	49～137	49～129	36～88	42～102	47～107	55～131
	肝素辅因子Ⅱ/(%)	10～93	0～96	10～87	10～146	50～190	66～126
	蛋白C/(%)	17～53	20～64	21～65	28～80	37～81	64～128
	蛋白S/(%)	12～60	22～78	33～93	54～118	55～119	60～124
纤溶蛋白	纤溶酶原/(%)	125～265	141～293	126～270	174～322	221～381	248～424
	TPA/(ng/mL)	5.0～18.9	4.0～10.0	1.0～6.0	1.0～5.0	1.0～6.0	1.4～8.4
	α1-抗纤溶酶/(%)	55～115	70～130	76～124	76～140	83～139	68～136
	PAI-1/(%)	20～151	0～81	0～88	10～153	60～130	0～110

注：PT，凝血酶原时间；INR，国际标准化比值；APTT，活化部分凝血活酶时间；TT，凝血酶时间；Fg，纤维蛋白原(即凝血因子Ⅰ)；FⅡ，凝血因子Ⅱ；FⅤ，凝血因子Ⅴ；FⅦ～FⅫ，凝血因子Ⅶ～凝血因子Ⅻ；vWF，血管性血友病因子；FXⅢa，凝血因子XⅢa亚基；FXⅢb，凝血因子XⅢb亚基；PK，激肽释放酶原；HMWK，高分子量激肽释放酶；AT，抗凝血酶；TPA，组织型纤溶酶原激活物；PAI-1，纤溶酶原激活物抑制物-1；上表数据引自文献：Andrew M，Paes B，Johnston M. Developmentof the hemostatic system in the neonate andyoung infant[J]. Am J PediatrHematol Oncol，1990，12(1)：95-104.

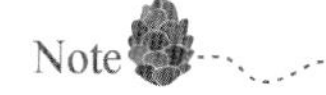

表 L　健康青少年凝血检验指标参考范围

指　　标	7～9 岁	10～11 岁	12～13 岁	14～15 岁	16～17 岁
PT/s	13.0～15.4	13.0～15.6	13.0～15.2	12.8～14.5	12.6～15.7
APTT/s	27～38	27～38	27～39	26～36	26～35
FⅧ/(%)	76～199	80～209	72～198	69～237	63～221
FⅨ/(%)	70～133	72～149	73～152	80～161	86～176
vWF:A/(%)	52～176	60～195	50～184	50～203	49～204
vWF:Ag/(%)	62～180	63～189	60～189	57～199	50～205

注：PT，凝血酶原时间；APTT，活化部分凝血活酶时间；FⅧ，凝血因子Ⅷ；FⅨ，凝血因子Ⅸ；vWF:A，血管性血友病因子活性；vWF:Ag，血管性血友病因子抗原；上表数据引自文献：Michele M Flanders，Ronda A Crist，William L Roberts，etal. Pediatric reference intervals for seven common coagulation assays[J]. Clin Chem，2005，51(9)：1738-1742.

表 M　抗凝治疗监测及目标值

抗凝治疗及监测方法		目　标　值
华法林	大多数适应证；PT/INR	2.0～3.0
	心脏瓣膜病和狼疮抗凝物引起的反复性血栓形成；PT/INR	2.5～3.5
	华法林；FⅩ测定(发色底物法)	22%～40%
肝素	治疗性 UFH；APTT	/
	治疗性 UFH；抗 FⅩa 活性测定	0.3～0.7 U/mL
	预防性 LMWH；抗 FⅩa 活性测定	0.2～0.4 U/mL
	治疗性 LMWH(1 次/天)；抗 FⅩa 活性测定	1.0～2.0 U/mL
	治疗性 LMWH(2 次/天)；抗 FⅩa 活性测定	0.5～1.0 U/mL
	预防性磺达肝癸钠；抗 FⅩa 活性测定	0.2～0.4 mg/mL
	治疗性磺达肝癸钠；抗 FⅩa 活性测定	0.5～1.5 mg/mL

注：UFH，普通肝素；LMWH，低分子肝素；PT，凝血酶原时间；INR，国际标准化比值；APTT，活化部分凝血活酶时间；FⅩa，活化的凝血因子Ⅹ；上表数据的参考文献同表 B。

表 N　血液学检验常用数学公式

1. 白细胞计数

$$白细胞数 = N \div 4 \times 10 \times 20 \times 10^{6}/L$$

注：N 为低倍镜下改良牛鲍血细胞计数板一个计数池内四角 4 个大方格内的白细胞总数

2. 红细胞计数

$$红细胞数 = N \div 100 \times 10^{12}/L$$

注：N 为高倍镜下改良牛鲍血细胞计数板一个计数池内中央大方格的四角和中央共 5 个中方格内的红细胞总数

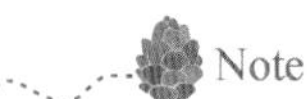

续表

3. 血小板计数 $$血小板数 = N \times 10^9/L$$ 注：N 为高倍镜下改良牛鲍血细胞计数板一个计数池内中央大方格的四角和中央共 5 个中方格内的血小板总数。
4. 血红蛋白(HGB)测定(氰化高铁血红蛋白(HiCN)法) $$HGB(g/L) = \frac{A_{HiCN}^{\lambda 540}}{44} \times \frac{64458}{1000} \times 251 = A_{HiCN}^{\lambda 540} \times 367.6$$ 注：$A_{HiCN}^{\lambda 540}$ 为测定管吸光度，44 为毫摩尔消光系数，64458/1000 为 1 mmol/L HGB 溶液中所含的 HGB 克数，251 为稀释倍数。
5. 网织红细胞(RET)计数及网织红细胞生成指数(reticulocyte production index，RPI) $$RET\%(常规法) = \frac{计数 1000 个红细胞中的 RET 数量}{1000} \times 100\%$$ $$RET\%(Miller 窥盘法) = \frac{大方格 B 内的 RET 数量}{小方格 A 内的红细胞数量 \times 9} \times 100\%$$ $$RET\#(\times 10^9/L) = \frac{RET(\%) \times 红细胞数(\times 10^{12}/L)}{100}$$ 注：RET 计数参考范围：成人和儿童为 0.5%～2.5%(20×10^9/L～115×10^9/L)；新生儿为 2.0%～6.0%。 $$实际 RET\%(RET 计数校正) = 患者 RET\% \times \frac{患者 HCT\%}{正常人 HCT\%} = 患者 RET\% \times \frac{患者 HCT\%}{45\%}$$ 注：患者 RET%为校正前患者 RET%，正常人 HCT%等于 45%。 $$RPI = \frac{实际 RET\%}{网织红细胞成熟时间(天)} = \frac{患者 RET\% \times 100 \times \frac{患者 HCT\%}{45\%}}{网织红细胞成熟时间(天)}$$ 注：血细胞比容(HCT)40%～45%对应的网织红细胞成熟时间为 1.0 天，35%～39%对应的成熟时间为 1.5 天，25%～34%对应的成熟时间为 2.0 天，15%～24%对应的成熟时间为 2.5 天，小于 15%对应的成熟时间为 3 天；正常成人 RPI 为 1，RPI<2 提示骨髓增生低下或红系成熟障碍所致贫血，RPI>3 提示溶血性贫血或急性失血性贫血。 例如：已知一贫血患者 RBC=2.1×10^12/L，HCT=18%，在该患者的新亚甲蓝染色血涂片样本中计数了 1000 个红细胞，发现其中有 40 个 RET。则该患者： ①$RET\%(常规法) = \frac{40}{1000} \times 100\% = 4\%$ ②$RET\#(\times 10^9/L) = \frac{4.0 \times 2.1 \times 10^{12}/L}{100} = 84 \times 10^9/L$ ③$实际 RET\% = 4.0\% \times \frac{18}{45} = 1.6\%$，$实际 RET\# = \frac{1.6 \times 2.1 \times 10^{12}/L}{100} = 33.6 \times 10^9/L$ ④$RPI = \frac{4.0\% \times 100 \times \frac{18}{45}}{2.5} = 0.64$
6. 白细胞计数纠正(当有核红细胞总数>5/100WBCs) $$实际白细胞数 = x \times \frac{100}{100 + y}$$ 注：x 为校正前白细胞数；y 为分类 100 个白细胞过程中所见的有核红细胞总数。 例如：已知一贫血患者血涂片 WBC=13.6×10^12/L，有核红细胞总数=35/100WBCs，则该患者实际白细胞数 $= 13.6 \times 10^9 \times \frac{100}{100 + 35} = 10.1 \times 10^9/L$

Note

续表

7. 中性粒细胞毒性指数 $$毒性指数=\frac{有中毒颗粒的中性粒细胞数量}{计数的中性粒细胞数量(100个或200个)}\times 100\%$$
8. 利用血涂片估计白细胞数(血涂片中白细胞须均匀分布) 白细胞数=每个高倍镜(40×)视野中白细胞平均个数×2×10^9/L
9. 利用血涂片估计血小板数(血涂片中血小板须均匀分布,无异常聚集和纤维蛋白丝) 血小板数=每个油镜(100×)视野中血小板平均个数×20(或15)×10^9/L
10. 外周血红细胞参数"3规则"(仅适用于正细胞正色素性红细胞) RBC×3=HGB±3;HGB×3=HCT±3;RBC×9=HCT±3 例如:当RBC=4.24(×10^{12}/L),HGB=11.9(g/dL)以及HCT=37.4(%)时,则上述等式成立。
11. 红细胞平均指数 $$平均红细胞体积(MCV)(fL)=\frac{HCT(\%)\times 10}{RBC数(\times 10^{12}/L)}或=\frac{HCT(L/L)\times 1000}{RBC数(\times 10^{12}/L)}$$ $$平均红细胞血红蛋白量(MCH)(pg)=\frac{HGB(g/L)}{RBC数(\times 10^{12}/L)}=\frac{HGB(g/dL)\times 10}{RBC数(\times 10^{12}/L)}$$ $$平均红细胞血红蛋白浓度(MCHC)(g/L)=\frac{HGB(g/L)\times 100}{HCT(\%)}=\frac{HGB(g/dL)\times 1000}{HCT(\%)}$$ $$或=\frac{HGB(g/dL)\times 10}{HCT(L/L)}$$ 例如:已知一患者RBC数=5×10^{12}/L,HGB=15 g/dL和HCT=45%(0.45L/L),则MCV(fL)=$\frac{45\times 10}{5}$fL=90fL,MCH(pg)=$\frac{15\times 10}{5}$=30pg,MCHC(g/L)=$\frac{15\times 1000}{45}$=333 g/L
12. 非特异性酯酶NaF抑制率 $$NaF抑制率=\frac{抑制前阳性率或阳性积分-抑制后阳性率或阳性积分}{抑制前阳性率或阳性积分}\times 100\%$$ 例如:某患者一骨髓涂片α-NBE染色后阳性率为89%,其另一骨髓涂片α-NBE+NaF染色后阳性率为19%,则NaF抑制率=$\frac{89-19}{89}\times 100\%$=78.65%(>50%),提示该患者骨髓涂片中的异常细胞受NaF抑制(异常细胞来源于单核细胞系)。
13. 国际标准化比值(international normalized ratio,INR) $$INR=\left(\frac{PT_{患者}}{PT_{正常对照}}\right)^{ISI}$$ 注:$PT_{患者}$和$PT_{正常对照}$分别为患者血浆和正常对照血浆的凝血酶原时间(PT);ISI为国际敏感指数,由各试剂厂家提供,表示标准品组织凝血活酶(批号67/40的人脑凝血活酶)与每批组织凝血活酶PT校正曲线的斜率,其值越小,则试剂越敏感。 例如:当$PT_{患者}$=18 s、$PT_{正常对照}$=11 s和ISI=1.2时,INR=$\left(\frac{18}{11}\right)^{1.2}$=1.8。

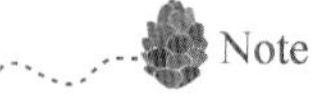

续表

14. 枸橼酸钠抗凝剂用量调整(当 HCT>55%时)

$$C=0.00185\times(100-\mathrm{HCT})\times V$$

注:C 代表枸橼酸钠溶液体积(mL),V 代表包括枸橼酸钠在内的血液体积(mL)。

例如:当 HCT=65%、V=3 mL 时,枸橼酸钠抗凝剂实际用量(C)=0.00185×(100−65)×3 mL=0.19 mL(不是理论上的 3/10 mL=0.3 mL),此时应从 3 mL 枸橼酸钠抗凝管中移除 0.11 mL 抗凝剂,再加入约 2.8(2.81)mL 静脉血,盖上盖子并轻轻颠倒混匀 3 次以上。不同规格抗凝管在高 HCT 时枸橼酸钠的用量调整见下图。

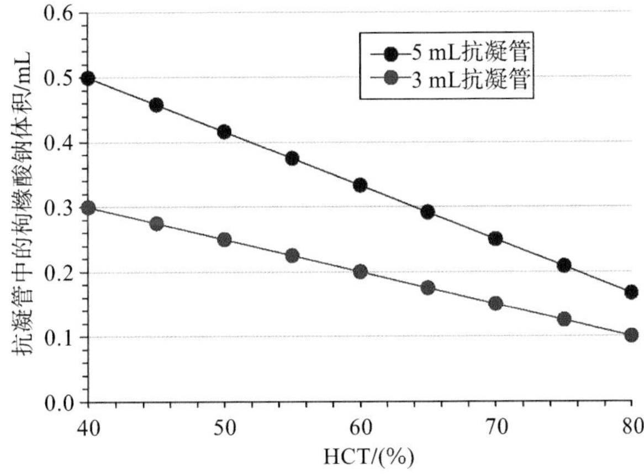

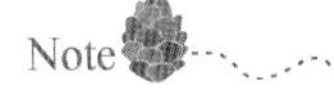

参考文献

References

[1] 张士化，徐坚强，汪文娟，等. 浅谈临床检验基础教学在高职生可持续发展能力培养中的作用[J]. 卫生职业教育，2012，30(21)：47-48.

[2] 张士化，徐坚强，汪文娟，等. 提高医学检验技术专业高职生血细胞形态学检查水平的措施[J]. 国际检验医学杂志，2012，33(23)：2941+2945.

[3] 张士化，马少华，王东钢，等. 半自动血液推片机在临床检验中的应用[J]. 中国卫生检验杂志，2014，24(09)：1259-1261.

[4] 张士化，马少华，王东钢，等. 半自动血液推片机在高职专业教学中的使用及效果[J]. 检验医学，2014，29(09)：969-973.

[5] 张士化，卢勤红，陈懿，等. 一种新型半自动血液推片机的研制[J]. 中国医疗设备，2016，31(02)：56-59.

[6] 张士化，卢勤红，陈懿. 自制半自动血液推片机的改良及评价[J]. 检验医学，2016，31(04)：304-308.

[7] 张士化，邬宁宁，徐瑾，等. 基于微视频和 10 分钟小课堂的血液检验技术教学创新与实践[J]. 浙江医学教育，2017，16(06)：4-6.

[8] 张士化，郑瑞，徐亚君. 基于微视频和 CBL 的血液检验技术课程翻转课堂教学实践[J]. 浙江医学教育，2019，18(02)：7-10.

[9] 张士化，郑瑞，华彤. 血涂片复检仿真实训系统构建[J]. 实验室研究与探索，2019，38(10)：120-125.

[10] 张士化. 医学检验高职生血细胞形态学检验综合学习模式的构建[J]. 中国医学教育技术，2020，34(01)：112-117.

[11] 张士化，邬宁宁，徐瑾，等. 血液检验技术课程教学改革创新的探索与实践[C]//浙江省医学会医学教育分会，上海市医学会医学教育专科分会，江苏省高等学校医药教育研究会，安徽省医学会医学教育分会. 第四届江浙沪皖医学教育年会暨 2020 年浙江省医学会医学教育学术大会论文汇编. 宁波卫生职业技术学院；宁波市第一医院；宁波市第二医院；浙江省台州医院中心实验室；宁波市医疗中心李惠利医院，2020：318-325. DOI：10. 26914/c. cnkihy. 2020. 071370.

[12] 疟疾病原学检查血涂片（薄血膜）制作. https://www. cdc. gov/dpdx/resources/pdf/benchaids/malaria/malaria_procedures_benchaid. pdf

[13] 疟原虫计数. https://www. who. int/docs/default-source/wpro---documents/toolkit/malaria-sop/gmp-sop-09-revised. pdf? sfvrsn=6587afac_2

[14] Palmer L，Briggs C，McFadden S，et al. ICSH recommendations for the standardization of nomenclature and grading of peripheral blood cell morphological features[J]. Int J Lab Hematol，2015，37(3)：287-303.

[15] Kweon O J，Lim Y K，Lee M K，et al. Red and white blood cell morphology

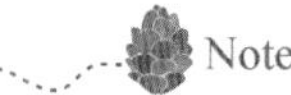
Note

characterization and hands-on time analysis by the digital cell imaging analyzer DI-60[J]. PLoS One,2022,17(4):e0267638.

[16] 比利时鲁汶大学医院(Uz leuven)血细胞形态分级. https://www.uzleuven.be/nl/media/e436c1a7-c4e5-4df4-b91c-44081c5f5017/190326_CAT_LienG ruwier.pdf

[17] 美国冈德森医疗系统(Gundersen Health System)血细胞形态分级. https://www.scribd.com/document/429622831/Lab-Policies-Differential-Counting-and-Morphology-Lab-5074

[18] 比利时 AZ Delta 医院红细胞形态分级. https://www.uzleuven.be/nl/media/b932801c-e227-4f65-8d15-16621926c2bc/CAT_200512_OttoV and egaer.pdf

[19] Stiene-Martin E A, Lotspeich-Steininger C A, Koepke J A. Clinical Hematology: Principles, Procedures, Correlations [M]. 2nd ed. Philadelphia: Lippincott-Raven Publishers,1998.

[20] 香港医务化验学会有限公司红细胞形态分级. http://www.hkimls.org/qapeduhsm-rbc-mor.htm

[21] 台湾嘉義基督教医院检验医学科红细胞形态分级. https://www.cych.org.tw/lab/6_%E9%A0%85%E7%9B%AE%E6%9F%A5%E8%A9%A2/manual/%E6%AA%A2%E9%A9%97-%E9%96%80%E8%A8%BA-3-D106-(01).pdf

[22] 卢兴国. 骨髓检查规程与管理[M]. 北京:人民卫生出版社,2014.

[23] 王福斌,林慧君,冯晓. 特殊血液病分析 100 例[M]. 北京:人民卫生出版社,2017.

[24] 刘志洁,黄文源,刘方文. 临床血液学及细胞学图谱[M]. 3 版. 北京:科学出版社,2006.

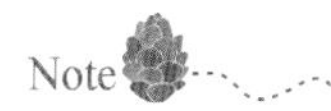

致谢

Acknowledgements

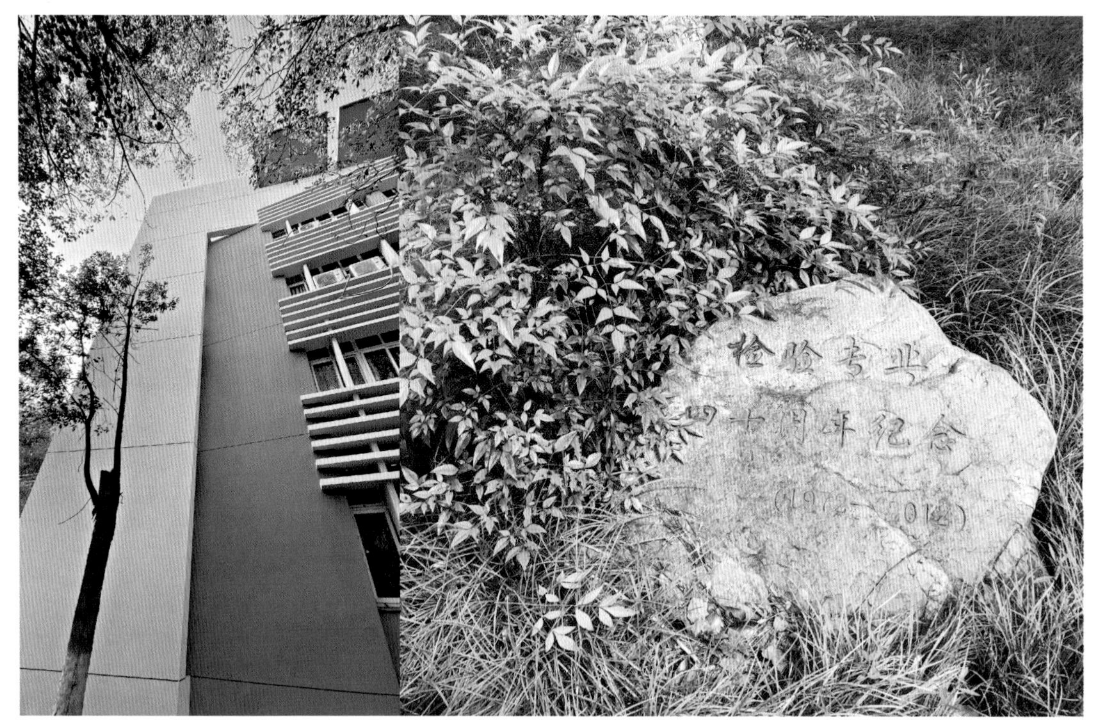

本书历经 8 个月的时间编写完成，在此我想感谢我的家人和我的工作单位——宁波卫生职业技术学院，感谢学校、医学技术学院和医学检验与检疫系各位领导的大力支持，感谢我的学生。

感谢我的家人给予我的理解和支持。

感谢学校领导对于本人主持的“双高”建设重点教学项目（血液学检验课程活力课堂建设，项目编号 Z58）的支持，本书是该项目的核心成果之一。同时，本书的第六章内容主要来源于本人主持的 2020 年浙江省教育厅科研项目（血涂片复检仿真实训系统的优化与临床应用研究，项目编号 Y202045382），因此本书也是该科研项目的成果之一。本书的顺利出版尤其要感谢应志国副校长给予的出版资金支持，希望本书能给学校 2025 年百年校庆增添一份节日的喜庆。

感谢医学技术学院陈国平书记、况炜院长、章益副院长、袁甬萍副院长和章海玲副院长对我的关心和分院“双高”建设经费支持。

感谢医学检验与检疫系马少华主任、费红军副主任对我的关心和工作上的支持。

感谢我遇见的每一位学生，我会永远怀念我们共同学习和进步的美好时光。

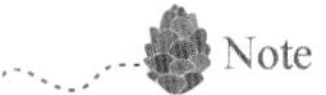
Note